AF347451

NOUVELLE BIBLIOTHÈQUE
DE
L'ÉTUDIANT EN MÉDECINE
PUBLIÉE SOUS LA DIRECTION DE
L. TESTUT
Professeur à la Faculté de Médecine de Lyon

MÉDECINE INFANTILE

II

PRÉCIS

DE

MÉDECINE INFANTILE

PAR

EDMOND WEILL

Professeur de Clinique infantile à l'Université de Lyon.
Médecin des Hôpitaux.

TROISIÈME ÉDITION,

REVUE, CORRIGÉE ET CONSIDÉRABLEMENT AUGMENTÉE

Avec 100 figures dans le texte

ET 16 PLANCHES EN CHROMOLITHOGRAPHIE HORS TEXTE

TOME SECOND

PARIS

OCTAVE DOIN ET FILS, ÉDITEURS

8, PLACE DE L'ODÉON, 8

1911

Tous droits réservés.

PRÉCIS

DE

MÉDECINE INFANTILE

LIVRE VI

MALADIES DU CŒUR

L'enfance est la période de la vie où l'on observe presque exclusivement les maladies congénitales du cœur bien que celles-ci, par exception, puissent se prolonger jusqu'à l'adolescence et même à l'âge adulte. De plus, l'enfance imprime aux maladies acquises du cœur un certain nombre de caractères que nous ferons ressortir à propos de l'étude de la péricardite, de la symphyse du péricarde, de l'endocardite aiguë et chronique, de la myocardite, de l'hypertrophie, de la dilatation du cœur de l'asystolie et des troubles du rythme cardiaque. Nous laisserons de côté, dans chacune de ces affections, les faits bien connus, communs à la pathologie de l'adulte et de l'enfant.

ARTICLE PREMIER

PÉRICARDITE

La péricardite est constituée par l'inflammation aiguë ou chronique du péricarde, avec ou sans épanchement liquide dans sa cavité.

1º **Étiologie.** — La fréquence de la péricardite est moitié moindre chez l'enfant que chez l'adulte, ce qui ne veut pas dire, comme ou me l'a attribué, qu'elle soit rare, ni surtout que le rhumatisme et la tuberculose ne la provoquent pas plus souvent chez l'enfant que chez l'adulte, je prétends simplement que, d'une façon absolue et en tenant compte de toutes ces causes, elle se rencontre moins souvent dans les autopsies chez l'enfant que chez l'adulte.

La péricardite est 60 fois sur 100 de nature *rhumatismale*. Les formes les plus légères du rhumatisme donnent des localisations endopéricardiques chez l'enfant, contrairement à ce qui se passe chez l'adulte. Un rhumatisme léger, frappant peu de jointures, et facilement confondu avec des douleurs de croissance, un rhumatisme musculaire, un torticolis, peuvent donner une localisation cardiaque et il convient au moindre soupçon de manifestation rhumatismale, de traiter l'enfant avec une exagération apparente. A plus forte raison, faut-il redouter la complication cardiaque lorsqu'on a affaire à un rhumatisme aigu et particulièrement à une forme qu'on rencontre si souvent dans le jeune âge, le rhumatisme récidivant.

L'affinité du rhumatisme pour le cœur de l'enfant se traduit encore par le phénomène de la précession, la localisation cardiaque survenant avant les arthropathies.

La *chorée* ne touche le cœur que dans ses formes rhumatismales, mais parfois elle est la première expression du rhumatisme, ce qui fait admettre à tort une *péricardite choréique*. Comme causes agissant plus spécialement dans l'enfance, signalons la *scarlatine*, la *pneumonie*, la *puerpéralité*, l'*ostéomyélite*, la *broncho-pneumonie*, les *affections de la colonne vertébrale*, des *ganglions bronchiques*, tous facteurs agissant les uns par infection générale, les autres par propagation directe. La *tuberculose* ne marque ses effets dans l'enfance que par une plus grande tendance à toucher le péricarde. Elle provoque toutes les variétés connues de péricardite depuis l'exsudation séreuse jusqu'à la symphyse et son domaine s'est encore étendu depuis que les travaux de PONCET et de ses élèves ont établi l'existence d'une tuberculose inflammatoire sans lésion spécifique appréciable.

La péricardite a deux maxima de fréquence chez l'enfant, la période du nouveau-né où elle est due à la puerpéralité et revêt la forme purulente, la seconde enfance où elle est surtout liée au rhumatisme et à la tuberculose.

2° Anatomie pathologique. — La péricardite est *diffuse* ou *localisée*. Elle est *sèche* ou accompagnée d'un *exsudat* qui peut être *séreux*, *séro-fibrineux*, *séro-sanguin*, *hémorragique*, *séro-purulent* ou *purulent*. La quantité de liquide exsudé qui est en moyenne de 100 à 150 grammes peut atteindre près d'un litre (ROGER).

La péricardite est *aigue* ou *chronique*. Les lésions sont les mêmes que chez l'adulte avec une tendance plus nettement congestive. La forme chronique aboutit facilement à la symphyse.

La nature spécifique de certaines péricardites se révèle par la présence de produits tels que des *tubercules*, des *syphilomes*, des *abcès du myocarde*. Ce sont surtout les péricardites tuberculeuses qui provoquent les grands épanchements séreux, purulents ou même hémorragiques.

La péricardite, lorsqu'elle est étendue, exerce une action très nocive sur le myocarde qui se contracte mal. Dans la plupart des cas que j'ai pu vérifier récemment, j'ai constaté une altération diffuse du muscle sous forme de myocardite parenchymateuse ou de dégénérescence granuleuse.

3° Symptômes. — Nous distinguerons des signes physiques, des symptômes nerveux, des symptômes cardiaques, pulmonaires et généraux.

a. *Signes physiques*. — Dans la *forme sèche*, on trouve le frottement avec ses variations suivant la position, la pression du sthétoscope, comme chez l'adulte. Chez les jeunes sujets, il fait parfois défaut en raison de la mollesse de l'exsudat.

L'apparition du frottement est souvent précédée d'un éclat particulier du second bruit au niveau de l'orifice de l'artère pulmonaire (JOSSERAND). Parfois, chez les enfants, le frottement au lieu de donner un bruit limité comme chez l'adulte peut s'étendre au loin et se confondre avec un souffle ; c'est un fait que nous avons pu vérifier dans un cas suivi d'autopsie.

Dans la *forme exsudative*, les signes rappellent ceux de l'adulte : disparition du frottement, affaiblissement, éloignement des bruits cardiaques, voussure précordiale, matité augmentée triangulaire à base inférieure, le bord gauche présente à sa partie supérieure une encoche dite de SIBSON. Parfois enfin, la main perçoit une ondulation générale de la paroi due à l'action du cœur sur le liquide. La radioscopie dénote une ombre cardiaque très large et une immobilité presque complète des bords du cœur.

On ne saurait trop recourir à la radioscopie, car on observe bien souvent chez des enfants malingres à thorax étroit, un défaut d'impulsion cardiaque avec légère dilatation du cœur qui pourrait en imposer volontiers pour un épanchement.

b. *Symptômes nerveux.* — La péricardite est tantôt latente, tantôt accompagnée de sensations qui varient depuis un simple point, jusqu'à une douleur vive, accompagnée d'angoisse, irradiant dans le cou, l'épaule, le dos. Chez les jeunes enfants, il y a souvent des vomissements, et parfois des phénomènes cérébraux graves, somnolence, torpeur, agitation, convulsions.

c. *Symptômes cardiaques.* — Tantôt il y a simple accélération avec rythme fœtal, tantôt des palpitations, des crises dyspnéiques. Dans les formes diffuses, le cœur se dilate et on peut observer de la dyspnée progressive, du refroidissement des extrémités, de la cyanose, des syncopes.

d. *Symptômes pulmonaires.* — Dans la péricardite avec épanchement il y a souvent de la compression du poumon gauche se traduisant à la base par des signes de pleurésie ou de bronchopneumonie, qui présentent ce caractère particulier de diminuer dans la position génu-pectorale, par décompression brusque (PINS, PERRET et DEVIC).

A ce signe, j'ai proposé d'en ajouter un autre : si dans la position génu-pectorale, la pointe du cœur est sentie en dehors et à gauche, il s'agit d'une péricardite ; si elle est refoulée à droite et bat près du sternum, on doit diagnostiquer pleurésie.

e. *Symptômes généraux.* — La péricardite idiopathique se traduit par un malaise général, des frissons, de la fièvre, en même temps que par des symptômes d'excitation cardiaque. Lorsqu'elle est secondaire, elle est souvent latente, et ne manifeste sa présence que dans les cas sérieux, péricardite fibrineuse diffuse, épanchement rapide, qui troublent le jeu du cœur.

Les épanchements purulents n'ajoutent que des symptômes locaux aux infections générales qui les ont provoqués.

4° Diagnostic. — On doit distinguer le frottement du souffle intra ou extra-cardiaque, la péricardite exsudative avec matité étendue d'avec la dilatation du cœur et la symphyse du péricarde. En appuyant fortement sur la région où siège le bruit anormal, on ne l'influence pas s'il s'agit d'un soufle intra-cardiaque, on l'augmente en cas de péricardite, on le supprime s'il s'agit d'un soufle cardio-pulmonaire (WEILL). La nature de l'épanchement se reconnaîtra à la marche, à l'état général, à la connaissance de la cause. La péricardite rhumatismale ne suppure pas, la tuberculeuse rarement.

5° Pronostic, marche. — Les formes hémorragiques et purulentes tuent rapidement. La forme sèche, limitée, est bénigne. La forme fibrineuse étendue ou avec exsudat liquide est grave, surtout chez l'enfant. Tous les enfants qui meurent de rhumatisme, dit C. de GASSICOURT, meurent par le péricarde. C'est là une formule trop absolue. Tout en reconnaissant que la péricardite est fréquente chez les enfants qui meurent de cardiopathie, nous en avons observé plusieurs cas où cette complication faisait défaut. Et généralement, le myocarde présentait chez ces sujets des altérations de myocardite parenchymateuse, que nous trouvions aussi chez les sujets atteints de péricardite. Il est vraisemblable que c'est par le mécanisme de cette myocardite parenchymateuse que meurent la plupart des cardiopathies infantiles. La péricardite elle-même, lorsqu'elle est diffuse, persistante, et qu'elle aboutit, cas fréquent chez l'enfant, à des adhérences étendues. plus tard à une véritable symphyse, joue bien un rôle notable dans les troubles de la circulation cardiaque, mais elle n'est, pour son propre compte, que l'expression d'une infection prolongée. le plus souvent rhumatismale ou tuberculeuse. et elle s'associe à la myocardite parenchymateuse au moins dans sa forme rhumatismale. Il y a donc lieu de considérer plutôt la part de l'infection générale, du rhumatisme viscéral malin, tel que nous l'avons esquissé, que d'accorder une attention exclusive aux phénomènes locaux.

6° Traitement. — On doit toujours traiter avec grand soin les rhumatismes infantiles les plus bénins en apparence, en raison de la tendance qu'ils ont de frapper le cœur : repos, diète, salicylate.

La péricardite déclarée, il faut continuer, s'il s'agit d'un rhumatisme, à donner le salicylate, à la dose de 50 centigrammes par année d'âge, à moins qu'il n'y ait des signes d'affaiblissement cardiaque. On peut encore avoir recours au salicylate de méthyle appliqué localement suivant la méthode de LANNOIS et LINOSSIER.

La révulsion proprement dite est préférable sous forme de badigeonnages iodés, de vésicatoires volants. On peut aussi employer la réfrigération continue au moyen de compresses froides ou de vessies de glace. En cas de douleurs vives, ce sont les sangsues ou les ventouses scarifiées qui seront indiquées.

Dans les cas d'épanchement abondant avec collapsus cardiaque, on est parfois amené à faire de la décompression au moyen de la paracentèse du péricarde, mais lorsqu'il s'agit de rhumatisme, les épanchements sont assez mobiles, pour qu'il ne faille pas trop se hâter.

Si un épanchement tarde à se résorber, il peut être séreux ou purulent. Dans les deux cas, il est bon, après avoir usé de la révulsion et de résolutifs tels que l'iodure, de ne pas attendre que des néomembranes se développent, aboutissant peu à peu à la symphyse, ou que la collection purulente devienne infectante, et on pratiquera la paracentèse ou l'incision du péricarde.

La ponction sera réservée aux épanchements séreux, l'incision aux épanchements purulents. Même en cas d'épanchements séreux, après plusieurs ponctions, si la collection se reproduit, on est autorisé à inciser.

Dans tous les cas, si le cœur fléchit, on aura recours à la

médication toni-cardiaque dont nous parlerons à propos de l'asystolie.

ARTICLE II

SYMPHYSE DU PÉRICARDE

La symphyse du péricarde est constituée par l'oblitération de la cavité péricardique, du fait d'une inflammation à tendance scléreuse accollant et soudant les deux feuillets du péricarde.

1° Étiologie. — La symphyse du péricarde est plus fréquente dans le jeune âge que chez l'adulte.

Elle se montre parfois à la naissance, comme reliquat d'une péricardite fœtale, mais elle s'observe surtout dans la seconde enfance et relève habituellement de deux causes : le rhumatisme récidivant et la tuberculose. La syphilis agit beaucoup plus rarement.

C'est la tendance du rhumatisme infantile à récidiver, et à rallumer par le fait même, les lésions péricardiques antérieurement effectuées, qui constitue la véritable prédisposition des jeunes sujets à la symphyse. Le rhumatisme et la tuberculose engendrent deux formes très différentes de la symphyse, soit au point de vue anatomique, soit au point de vue clinique. La première comprend la *symphyse active, rhumatismale* avec *gros cœur* et présente les allures générales d'une cardiopathie grave ; la seconde se caractérise par une symphyse, liée à une tuberculose primitive du péricarde, *symphyse passive, sans hypertrophie cardiaque*, rappelant plutôt l'aspect d'une cirrhose du foie ou d'une péritonite tuberculeuse.

La symphyse tuberculeuse est liée généralement aux formes latentes de la tuberculose et se développe lentement, sourdement. Dans une de nos observations, elle a cependant été précédée de typho-bacillose.

2° Anatomie pathologique. — La cavité péricardique a disparu. Le cœur est doublé d'un sac fibreux dont l'épaisseur peut atteindre jusqu'à 2 centimètres, et qui malgré son apparence homogène se laisse séparer par des tractions énergiques en deux feuillets. Dans les formes tuberculeuses on y observe en plus des nodules fibreux ou fibro-caséeux, qui s'accompagnent de produits analogues au niveau des ganglions sus-péricardiques et trachéo-bronchiques, dans la plèvre et le péritoine.

Dans la symphyse rhumatismale, le cœur est habituellement hypertrophié en même temps que ses cavités se dilatent. C'est dans ces cas qu'on voit se produire les insuffisances fonctionnelles, non seulement au niveau des orifices auriculo-ventriculaires, mais même de l'orifice aortique, ainsi que j'en ai observé un cas très net. SERRULAZ a rassemblé 9 faits de ce genre [1].

Le myocarde présente tantôt des signes de sclérose interstitielle, tantôt de myocardite parenchymateuse (WEILL), tantôt il est sain.

Dans la symphyse tuberculeuse, le myocarde est petit, sans aucune tendance à l'hypertrophie.

Dans la symphyse du péricarde on observe souvent des formations fibreuses qui rattachent le péricarde à la paroi thoracique et englobent les vaisseaux du hile : c'est la *péricardite externe* et la *médiastinite*.

De plus, la symphyse est associée à des lésions des séreuses voisines produisant des adhérences au niveau des plèvres, au niveau du péritoine dans sa partie supérieure et contribuant ainsi à former une périviscérite plus ou moins généralisée, dans laquelle les poumons, le cœur, le foie, la rate sont entourés de lames fibreuses plus ou moins épaisses. De pareilles lésions appartiennent surtout à la tuberculose qui procède par l'invasion en nappe, en tartine, de toutes les séreuses, provoquant sans grand fracas des exsudations fibrineuses, plus rarement des épanchements ; plus tard, les exsudats s'organisent et forment les différentes modalités de la symphyse. Les périviscérites pénètrent en général fort peu dans les viscères intéressés ; c'est ainsi que le myocarde, le foie, la rate sont souvent sains. Cependant, aux effets de la périviscérite, se joignent les troubles

---

[1] SERRULAZ, *Contrib. à l'étude de l'insuf. aortique*, Th. de Lyon, 1893.

mécaniques de la circulation provoqués par l'impotence cardiaque dans la symphyse du péricarde, d'où des congestions et parfois des cirrhoses en évolution, particulièrement au niveau du foie où HUTINEL les a décrites sous le nom de cirrhose cardio-tuberculeuse.

3° Symptômes.— Les symptômes diffèrent suivant qu'il s'agit de la symphyse rhumatismale ou tuberculeuse.

a. *Symphyse rhumatismale*. — La symphyse rhumatismale se traduit par des troubles fonctionnels à marche rapide, une asystolie progressive sans rémission, avec palpitations, essoufflement, anasarque. tous faits qui frappent d'autant plus qu'en général les affections chroniques du cœur chez l'enfant sont latentes. Aussi en présence de phénomènes graves, faut-il songer à la symphyse et la rechercher au moyen de ses signes physiques : soulèvement en bloc de la partie supérieure de la région précordiale avec dépression systolique de sa partie inférieure, invariabilité de la position du cœur constatée soit à la percussion, soit à la palpation de la pointe, lorsqu'on modifie la position du malade. Ces signes et tous les autres moins importants rapportés par les auteurs n'ont rien de spécial à l'enfance. Ils résultent du fait que le cœur, volumineux et actif, pendant un certain temps, tire sur les liens qui le fixent et déplace la paroi précordiale et les régions voisines dans un sens différent de celui qu'elles subissent à l'état physiologique.

b. *Symphyse tuberculeuse*. — Le sujet se présente avec de l'ascite qui se reproduit rapidement après la ponction (14 fois dans un de nos cas), de l'anasarque progressif avec cyanose des extrémités et un gros foie. Il n'y a pas de fièvre, pas de douleurs, pas de palpitations, pas de symptômes cardiaques. Au contraire, on sent mal les battements du cœur, les bruits sont faibles quoique réguliers. souvent ils présentent le rythme fœtal. La figure de matité est invariable. Il n'y a ni souffle, ni palpitations. Cependant le sujet est dyspnéique, les mouvements provoquent de l'angoisse, un redoublement de la cyanose. L'examen radioscopique révèle un cœur un peu élargi et à bords immobiles.

En résumé, il s'agit d'une asystolie périphérique sans partici-

pation apparente du cœur. Il y a un véritable contraste entre ce
cœur qui paraît sain et la stase progressive du système veineux.
Le cœur réagissant peu vis-à-vis de la péricardite tuberculeuse
s'est laissé cercler sans résistance. Prisonnier dans son enveloppe
inextensible, il ne peut utiliser son procédé habituel de compensation, l'hypertrophie des parois ainsi qu'il le fait dans la forme
rhumatismale qui procède par à-coups et suscite d'ailleurs, dans
le myocarde, une suractivité nutritive que la misère du processus
tuberculeux n'autorise pas. Il ne peut davantage, comme lorsqu'il est à bout de force et libre, se dilater et créer des souffles
d'insuffisance fonctionnelle. Il est comme dans une oubliette,
condamné à une fin obscure, et assiste inaperçu aux effets lointains de sa déchéance.

4⁰ Marche. — La *symphyse rhumatismale* aboutit rapidement
à l'asystolie et tue en quelques mois (symphyse aiguë) ou en
quelques années (symphyse chronique). La *symphyse tuberculeuse primitive* tue en l'espace d'un an dans la plupart des cas.
Hutinel a observé des durées de survie plus longues, 12 ans,
dans un cas. Il est probable que dans les cas favorables, les
adhérences sont plus lâches ou que le cœur s'est mobilisé par le
développement de la couche graisseuse sous-péricardique, transformée en une sorte de séreuse, ainsi que l'a noté Bard.

5⁰ Diagnostic. — On pensera à la symphyse rhumatismale,
chaque fois que dans le cours d'une cardiopathie infantile, il
surgira des phénomènes asystoliques. Quant à la symphyse
tuberculeuse, elle doit être distinguée de la péritonite tuberculeuse et de la cirrhose du foie. La radioscopie permettra, comme
à propos de la péricardite, d'observer l'immobilité du cœur,
parfois son abaissement rythmique au moment de l'inspiration
(action du diaphragme), l'élargissement de son ombre.

6⁰ Pronostic. — La symphyse rhumatismale représente la plus
grave expression du rhumatisme héréditaire récidivant.

Elle constitue une des causes les plus fréquentes de la mort
chez les enfants rhumatisants et cardiaques.

La symphyse tuberculeuse aboutit plus rapidement encore à la mort, moins par infection tuberculeuse, que par gêne mécanique, poussée à l'extrême, de la circulation périphérique.

7° Traitement. — On ne peut rien contre la symphyse une fois constituée. si ce n'est soutenir le cœur par la médication toni-cardiaque qui s'applique à toute asystolie de cause myocardique.

Les tentatives d'intervention chirurgicale proposées dans ces cas ne sont pas d'une réalisation facile.

Il faudrait songer tout au moins à agir dans la phase préparatoire de la symphyse, soit dans le rhumatisme, soit dans la tuberculose, et là encore l'avenir est à l'intervention opératoire, le traitement médical étant sans grande efficacité.

ARTICLE III

ENDOCARDITES

Il convient de distinguer, chez l'enfant comme chez l'adulte, *l'endocardite aiguë* et *l'endocardite chronique*.

§ 1. — ENDOCARDITE AIGUE

L'endocardite aiguë se caractérise par des néoformations embryonnaires à tendance résolutive, scléro-formative ou ulcéreuse, au niveau de l'endocarde et particulièrement de l'endocarde valvulaire.

1° Étiologie. — L'endocardite se montre surtout dans la seconde enfance. Sa cause la plus fréquente est le *rhumatisme* (60 p. 100 des cas). Le rhumatisme infantile a une tendance beaucoup plus marquée que le rhumatisme de l'adulte à frapper soit le péricarde (1/3 des cas au lieu de 1/10), soit l'endocarde, (60 à 80 p. 100 des cas, au lieu de 25 p. 100). Cette tendance se manifeste d'autant plus que le sujet est plus jeune.

Et ce ne sont pas seulement les formes fébriles et généralisées du rhumatisme qui créent l'endocardite (loi de BOUILLAUD), mais même les formes discrètes, mono-articulaires et musculaires. Les nodosités sous-cutanées ou nodules de MEYNET accusent encore cette singulière propriété du rhumatisme infantile.

La *chorée* n'entre en ligne de compte qu'autant qu'elle est rhumatismale.

L'*hérédité rhumatismale* peut suffire à justifier une endocardite. De là la fréquence relative des *endocardites idiopathiques* signalées chez l'enfant.

En dehors du rhumatisme et avec une fréquence beaucoup moindre, doivent se ranger la *tuberculose*, la *scarlatine*, la *variole*, la *rougeole*, la *diphtérie*, la *fièvre typhoïde*, la *pneumonie*, l'*érysipèle*, l'*érythème noueux*. L'endocardite tuberculeuse peut affecter une forme non folliculaire, et être la localisation unique ou prédominante d'une septicémie tuberculeuse (LANDOUZY et GOUGEROT). L'endocardite maligne est rare dans l'enfance. Je n'en ai observé que 2 cas et n'ai pu en réunir que 26 cas de 3 ans 1/2 à 15 ans. En général, elle semble se développer sur une lésion antérieure banale, congénitale ou acquise.

2° Anatomie pathologique. — Les lésions sont les mêmes que chez l'adulte : l'endocardite est *bénigne,* à petites végétations, plastiques, *maligne* à grosses végétations associées à des lésions ulcéreuses. Les altérations sont dues à la fixation sur les valvules de microorganismes divers. L'endocardite, avant la naissance siège dans le cœur droit, mais après la naissance, elle frappe le cœur gauche et particulièrement la valvule mitrale.

3° Symptômes. — L'*endocardite bénigne* est assez souvent primitive chez l'enfant, en ce sens qu'elle précède, soit de quelques jours, soit à un intervalle très long (quelques mois, des années même) l'affection dont elle est tributaire. On a pu observer une endocardite mitrale chez un enfant qui n'a jamais présenté de rhumatisme. Celui-ci éclate plus tard. Ces endocardites primitives sont souvent latentes ; parfois cependant, elles s'accompagnent à la phase aiguë d'un mouvement fébrile et de

quelques palpitations. Lorsque l'endocardite est précédée de
rhumatisme, on peut suivre son développement. Le premier
bruit systolique à la pointe devient sourd (POTAIN), puis
dur et enfin se transforme en un souffle systolique qui, au
bout de quelques semaines, devient rude, se propage dans
l'aisselle, le long du dos. Lorsqu'il persiste, il témoigne de
l'existence d'une endocardite chronique. Par contre, il peut
s'effacer peu à peu, ce qui indique la résolution de l'endocardite.

L'endocardite aiguë secondaire se traduit rarement par des
troubles fonctionnels. Cependant on a signalé des embolies avec
hémiplégie. Ce sont là des cas qui relèvent plutôt d'une endocardite maligne.

L'*endocardite maligne* présente chez l'enfant le même tableau
que chez l'adulte : tantôt le syndrome est celui d'une *fièvre
typhoïde*, tantôt celui d'une *pyémie*. A côté de ces deux formes,
les plus communes, on en observe d'autres : par exemple un état
fébrile de longue durée sans cause appréciable (HEUBNER), une
fièvre prolongée avec anémie intense (REVILLIOD), une cachexie
progressive sans fièvre (PIXEAU). Le diagnostic dans toutes ces
formes est difficile parce que les signes physiques font défaut ou
n'apparaissent que tardivement. Un symptôme caractéristique
c'est la substitution d'un souffle diastolique à un souffle systolique. On voit aussi naître l'endocardite maligne dans le cours
d'une endocardite chronique. Parfois l'endocardite maligne procède par poussées successives (JACCOUD). J'ai vu mourir des
jeunes gens, atteints d'encodardite chronique, qui avaient
présenté 4 ou 5 poussées infectieuses graves séparées par des
accalmies de plusieurs mois.

4° Diagnostic. — L'endocardite bénigne se caractérise surtout
par ses signes physiques, en particulier le souffle systolique de
la pointe. Au-dessous de quatre ans, le souffle anémique est rare.
Cependant on l'observe chez des nourrissons atteints d'anémie
avec hydrémie (MARFAN, WEILL). On se basera aussi sur l'abaissement de la pointe du cœur. J'ai appelé l'attention sur un signe
qui permet, chez l'enfant, de reconnaître facilement le souffle

cardio-pulmonaire. Il suffit d'appuyer fortement avec le sthé-toscope pour le faire disparaître.

5° Pronostic. — L'endocardite aiguë, sauf dans sa forme maligne, n'a pas de gravité immédiate. Elle se résout ou passe à l'état chronique pour constituer une maladie du cœur. Le pronostic de l'endocardite maligne est aussi grave chez l'enfant que chez l'adulte.

6° Traitement. — Chez les rhumatisants, il est important, pour éviter toute complication cardiaque, de prescrire le repos, la diète et le traitement salicylé. L'endocardite constituée, on aura recours au début à la révulsion, plus tard on ajoutera de l'iodure de potassium, 25 à 50 centigrammes par jour, pendant quinze jours tous les mois. S'il se produit de l'asthénie cardiaque, on emploie la digitale et ses succédanés. Il faut se souvenir que chez l'enfant, le rhumatisme le plus insignifiant en apparence, tel qu'un torticolis, une arthralgie souvent prise pour une douleur de croissance, et qui n'attire en rien l'attention de l'entourage, est susceptible de toucher le cœur. Il est indiqué de mettre au repos et à la diète de pareils sujets.

§ 2. — ENDOCARDITE CHRONIQUE

L'endocardite chronique est constituée par une transformation fibreuse avec rétraction des valvules cardiaques.

1° Étiologie. — *L'endocardite chronique secondaire* à l'endocardite aiguë relève des mêmes causes que celle-ci. Il existe aussi une *endocardite chronique d'emblée* qui dépend le plus souvent de la tuberculose. Le rétrécissement mitral pur peut être congénital, on en observe parfois des séries familiales (WEILL, HIRTZ).

2° Anatomie pathologique. — L'endocardite chronique se localise le plus souvent sur les valvules mitrales. J'ai observé 59 lésions mitrales contre 4 lésions aortiques.

Les valvules lésées peuvent, en raison du jeune âge, s'allonger au niveau de leurs parties restées saines, ou bien une valvule saine peut s'élargir et suppléer une autre valvule rétractée.

Le myocarde s'hypertrophie facilement en amont de l'obstacle et assure une compensation bien plus aisée que chez l'adulte.

J'ai signalé comme particularité du rétrécissement mitral chez l'enfant l'hypertrophie du ventricule gauche alors que chez l'adulte c'est l'atrophie qu'on observe.

3º Symptômes. — Ils comprennent des signes physiques et des symptômes fonctionnels.

a. *Signes physiques.* — Les souffles produits se propagent très loin, dans toute la poitrine, aussi bien en arrière qu'en avant. Souvent on les poursuit tout le long de la colonne. Cette diffusion tient à l'élasticité et au petit volume des parois pectorales.

Le pouls reste en général régulier, même dans les formes graves, ce qui tient à l'absence habituelle de la sclérose du myocarde.

L'intégrité des vaisseaux périphériques, artères et veines, la résistance durable du myocarde qui modifie aisément son volume et sa forme de contraction suivant l'importance de l'obstacle officiel, expliquent la rareté des œdèmes, des congestions viscérales, des attaques asystoliques. Celles-ci supposent en effet une complication, péricardite ou myocardite, qui gênent plus ou moins directement le jeu du myocarde, tandis que si ce muscle est intact, il lutte avec avantage contre les surcharges mécaniques proprement dites.

b. *Symptômes fonctionnels.* — Aussi les symptômes fonctionnels sont-ils rares et les maladies de cœur chez l'enfant, ou du moins celles qui ne sont causées que par l'endocardite seule, sont-elles habituellement *latentes*. Dans mes recherches [1], j'ai trouvé 43 p. 100 des cas absolument silencieux, et 21 p. 100, avec une tolérance très suffisante pour ne pas gêner la vie ordinaire.

4º Pronostic. — J'ai exprimé l'opinion que l'enfance seule fournissait des observations de maladies de cœur, à l'état pur,

---

[1] WFILL, *Traité des maladies du cœur chez l'enfant*, Paris, 1895.

sans intrication de symptômes provenant des lésions multiples suscitées dans les viscères ou les vaisseaux par les infections et les intoxications que l'adulte a plus ou moins collectionnées dans le cours de son existence.

Par contre, il faut reconnaître que si le cœur de l'enfant a une tolérance parfaite pour une lésion définitivement chronique de l'endocarde, il a aussi contre lui des probabilités sérieuses de retour de poussées nouvelles. On ne saurait trop envisager la marche spéciale du rhumatisme infantile, qui, lorsqu'il survient de bonne heure, a une tendance trop fréquente à récidiver et à frapper à coups redoublés sur le cœur. De là les péricardites, les symphyses, les myocardites parenchymateuses que j'ai décrites avec BARJON [1], qui ruinent d'un coup les heureux efforts du myocarde infantile. Il faut autre chose que de la fatigue pour faire fléchir le myocarde ; mais quand cette éventualité se réalise, la lutte n'est pas longue. Il est rare de voir chez l'enfant ces asystolies intermittentes améliorées par le repos et la digitale et qui peuvent embrasser une longue période de la vie chez l'adulte. Quand le cœur infantile manifeste des signes sérieux de faiblesse, il est très compromis. La formule qui me sert à exprimer le pronostic est celle-ci : Chez l'enfant, les maladies du cœur bénignes sont beaucoup plus bénignes que chez l'adulte ; graves, elles sont plus graves que chez l'adulte. D'après mes recherches, la mort survient dans l'enfance dans une proportion de 4,7 p. 100 des cardiopathies. Sur 11 cas, l'autopsie a montré 4 fois une symphyse totale du péricarde, 2 fois une symphyse partielle, 5 fois une myocardite parenchymateuse.

Ajoutons qu'une endocardite chronique peut guérir dans les deux ou trois premières années de son évolution, en raison de la croissance des parties restées saines.

5° Diagnostic. — On observe chez l'enfant les diverses localisations notées chez l'adulte. La plus fréquente est l'*insuffisance mitrale*.

L'*insuffisance mitrale* s'accuse par un souffle systolique à

---

[1] WEILL et BARJON, *Rev. des mal. de l'Enfance*, 1896.

timbre rude, élevé, ayant son maximum à la pointe, se propageant sur une grande étendue de la région précordiale et du dos. Le ventricule gauche s'hypertrophie rapidement. Le ventricule droit est moins intéressé que chez l'adulte. Dans les cas non compliqués, le rythme des battements reste normal. Les troubles fonctionnels sont peu dépeloppés.

Le *rétrécissement mitral* pur est nié par DUROZiEZ avant la puberté. Cet auteur admet que le rétrécissement est une conséquence tardive d'une endocardite qui, pendant la période infantile, se traduit uniquement par l'insuffisance. Cependant j'ai pu réunir 13 cas de rétrécissement mitral chez des filles non pubères ; les signes sont ceux observés plus tard : roulement présystolique, dédoublement du second bruit, souffle diastolique. Lorsque le rétrécissement se combine à l'insuffisance, il se surajoute un souffle systolique. Le roulement présystolique se manifeste à la palpation par un frémissement cataire.

La plupart des signes physiques du rétrécissement mitral s'effacent ou deviennent imperceptibles, lorsque le cœur est accéléré. Le rétrécissement mitral coïncide assez souvent avec un arrêt de développement général (*nanisme mitral* de GILBERT et RATHERY).

Le *rétrécissement aortique* est très rare chez l'enfant. Il se traduit par un souffle systolique rude, à maximum au niveau du foyer aortique, à propagation lointaine dans les vaisseaux du cou, sur la région précordiale. Le pouls est dur, tendu, régulier, avec ascension oblique. Le ventricule gauche est seul hypertrophié.

L'*insuffisance aortique* est également peu commune. Je n'ai pu en réunir que 23 cas, en ajoutant aux cas publiés ceux que j'ai observés. Les signes physiques sont : le souffle diastolique à maximum au foyer aortique, propagé le long du sternum, l'hypertrophie excentrique du ventricule gauche avec le choc en dôme (BARD), la danse des artères, le pouls de Corrigan, le double souffle crural, le retard du pouls carotidien (TRIPIER) qui manque chez les athéromateux.

L'insuffisance aortique s'associe à d'autres lésions d'orifice. Elle peut être purement *fonctionnelle* (symphyse du péricarde) et, dans ce cas, subit des variations qui se répercutent sur les signes physiques. La mort dans l'insuffisance aortique infantile se produit généralement avant la puberté. Elle peut être subite ou terminer une scène asystolique. Les sujets sont pâles, en proie à de la dyspnée et à des palpitations d'effort.

L'*insuffisance tricuspidienne*, exceptionnelle dans l'enfance, ne se voit guère dans les affections gastro-hépatiques comme chez l'adulte, mais dans les asystolies graves à point de départ mitral. J'en ai observé un cas dans lequel la capacité de l'oreillette droite était de 400 cmc. Son pronostic est redoutable. Elle donne lieu à un souffle systolique, piaulant, sans rudesse qui s'entend de la base de l'appendice xiphoïde à la pointe, sans propagation en arrière. Il est variable et diminue avec l'amélioration des troubles fonctionnels.

Le *rétrécissement tricuspidien* très rare, se combine à d'autres lésions et surtout au rétrécissement mitral. Il donne lieu à un roulement diastolique à timbre soufflant et à un frémissement diastolique à la base de l'appendice xiphoïde, sans dédoublement du second bruit. Le système veineux est très encombré.

Le *rétrécissement pulmonaire* habituellement congénital, peut être acquis, même chez l'enfant. Il provoque une hypertrophie avec dilatation du ventricule droit, donne lieu à un souffle rude, râpeux, prolongé, se propageant vers la clavicule gauche. Troubles fonctionnels nuls ou peu marqués, prédispose à la tuberculose pulmonaire.

L'*insuffisance pulmonaire* se voit surtout dans l'endocardite maligne : souffle diastolique à la base, à gauche du sternum, hypertrophie du ventricule droit, pas de signes de Corrigan.

6° Traitement. — Une maladie de cœur *bien compensée* ne relève que des préceptes d'hygiène, réglementation de l'exercice musculaire, choix d'une carrière, vie au grand air, mesures prophylactiques contre les récidives du rhumatisme.

L'asystolie comporte un *traitement causal* et un *traitement symptomatique* :

a. *Traitement causal.* — Ce traitement, qu'il ait à lutter contre une péricardite, une myocardite, une intoxication du myocarde, relève surtout de la médication antirhumatismale et révulsive.

b. *Traitement symptomatique.* — Le traitement symptomatique comprend l'emploi de la digitale :

Macération de poudre de feuilles : 10 à 15 centigrammes de trois à cinq ans, 20 à 30 centigrammes de cinq à dix ans ;

Digitaline cristallisée : 1/5 à 1/4 de milligramme de cinq à dix ans.

On donne une seule dose massive, qu'on renouvelle après quelques jours.

Dans l'intervalle, on soutiendra le cœur avec l'extrait de strophantus, 1/2 à 1 milligramme de cinq à dix ans.

La caféine s'emploie à la dose de 10 à 50 centigrammes par jour, suivant l'âge, par la bouche en ou injections sous-cutanées, en se servant de la formule :

Eau distillée	10 cent. cubes.
Caféine.	2 grammes.
Benzoate de soude	2 —

On peut encore utiliser le sulfate de spartéine, 1 à 4 centigrammes, l'extrait de muguet, 20 à 50 centigrammes par jour.

En même temps, on diminuera les charges périphériques du cœur, en provoquant la diurèse, au moyen de la diurétine, 50 centigrammes à 1 gramme par jour, la théobromine (mêmes doses), le calomel 5 à 10 centigrammes répétés trois à quatre fois par jour, le vin de DEBREYNE, deux à trois cuillers à café, la lactose 20 à 50 grammes par jour.

On agit sur les épanchements au moyen de la paracentèse de l'abdomen, de la plèvre ; sur l'œdème, par les tubes de Southey. Le massage méthodique donne aussi de bons résultats dans ce cas. (Voir le traitement des cardiopathies infantiles, WEILL, congrès de Marseille, 1898).

ARTICLE IV

CYANOSE OU MALADIE BLEUE

La cyanose ou maladie bleue est une affection liée à une lésion congénitale ou à un vice de développement du cœur.

1° Anatomie pathologique. — Les anomalies du cœur peuvent porter sur les veines, les cloisons intercavitaires, les artères, les orifices auriculo-ventriculaires.

A. ANOMALIES VEINEUSES. — Les anomalies veineuses sont rares : ce sont des *transpositions* qui font communiquer l'oreillette gauche avec les veines caves, l'oreillette droite avec les veines pulmonaires.

B. ANOMALIES DES CLOISONS. — Les anomalies de cloisons comprennent :

α) La *persistance du trou de Botal,* qui donne rarement lieu à la cyanose ;

β) L'*oblitération prématurée du trou de Botal,* qui s'accompagne d'atrophie du cœur gauche ;

γ) L'*arrêt du développement de la cloison interauriculaire :*

δ) L'*arrêt du développement de la cloison interventriculaire* qui s'associe fréquemment à l'anomalie précédente. Un des cas les plus fréquemment observés (ROKITANSNY) est celui où la communication des deux ventricules existe à la partie supérieure de la cloison, en arrière de l'espace membraneux ou fossette de Pelvet. Cette communication se présente sous forme d'une échancrure semi-lunaire, située sous l'orifice aortique qui est à cheval sur les deux ventricules ou communique même à plein canal avec le ventricule droit. L'artère pulmonaire est ordinairement rétrécie.

La communication interventriculaire sans autres anomalies n'entraîne pas forcément la cyanose.

C. ANOMALIES DES ARTÈRES. — Les anomalies artérielles comprennent :

1° L'*arrêt de développement de la cloison du bulbe aortique* de sorte que l'aorte et l'artère pulmonaire naissent par un tronc commun.

2° La *transposition des artères,* l'aorte s'abouchant dans le ventricule droit, l'artère pulmonaire dans le ventricule gauche.

3° Les *rétrécissements ou oblitérations artériels.*

α) Le *rétrécissement de l'artère pulmonaire* est la forme la plus commune des anomalies cardiaques. FALLOT sur 55 cas de cyanose vérifiés anatomiquement, a constaté 42 fois un rétrécissement de l'artère pulmonaire avec déviation de l'aorte à droite, communication interventriculaire, hypertrophie concentrique du ventricule droit. En ce cas le sang du ventricule droit passe dans l'aorte qui l'amène au poumon, soit par des artères bronchiques volumineuses, soit par le canal artériel qui le reconduit aux branches de l'artère pulmonaire. 8 fois sur 55, FALLOT a trouvé un rétrécissement de l'artère pulmonaire, avec cloison ventriculaire complète, mais persistance du trou de Botal. En ce cas, le sang noir passe de l'oreillette droite dans l'oreillette gauche, puis dans le ventricule, et de là par l'aorte au poumon dans les mêmes conditions que précédemment. Parfois l'artère pulmonaire est complètement oblitérée, dans ce cas le canal artériel persiste.

β) Le *rétrécissement aortique* est beaucoup plus rare que le rétrécissement pulmonaire. J'en ai rapporté récemment avec MOURIQUAND un cas (*Lyon méd.* 1908) avec persistance du canal artériel et malformations pulmonaires et spléniques. La décharge du ventricule gauche se fait du côté des cavités droites, par des communications interventriculaires, interauriculaires, le sang revient dans l'aorte par le canal artériel. A défaut de celui-ci la survie n'est pas possible, à moins que le rétrécissement aortique ne soit léger.

γ) Le *canal artériel* persiste surtout dans les cas d'anomalies portant sur les artères, parfois il constitue le seul vice de développement.

D. ANOMALIES DES VALVULES AURICULO-VENTRICULAIRES. — Les *orifices auriculo-ventriculaires* sont très rarement le siège de rétrécissements congénitaux.

Dans la plupart des anomalies décrites, il y a absence d'une ou plusieurs valves, soudure des valvules, coarctation fibreuse des orifices et des conduits tels que l'infundibulum, enfin des traces d'endocardite plus ou moins récente rayonnant sur les parties voisines.

On note aussi souvent des *malformations* en d'autres

points, inversion des viscères, encéphalocèle, hypospadias, etc.

Les *poumons* sont petits, atrophiés, avec des parties atélectasiées ou congestionnées; la tuberculose est fréquente.

La plupart des *viscères* foie, rate, cerveau sont congestionnés. Le *thymus* persiste, le *système osseux* a des caractères que nous retrouverons à propos de la symptomatologie.

2° Pathogénie. — Les anomalies congénitales du cœur ont été expliquées de deux façons différentes.

Les uns (CRUVEILHIER, MEYER, LARCHER, LANCEREAUX, GRANCHER) admettent une endocardite fœtale qui, siégeant dans le cœur droit, amène le rétrécissement de l'artère pulmonaire. Si celui-ci survient avant la septième semaine, la closion interventriculaire qui n'est pas achevée à ce moment s'arrête dans son développement, par la gêne du courant circulatoire. Plus tard, c'est la cloison auriculaire qui ne se complète pas.

Dans la théorie de ROKITANSKY, c'est le cloisonnement anormal du bulbe artériel qui entraîne toutes les autres malformations. C'est lui qui provoque directement le rétrécissement de l'artère pulmonaire et modifie complètement la texture de l'édifice cardiaque, non plus par des changements de la mécanique circulatoire, mais par une déviation complète du plan de construction, la cloison du bulbe artériel représentant en quelque sorte la pièce directrice. Cette doctrine fait mieux comprendre les cas de transposition des vaisseaux, de tronc commun de ceux-ci, etc.

3° Étiologie. — Les anomalies cardiaques sont plus fréquentes chez les garçons que chez les filles.

L'hérédité, la consanguinéité, la syphilis, le rachitisme, le rhumatisme des parents ont été considérés comme les causes prédisposantes les plus habituelles. Il existe aussi des cyanoses familiales.

4° Symptômes. — Ils comprennent des symptômes fonctionnels et des signes physiques.

A. SYMPTÔMES FONCTIONNELS [1]. — La *cyanose*, bien qu'elle ne

[1] Voy. planche VII.

soit pas constante dans les affections congénitales du cœur, constitue cependant leur signe révélateur le plur important. Elle se traduit par une coloration bleuâtre, violacée, parfois lie de vin, asphyxique ; elle occupe surtout les extrémités, la face, les muqueuses superficielles, peut se généraliser au moment des paroxysmes qui sont occasionnés par tout effort, cris, succion, marche, quintes de toux, émotion, exposition au froid. Elle est compatible avec un cœur régulier, une respiration libre et ne s'accompagne ni d'œdème, ni d'anasarque, sauf dans les dernières périodes de la maladie. Elle se montre congénitalement, est continue avec des variations en plus ou moins ; elle peut éclater par paroxysmes (VARIOT) séparés par de longs intervalles ; parfois elle est tardive et n'apparaît que dans le cours des premières années, parfois seulement très tard, à vingt-cinq ans. Elle peut éclater brusquement à la suite d'une maladie intercurrente.

On l'a expliquée par le mélange des deux sangs (GINTRAC). Le plus souvent elle est due soit à la stase veineuse (GRANCHER), soit surtout à l'anémie pulmonaire, le réseau pulmonaire étant très peu développé et mis en quelque sorte à l'index de la circulation.

La *dyspnée* est généralement peu marquée au repos, mais souvent il se produit de véritables accès de suffocation avec palpitations, angoisse, altération des traits, redoublement de la cyanose, refroidissement des extrémités. Quelquefois elle s'accompagne d'expectoration albumineuse, de syncopes, de convulsions.

La *nutrition* est languissante. La *température* périphérique diminue de 1 à 2°. Le cyanique est frileux. La *croissance* est lente, imparfaite, la dentition retardée, la puberté traînante, inachevée. Les *doigts* sont allongés, à extrémité renflées en massue. La *colonne vertébrale* est déviée, le thorax rétréci. Parfois, comme dans un cas que j'observe depuis 16 ans, il se développe des arthropathies volumineuses des genoux et des poignets, sans douleur, à évolution chronique.

Le *caractère* est triste, apathique, l'intelligence paresseuse, le système musculaire peu actif. Le cyanique est comme engourdi. C'est un animal à sang froid.

Le nombre des *globules rouges* augmente progressivement

(Krehl, Potain, Vaquez). J'observe un cas où, en deux ans, il a passé de 6 millions à 8 millions par millimètre cube. C'est là, d'après Marie et Hayem, un véritable procédé de compensation destiné à corriger l'insuffisance de l'hématose.

Les sujets atteints de la maladie bleue tolèrent mal les affections intercurrentes, surtout celles des bronches. Ils deviennent facilement tuberculeux.

La *mort* survient soit par le fait de cette complication, soit dans l'asystolie progressive, soit subitement dans une syncope, une convulsion, une hémorragie.

B. Signes physiques. — Les signes physiques varient avec le siège de la malformation.

Le *rétrécissement congénital de l'artère pulmonaire* s'accompagne d'un bruit de souffle systolique, rude, intense, vibrant, avec frémissement cataire. Son siège maximum est à la base, au niveau du deuxième espace intercostal gauche près du sternum. Il se dirige de droite à gauche, du côté de la clavicule, ne se propage ni dans les vaisseaux du cou, ni le long du sternum. Le pouls n'est pas modifié. La matité cardiaque est augmentée transversalement.

La *communication interventriculaire*, dite encore *maladie de Roger* se traduit, d'après Roger, par un bruissement fort, étendu, unique, commençant à la systole, couvrant tous les bruits. Il siège au tiers supérieur et médian de la région précordiale, se propage peu. Il ne s'accompagne pas de cyanose et constitue une maladie latente compatible avec une longue survie. Associé au rétrécissement pulmonaire, il est masqué par ce dernier. La communication interventriculaire aussi bien que le rétrécissement pulmonaire peuvent coexister avec de la cyanose sans bruit de souffle précordial. Variot qui a étudié ces cas (voir Besson, *De la cyanose congénitale sans signe d'auscultation*, th. de Paris, 1902), admet que le rétrécissement pulmonaire porte uniformément sur toute l'artère et que la pression du sang est égale dans les deux ventricules dont les parois ont la même épaisseur.

La *communication interauriculaire* n'a pas de signe constant ni caractéristique.

La *persistance du canal artériel* produirait, d'après FRANK, un souffle systolique en arrière de la poitrine, à gauche de la colonne, au niveau des troisième et quatrième vertèbres dorsales ; ce souffle est renforcé pendant l'expiration et diminué pendant l'inspiration.

Le *rétrécissement aortique congénital* a les mêmes signes que le rétrécissement acquis. Quand il siège au niveau de l'isthme de l'aorte (point d'abouchement du canal artériel) il s'accompagne, d'après BARIÉ, d'un arrêt de développement des vaisseaux des membres inférieurs avec élargissement des vaisseaux de la tête. Ceux du tronc se dilatent, car ils servent d'anastomose entre les deux circulations.

Dans *la transposition des artères et le tronc artériel unique* la cyanose est intense, le ventricule droit très hypertrophié ; on ne constate pas de souffle.

5° Diagnostic. — La cyanose dans les maladies acquises du cœur survient au milieu des symptômes asystoliques (œdèmes, congestions viscérales, etc.), tandis que dans les affections congénitales, la compensation mécanique se fait très longtemps.

La *cyanose des scoliotiques* se reconnaît à son apparition tardive et à la déformation du tronc.

J'ai observé chez les enfants *tuberculeux une cyanose passagère* due au refroidissement [1].

6° Pronostic. — La mort s'est produite, d'après SMITH, sur 186 cas :

> 67 fois avant 1 an.
> 54 — de 1 an à 10 ans.
> 41 — de 10 à 20 ans.
> 20 — entre 20 et 40 ans.
> 4 ont dépassé 40 ans.

L'*atrésie complète de l'orifice aortique* entraîne la mort dans les premiers temps de la naissance, celle *de l'artère pulmonaire* permet une survie de quelques années. La survie est d'autant

[1] WEILL, *Lyon méd.*, 1894.

plus longue que les communications intercavitaires s'établissent plus largement, que le canal artériel persiste, car ces malformations servent de voies de dérivation au sang qui s'accumulerait derrière l'obstacle. C'est pourquoi les œdèmes et les stases sont en quelque sorte prévenus, bien que la cyanose indique au premier abord un trouble plus prononcé de la circulation que dans les maladies acquises.

7° Traitement. — Il ne peut être que symptomatique et hygiénique. On prescrira une vie calme, au grand air, sans efforts, sans exposition au froid. On stimulera les fonctions cutanées au moyen de frictions. On favorisera l'hyperglobulie par la médication martiale, arsenicale, l'opothérapie. La dyspnée, les palpitations, les défaillances du cœur seront combattues par les inhalations d'oxygène, le bromure, la digitale.

Les cyaniques éviteront avec soin le contact des tuberculeux et des sujets atteints de maladies contagieuses à localisations bronchiques, rougeole, coqueluche. On devra s'abstenir chez eux de procédés révulsifs énergiques, en raison de la vulnérabilité de leurs tissus mal irrigués.

ARTICLE V

MYOCARDITES

Les myocardites comprennent deux catégories de cas, les myocardites aiguës et chroniques.

A) MYOCARDITES AIGUES

La myocardite aiguë comprend différentes modalités anatomiques et cliniques.

1° Anatomie pathologique. — La myocardite aiguë est parenchymateuse, interstitielle ou mixte.

La *myocardite parenchymateuse*, que j'ai décrite avec BARjon[1], se caractérise par l'atrophie de l'élément contractile et le développement excessif du protoplasma et des noyaux. La fibrille prend une apparence tubulée et présente de véritables trous dans sa substance. Il n'y a pas de lésion interstitielle, ni vasculaire. Le cœur est mou, friable, un peu jaunâtre. Il faut distinguer la myocardite parenchymateuse de la dégénérescence granuleuse ou cireuse.

La *myocardite interstitielle* s'accompagne d'une formation d'îlots ou de traînés embryonnaires dans les espaces conjonctifs du myocarde.

La myocardite mixte est diffuse ou nodulaire. — La *myocardite diffuse* qu'on observe dans la scarlatine, la dothiénentérie, s'accompagne de lésions qui portent à la fois sur la fibre musculaire, les vaisseaux atteints d'endartérite et de périartérite, le tissu conjonctif, les nerfs ou les ganglions intra-cardiaques. — La *forme nodulaire* répond aux abcès de la pyémie et aux granulations de la tuberculose aiguë.

A la myocardite se surajoutent souvent des lésions endo-péricardiques, particulièrement dans le rhumatisme. On a aussi insisté récemment (Deguy et Weil, Barbier) sur l'endocardite diphtérique qui siège à la pointe du cœur.

2° Étiologie. — La myocardite s'observe dans la diphtérie (1 cas sur 5 Huguenin), la scarlatine (Romberg), la variole (Desnos et Huchard, Brouardel), la fièvre typhoïde où elle provoque parfois la mort subite, dont j'ai pu réunir 8 cas chez l'enfant, le rhumatisme (Weill et Barjon). On l'a observé plus rarement dans les septicémies des nouveau-nés.

3° Pathogénie. — La myocardite des maladies infectieuses est provoquée, soit par l'action directe du germe pathogène (Chantemesse et Widal), soit par l'intermédiaire d'une lésion vasculaire, soit par des toxines, ainsi que l'ont démontré Mollard et Regaud pour la diphtérie. Le rôle du système nerveux n'est pas encore bien établi.

---

[1] Weill et Barjon. *Myocardite parenchymateuse primitive*, Rev. des m l. de l'enfance. 1896. Voy. aussi Bouchot, Th. de Lyon, 1897.

4° Symptômes. — Les symptômes varient suivant la forme de l'affection.

La *myocardite parenchymateuse* se traduit par de la faiblesse du choc précordial, de l'affaiblissement des bruits du cœur, de l'embryocardie ; le *rythme reste toujours régulier* ; le sujet est pâle, un peu angoissé, moyennement dyspnéique. Il meurt au bout de quelques jours ou de quelques semaines, dans un état voisin du collapsus, sans signes d'asystolie ; la guérison est possible.

La *myocardite aiguë interstitielle ou mixte* est tantôt *latente*, provoquant de légers troubles cardiaques dans le cours ou dans la convalescence des maladies infectieuses, tantôt elle *est manifeste* et représente alors la *forme cardiaque des maladies infectieuses*.

C'est dans la diphtérie qu'elle revêt son expression la plus saisissante. Vers le huitième ou dixième jour, le malade, en apparence guéri de son angine, présente une asthénie générale, avec pâleur, vomissements, parfois des coliques. Le moindre mouvement peut provoquer une défaillance ou une syncope. Le pouls est petit, faible, parfois ralenti, souvent irrégulier ; des signes de dilatation cardiaque apparaissent, avec rareté de l'urine et parfois de l'œdème. On observe aussi des convulsions. La mort subite ou rapide est fréquente. Ce syndrome peut être atténué et aboutir à la guérison. Il est parfois précoce, parfois tardif, survenant vers le vingtième ou le trentième jour, en même temps que les paralysies du voile du palais.

Les signes graves de la myocardite sont plus rares dans les autres maladies infectieuses. La myocardite est la cause du collapsus qu'on observe parfois chez les typhiques.

Dans *la myocardite nodulaire* la lésion cardiaque est masquée par les symptômes généraux de l'affection pathogène, pyémie, granulie.

5° Diagnostic. — La myocardite diphtérique peut être confondue avec la *paralysie du pneumogastrique* ou *du bulbe*.

Le *collapsus typhique* doit être distingué de la *perforation intestinale* (vomissements, hoquet, altération des traits, ballonnement abdominal, arrêt de la diarrhée, hypothermie) ; *des hémorragies intestinales,* (pâleur brusque, la température baisse, mais remonte rapidement, pas de signes de dilatation cardiaque, provoquer une selle qui renferme du sang noir, digéré) : *du pharyngisme,* spasme provoqué par de petites ulcérations. Ce spasme s'accompagne de vomissements et s'oppose à toute alimentation ; l'enfant se déshydrate et tombe dans un véritable collapsus, dont il sort facilement, si on arrive à lui faire ingérer des boissons ; j'ai observé plusieurs cas de ce genre, dont le pronostic est bénin : du *collapsus balnéaire* provoqué parfois chez les enfants par l'application trop rigoureuse de la méthode de BRAND.

Les *lésions infectieuses des capsules surrénales* (MARTIN, HUTINEL), peuvent créer un syndrome de collapsus avec asthénie, qui se confond facilement avec la myocardite.

6° Pronostic. — La myocardite diphtérique tue dans plus de la moitié des cas (RABOT et PHILIPPE). La myocardite typhique guérit habituellement chez les enfants. Elle peut aboutir à longue échéance à une sclérose du myocarde (LANDOUZY et SIREDEY).

7° Traitement. — Il comprend le repos au lit, les applications froides sur la région précordiale, l'emploi de la digitale, de la caféine, de l'ergotine et en cas de collapsus, les injections sous-cutanées d'éther ou d'huile camphrée.

B) MYOCARDITES CHRONIQUES

Les myocardites chroniques comprennent des formes diffuses, nodulaires et localisées :

1° *Myocardite chronique diffuse :* on ne connaît de ce genre que la *myocardite chronique interstitielle,* très rare dans l'enfance et qui produit une asystolie progressive.

2° *La myocardite chronique nodulaire* se rapporte à des processus scléro-gommeux syphilitiques avec endartérite qui n'ont guère d'histoire clinique et à la tuberculose du myocarde.

3.

3° *La myocardite chronique localisée* s'associe à l'endo-péricardite chronique ou aux lésions congénitales du cœur.

ARTICLE VI

HYPERTROPHIE DU CŒUR

L'hypertrophie, constituée par l'augmentation de la masse charnue du cœur, est souvent associée à la dilatation, dont il faut cependant la séparer.

1° Anatomie pathologique. — L'hypertrophie du cœur ne peut s'apprécier qu'avec des données précises sur le poids et les dimensions du cœur, aux différents âges.

On peut se contenter de la formule de LAENNEC qui admet que pour un sujet donné la cœur a à peu près le volume de son poing fermé.

On peut encore mesurer l'épaisseur de la partie moyenne du ventricule gauche qui, d'après BIZOT, correspond aux chiffres suivants :

AGE	GARCONS	FILLES
1 à 4 ans.	6,5 millimètres.	6,3 millimètres.
5 à 9 ans.	8,6 —	6,3 —
10 à 15 ans.	8,6 —	7,2 —

Le ventricule droit a une épaisseur à sa partie moyenne de 3 à 4 millimètres, qui reste stationnaire pendant toute l'enfance.

L'hypertrophie est *simple*, ou *excentrique, générale* ou *partielle*, celle-ci plus fréquente. L'hypertrophie est moins que chez l'adulte associée à la dilatation. On l'observe habituellement avec d'autres lésions, malformations congénitales, endocardite, péricardite.

2° Étiologie. — *L'hypertrophie congénitale* est rare et ne comporte pas une grande survie.

L'hypertrophie du cœur gauche se voit surtout dans les *lésions orificielles*, les *symphyses du péricarde*, et la *myocardite*, à propos desquelles nous l'avons signalée. Elle se développe parfois avec une extrême rapidité dans le cours des *néphrites aiguës* et est habituelle dans la *néphrite chronique* diffuse.

L'hypertrophie du cœur droit est rare dans l'enfance, en dehors des *affections congénitales du cœur*. On l'observera cependant dans *la sclérose pulmonaire* avec *dilatation bronchique*, dans *l'emphysème et le catarrhe bronchique* qui ne sont pas si exceptionnels qu'on l'a cru chez les sujets jeunes.

Le *rachitisme* est une cause fréquente d'hypertrophie cardiaque (ROKITANSKY). Tantôt c'est le cœur droit qui est touché, en raison de la petitesse des poumons (MARFAN) créant un véritable obstacle circulatoire ; tantôt c'est le cœur gauche, lorsque le rachitisme provoque des déviations des grands vaisseaux, une aplasie artérielle (LANNELONGUE) ou une sclérose rénale (PO-TAIN, BEZANCON).

On a décrit une *hypertrophie cardiaque de croissance* (G. SÉE, BLACHE), attribuée par ces auteurs au retard du développement du corps par rapport à celui du cœur. Cette entité n'est plus guère admise et on invoque, comme causes de cette hypertrophie, la dyspepsie, la constipation, le nicotisme prématuré, l'étroitesse de la poitrine, le surmenage gymnastique.

3° Symptômes. — On observe une voussure de la région précordiale, une augmentation de la matité absolue et relative du cœur, une augmentation de l'ombre radioscopique, un choc impulsif avec de l'ébranlement de la paroi, une propagation lointaine des bruits du cœur, parfois une diminution du murmure vésiculaire à la base du poumon gauche. Le bruit de galop est exceptionnel.

Les altérations des bruits sont dues aux lésions concomitantes. L'hypertrophie du ventricule gauche provoque l'abaissement de la pointe gauche, celle du ventricule droit, sa déviation latérale. Les troubles fonctionnels varient avec la cause de l'hypertrophie et les lésions associées.

4° Diagnostic. — La *dilatation* qui affaiblit les bruits du cœur se distingue facilement de l'hypertrophie. Ces deux lésions marchent souvent de pair ; lorsque l'hypertrophie succède à la dilatation, la compensation se produit : lorsque la dilatation succède à l'hypertrophie, l'asystolie est imminente ; dans quelques cas, (insuffisance aortique) l'hypertrophie s'accompagne constamment de dilatation.

L'hypertrophie du cœur doit être distinguée de *la péricardite avec épanchement*, qui augmente la matité cardiaque, mais affaiblit les bruits du cœur, de la *symphyse du péricarde*, de la *rétraction du poumon gauche*.

5° Pronostic. — L'hypertrophie du cœur est un processus de compensation plus durable chez l'enfant que chez l'adulte. Elle est, en effet, souvent purement musculaire, sans mélange de sclérose.

6° Traitement. — L'hypertrophie du cœur ne comporte guère qu'un traitement pathogénique.

Lorsqu'elle s'associe à une excitation du cœur, on peut combattre celle-ci par les compresses de Priessnitz, le bromure de potassium, le valérianate d'ammoniaque, et le repos.

ARTICLE VII

DILATATION DU CŒUR

La dilatation du cœur est plus rare chez l'enfant que chez l'adulte, en raison de la résistance du myocarde infantile.

1° Étiologie. — La dilatation du cœur se montre dans toutes les affections chroniques du cœur, à la période de l'asystolie.

Elle est surtout en rapport avec les myocardites aiguës, avec les néphrites aiguës a frigore ou scarlatineuses. On observe parfois la dilatation du cœur dans les affections dyspnéiques, coqueluche, croup, laryngites graves... Plus rarement, elle est signalée dans les dyspepsies, le surmenage scolaire, les états anémiques.

2° Symptômes. — L'impulsion cardiaque est affaiblie, diffuse, accompagnée d'une sorte d'ondulation des espaces intercostaux.

La matité relative du cœur augmente, la matité absolue ne change pas. Le bruit systolique de la pointe, puis de la base s'affaiblit, le bruit diastolique pulmonaire s'exagère. Il y a souvent un souffle systolique d'insuffisance fonctionnelle.

Le rythme du cœur devient embryocardique.

Le pouls est petit, sans tension, les veines jugulaires turgescentes, parfois les extrémités cyanosées.

Le malade présente une dyspnée et une angoisse modérées, et dans les cas graves, tombe dans le collapsus. Parfois, il succombe dans une somnolence progressive. La dilatation peut persister jusqu'à la mort. Habituellement, elle est passagère ou masquée par une hypertrophie qui établit la compensation.

On a décrit récemment (MARTIN, NEUMANN) des dilatations passagères du cœur chez les enfants faibles, anémiques, scrofuleux, surmenés. Cette dilatation se traduit par de la tachycardie, de la dyspnée, de l'asthénie après un effort, un élargissement du choc de la pointe, l'augmentation de la matité cardiaque, et la faiblesse du pouls. Cette dilatation *primitive* en quelque sorte, est sans gravité et d'un caractère passager.

3º Diagnostic et pronostic. — Le diagnostic se fera avec l'hypertrophie, la péricardite, la symphyse du péricarde. Le pronostic est commandé par la durée de la dilatation et la rapidité avec laquelle s'établit une hypertrophie compensatrice.

4º Traitement. — Le traitement de la dilatation est celui qu'on vise constamment dans les affections cardiaques, qu'il s'agisse de lésions organiques du cœur, de myocardite, de néphrite, d'asystolie. Il se confond avec celui qui est indiqué à ces différents articles.

ARTICLE VIII

ASYSTOLIE

Le mot *asystolie* ou plus exactement *hyposystolie* désigne l'ensemble des troubles qui se manifestent par suite de l'affaiblissement des contractions cardiaques.

1º Étiologie. — Le myocarde infantile, par sa nutrition active, a une résistance plus considérable que celui de l'adulte. Les tares vasculaires et viscérales sont plus rares chez l'enfant. Aussi l'asystolie n'est-elle pas très commune dans le jeune âge.

C'est à peine si elle mérite d'être mentionnée dans le cours des maladies des voies respiratoires et rénales. Nous avons vu que les affections valvulaires du cœur sont compensées, **tant** qu'il ne se produit pas de complications du côté du myocarde ou du péricarde. La péricardite, la symphyse du péricarde, la myocardite parenchymateuse sont presque indispensables pour forcer un cœur atteint d'une lésion orificielle. Aussi ai-je proposé la classification suivante des asystolies infantiles: 1º *Asystolie par lésion directe du myocarde ;* 2º *Asystolie mécanique* (symphyse du péricarde, sténose marquée d'un orifice); 3º *Asystolie par inhibition* (péricardite aiguë, endocardite aiguë, maladies infectieuses sans lésion du myocarde) [1].

2º Symptômes. — La stase veineuse, les œdèmes sont discrets et tardifs dans les affections valvulaires mal compensées chez l'enfant : l'insuffisance tricuspidienne est exceptionnelle. Par contre, on observe de bonne heure et d'une façon durable une hypertrophie avec induration du foie associées ou non à de l'ascite. J'ai observé habituellement la *conservation jusqu'à la mort du rythme régulier du cœur,* ce qui s'explique par la rareté de la myocardite interstitielle.

Le bruit de galop est rare, l'embryocardie très fréquente, les battements du cœur accélérés. Tels sont les traits les plus saillants qui séparent l'asystolie infantile de celle de l'adulte. Il convient d'employer systématiquement chez l'enfant en imminence d'hyposystolie la méthode des pesées qui révélera l'œdème interstitiel latent ; celui-ci peut exister seul pendant longtemps et en tout cas précède l'apparition de l'œdème superficiel.

3º Marche, pronostic. — Lorsque dans le cours d'une affection valvulaire chez l'enfant, l'asystolie fait son apparition, le pro-

---

[1] WEILL, *Traitement des cardiopathies infantiles*, Congrès de Marseille. 1898.

nostic est grave. Il y a une complication, péricardite, myocardite, qui a peu de chance de céder.

On ne voit guère, comme chez l'adulte, des malades revenant à une grande amélioration fonctionnelle après une cure de repos et de digitale. L'asystolie reprend rapidement ses droits, et l'enfant est emporté soit au bout de quelques semaines, soit au bout de quelques mois. Il est rare que la survie dépasse de deux ans le premier accès asystolique.

4° Traitement. — Il comprend le repos au lit, la diète lactée ou un régime mixte très réduit, de la révulsion ou des applications froides sur la région du cœur, et l'usage des toni-cardiaques : digitale, caféine, strophantus, spartéine, extrait de muguet, dont nous avons indiqué les doses et le mode d'administration à propos de l'endocardite. A tous ces médicaments, on peut adjoindre certains procédés mécaniques, tels que le massage des membres, de l'abdomen, les mouvements passifs, mais surtout les secousses de la région précordiale et du dos, qu'on appelle en Suède la digitale de la gymnastique.

Le traitement de l'asystolie chez l'enfant s'adresse surtout au myocarde. Il doit être complété cependant par l'emploi des moyens qui diminuent les charges de la circulation périphérique : on combattra les congestions viscérales, les œdèmes, l'ascite, en prescrivant des purgatifs drastiques : des diurétiques tels que la scille, sous forme de vin de Debreyne, à la dose d'une à trois cuillers à café par jour ; la théobromine : 20 centigrammes à 1 gramme par jour ; le calomel : 5 à 10 centigrammes répétés deux ou trois fois par jour, 3 jours de suite. Les travaux récents de WIDAL, d'ACHARD, de MERKLEN ont mis en lumière le rôle que pouvait jouer la rétention des chlorures dans l'oligurie et dans le développement des œdèmes. MERKLEN a pu constater la diminution de la sécrétion des chlorures chez les cardiaques et l'apparition de cet état que WIDAL désigne sous le nom de chlorurémie (rétention des chlorures). La cure de déchloruration qui a réussi entre les mains de WIDAL dans le traitement de certains anasarques brightiques peut être appliquée à l'asystolie avec œdèmes, si l'analyse des urines révèle un défaut d'élimination des chlorures ingérés. Il ne faudrait cependant pas négliger le rôle mécanique de la stase sanguine qui ne peut être modifiée que par les toni-cardiaques. Dans tous les cas, lorsque la digitale aura produit son effet, on pourra agir spécialement sur la chlorurémie par l'emploi de la théobromine (WIDAL).

En cas d'épanchements persistants, on aura recours à la paracentèse de la plèvre ou de l'abdomen, et pour les œdèmes des membres aux tubes de Southey. Dans les cas de dilatation cardiaque avec accidents dyspnéiques menaçants, la saignée générale peut être utilisée, même chez l'enfant (BAGINSKY).

ARTICLE IX

TROUBLES DU RYTHME CARDIAQUE

Les battements du cœur et du pouls peuvent être accélérés ou ralentis, intermittents, irréguliers, instables, inégaux, soumis à des variations régulières comme dans le pouls paradoxal et le rythme couplé. Les différents bruits que produit une pulsation cardiaque peuvent être modifiés dans leurs rapports réciproques, comme dans l'embryocardie. Nous ne saurions passer en revue toutes ces altérations du rythme et des bruits cardiaques, qui ressortissent à la pathologie commune et nous nous bornerons à l'étude de l'arythmie à laquelle est souvent associée la bradycardie et à celle de la tachycardie dont nous décrirons la variété dite essentielle.

A) ARYTHMIE ET BRADYCARDIE

L'arythmie et la bradycardie sont des phénomènes dont la signification pathogénique est encore peu connue, mais qui ont une certaine valeur clinique, dans l'enfance, où elles ont été étudiées par HEUBNER, COMBY et son élève JACQUIER.

1º Étiologie et formes cliniques. — Nous distinguerons l'arythmie physiologique, l'arythmie des cardiopathies, des intoxications, des maladies infectieuses, des maladies nerveuses.

a. *Arythmies physiologiques*. — Cette arythmie se montre dans la première et la seconde enfance ; elle indique une certaine nervosité. A l'état de veille elle succède à une émotion, un bruit, une immersion. dans l'eau froide, à l'examen médical. Elle se montre plus volontiers dans le sommeil, surtout chez les enfants agités ou qui font des rêves.

b. *Arythmies dans les cardiopathies*. — L'enfance se distingue de l'adulte par la régularité habituelle du cœur dans le cours des maladies de cet organe.

J'ai montré dans mon traité des maladies du cœur et dans l'article du traité de GRANCHER-COMBY que la plupart des enfants qui succombent à une cardiopathie gardent le rythme normal du cœur, que cette règle s'applique aussi à la myocardite parenchymateuse et que l'appartiion d'une arythmie doit faire supposer l'intervention d'un trouble du système nerveux ou d'une lésion interstitielle du myocarde.

c. *Arythmies dans les intoxications*. — L'arythmie a été observée dans l'intoxication par l'oxyde de carbone, le chloroforme, l'opium, la belladone, le datura, la caféine, la digitale. On n'a guère observé dans l'enfance le rythme couplé du cœur d'origine digitalique, ce qui semble indiquer la nécessité d'une lésion chronique préalable du myocarde telle qu'elle se présente chez l'adulte (TRIPIER).

L'arythmie dure quelques jours après la suppression du toxique.

L'arythmie a été observée dans les auto-intoxications, dans la constipation, l'indigestion, les vomissements cycliques. L'ictère peut ralentir, quoique rarement, le pouls de l'enfant et ce ralentissement est vraisemblablement dû à un rythme couplé transitoire (BARD), car le nombre des pulsations double dès que le malade fait un effort. Dans le rythme couplé le ralentissement n'est, en effet, qu'apparent, la seconde pulsation du couple étant très faible par rapport à la première.

HEUBNER a noté l'arythmie chez les rachitiques anémiques invétérés âgés de 2 à 4 ans. COMBY a observé un pouls ralenti et irrégulier chez des enfants obèses.

d. Arythmies dans les maladies infectieuses. — L'arythmie est fréquente dans cette catégorie d'affections qui agissent sur le cœur par des procédés complexes, la fièvre, l'infection et l'intoxication du système nerveux, l'atteinte dynamique ou organique du cœur, celle du rein. En général, pendant la période fébrile, il y a accélération sans trouble du rythme et l'arythmie survient surtout au déclin ou à la convalescence.

Il convient de distinguer les infections sans localisation habituelle sur le cœur, telles que la pneumonie, la fièvre typhoïde, la scarlatine, de celles qui produisent l'endopéricardite comme le rhumatisme, ou la myocardite comme la diphtérie.

L'arythmie peut exister au début des fièvres éruptives, surtout dans la période qui précède l'exanthème, mais elle est surtout d'observation courante dans la phase critique qui accompagne les défervescences brusques ou rapides. Dans la pneumonie en résolution, on observe de l'arythmie bradycardique revêtant des formes diverses : faux pas, intermittences, pouls inégal. Dans la scarlatine, l'arythmie de la convalescence doit attirer l'attention du côté des reins. Dans la fièvre typhoïde, l'arythmie peut faire craindre des complications de collapsus ou de mort subite, surtout si elle se présente pendant la période fébrile proprement dite. A la convalescence, lorsqu'elle coïncide avec l'hypothermie, elle n'a pas de signification fâcheuse.

Le rhumatisme ne trouble guère le jeu du cœur chez l'enfant, même quand il provoque des localisations endo-péricardiques.

La diphtérie se distingue des autres maladies infectieuses par la gravité des arythmies qu'elle provoque et particulièrement au moment de la convalescence, du 10e au 20e jour. Le cœur présente de la bradycardie simple ou combinée à de l'arythmie. Souvent, il y a simultanément une paralysie du voile du palais. Il se produit un collapsus ou une syncope : à partir de ce moment, surviennent de la dyspnée, des convulsions, des vomissements, de l'hypothermie ; le pouls peut tomber à 20 pulsations, la mort arrive en 2 ou 3 jours.

Il convient donc d'opposer, au point de vue pronostic, les bradycardies dramatiques de la diphtérie aux arythmies passagères des autres infctions.

e. Arythmies dans les maladies nerveuses. — Dans la méningite tuberculeuse, le pouls est d'abord irrégulier, instable, puis paraît une phase de ralentissement suivie d'accélération extrême. L'arythmie a peu de valeur dans les autres affections organiques des centres nerveux.

Parmi les névroses, la chorée se distingue par la fréquence de l'arythmie. Celle-ci se voit encore dans certaines perturbations réflexes provoquées par les vers intestinaux, les troubles gastro-intestinaux du bas âge, la dentition.

On a cité chez l'enfant quelques cas de la maladie de STOKES-ADAM, caractérisée par les syncopes ou vertiges, les attaques épileptiformes, et la bradycardie. Ce dernier phénomène a été rapporté par TRIPIER à un rythme couplé.

2º Pathogénie. — Les troubles du rythme cardiaque ont été attribués par les uns à une modification portant exclusivement sur la fibre musculaire cardiaque, par d'autres à des troubles et des altérations du système nerveux. Il est impossible à l'heure actuelle de se prononcer sur ce débat, d'autant que le rôle des glandes à sécrétion interne relatif à la tension, à la vitesse de la circulation peut être invoqué dans une certaine mesure.

3º Diagnostic et valeur séméiologique. — L'arythmie chez l'enfant est un phénomène trop commun pour avoir une grande valeur séméiologique. Elle indique la perturbation facile du jeu cardiaque, dans des états très différents et sans conséquence fâcheuse. Il faut excepter l'arythmie des méningites, de la diphtérie qui a au contraire un pronostic grave. Le rythme couplé passager tel qu'on le constate dans certaines maladies aiguës, est en général considéré comme un symptôme bénin. Cependant TRIPIER soutient qu'il est lié à une épilepsie latente qui évoluera plus tard. A l'appui de cette opinion, je puis citer l'histoire d'un garçon de 8 ans, atteint de rythme couplé depuis plusieurs années et chez qui la médication bromurée fit disparaître cette anomalie.

4º Traitement. — L'arythmie bradycardique indique, dans la diphtérie, le repos au lit et une surveillance particulière. Dans le cours de la fièvre typhoïde, elle doit imposer des réserves dans l'emploi des bains froids.

Le pouls lent contr'indique l'emploi de la digitale, quand il se produit dans le cours d'une cardiopathie. D'une façon générale, en présence d'un rythme couplé, on devra rechercher les petits signes de l'épilepsie (TRIPIER) et instituer la médication appropriée.

B) TACHYCARDIE PAROXYSTIQUE

La tachycardie paroxystique est caractérisée par des battements très rapides du cœur, survenant par accès dont le début et la terminaison sont brusques, et séparés par des intervalles de santé parfaite.

BOUVERET, le premier, a isolé du groupe des tachycardies la forme paroxystique *essentielle* qui mérite de porter le nom de *maladie de* BOUVERET. Il est légitime de rapprocher de cette forme les autres tachycardies paroxystiques, même quand elles sont associées à une lésion cardiaque.

1° Étiologie. — La tachycardie paroxystique s'observe rarement dans l'enfance. Cependant, j'ai pu en réunir [1] un certain nombre d'observations dues à HERRINGHAM, FRITZ, ROZENSTEIN, PIERRE MERKLEN, DRAPER, BUCKLAND ; j'en ai observé moi-même un cas très net. Souvent les cas notés chez l'adulte remontent à l'enfance. On a signalé l'hérédité similaire, l'hérédité nerveuse, le traumatisme de la poitrine, une course prolongée, une brûlure grave, la coïncidence avec la migraine, l'asthme, les vertiges. Parfois le premier accès a paru provoqué par l'établissement des règles.

La tachycardie paroxystique chez l'enfant est habituellement essentielle, alors que chez l'adulte elle s'associe à des cardiopathies 38 fois sur 154 cas (P. MERKLEN).

2° Symptômes et marche. — L'accès débute brusquement ou est précédé de quelques prodromes, céphalée, constriction épi-

---

[1] WEILL, *Trachycadie paroxystique* in Traité GRANCHER-COMBY.

gastrique, malaise, pulsations fortes du cœur, sensation de déclanchement du cœur.

Les pulsations deviennent incomptables, 240 à 260 par minute dans le cas d'Herringham ; elles sont fortement frappées et contrastent avec le pouls qui est petit, misérable. Pas de bruit anormal à l'auscultation. Peu de troubles subjectifs, à peine une légère anhélation, un peu d'angoisse, une tendance à ménager les mouvements.

Cependant dans les cas de longue durée, (au 5e jour dans un cas de P. Merklen), on voit survenir de la dyspnée, de la cyanose, des crachats sanglants, de la congestion hépatique. Ces symptômes peuvent d'ailleurs faire défaut même dans les accès prolongés (13 jours chez le malade d'Herringham). En général cependant, l'accès durable s'accompagne de dilatation du cœur qui est passagère le plus souvent.

L'accès cède brusquement, en général pendant le sommeil, et sa cessation s'accompagne parfois d'oligurie, d'albuminurie, de glycosurie. La durée est très variable : depuis quelques minutes jusqu'à plusieurs jours, 8 jours (Merklen), 13 jours (Herringham). Les accès sont très espacés, séparés par des intervalles de 2, 3 ans ou se reproduisent plusieurs fois par an. L'intensité et la durée des accès sont en général peu marquées dans l'enfance. Les adultes tachycardiques dont l'affection remonte aux premières années de la vie, se rappellent avoir longtemps éprouvé des palpitations ou de la dyspnée très courtes qui faisaient penser à une affection cardiaque, à du nervosisme, et ce n'est que plus tard que l'accès franc se dessinait. Il existe donc à côté de la forme classique de l'enfance, une forme fruste souvent méconnue, et qui est une sorte de préparation à la maladie de Bouveret, telle qu'elle se présente chez l'adulte. On n'a observé dans l'enfance ni mort ni guérison de cette affection.

3º Anatomie pathologique, pathogénie. — On a reconnu dans les autopsies la dilatation hypertrophique du cœur, de l'aortite, des dégénérescences du myocarde, des altérations du pneumogastrique. On a invoqué comme mécanisme l'inhibition du pneumo-gastrique (Bouveret), l'excitation du sympathique (Tux-

KER), un trouble bulbo-spinal (DEBOVE), une influence épileptique (TALAMON et TAYLOR).

4° Diagnostic. — Les *palpitations* ordinaires du cœur sont
moins précipitées que celles de la tachycardie, plus sensibles,
accompagnées plus volontiers d'angoisse ou de gêne ; elles relèvent de causes occasionnelles, effort, courses, émotions, travail
digestif, etc., alors que l'accès tachycardique naît souvent *sans
motif appréciable*. Cependant, il faut suivre les enfants sujets à
de fréquentes palpitations, car comme nous l'avons dit, elles
constituent souvent une forme fruste, un petit mal tachycardique qui se développera plus tard sous une forme plus **nette**.

On fera facilement la distinction de la tachycardie essentielle
d'avec la tachycardie basedowienne, dyspeptique ou de celle qui
est liée aux adénopathies trachéo-bronchiques.

Dans les tachycardies essentielles compliquées de dilatation
cardiaque avec asystolie, le diagnostic de la cause se fera d'a-
près les antécédents, l'inefficacité de la médication, la cessation
brusque des accidents.

5° Pronostic. — La tachycardie paroxystique peut chez l'a-
dulte aboutir à la mort ou à une amélioration progressive. Chez
l'enfant, ces éventualités n'ont pas été observées. L'association
d'une cardiopathie modifie sérieusement le pronostic.

6° Traitement. — On a conseillé, localement, la révulsion sous
toutes ses formes, la réfrigération, le massage par tapotement
(SCHOTT).

On a tenté la compression du pneumogastrique gauche (DU-
BOIS), des deux carotides (WEILL) la faradisation des pneumo-
gastriques, l'injection de sérum artificiel (CHAUFFARD). Dans
un de mes cas, le sujet prenait de l'ipeca qui arrêtait sa crise.

Les toni-cardiaques, digitale, caféine ont une action infidèle,
de même que la plupart des sédatifs nervins, bromures, opium,
belladone. Dans l'intervalle des accès, on doit prescrire un régime
qui exclut les grands efforts, les écarts alimentaires, l'usage du
café, du thé, les émotions, les chocs nerveux.

LIVRE VII

MALADIES DE L'APPAREIL RESPIRATOIRE

Les maladies de l'appareil respiratoire se distinguent chez l'enfant par la fréquence des toux convulsives et en particulier du spasme laryngé, par la facilité avec laquelle les lésions bronchiques gagnent les bronchioles et par leur intermédiaire le tissu pulmonaire, de façon à constituer une affection redoutable, la broncho-pneumonie; enfin par la tendance des ganglions trachéo-bronchiques à participer à toute lésion du système broncho-pulmonaire.

Les voies respiratoires de l'enfant sont sujettes, en dehors des affections communes à tous les âges, à un certain nombre d''infections spécifiques, qui appartiennent surtout au jeune âge : rubéoliques, coquelucheuses, diphtériques, chez les nourrissons les congestions et les broncho-pneumonies d'origine intestinale. La fréquence des végétations adénoïdes du pharynx nasal expose l'enfant aux coryzas à répétition et aux bronchites chroniques, conséquence fréquente de la respiration purement buccale. Nous distinguerons les maladies des voies respiratoires proprement dites et celles du poumon et de la plèvre.

CHAPITRE PREMIER

MALADIES DES VOIES RESPIRATOIRES PROPREMENT DITES

Les maladies des voies respiratoires comprennent les maladies des fosses nasales, du larynx et des bronches. Nous décrirons successivement les coryzas, les épistaxis, les laryngites, le stridor laryngé congénital, les corps étrangers des fosses nasales, les corps étrangers du larynx et des bronches, les bronchites, la dilatation des bronches.

ARTICLE PREMIER

CORYZAS

Le coryza est l'inflammation catarrhale de la muqueuse pituitaire.

Nous distinguerons le coryza du nouveau-né et du nourrisson qui présente une physionomie et une étiologie particulières et le coryza de l'enfant.

Nous présenterons l'étude de ce dernier en deux paragraphes, l'un relatif au coryza aigu, l'autre au coryza chronique.

§ 1. — CORYZA DU NOUVEAU-NÉ ET DU NOURRISSON

Le coryza du nouveau-né est celui qui survient pendant les deux ou trois premiers mois de l'existence.

1° Étiologie. — Le coryza du nouveau-né est *simple* ou *infectieux*.

a. *Coryza simple*. — Le coryza simple succède au refroidissement ou à l'introduction dans les narines de l'eau de toilette savonneuse (TISSIER, LERMOYEZ), il se montre pendant toute la première enfance.

b. *Coryza infectieux*. — Le coryza infectieux se produit rapidement après la naissance. Il comprend :

α) Le *coryza blennorragique* admis par FRAENKEL, BRESGEN, ZIEM, ROSENTHAL, à sécrétion purulente et coïncidant avec une conjonctivite blennorragique ;

β) Un *coryza membraneux et purulent* dû à l'infection puerpérale (BILLARD, DEPAUL, MONTI) ;

γ) Le *coryza par infection génitale banale* (leucorrhée de la mère, FRAENKEL) ;

δ) Le *coryza syphilitique* qui se produit à la fin du premier mois.

ε) *Le coryza purulent à écoulement citrin* décrit par JEANNIN, contagieux, épidémique, coïncidant avec les infections mammaires des accouchées et dû au staphylocoque doré.

2º Symptômes. — Nous distinguerons des symptômes communs et des symptômes spéciaux.

a. *Symptômes communs.* — Tous les coryzas du nouveau-né ont comme expression commune la dyspnée et la difficulté de l'alimentation.

Anatomiquement, les fosses nasales, à cette période, sont très étroites, leur segment inférieur est peu développé.

Fonctionnellement, le nouveau-né respire par le nez à l'exclusion de la bouche (BILLARD, KUSSMAUL) même pendant le sommeil, alors qu'il ouvre la bouche (HONSELL). La base de la langue, pendant que l'enfant dort, s'accolle au voile du palais.

Aussi, pour peu que l'obstruction nasale soit marquée, ce qui arrive fréquemment, grâce à l'étoitesse du conduit nasal, y-a-t-il pendant le sommeil des accès de suffocation et pendant la veille, interruptions fréquentes et parfois même impossibilité de la tétée.

Dans les cas moyens, les choses ne vont pas aussi loin, il y a simplement gêne dans l'alimentation.

L'obstruction nasale se traduit, en dehors des phénomènes précédents, par de la respiration sifflante, ronflante, gargouillante, qui rappelle plus ou moins le cornage. L'enfant essaie de respirer par la bouche. En même temps, il y a un jetage d'abord clair, puis muco-purulent, qui irrite au passage la lèvre supérieure. Il se forme plus tard, des croûtes qui produisent l'obstruction intermittente.

b. *Symptômes spéciaux.* — Dans les formes infectieuses du coryza, le jetage est d'emblée purulent, l'obstruction nasale plus complète.

Le *coryza purulent à écoulement citrin* survient du 3e au 7e jour après la naissance. Il débute brusquement par un écoulement abondant d'un liquide clair, limpide, d'une couleur *jaune citrin* tout à fait pathognomique. Les joues sont souillées, après dessication, par des traces jaunes comparables à du jaune d'œuf. La face est gonflée. Le liquide s'épaissit au bout de 3 à 4 jours, est mêlé de sang. La respiration est gênée, l'état général s'altère, la température monte jusqu'à 40°. La mort survient du 3e au 6e jour par le fait d'une broncho-pneumonie, dans la moitié des cas, surtout chez les prématurés et les débiles. La guérison se fait progressivement sans passage à l'état chronique du 5e au 10e jour.

Dans le *coryza syphilitique* le jetage est séreux ou séro-sanguinolent. Il existe des plaques muqueuses labiales, une fissure commissurale, du pemphigus palmaire ; la face présente un aspect spécial, vieillot, avec une teinte jaune cuivre. Cependant nous avons vu des cas où le coryza était pendant plusieurs semaines la seule localisation de la syphilis, et comme l'absence de traitement spécifique peut entraîner l'extension des lésions et la déformation du nez, il convient dans les cas de coryza tenace, en l'absence même d'autres manifestations, d'appliquer le traitement hydrargyrique.

L'érythème, les érosions labiales sont plus marqués dans le coryza infectieux que dans sa forme simple.

3° Complications. — Le coryza du nouveau-né et du nourrisson se complique de bronchite, de broncho-pneumonie, d'otite, d'adénoïdites.

L'étroitesse du pharynx, les troubles de la déglutition favorisent le développement des *lésions broncho-pulmonaires*.

La position déclive de l'orifice de la trompe d'Eustache qui touche le voile du palais, ses dimensions relativement grandes, l'absence du repli de la muqueuse qui la protège ultérieurement conduisent à des inoculations de l'oreille et à des *otites*.

L'*adénoïdite*, pour peu que le coryza dure ou se répète, aboutit à l'hypertrophie de l'amygdale qui, à son tour, est une cause d'appel pour le coryza récurrent.

La rhinite blennorragique se complique habituellement d'*ophtalmie*.

4° Diagnostic. — Les *coryzas infectieux* se montrent rapidement après la naissance et sont d'emblée purulents. Le coryza citrin de JEANNIN se montre chez le nouveau-né du 3e au 7e jour ; l'écoulement a une teinte jaune caractéristique. Le *coryza* *syphilitique* se produit au bout de deux à trois semaines ; il est suivi de manifestations cutanées et muqueuses. Il constitue souvent le premier symptôme de la syphilis héréditaire et parfois le seul. Dans ce cas, on recherchera spécialement la splénomégalie. L'état général qui est souvent altéré peut être indemne pendant quelques semaines, ainsi que je l'ai observé dans un cas très net.

Le *coryza simple* se montre à une période quelconque de la vie du nourrisson. Il se traduit par un écoulement clair d'abord. puis opaque.

Rappelons que de la *diphtérie* chez les jeunes enfants débute souvent par les fosses nasales.

Le coryza du nouveau-né peut être confondu avec le *cornage laryngé ;* il suffit de pincer le nez pour faire disparaître le bruit douteux.

Les troubles de la déglutition font penser à une *angine*. Enfin, si le coryza dure, il faut songer aux *végétations adénoïdes*.

Je signale un fait curieux d'obstruction intermittente du nez chez un nouveau-né de 15 jours, sans écoulement nasal. L'obstruction cédait quand l'enfant était au sein et revenait dès qu'il l'abandonnait. Il s'agissait d'un petit polype flottant qui se plaçait pendant l'aspiration par la tétée et dégageait ainsi une partie des fosses nasales. Le traitement consista à donner à l'enfant une tétine à vide, chaque fois que la gêne nasale devenait accusée.

5° Pronostic. — Quoique habituellement bénin, le coryza emprunte une gravité relative au jeune âge du sujet, à la gêne respiratoire, à la difficulté de l'alimentation, à ses complications plus faciles. Le coryza blennorragique s'associe à l'ophtalmie et passe parfois à l'état chronique. Le coryza simple guérit en quelques jours ; on a cité des cas de mort, même à l'occasion d'un coryza catarrhal, et surtout à l'occation du coryza citrin des nouveau-nés.

6° Traitement. — La *prophylaxie* comprend la désinfection des voies génitales de la mère en cas de leucorrhée, de blennorrhée, les précautions pendant la toilette de l'enfant, la protection contre le refroidissement.

Le traitement peut se formuler ainsi :

a. Placer l'enfant dans un local bien aéré, chauffé à une température constante, 18 à 20°, et saturé de vapeur d'eau.

b. *Combattre l'obstruction des fosses nasales.* Elle est due au gonflement de la muqueuse, à la présence de sécrétions épaisses ou de croûtes. La chaleur humide exerce une action favorable sur la tuméfaction de la pituitaire. Un enveloppement un peu serré du cou peut être efficace d'après le mécanisme indiqué par BIER. On a réalisé de la vaso-constriction artificielle des vaisseaux au moyen de solutions faibles de cocaïne ou d'adrénaline, par exemple quelques gouttes d'une solution de 1 milligramme d'adrénaline dans 30 à 50 gr. d'eau bouillie, instillées dans les narines, un peu avant la tétée ; ou bien quelques gouttes d'une solution à 1 p. 300 de cocaïne.

Quand l'enchifrènement dépend de la présence de sécrétions épaisses ou de croûtes, on cherchera à les fluidifier et à les ramollir par des pulvérisations avec de l'huile de vaseline stérilisée pure ou mêlée de 1 % de résorcine, ou bien on introduira quelques gouttes de la même vaseline dans les narines.

Pour amener l'élimination des produits sécrétés, on aura recours aux lavages avec une solution boriquée à 1 %, à une solution de bicarbonate de soude (2 à 3 %) chaude et bouillie. Les lavages devront être pratiqués avec douceur sans pression, au moyen d'une petite seringue, de façon à ne pas inoculer l'oreille moyenne. On peut aussi (LAURENS) faire de l'aspiration au moyen d'une poire en caoutchouc munie d'un enbout nasal approprié.

Parfois, si la tétée est trop difficile, on placera dans les narines des tubes minces de caoutchouc aseptique, pendant la durée de l'alimentation ; ou bien enfin on donnera le lait à la cuiller.

c. *La désinfection des fosses nasales* constitue une autre indication importante. Elle doit toujours être précédée du nettoyage préalable tel que nous l'avons indiqué pour assurer l'action des substances antiseptiques sur la muqueuse.

Le choix du désinfectant varie avec l'espèce de coryza.

Le coryza blennorrhagique sera traité par les sels d'argent et en particulier par ses combinaisons albuminoïdes, telles que le protargol. On instillera quelques gouttes d'une solution qui variera de 1 à 5 % suivant les effets observés. Ces instillations sont beaucoup moins douloureuses que celles de nitrate. S'il existe des érosions visibles de la muqueuse, on les touchera avec un petit tampon imbibé d'une solution à 5 %.

Les coryzas non spécifiques comporteront l'instillation de quelques gouttes d'eau oxygénée pure ou coupée de moitié d'eau bouillie. On peut renouveler plusieurs fois par jour.

Il faut, dans l'emploi des antiseptiques, être très réservé dans la période aiguë, car ils peuvent momentanément exagérer l'inflammation ; aussi convient-il de procéder au début par faibles doses et de les augmenter peu à peu.

A la période de maturation, on pourra utiliser les poudres insufflées au moyen du lance-poudre. Voici une formule de LERMOYEZ :

Acide borique . . . . }	aa 10 grammes.
Sous-nitrate de bismuth. . . . . }	
Résorcine	2 —
Menthol	0,20 centigr.

d. *Le traitement général* sera spécifique dans le coryza syphilitique. Dans les autres formes, il se bornera à relever l'état général et à assurer l'alimentation.

Pendant l'évolution du coryza, l'enfant sera couché la tête haute pour éviter l'écoulement des mucosités dans le pharynx et on préviendra les excoriations labiales en enduisant la lèvre supérieure d'un corps gras.

§ 2. — CORYZA AIGU DE L'ENFANCE

Le coryza aigu de l'enfance rappelle celui de l'adulte, sauf par ses relations fréquentes avec les maladies infectieuses spéciales à l'enfant.

1° Étiologie. — Favorisé par la scrofule, le lymphatisme, l'arthritisme, les végétations adénoïdes du pharynx nasal, il se montre soit à la suite d'un coup de froid, soit comme localisation souvent initiale d'une grippe, d'une rougeole, d'une coqueluche.

Le coryza simple est contagieux.

Les sécrétions ne renferment pas d'agent spécifique.

2° Symptômes. — Le *coryza idiopathique* rappelle celui de l'adulte : picotements, éternûments, sécrétions d'abord séreuses, irritantes pour les lèvres, abondantes, puis se condensant, devenant opaques, aboutissant à des formations croûteuses ; en même temps enchifrènement, par moment essais de forçage bruyant de l'obstacle par une expiration violente à travers le nez ; malaise, agitation, parfois léger mouvement fébrile ; céphalée frontale, par sinusite (les sinus n'existent pas dans la première enfance). Tous ces phénomènes passent en quelques jours. Il n'y a pas de troubles du sommeil et de l'alimentation.

Dans la *grippe,* le coryza est rapidement purulent et s'accompagne d'un mouvement fébrile. Dans la *rougeole,* il se traduit par des éternûments et un jetage clair, coïncidant avec du larmoiement et de la toux sèche. Dans la *coqueluche,* les éternûments remplacent parfois la quinte ou au moins s'y associent ; ils se répètent coup sur coup et se terminent par l'expulsion d'abondantes mucosités purulentes.

L'*examen du nez* révèle de la rougeur, de la tuméfaction surtout au niveau du cornet inférieur, des érosions, des croûtes, parfois des fausses membranes caractérisant une *rhinite fibrineuse* bénigne qui a été opposée à la diphtérie nasale, et guérit en deux ou trois semaines sans phénomènes généraux. La nature de cette dernière affection est encore discutable.

Le coryza se termine favorablement en quatre ou cinq jours. Il se complique rarement, sauf dans la rougeole et la grippe qui provoquent assez souvent l'otite. Son diagnostic est des plus faciles. Quand il récidive facilement, il faut rechercher l'hypertrophie de l'amygdale pharyngée.

3° Diagnostic. — Il faut distinguer le coryza simple, le coryza purulent, le coryza pseudo-membraneux, le coryza spasmodique.

Le *coryza purulent* n'est souvent que l'exacerbation passagère d'un coryza chronique avec hypertrophie de la muqueuse des cornets, ulcérations vestibulaires, ou végétations adénoïdes du pharynx nasal. Il se voit surtout chez les scrofuleux et n'est parfois qu'une forme aiguë de l'impetigo nasal. Ailleurs il est dû à la présence d'*un corps étranger* et dans ce cas est unilatéral.

Le *coryza pseudo-membraneux* revêt deux formes : l'une, *diphtérique vraie* qui complique les angines diphtériques, s'accompagne de l'écoulement d'une sérosité roussâtre, puis purulente, mêlée de fausses membranes, d'épistaxis, d'adénopathie sous-maxillaire et aggrave notablement le pronostic de la diphtérie ; l'autre, dite *rhinite fibrineuse*, évolue cliniquement comme un coryza simple, parfois unilatéral, mais dans lequel des fausses membranes se forment sur les fosses nasales. Il est probable que cette forme appartient dans certains cas à la diphtérie atténuée et contribue comme nous l'avons exposé au chapitre de la diphtérie, à la propagation active de cette affection.

Le *coryza spasmodique* se traduit par des accès d'éternûments avec sécrétion nasale abondante, larmoiement, injection des conjonctives, chatouillement des fosses nasales, du gosier, des oreilles. Il s'associe chez l'adolescent ou l'adulte, rarement dans l'enfance proprement dite, à un catarrhe bronchique avec asthme. Il se montre chez des sujets à hérédité nerveuse et arthritique. La pituitaire est en certains points le siège d'une sensibilité exagérée (LERMOYEZ) ou présente des lésions appréciables, hypertrophie de la muqueuse.

La cause déterminante comprend toutes sortes de poussières irritantes : lycopode, ipeca, poussières des moulins, pollen des roses, des fleurs de bouleaux, des lis, des orchidées, poudre d'iris, etc. (GAREL). GUIARD a signalé l'action des poils situés à la face inférieure des feuilles de platane.

Le *rhume des foins, hay fever*, n'est qu'une forme de coryza spasmodique caractérisée par la date périodique de son apparition, au printemps, par sa durée de 6 à 8 semaines, et par son étiologie spéciale. Il est dû, en effet, à l'action du pollen des graminées (BLACKLEY) dont DUNBAR a retiré une toxalbumine irritante pour la pituitaire. On peut éviter le rhume des foins en gardant la chambre, à la période de la floraison des foins, en émigrant sur les hauteurs ou au bord de la mer.

4° Traitement. — On a proposé un traitement abortif au moyen d'inhalations de vapeurs d'eau oxygénée ou par la méthode de BIER, tube de caoutchouc serré quelques instants autour du cou (HENLE). Dans la période aiguë, on combat l'enchifrènement, en insufflant dans les narines ou en faisant priser au malade une des deux poudres suivantes (GAREL) :

1° Chlorhydrate de cocaïne . . . . . 0.30 centigr.
   Menthol. . . . . 0.50 —
   Café torréfié et pulvérisé . . . . 1 gramme.
   Acide borique . . . . 10 —

Chez les jeunes sujets, diminuer la dose de cocaïne.

2° Menthol. . . . . 0,50 centigr.
   Chlorhydrate d'ammoniaque ou salol. 2 grammes.
   Acide borique . . . . 8 —

On peut aussi pulvériser la solution de cocaïne à 1 p. 100, ou un mélange d'UNNA.

Ichtyol. . . . . 0,50 centigr.
Ether . . . . } ââ 50 grammes.
Alcool . . . . }

Cette pulvérisation doit être courte.

On peut toucher la pituitaire avec un pinceau chargé de 2 ou 3 gouttes d'une solution d'adrénaline à 1 pour 3.000, ou faire des pulvérisations courtes avec une solution plus faible d'adrénaline.

Après la période aiguë, on aura recours aux poudres antiseptiques et astringentes employées chez le nourrisson.

Le lavage du nez est proscrit pendant le coryza aigu, à moins qu'il ne se montre très infectieux.

S'il y a des phénomènes généraux, on les combattra par les moyens appropriés.

Dans le *rhume des foins*, il faut modifier le terrain arthritique et nerveux, par le régime, l'hydrothérapie. On soustraira la pituitaire aux contacts irritants en évitant les promenades à la campagne, les sorties par les grands vents. DUNBAR a préconisé un sérum, la pollentine, fabriqué à l'aide du pollen des graminées. On l'emploi surtout en poudre que l'on prise et que l'on dépose dans l'angle de la conjonctive. La pollentine a donné quelques succès, mais non constants.

GAREL a employé parfois avec succès le sérum collyre de BILLARD et MALTET dont on dépose une goutte dans l'angle de l'œil.

La quinine à doses répétées arrête parfois le rhume des foins. L'emploi des spécifiques, même s'il réussit, ne préserve que pour une saison. En cas d'échec, GAREL recommande la cautérisation au galvanocautère le long des cornets inférieurs, répétée tous les 15 jours.

Pour le *coryza spasmodique apériodique*, cette dernière méthode donne souvent des résultats meilleurs que dans le rhume des foins. Contre le coryza spasmodique apériodique on a encore essayé la médication thyroïdienne (HERMANN), les insufflations nasales d'air chaud (LERMOYEZ et MAHU). Nous n'oserions conseiller dans les coryzas spasmodiques l'emploi de la cocaïne ou de l'adrénaline : la répétition forcée de cette médication entraîne l'intoxication.

§ 3. — CORYZA CHRONIQUE DE L'ENFANCE

Le coryza chronique est entretenu par une disposition générale de l'organisme, mais souvent aussi par une cause locale.

1° Étiologie. — Le coryza chronique se montre chez les enfants lymphatiques et scrofuleux. Souvent comme je l'ai indiqué à l'article scrofule, il est le point de départ de la scrofule faciale au lieu d'en être la conséquence. Il succède aux coryzas aigus répétés, constitue parfois un résidu de la rougeole, ou coïncide avec des lésions impétigineuses de la face. Il est souvent la conséquence des végétations adénoïdes du pharynx ou d'une déviation de la cloison ; dans ce cas, il est unilatéral.

2o Symptomes. — Nous distinguerons des signes physiques et des troubles fonctionnels.

a. *Signes physiques.* — Le *facies* est celui du strumeux : le nez est épaté, l'orifice des narines semé de croûtes plus ou moins jaunâtres (impétigo), de macules rouges succédant à leur chute, d'éraillures, de fissures. La lèvre excoriée est tuméfiée. Il y a des ganglions sous-maxillaires et cervicaux.

L'enfant se mouche très fréquemment, fait sortir de son nez un muco-pus jaune ou clair, d'odeur fade, parfois désagréable, ou bien le matin au réveil en expulse par la bouche en se raclant le gosier.

L'examen du nez révèle la présence du muco-pus dans les parties déclives, des érosions vestibulaires, des produits opaques disséminés sur la muqueuse qui est tantôt congestionnée, tantôt grisâtre. On observe parfois une hypertrophie de la muqueuse des cornets inférieurs.

b. *Troubles fonctionnels.* — Enchifrènement intermittent, malaise céphalique, parfois céphalée persistante, avec recrudescences.

Dans quelques cas, toux spasmodique, granuleuse, coqueluchoïde, sans expectoration, ou bien toux nocturne, revenant à heure fixe (GASTOU), due à l'excitation intermittente du larynx par la chute des mucosités pendant le sommeil. Plus rarement, accès d'asthme, ou de laryngo-spasme.

Parfois enfin troubles digestifs par déglutition des sécrétions nasales ; le matin l'enfant a des nausées, de la fétidité de l'haleine ; dans quelques cas les selles sont muqueuses.

3o Complications. — Le coryza chronique se complique souvent d'éruptions eczémateuses ou impétigineuses faciales, de conjonctivite chronique simple ou phlycténulaire, d'otites.

Il est souvent le premier en date de cette triade symptomatique, qui représente un des attributs de la scrofule.

4o Diagnostic. — Dans les *sinusites chroniques* le pus appa-

raît dans certains points bien déterminés de la muqueuse nasale.
Dans les cas de *corps étrangers* du nez, la suppuration est unilatérale. Rechercher les *végétations adénoïdes* du pharynx, l'*hypertrophie des cornets*, les *déviations de la cloison*, qui entretiennent souvent le coryza. Lorsque les sécrétions sont fétides,
on peut penser à la *rhinite atrophique* ou *ozène*. Cette dernière
présente des caractères spéciaux : fétidité sui generis, élargissement des fosses nasales, marche lente, continue. La *fétidité
non ozénique* se voit dans la *syphilis héréditaire* qui s'accompagne de lésions destructives de la cloison et dans les *corps
étrangers* du nez qui donnent lieu à un écoulement purulent
unilatéral.

5° Pronostic. — Le pronostic est bénin, mais l'affection est
souvent tenace et compliquée.

6° Traitement. — Nous distinguerons un traitement l cal
et un traitement général.

a. *Traitement local*. — *Irrigations* faites avec douceur à l'aide
de solutions de chlorure de sodium, d'acide borique, de bicarbonate de soude, pour éviter l'encombrement par les mucosités ;

Désobstruction momentanée par les pulvérisations avec de
l'huile de vaseline mentholée à 1/50, ou les prises au menthol
et au chlorhydrate d'ammoniaque ;

Médication topique : inhalations vapeur d'eau chargées de
soufre, de chlorure de zinc (1 p. 100) : prises astringentes au
tanin, à l'alun, mélangés avec 2/3 d'acide borique ou de talc,
badigeonnage au nitrate d'argent, solution de 1 à 3 p. 100.
En cas d'hypertrophie des cornets, *cautérisation chimique,
galvanocaustique ou électrolyse*.

b. *Traitement général* : huile de foie de morue, iodure de fer,
eaux salines, sulfureuses.

ARTICLE II

ÉPISTAXIS

L'épistaxis est une hémorragie due à une rupture vasculaire ou
à une transsudation sanguine du réseau vasculaire de la pituitaire.

1° Étiologie. — La pituitaire renferme un riche réseau capillaire superficiel et un tissu caverneux érectile sur les cornets inférieurs, sur le bord du cornet moyen, à la partie antérieure de la cloison et même du plancher. De plus, la partie antéro-inférieure de la cloison présente un lacis vasculaire formé par la coalescence des branches terminales de l'artère sphéno-palatine que LERMOYEZ désigne sous le nom de l'artère de l'hémorragie, de la palatine supérieure, de la petite branche de la cloison, et c'est au niveau de cette tache vasculaire que prend naissance l'épistaxis dans la majorité des cas. Ajoutons que d'une façon générale, le système vasculaire du nez sert de moyen de communication entre les vaisseaux intra et extra-craniens et subit le choc des refoulements qui se produisent des uns aux autres. Une de ses fonctions est d'humecter et de réchauffer l'air inspiré. Anatomiquement et physiologiquement, la pituitaire se prête à des alternatives fréquentes de vaso-dilatation et de vaso-constriction, ce qui, joint à la situation superficielle de ses vaisseaux, fait comprendre la fréquence des épistaxis.

L'épistaxis est due à des *causes locales* ou *générales, idiopathiques* ou *symptomatiques.*

a. *Causes locales.* — Chez l'enfant, on observe particulièrement comme causes d'épistaxis, le traumatisme, les érosions dues aux coryzas ou au grattage du nez ; l'une d'elles, très fréquente, siège à la partie antérieure de la cloison (LERMOYEZ) ; les congestions veineuses provoquées par les végétations adénoïdes du pharynx ; les congestions artérielles dues au changement brusque du rapport établi entre le cœur et les artères au moment de la puberté, le système artériel s'allongeant et se rétrécissant pendant que le cœur augmente de volume ; de là des épistaxis à répétition. Les épitaxis précèdent souvent l'établissement de la menstruation et parfois s'associent, au moins dans les premiers temps, à chaque époque menstruelle, précédant celle-ci ou alternant avec elle. L'enfance a ses congestions céphaliques, dues à la vie scolaire, aux atmosphères confinées et chaudes. Elles se déchargent sur le réseau pituitaire qui est comme la soupape de sûreté de la circulation cérébrale. Enfin l'épistaxis se rattache parfois, surtout dans sa forme à répétition, à des lésions locales durables : état variqueux de la muqueuse, ulcérations, polypes, tumeurs. Chez le nourrisson, l'épistaxis est rare et a une signification fâcheuse. Elle se lie, en effet, à des coryzas érosifs ou ulcéreux, de nature habituellement syphilitique ou bien à des septicémies générales à tendance hémorragique. Plus bénigne, mais rare, est l'épistaxis due au scorbut infantile.

b. *Causes générales.* — Les unes agissent par congestion veineuse brusque et violente (coqueluche), d'autres agissent par la même voie, mais avec lenteur (affections mitrales). La diphtérie agit à la fois par lésion locale et par dyscrasie sanguine. Il en est de même de la fièvre typhoïde dont l'épistaxis est un symptôme initial habituel et qui crée des congestions et même des ulcérations au niveau du tissu adénoïde des fosses nasales. Les formes hémorragiques des maladies éruptives, le purpura, l'hémophilie, mettent en jeu l'altération du sang ou des lésions vasculaires.

On n'observe guère dans l'enfance les épistaxis dyscrasiques, dues aux cirrhoses du foie ou à l'ictère grave, à l'artério-sclérose, au diabète, aux affections rénales.

2° Symptômes. — Le sang est rutilant, non mélangé d'air. Il s'écoule d'un côté ou des deux. Sa quantité varie de quelques gouttes à un verre, un demi-litre. A cela se borne en général la symptomatologie. Chez les sujets émotifs, ou en cas d'hémorragie abondante, il peut y avoir de la pâleur, des lipothymies, une syncope. La pâleur persiste, si l'épistaxis se répète souvent.

En général, l'épistaxis s'arrête facilement et on voit alors au niveau de la tache vasculaire que nous avons décrite à la partie antéro-inférieure de la cloison, soit une érosion, soit un petit point noir, constitué par un caillot. L'épistaxis affecte chez les adolescents une ténacité et une abondance particulière, en sorte qu'elle peut aboutir à une anémie grave. Nous avons vu entre autres une fillette de 13 ans qui a failli mourir d'épistaxis, et d'ailleurs on a signalé la mort dans quelques cas d'épistaxis de l'adolescence.

3° Diagnostic.— L'épistaxis nocturne est souvent confondue avec une hémoptysie, une hématémèse ou un mélœna. Le sang, issu des vaisseaux pendant la nuit, s'écoule dans le gosier, pénètre dans les bronches ou l'œsophage, d'où il est expulsé au réveil, avec de la toux ou des vomissements. La rhinoscopie fait reconnaître souvent des caillots dans les fosses nasales ; de même si à l'examen du gosier, on distingue des placards sanglants au-dessus du voile du palais, on peut conclure à l'épistaxis.

4° Pronostic. — Le pronostic est bénin dans l'épistaxis de cause locale. L'épistaxis de l'adolescence se répète fréquemment et contribue à provoquer l'anémie.

5° Traitement. — L'épistaxis s'arrête souvent spontanément ou aidée par les procédés classiques de l'élévation des bras, de la clef dans le dos.

Si elle persiste, on pincera les ailes du nez avec les doigts ou un fixateur en baleine. Puis on introduira un tampon de coton imbibé d'eau oxygénée à 12 volumes, de la grosseur et de la longueur du petit doigt de l'enfant. On peut aussi imprégner le tampon d'une solution d'antipyrine à 1 p. 10, à 1 p. 5 ou d'une solution de ferripyrine (combinaison d'antipyrine et de perchlorure de fer) à 1 p. 5, d'une solution d'adrénaline à 1 p. 10.000, de sérum gélatiné (CARNOT). Dans d'autres cas, on place au niveau de la région qui saigne du penghawar ou de la charpie rapée désinfectée. Des injections liquides réussissent parfois : injections d'eau à 45 ou 48°, injections d'eau de PAGLIARI. Nous avons réussi dans un cas tenace en coulant dans la narine une cuiller à café d'eau oxygénée à 12 volumes et en répétant plusieurs fois par jour. Enfin en cas d'insuccès, on pratiquera le tamponnement antérieur et comme dernière ressource le tamponnement postérieur très menaçant pour les trompes. Les tampons ne doivent pas rester plus de 48 heures. Si on peut arriver à percevoir l'ulcère saignant, on le cautérisera au nitrate d'argent fondu. (GAREL).

Au traitement local, on associera dans les épistaxis à répétition, le traitement hémostatique général, chlorure de calcium,

injections de sérum d'animal frais, etc., ainsi que nous l'avons
signalé à l'article purpura et hémophilie.

ARTICLE III

LARYNGITES

Les laryngites sont *aiguës* et *chroniques*. Les *laryngites
aiguës* ont de nombreuses variétés anatomiques : catarrhales,
profondes, laryngites compliquées d'ulcérations, d'œdème,
d'exsudations membraneuses diphtériques ou non diphtériques.
Sur le terrain clinique, il faut prendre comme point de vue
constant le croup, et distinguer les variétés de laryngite suivant
qu'elles reproduisent plus ou moins exactement les symptômes
de cette affection. Nous admettrons d'après cela : 1° des *laryngites simples ;* 2° des *laryngites* avec *accès de suffocation sans
troubles intercalaires ;* 3° des *laryngites avec dyspnée continue
et crises de dyspnée paroxystique ;* 4° des *laryngites chroniques.*
Nous accorderons une courte description au *stridor laryngé
congénital* et aux *corps étrangers des voies respiratoires.*

§ 1. LARYNGITES SIMPLES

Les laryngites simples sont celles qui n'entraînent en général
aucun trouble de la respiration.

1° **Étiologie**. — Elles se montrent dans tout le cours de l'enfance, succèdent à l'impression du froid, à l'inhalation de vapeurs irritantes, à une poussée dentaire, ou n'expriment que la
locasation d'une maladie générale, grippe, rougeole, coqueluche.

2° **Symptômes**. — Irritation du larynx, sensation d'ardeur,
de chatouillement, toux au début, sèche, fréquente, à timbre
plus ou moins rauque ; plus tard, toux grasse, expulsant de
petits pelotons muqueux ; voix enrouée, parfois bitonale et dis-

cordante, presque toujours claire ; pas de douleurs, pas de troubles de la déglutition ; réaction fébrile légère, sauf dans les formes liées aux maladies générales.

Evolution rapide, trois à quatre jours ; tendance à la récidive et à la chronicité chez les scrofuleux, les arthritiques, les adénoïdiens.

L'examen révèle un peu de rougeur de la gorge et du larynx, quelques sécrétions muqueuses, l'absence de tout symptôme broncho-pulmonaire.

3° Diagnostic. — Le diagnostic ne peut hésiter qu'au début entre une laryngite simple et une localisation sur le larynx de la grippe, de la rougeole ou de la diphtérie. On doit faire une place à part à *l'épiglottite,* due en général à l'absorption d'un liquide très chaud et qui se traduit par une simple douleur à la déglutition, sans phénomènes laryngés proprement dits.

4° Pronostic. — Le pronostic est bénin.

5° Traitement. — Le traitement se réduit à de la révulsion (badigeonnages iodés) et quelques sédatifs (bromure, bromoforme, attouchements à la cocaïne à la phase initiale) et quand la toux devient grasse, à l'administration de 10 à 20 centigrammes de terpine ou d'un sirop sulfureux.

§ 2. — LARYNGITES SIMPLES AVEC PHÉNOMÈNES PAROXYSTIQUES

Ces laryngites simples sont représentées par la *laryngite striduleuse classique.*

1° Étiologie. — Ce sont les mêmes causes que celles de la laryngite simple ; le terrain seul diffère. Il s'agit d'enfants jeunes, de deux à sept ans, issus de nerveux ou d'arthritiques, souvent rachitiques, présentant eux-mêmes quelques tares nerveuses, sommeil agité, terreurs nocturnes. On retrouve

parfois comme dans toutes les manifestations nerveuses cette
affection chez plusieurs enfants de la même famille. Souvent
l'enfant présente une affection chronique des fosses nasales,
coryza, végétations.

2° Symptômes. — La belle description de TROUSSEAU a
marqué pour la laryngite striduleuse une place à part dans le
groupe des laryngo-spasmes, dont elle ne diffère que par sa
bénignité et son évolution rapide.

Après un ou deux jours de laryngite simple prémonitoire,
l'accès éclate, de préférence la nuit. Déjà la toux a pris un
caractère rauque, aboyant, volumineux ; l'enfant s'endort d'un
sommeil agité. Tout d'un coup, il se dresse avec une figure
anxieuse, se cramponnant à ses couvertures ou aux bras de ses
parents. Il respire avec peine, produisant un sifflement prolongé
à chaque inspiration pendant qu'il s'efforce de mettre en
action toutes ses forces inspiratrices, renversant la tête en
arrière, soulevant les épaules, déterminant ainsi un tirage énorme
qui s'accompagne de la dépression inspiratoire des creux sus-
claviculaires, sus-sternal, sous-sternal. La figure rouge, couverte
de sueurs, ne tarde pas à se cyanoser en même temps que les
extrémités ; le pouls est petit, mou, les veines du cou gonflées.
L'accès dure quelques instants, se calme, se reproduit un certain
nombre de fois pendant un quart d'heure, une demi-heure,
parfois quelques heures, puis la détente arrive complète, ramenant le sommeil, comme s'il s'agissait d'une crise éclamptique.

L'attaque est unique, ou se reproduit une ou deux fois les
jours suivants. L'examen ne révèle rien d'autre que ce qu'on
constate dans la laryngite. L'accès fini, il ne reste que la raucité de la voix, de la toux, un peu de fatigue, parfois un mouvement fébrile.

3° Diagnostic. — La laryngite striduleuse diffère du *croup*,
en ce qu'elle dessine d'emblée un paroyxsme violent sans passer
par une phase d'avertissement. Après l'accès, la sédation est
complète, la voix claire est rauque, mais non voilée. L'examen
du pharynx ne montre aucune fausse membrane pas plus que la

recherche de l'épiglotte par le procédé de VARIOT, ou celle de la muqueuse laryngée soit au laryngoscope, soit par le procédé de KIRNSTEIN. Ce dernier enfonce dans la bouche une longue spatule étroite échancrée et recourbée à son extrémité de façon à déprlmer la langue jusqu'à sa terminaison et à découvrir le larynx.

L'état général est bon, il peut y avoir de la fièvre, mais non l'altération des traits si commune dans la diphtérie.

En dehors du croup, la laryngite striduleuse rappelle le *laryngo-spasme essentiel*, qui survient dans les deux premières années et se répète plusieurs fois le jour, *le laryngo-spasme du coryza* également spécial au nourrisson, celui des *végétations adénoïdes* ou du *coryza postérieur*, celui des *corps étrangers du larynx :* dans ce dernier cas il débute brusquement après la déglutition.

4° Pronostic. — Le pronostic est en général bénin ; on a cependant signalé des cas de mort. La laryngite striduleuse récidive volontiers.

5° Traitement. — Le médecin est amené par l'anxiété de l'entourage et sa propre émotion à multiplier les manœuvres. En général, il faut s'abstenir de tout moyen excitant : sinapismes, bottes de coton. On peut donner de l'ipéca, car la nausée est un antispasmodique certain. Comme sédatifs immédiats, on aura recours à l'éponge d'eau chaude promenée sur le devant du cou et de la poitrine, à l'inhalation de vapeur d'eau simple ou additionnée de quelques gouttes de quinoléine. Le mieux est de placer l'enfant dans une chambre humide. On fait évaporer par ébullition une grande quantité d'eau dans un espace restreint, tambour placé entre deux portes, cabinet de toilette, au besoin cabinet ordinaire, on y laisse l'enfant une ou plusieurs heures. La chambre humide doit être entretenue plusieurs jours de suite après le premier accès. En même temps on fera prendre à l'enfant un anticonvulsivant. VARIOT recommande la codéine, 1 à 2 centigrammes. On peut aussi employer la morphine, comme nous l'avons indiqué pour le croup, 1 à 5 milligrammes suivant

l'âge, des inhalations d'oxygène ont aussi leur indication dans
ces cas. Le chloral, le bromure sont également indiqués, soit
intus, soit en lavement à la dose de 50 centigrammes à 1 gramme,
isolés ou associés.

Après l'accès, on laisse l'enfant dans une atmosphère chargée
de vapeur d'eau, on continue le bromure, on lui donne le lendemain un ou deux bains tièdes, le dernier avant le coucher.

Il est rare qu'on soit obligé de recourir au tubage, cependant
celui-ci doit être employé si la suffocation devient menaçante
pour la vie.

§ 3. — Laryngites dyspnéiques avec phénomènes paroxystiques

Les laryngites de ce groupe se caractérisent par une dyspnée
laryngée persistant entre les accès de laryngo-spasme. Bien
qu'elles relèvent de causes très distinctes, elles constituent une
classe naturelle. Le type de cette forme de laryngite est constitué par le croup que nous avons décrit à l'article diphtérie et
dont nous ne referons pas la description.

1° Étiologie et anatomie pathologique. — Nous admettrons
des laryngites catarrhales, érosives et ulcéreuses, exsudatives, phlegmoneuses et œdémateuses.

a. *Laryngites catarrhales.* — Les laryngites catarrhales relèvent des mêmes causes que les laryngites simples, en particulier
de la rougeole, de la grippe. Le catarrhe ou l'érythème sont
diffus, mais souvent la lésion se localise de préférence dans la
région sous-glottique (Touchard [1]) sous la forme d'un bourrelet
rouge, sous-jacent à la corde vocale inférieure et appréciable
au laryngoscope. Ce bourrelet siégeant dans la partie cricoï-
dienne, resserrée du larynx, réalise une sorte de sténose aiguë. De
plus, la région qu'il occupe serait particulièrement spasmogène.

b. *Laryngites érosives ou ulcéreuses.* — Les érosions se pro-

[1] Touchard. Thèse de Paris. 1893.

duisent, dans quelques cas, consécutivement à la rupture de vésico-pustules, comme dans la variole, dans la varicelle. MARFAN et HALLÉ, BAYEUX ont signalé des cas de mort par laryngite varicellique. J'ai vu un cas de varicelle laryngée qui a nécessité le tubage.

Dans d'autres cas, elles se produisent d'emblée, comme dans la dothiénentérie, où elles siègent habituellement au niveau des follicules clos des arythénoïdes, rappelant les ulcérations de même nature des piliers antérieurs.

Souvent les ulcérations surviennent dans le décours de la maladie générale, rougeole, fièvre typhoïde.

Parfois enfin, elles succèdent au tubage et sont d'origine mécanique.

c. *Laryngites exsudatives non diphtériques.* — Cette forme de laryngite a été bien étudiée par COLLET et son élève JACOD (*Sem. médicale* 1907) qui ont réuni 15 observations démonstratives dont 9 personnelles avec 5 autopsies. Les cultures faites à plusieurs reprises ont révélé une fois le pneumocoque, 2 fois le petit coccus de MARTIN, 5 fois le staphylocoque, 2 fois le streptocoque, 4 fois des microbes associés. Même dans les cultures à microbe prédominant, il y a presque toujours association discrète d'autres germes.

Le début est insidieux. L'enfant présente depuis quelques jours de la fièvre et un syndrome angineux. Sur 15 cas, l'angine manquait 4 fois, elle était érythémateuse 5 fois, 6 fois accompagnée de fausses membranes épaisses, adhérentes, entourées d'un érythème diffus. Le coryza est exceptionnel, les adénopathies cervicales manquent ou sont peu marquées.

Les symptômes laryngés se traduisent par une voix rauque avec stridor, puis éteinte, par du tirage marqué et enfin par des accès de suffocation. Souvent les bronches sont touchées et il y a en même temps des signes nets de broncho-pneumonie.

L'autopsie révèle une propagation des fausses membranes sur la trachée et jusque dans les grosses bronches. Sous les membranes, la muqueuse est rouge, œdématiée. Les symptômes généraux sont très accusés. La température dépasse 39°. Les urines sont rares, albumineuses.

Le pronostic est grave : 7 cas sur 15 ont guéri et dans ce cas l'amélioration est rapide, le sujet rejette quelques fausses membranes et tout est terminé. Il y a eu 5 morts immédiates dues à la persistance de l'infection et à la broncho-pneumonie. Dans ces cas, la trachée était ulcérée au niveau des tubes. Enfin, on a noté 2 morts consécutives avec broncho-pneumonie et septicémie.

Chez les sujets guéris, l'un est resté un canulard, la plupart des autres ont gardé pendant longtemps de l'aphonie ou de la raucité de la voix.

d. *Laryngites phlegmoneuses.* — Il existe des *phlegmons primitifs de larynx*, se terminant par la formation d'abcès (GAREL et BARJON, MOURE), des *phlegmons qui succèdent aux ulcérations*, par exemple, dans le laryngo-typhus et qui aboutissent parfois à la nécrose des cartilages, des *œdèmes aigus*, inflammatoires, qui succèdent à l'abcès rétro-pharyngien, à l'ingestion de liquides brûlants ou au gonflement péripustuleux dans la variole. Souvent ils se résolvent spontanément.

e. *Œdème de la glotte.* — L'œdème de la glotte qui coïncide généralement avec une néphrite ou un anasarque scarlatineux, n'a rien d'inflammatoire et dépend exceptionnellement de lésions tuberculeuses ou syphilitiques chez les enfants.

2° Symptômes. — Ce qui caractérise ces diverses laryngites, c'est la dyspnée continue avec cornage, tirage, entrecoupée de temps à autre par des accès de suffocation. L'évolution varie suivant les cas.

Dans la *laryngite sous-glottique*, la guérison est la règle, au bout de quelques jours. Souvent, l'apparition de l'éruption rubéolique met fin au drame laryngé prémonitoire.

Dans les *formes ulcéreuses*, les symptômes laryngés persistent et lorsqu'il survient une broncho-pneumonie, la mort est la règle. Dans ces cas, le tubage soulage les accès de suffocation, mais n'arrête pas la dyspnée continue.

Il est des sujets intubés qui ne peuvent quitter leur canule, sous peine de suffocation. Ce sont les *tubards*. On est obligé de laisser le tube à demeure pendant sept à huit jours et parfois d'opérer la trachéotomie. Dans quelques-uns de ces cas, ce sont les *érosions ou les ulcérations produites mécaniquement* qui expliquent la tendance au laryngo-spasme.

Les *laryngites exsudatives non diphtériques* rappellent tout à fait le croup. L'examen bactériologique seul peut établir la distinction ; nous avons vu qu'elle ne laissent pas que d'être graves, qu'elles s'associent à de la broncho pneumonie et qu'en cas de guérison elles laissent subsister pendant longtemps des troubles laryngés.

La *laryngite phlegmoneuse* se traduit par une tuméfaction notable portant sur les replis ary-épiglottiques, sur l'épiglotte, sur la glotte dont les lèvres gonflées dessinent des saillies rougeâtres qui ont l'aspect du chémosis palpébral (Fauvel). La dyspnée est intense, les suffocations répétées, la fièvre élevée, la douleur locale appréciable, la déglutition difficile.

Dans l'*œdème du larynx*, l'infiltration est totale, la muqueuse pâle, gonflée dans toute son étendue ; il y a du cornage avec sifflement inspiratoire, ou un simple cornage ronflant, sans sifflement ; le toucher, l'impossibilité du tubage établissent le diagnostic.

3° Diagnostic. — En présence du syndrome, dyspnée laryngée avec laryngo-spasme intermittent, il faut examiner avec soin la gorge, l'épiglotte et si on le peut le larynx, soit au moyen du laryngoscope, soit par l'autoscopie. Si on ne trouve pas trace de membranes, il faut cependant faire une culture avec le mucus pris au fond du gosier, qui renferme des bacilles de la diphtérie même dans les cas de croup primitif.

Après la vue, c'est le toucher qui doit guider. Il peut en effet révéler l'existence d'un *abcès rétro-pharyngien* d'un *œdème de la glotte*.

On tiendra compte aussi des caractères de la voix.

Dans la *laryngite sous-glottique*, il y a cornage, toux rauque et voix claire.

L'auscultation des poumons doit toujours être faite, car il y a des *broncho-pneumonies* qui s'accompagnent de *spasme du larynx*. Variot a bien signalé ce fait que j'ai pu vérifier à plusieurs reprises. Il est vrai que dans 2 cas j'ai trouvé une petite ulcération cachée sous la corde vocale inférieure.

Enfin on tiendra compte de l'état général, des engorgements ganglionnaires, de la pâleur,. de l'albuminurie.

Les *papillomes du larynx* se voient dès les premières années de l'enfance. Ils s'implantent sur les cordes vocales, les bandes ventriculaires, la cavité de MORGAGNI, l'épiglotte, les replis ary-épiglottiques. La voix s'altère peu à peu, devient rauque, puis aphone. Plus tard, apparaissent des troubles respiratoires. du tirage et enfin des crises de suffocation. La succession lente et progressive de ces divers symptômes conduit au diagnostic qu'on peut vérifier avec l'abaisse-langue d'ESCAT ou de KIRNSTEIN.

4° Pronostic. — Les laryngites dyspnéiques au début des maladies générales cèdent habituellement en quelques jours. Plus graves sont celles de la période d'état ou de convalescence. car elles sont souvent dues à des infections secondaires qui tendent à pénétrer plus bas et à produire de la broncho-pneumonie. Cependant, on a vu des cas de mort dans la laryngite varicellique d'emblée. Les laryngites exsudatives non diphtériques ont une gravité presque égale à celle du croup.

Le pronostic de la laryngite phlegmoneuse est toujours grave.

5° Traitement. — Lorsqu'on a éliminé le diagnostic du croup, il faut savoir attendre en appliquant le traitement exposé à propos de la laryngite simple et striduleuse. Si l'asphyxie devient menaçante, on aura recours au tubage et si celui-ci ne peut se faire comme dans les infiltrations phlegmoneuses ou l'œdème, on doit pratiquer la trachéotomie.

§ 1. — LARYNGITES CHRONIQUES

La laryngite chronique est rarement due à une lésion spécifique. La *syphilis héréditaire précoce* détermine parfois dans les premiers mois de la vie des lésions, ulcérations, infiltrations, habituellement latentes et qui peuvent aboutir à un laryngospasme mortel. La *syphilis héréditaire tardive* n'agit qu'à la fin de l'enfance et provoque des altérations gommeuses, ulcéreuses, ou végétantes qui longtemps méconnues donnent lieu brusquement à des troubles fonctionnels graves.

La *tuberculose laryngée* est exceptionnelle chez l'enfant ; c'est encore une lésion latente associée à une tuberculose pulmonaire avancée ou à une granulie.

L'*intubation* ou la *trachéotomie* produisent parfois des ulcérations suivies de rétrécissement ou de végétations. Les ulcérations provoquent par elles-mêmes des spasmes qui obligent à maintenir les tubes, d'où le nom de tubards et de canulards. Nous avons déjà abordé cette question à propos du traitement de la diphtérie.

Le plus souvent la laryngite chronique succède à la laryngite aiguë, grippale, rubéolique, coquelucheuse. D'autres infections peuvent laisser des reliquats, mais plus rarement.

La laryngite se développe parfois spontanément chez les enfants qui crient beaucoup et qui se cassent la voix (GAREL). Cet auteur signale aussi le malmenage de la voix par un chant excessif ou mal approprié.

Il y aurait parfois une certaine hérédité dans l'enrouement chronique qui se voit chez plusieurs membres de la même famille. D'après GAREL, les lésions chroniques des fosses nasales jouent un rôle moindre que celui qu'on leur a prêté.

La *symptomatologie,* en dehors des cas spécifiques, se traduit par une voix voilée, rauque, par de l'enrouement. Il est important de traiter ce symptôme dès le début, plus tard il serait incurable. L'examen laryngoscopique révèle des états multiples du larynx (GAREL) : de l'hypérémie diffuse, des cordes vocales sèches, grisâtres, de petites saillies nodulaires au tiers antérieur des cordes vocales, du gonflement et de la rougeur des bords internes des cordes qui sont accollés (déformation en grain d'orge, spéciale à l'enfance), de la laryngite hypertrophique ou pachydermique, l'atrophie partielle d'une corde, l'atrophie en sillons parallèles au bord libre d'une corde.

Le pronostic varie. Pour GAREL, seules sont curables les formes catarrhales, congestives, les laryngites en grain d'orge et nodulaires. Encore faut-il instituer un traitement dès la première année, proscrire les criailleries, le chant, donner des eaux sulfu-

reuses en boisson et en pulvérisations, prescrire une cure sul-
fureuse à Cauterets, Challes, Luchon, Allevard. Les formes nodulaires sont parfois opérables même chez les enfants.

§ 5. — STRIDOR LARYNGÉ CONGÉNITAL

Le stridor laryngé congénital est un bruit inspiratoire musical
analogue au gloussement d'une poule, au hoquet ; plus rarement
il se rapproche du ronflement d'obstruction nasale. L'expiration
est généralement silencieuse, exceptionnellement grognante.

1° Symptômes. — D'après SUTHERLAND, LAKE, VARIOT et son
élève BRUDER [1], le stridor apparaît dans les deux premières
semaines de la naissance ; il est continu, diminue pendant le
sommeil, la tétée, le repos, augmente par toutes les excitations.
Le cri et la toux sont normaux. La respiration s'accompagne de
tirage. Peu gênée, en général, elle se complique parfois d'accès
de suffocation et de cyanose. L'état général est bon. Le stridor
augmente pendant les trois premiers mois, reste stationnaire
jusqu'au huitième, puis diminue et disparaît au bout d'un ou
deux ans. L'amélioration est d'ailleurs signalée par des rémissions de plus en plus longues.

2° Étiologie et pathogénie. — Le stridor laryngé est une
affection congénitale.

Les autopsies pratiquées par LEES, REFSLUND, VARIOT, les
examens laryngoscopiques de SUTHERLAND, LACK, MARC-
HADOUR ont permis de reconnaître une malformation congénitale du larynx qui peut revêtir deux types (VARIOT).

Dans l'un, la malformation très accusée porte sur l'épiglotte
qui est repliée sur elle-même en forme de gouttière ; en même
temps les replis ary-épiglottiques, flasques et minces, sont en
contact direct et forment une simple fente, dont les bords
s'affaissent et vibrent sous l'influence de l'air inspiré.

---

[1] BRUDER, *Stridor laryngé congénital*, Th. de Paris. 1901.

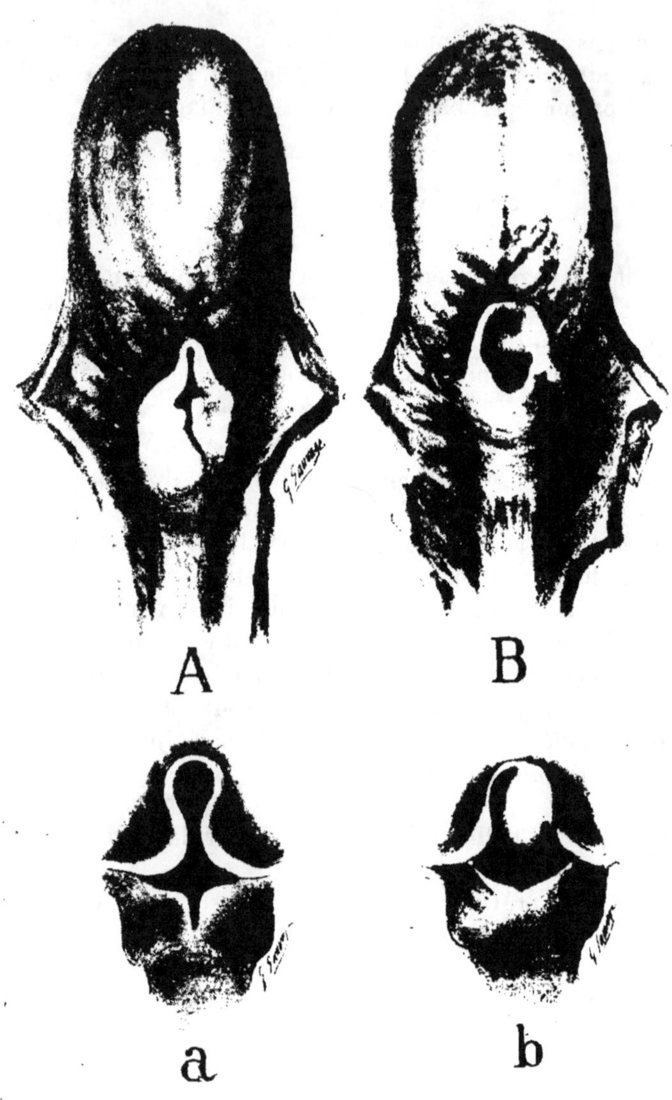

Fig. 62.

A, a, larynx pathologique. B, b, larynx normal. (d'après V. Bokai).

Dans l'autre type, moins marqué, la malformation est limitée à l'épiglotte qui est enroulée sur elle-même, formant ainsi une anche vibrante qui domine le larynx. Les replis ary-épiglottiques ne sont rapprochés que dans leur tiers antérieur.

D'autres auteurs invoquent un spasme de la glotte (Thomson), un spasme réflexe des replis aryténo-épiglottiques (Smith).

3º Diagnostic. — Le stridor congénital doit être distingué du ronflement nasal, provoqué par des végétations adénoïdes ou un coryza, du cornage trachéal par compression thymique ou adénopathique, du laryngo-spasme. Les caractères symptomatiques du stridor établissent facilement la différence.

4º Pronostic. — Le stridor congénital est peu important par lui-même : il dispose cependant aux affections pulmonaires.

5º Traitement. — Le traitement est purement hygiénique.

ARTICLE IV

CORPS ÉTRANGERS DES VOIES RESPIRATOIRES

Les corps étrangers peuvent siéger dans les fosses nasales ou dans les voies respiratoires proprement dites.

A) CORPS ÉTRANGERS DES FOSSES NASALES

Le corps étranger comprend des perles, des boutons, des noyaux de cerise, des pois, des haricots, des cailloux. Il est introduit soit par la narine, soit d'arrière en avant en cas de vomissements ou de paralysie du voile du palais. Au début, le corps étranger garde son aspect habituel, mais il ne tarde pas à se recouvrir de sels de chaux et à présenter une surface bosselée, hérissée, irrégulière. Il se loge généralement dans la partie inférieure des fosses nasales, dans l'espace limité par le cornet inférieur.

Parfois le rhinolite se forme spontanément par le dépôt calcaire autour d'un noyau organique, pus, mucus, caillot.

Le corps étranger proprement dit est bien supporté au début ; parfois au moment de l'introduction, il se produit de l'éternûment ou même de la suffocation ; plus tard, apparaît l'obstruction nasale, avec sécrétion unilatérale, d'abord claire, puis purulente, généralement fétide. A ce moment, on note des troubles de voisinage, céphalée, névralgie, bourdonnements, troubles vaso-moteurs de la face.

Le corps étranger peut donner lieu à des processus ulcéreux et fougueux de la pituitaire. Il peut aussi être toléré indifiniment. GAREL a retiré du nez d'une femme de 50 ans un noyau de cerise qui y séjournait depuis l'enfance.

Le corps étranger peut être confondu avec un ozène, un polype, un séquestre des os du nez. On se basera sur le caractère unilatéral des troubles, sur la rhinoscopie, sur l'exploration au stylet.

Le pronostic est bénin, bien qu'une suppuration nasale puisse toujours infecter l'oreille, les sinus.

Le traitement, en cas de corps étranger récent, mobile, consiste à faitre moucher fortement le malade en comprimant la narine saine, à tenter un lavage du nez sous pression faible. GAREL recommande de recouvrir d'un linge la bouche de l'enfant grande ouverte et de souffler fortement dans la bouche. Plus tard on fera l'extraction à l'aide de pinces en passant. suivant les cas, par la voie antérieure ou postérieure. Pour les calculs anciens, on est obligé souvent, en raison de leur volume, de les broyer et de les retirer par fragments. L'opération doit être faite aseptiquement et suivie de lavages.

B) CORPS ÉTRANGERS DU LARYNX ET DES BRONCHES [1]

Les corps étrangers du larynx et des bronches ne sont pas très fréquents par rapport à ceux de l'œsophage. Leur étude a été complètement transformée grâce à la nouvelle méthode thérapeutique de KILLIAN de Fribourg-en-Brisgau.

---

[1] Cet article est dû à notre ami le docteur GAREL.

1° Étiologie. — On sait avec quelle facilité les enfants portent à la bouche les divers objets qui leur tombent sous la main. Ce sont des cailloux, des pièces de monnaie, des médailles, des boutons, des clous, des crochets, des épingles, des aiguilles, des bouts de crayon, etc. A côté de cela, il est des objets tels que les bonbons, les dragées, les pastilles qui, bien qu'ayant droit de cité dans la cavité buccale, n'en deviennent pas moins de véritables corps étrangers pour les enfants en bas âge.

Dans les pays chauds, on a vu plusieurs fois des sangsues pénétrer dans les voies respiratoires chez des sujets s'abreuvant avec avidité dans des mares ou des ruisseaux.

On doit regarder comme jouets très dangereux les petites trompettes munies d'une anche métallique montée sur un petit cylindre de plomb. Quand l'enfant joue d'un tel instrument en faisant des mouvements alternatifs plus ou moins forts d'inspiration et d'expiration, l'anche mal fixée peut se détacher et pénétrer brusquement dans les voies respiratoires. On en a cité plusieurs exemples.

Quand on voit un enfant introduire dans sa bouche un objet quelconque, on doit se garder de pousser une exclamation vive qui pourrait surprendre l'enfant et provoquer une inspiration brusque, involontaire, déterminant précisément l'accident que l'on voulait éviter.

2° Symptômes. — Les symptômes diffèrent suivant que le corps étranger reste enclavé dans le larynx ou qu'il chemine du côté des bronches.

Au premier moment, le malade suffoqué est pris d'un violent accès de toux tendant à expulser le corps étranger qui a pénétré dans le larynx. La glotte se resserre fortement d'une manière spasmodique : l'enfant se cyanose et peut succomber immédiatement dans ce premier accès de suffocation. Mais il n'en est pas toujours ainsi ; au bout de quelques instants le spasme cède et le calme se rétablit. Ou bien le corps étranger s'est arrêté au niveau du larynx, au dessus de l'orifice glottique, se fixant par une de ses extrémités dans l'un des ventricules; ou bien, il s'implante entre les cordes vocales, ne pouvant descendre plus bas à cause de son volume. Dans ce dernier cas, l'aphonie devient absolue, les cordes ne pouvant plus se rejoindre sur la ligne médiane.

Lorsque le corps étranger est moins volumineux, le larynx lui livre passage ; il descend alors dans la trachée et s'arrête au niveau de la bifurcation des bronches. S'il est de moindre dimension encore, il pénètre dans une bronche, la bronche droite ordinairement, cette bronche ayant une direction oblique orientée dans le sens de la lumière trachéale. La bronche gauche est rarement envahie à cause de sa direction plus transversale.

Un corps étranger enclavé dans la trachée ou dans une bronche ne trouble en rien la fonction vocale, mais il provoque l'apparition d'une toux réflexe qui s'installe d'une manière définitive, toux ayant une importance capitale pour le diagnostic. La respiration est parfois bruyante et l'on entend un bruit de clapet causé par le déplacement du corps étranger dans les mouvements respiratoires. Certains corps étrangers, tels que des pois, des haricots peuvent combler la lumière de la bronche, il en résulte une obscurité respiratoire complète du côté lésé.

Souvent les quintes de toux s'accompagnent, la nuit principalement, de violentes crises de suffocation et le malade peut mourir brusquement à l'instant précis où le corps étranger cherche à franchir le larynx.

L'expectoration simplement muqueuse au début peut devenir ensuite muco-purulente ou même complètement purulente, car le séjour prolongé du corps étranger dans le poumon peut déterminer des foyers inflammatoires, voire même des abcès.

L'histoire de l'accident narrée par l'entourage du jeune patient ne suffit pas toujours pour confirmer la présence d'un corps étranger des voies respiratoires.

L'aphonie, quand elle existe, permet de localiser le corps du délit au niveau du larynx et l'on doit alors compléter le diagnostic par l'examen au miroir. Si l'on songe à une localisation trachéale, on ne pourra, chez l'enfant, faire l'examen direct de la trachée au miroir, comme cela se fait couramment chez l'adulte, en employant la position debout préconisée par KILLIAN.

Chez l'enfant, on devra recourir à la trachéo-bronchoscopie supérieure sous anesthésie.

Toutefois, quand on a des doutes sur la présence d'un corps étranger chez un enfant, avant de faire un examen sous anesthésie générale, on aura soin de faire l'examen radioscopique. La radiographie peut même être indispensable, mais chez les très jeunes enfants elle réclame l'anesthésie générale. La radioscopie offre l'avantage de confirmer l'existence du corps étranger et d'en indiquer le siège précis. Malheureusement cette recherche ne répond pas à tous les cas, car il est certains corps dont les rayons X ne peuvent déceler la présence.

3° Marche et durée. — Les corps étrangers sont parfois rejetés spontanément pendant une quinte de toux et cela plusieurs semaines, plusieurs mois, plusieurs années même après leur introduction. Dans d'autres circonstances, ils déterminent des lésions infectieuses de voisinage ou des abcès ; ils peuvent même servir de porte d'entrée à la tuberculose.

Lorsqu'il s'agit d'une aiguille, on sait qu'elle peut abandonner le parenchyme pulmonaire et cheminer dans diverses régions pour sortir, bien longtemps après, en un point quelconque de la surface du corps.

Il est aussi certains corps qui, primitivement installés dans les bronches, deviennent secondairement des corps étrangers de l'œsophage.

4° Diagnostic. — Le diagnostic n'est pas toujours facile, car on n'est pas nécessairement présent au moment de l'accident. En outre, on ne peut obtenir le moindre renseignement d'un enfant trop jeune et souvent ne parlant pas encore. On comprend donc comment dans nombre de cas on a pu croire à la dihptérie à cause de l'aphonie et des crises de suffocation.

La longue durée des accidents, la persistance de signes tels que l'aphonie, la toux convulsive avec menaces de suffocation fréquentes mettront sur la voie du diagnostic. La radioscopie sera le complment obligatoire.

5° Pronostic. — S'il est des corps étrangers qui sont heureusement expulsés spontanément, il en est d'autres qui sont mal tolérés par le poumon et qui provoquent les diverses lésions énumérées plus haut. On ne doit pas oublier qu'un simple déplacement du corps étranger peut être mortel.

6° Traitement. — Tout d'abord on évitera d'introduire le doigt pour extraire le corps étranger, cette manœuvre n'aboutissant le plus souvent qu'à le faire pénétrer plus avant dans les voies respiratoires, alors qu'il était simplement fixé au-dessus des cordes vocales. Les vomitifs sont également dangereux, ils peuvent provoquer de redoutables crises de suffocation.

On peut se permettre toutefois, au début de l'accident, de placer l'enfant la tête en bas en le tenant par les pieds. Si le corps étranger est un peu lourd, il aura de la sorte quelque tendance à sortir spontanément.

Les spasmes trop violents seront calmés au moyen de quelques gouttes d'éther ou de chloroforme sur une compresse.

Au point de vue des tentatives d'extraction nous ne sommes plus réduits comme autrefois à des moyens empiriques ou à des manœuvres aveugles et dangereuses après trachéotomie.

Quand le diagnostic est certain on doit tenter l'extraction directe. Il est rare qu'on se trouve en présence d'enfants assez grands et assez raisonnables pour permettre l'extraction directe d'un corps étranger du larynx. Mais quand on a à traiter de jeunes enfants et lorsque le corps étranger siège dans les bronches, l'anesthésie générale s'impose. Dans ces cas, l'examen ne se fait plus au miroir, mais par méthode directe au moyen du tube-spatule de Killian. Ce tube permet l'inspection du larynx, il sert en outre pour l'introduction de tubes plus longs destinés à l'exploration de la trachée et des premières ramifications bronchiques. Toutes ces recherches sont singulièrement facilitées par l'emploi de la nouvelle lampe de Brünings.

Lorsqu'un corps étranger siège vers la bifurcation ou dans les bronches, il n'est guère possible chez l'enfant de tenter l'extraction par la bronchoscopie supérieure, c'est-à-dire en passant par la bouche. Il est préférable de faire une trachéotomie qui sup-

Dans les premières années, il y a souvent de la dyspnée, la poitrine chante, paraît pleine, laisse percevoir à l'auscultation des bruits sibilants et ronflants, plus généralement diffus ; les secousses de toux s'accompagnent de grimaces douloureuses, de plaintes, même de vomissements. La toux est parfois quinteuse, et se montre par accès. La température est fébrile, il y a de l'agitation, du malaise. Par moments, éclate un point de congestion pulmonaire avec poussée fébrile à 40° et foyer de râles fins à une base : le tout dure un ou deux jours (C. DE GAS-SICOURT). Dans les formes sérieuses, il peut y avoir de l'assoupissement ou même des convulsions.

La bronchite des jeunes enfants se termine souvent par résolution au bout de quelques jours, mais elle aboutit assez facilement à la bronchite capillaire et à la broncho-pneumonie, en raison de l'exiguïté des bronches.

3° Diagnostic. — Il faut distinguer la bronchite des *toux réflexes, amygdaliennes, adénoïdiennes,* ou *liées à la dentition,* Ces toux symptomatiques sont souvent nocturnes, se produisent à heure fixe.

L'*adénopathie trachéo-bronchique* produit une toux quinteuse, coqueluchoïde.

Il serait important de distinguer la *bronchite prémonitoire coquelucheuse,* c'est-à-dire celle qui correspond à la période de contagiosité de la coqueluche avec une bronchite simple : on se basera sur la persistance de la toux après trois à quatre jours de traitement, l'apparition de temps à autre d'un vomissement, d'une crise d'éternuements.

Les *bronchites compliquées de congestion pulmonaire* font souvent craindre la *broncho-pneumonie,* mais l'erreur ne peut durer longtemps.

4° Pronostic. — Le pronostic est bénin en général : dans les premières années, on doit craindre la broncho-pneumonie. Celle-ci est d'autant plus menaçante que le sujet est plus jeune, plus débile, et que la bronchite est symptomatique d'une affection générale, rougeole, grippe, coqueluche, ou qu'elle survient chez un sujet taré par le rachitisme, la syphilis, une maladie cardiaque, une néphrite, par une dyspepsie chronique.

5° Traitement. — Dans la *seconde enfance*, il n'y a pas d'indication spéciale.

Au début, révulsifs et sédatifs ; badigeonnages iodés, frictions à l'essence de térébenthine, enveloppement ouaté du thorax ; établir autour du malade une atmosphère un peu humide à 18° et sans variations de température ; donner un peu de bromure ou de codéine.

A la phase d'expectoration donner de la terpine, de la créosote sous la forme de suppositoires avec 10 centigrammes de créosote, 1 à 3 par jour.

Combattre dès le début les phénomènes généraux : quinine, antipyrine. On prescrira le repos à la chambre et même au lit, tant qu'il persistera des symptômes généraux et on ne laissera sortir l'enfant qu'après la disparition des râles.

Dans la *première enfance*, se préoccuper de l'extension aux bronchioles. RENAUT a proposé les bains chauds à 38° répétés plusieurs fois par jour. LEMOINE, de Lille, applique cette méthode à toutes les bronchites sérieuses.

J'ai employé depuis plusieurs années les inhalations répétées d'oxygène pour traiter la broncho-pneumonie et aussi pour la prévenir chez les sujets très jeunes. Cette médication, facile à appliquer a l'avantage de combattre l'élément infectieux toujours présent dans les bronchites, pneumocoque, streptocoque, bacille de Friedlander, agissant à l'état de pureté ou de combinaisons multiples. Cette méthode paraît très efficace, nous en reparlerons plus longuement à propos des broncho-pneumonies.

En même temps, il faut soutenir les forces du malade par l'alimentation, une petite quantité d'alcool, du quinquina.

La révulsion doit être faite avec prudence ; on emploiera des cataplasmes de farine de lin sinapisés placés alternativement sur le dos et la poitrine, 4 fois par jour. La durée d'application sera de 10 à 20 minutes au début, puis raccourcie en raison de la susceptibilité progressive de la peau. On peut aussi employer les bains sinapisés. Dans l'intervalle des applications révulsives, envelopper le tronc de coton et de toile cirée. En général, il vaut mieux s'abstenir de vésicatoire dont l'action est trop limitée et trop profonde, et de teinture d'iode dont on ne peut pas bien mesurer l'influence.

Si l'enfant a la poitrine pleine, on aura recours, mais avec discrétion, aux expectorants, sirop d'ipéca, 15 à 30 gr. ; infusion de 20 à 40 cgr. de feuilles de jaborandi dans une tasse d'eau qu'on donnera par cuillers à café. En cas de toux quinteuse, fréquente, on prescrira, mais avec prudence, des sédatifs, bromure de potassium 30 cgr. à 1 gr., le bromoforme à petites doses, du sirop de codéine, une cuiller à café diluée et donnée en 24 heures : on pourra user d'inhalations de vapeur d'eau pure ou additionnée de quinoléine, de teinture de benjoin.

Après la période aiguë, s'il persiste des râles, on prescrira des suppositoires de créosote à 0,05 cg., des lavements avec 20 cm. d'huile associée à de la créosote 0,03 à 0,05 cg., du sirop de térébenthine, de la terpine.

§ 2. — Bronchite chronique

La bronchite pour être chronique chez l'enfant implique soit la permanence d'action de la cause pathogène, soit un trouble général de la nutrition.

1° **Etiologie**. — La bronchite chronique dépend presque exclusivement du terrain : ce sont les enfants *scrofuleux, lymphatiques, arthritiques* qui sont le plus sujets à cette affection, et cette disposition se déclare de bonne heure. La bronchite chronique survient au même âge que le coryza chronique, que l'impétigo facial, que la blépharite, c'est-à-dire avant six ou sept ans. Au surplus, ces différentes lésions sont souvent associées.

Les causes occasionnelles varient. Tantôt il s'agit de *dyspeptiques chroniques* qui ont « des feux » dans les bronches comme ils en ont au visage ; à ce sujet, j'insiste sur la corrélation qui existe entre l'eczéma du nourrisson et « la poitrine grasse ».

Ces deux ordres de symptômes peuvent coexister, mais alternent souvent. La disparition brusque d'un eczéma peut même aboutir à une congestion œdémateuse des poumons ; de pareilles bronchites doivent être traitées, comme l'eczéma lui-même, par un régime rigoureux et l'antisepsie intestinale. Tantôt ce sont des bronchites à répétition rappelées par l'*obstruction nasale* (adénoïdiens) et la respiration buccale permanente. Parfois elles sont le reliquat d'une *rougeole*, d'une *coqueluche,* d'une *grippe,* ou provoquées par une *tuberculose commençante.* La coqueluche a une action très favorisante, surtout quand elle est intense et prolongée en raison des congestions veineuses bronchiques provoquées à chaque accès. Il se produit vraisemblablement au niveau de la muqueuse bronchique quelque chose d'analogue à la bouffissure du visage. On observe la même tendance, plus rarement réalisée, dans les *affections cardiaques.* Il est vraisemblable aussi que chez les gibbeux, la gêne du cœur provoque une congestion bronchique favorable au développement de la bronchite. L'*adénopathie trachéo-bronchique* favorise la chronicité d'une bronchite en gênant la circulation lymphatique. Nous avons observé chez les sujets à grosses lèvres, à facies bouffi, une augmentation de volume et une induration des ganglions cervicaux et sous-maxillaires. La sclérose des ganglions amène une stase lymphatique qui elle-même favorise les infections secondaires et les lésions superficielles de la scrofule. L'adénopathie trachéo-bronchique provoque vraisemblablement sur la muqueuse bronchique le même trouble circulatoire et lui confère la même vulnérabilité. C'est peut-être par suite de pareilles dispositions locales, que la scrofule se cantonne de préférence dans tel ou tel territoire.

On a signalé une laryngo-bronchite atrophique et ulcéreuse, due à la propagation de *l'ozène.*

La bronchite chronique fait partie intégrante de la *dilatation des bronches* et de la *sclérose pulmonaire.*

2° Anatomie pathologique. — La bronchite chronique se traduit par un épaississement de la muqueuse bronchique qui

est d'une coloration foncée, parfois semée d'ecchymoses et
d'érosions, et recouverte de mucosités plus ou moins purulentes. Le processus inflammatoire ne s'étend guère aux autres
tuniques ; cependant il y a des cas dans lesquels le tissu pulmonaire péribronchique est plus ou moins scléreux. En général,
le calibre des bronches est augmenté, mais la dilatation est
cylindrique, uniforme et ne modifie pas les rapports des différents segments bronchiques entre eux, de sorte que cliniquement
cette dilatation n'est guère appréciable. Les ganglions trachéo-
bronchiques sont augmentés de volume, durs, scléreux, parfois
aussi on constate des adhérences pleurales, enfin l'autopsie
révèle les lésions graves, tuberculeuses ou broncho-pneumoniques, qui ont entraîné la mort du sujet, la bronchite elle-même
n'aboutissant guère à ce résultat. L'emphysème est rare, moins
développé que chez l'adulte.

3° Symptômes. — La bronchite chronique a une évolution
lente, entrecoupée d'amélorations pendant la belle saison,
d'aggravations en hiver et de poussées aiguës fébriles.

Elle se traduit par des troubles qui passent par les mêmes
variations : toux sèche ou catarrhale, expectoration muqueuse
ou muco-purulente à maximum le matin au réveil. Je rappelle
que l'expectoration est rare chez l'enfant et qu'il faut une sécrétion abondante des bronches pour la provoquer sous une forme
plus ou moins analogue à la vomique. Pas de dyspnée habituelle, pas d'emphysème (COMBY). Cependant chez quelques
sujets arthritiques, on voit de bonne heure apparaître des accès
d'asthme en relation avec les exacerbations.

Les signes physiques rappellent ceux de l'adulte : sibilances
disséminées, parfois râles muqueux aux bases. Ces signes sont
d'ailleurs variables, s'accentuent le matin ou à l'occasion d'une
fatigue, se réduisent après le repos.

4° Diagnostic. — Rechercher s'il n'y a pas de tuberculose,
par l'examen bactériologique des crachats, l'état général, la
température.

Distinguer la bronchite des affections tussigènes, *hypertrophie* de l'*amygdale pharyngée, palatine, angine glanduleuse, coryza postérieur, adénopathie trachéo-bronchique, laryngite.*

Dans quelques rares cas, la bronchite se complique de sécrétions membraneuses (Lucas-Championnière, Claisse, Huchard) et porte alors le nom de *bronchite pseudo-membraneuse chronique.* Sur le fond d'une bronchite ordinaire se détachent de temps à autre des épisodes aigus, avec fièvre, dyspnée extrême, toux incessante jusqu'à ce que le malade ait expectoré des fragments qui représentent en quelque sorte le moule d'un certain nombre de bronches. Ces moules sont pleins et se divisent dichotomiquement en segments de plus en plus fins. Cette disposition est surtout appréciable quand on les examine dans l'eau. Les moules bronchiques sont constitués par une substance grenue qu'on rattache à la mucine et renferment des éléments cellulaires plus ou moins dégénérés et des microorganismes variables, streptocoques (Claisse), pour d'autres pneumocoques, staphylocoques. A la surface du moule, Claisse a reconnu des cellules épithéliales intactes. Le fragment expulsé ressemble plus à de la caséine qu'à une fausse membrane diphtérique. La bronchite pseudo-membraneuse a une évolution très longue, elle se termine habituellement par la mort.

5° **Pronostic.** — La bronchite chronique des enfants guérit souvent (Comby). Elle présente l'évolution habituelle des affections similaires observées sur les muqueuses oculaire et nasale·

Elle aboutit rarement à l'emphysème, sauf s'il s'y mélange de l'asthme. Elle favorise cependant les infections secondaires (tuberculose, bronchites aiguës, broncho-pneumonie). Elle dure des mois et des années, rétrocédant pendant la saison chaude, s'aggravant en hiver, dessinant de temps en temps un syndrôme aigu.

6° **Traitement.** — *Modifier le terrain*, en s'adressant aux causes premières : dyspepsie gastro-intestinale chronique, adénopathies, scrofule, etc... Huile de foie de morue, iodure de fer, sirop iodo-tannique, stations salines, arsenicales. L'iodure de potassium, 25 à 50 centigrammes par jour, et l'huile de

foie de morue feront la base de la médication pathogénique.
Chez les sujets arthritiques, issus de goutteux, ou présentant
des eczémas rebelles, il est bon d'instituer un régime d'où on
éliminera les viandes, les mets fermentés, les épices.

La *médication topique* sera réalisée par les balsamiques, la
térébenthine, la terpine, la créosote, les eaux sulfureuses (Challes,
Eaux-Bonnes, etc.).

Au moment des *poussées*, revenir au traitement de la bronchite aiguë, expectorants, vomitifs, révulsifs.

Eviter le contact avec les tuberculeux.

ARTICLE VI

DILATATION DES BRONCHES

La dilatation des bronches est une affection qui rappelle la
bronchite chronique par ses phénomènes généraux et ses
troubles fonctionnels, la tuberculose ulcéreuse par ses signes
physiques. C'est le type des affections à symptômes discordants.

1° Anatomie pathologique. — La dilatation bronchique présente plusieurs formes : *cylindrique, moniliforme, ampullaire,*
Si on laisse de côté le *type moniliforme*, caractérisé par une
série de dilatations échelonnées en chapelet sur une même
bronche et qui est une rareté, il ne reste que deux types très
distincts l'un de l'autre, le type cylindrique qui succède aux
broncho-pneumonies chroniques et le type ampullaire dont la
signification est très différente. Dans le *type cylindrique*, on
peut s'assurer en sectionnant une bronche dans sa longueur
que ses divisions gardent un calibre supérieur à la normale,
parfois même les dernières divisions sont plutôt renflées. La
dilatation s'étend à un grand nombre de bronches. Elle rappelle,
mais amplifiées, les dispositions que nous avons signalées à
propos de la bronchite chronique dont elle se rapproche cliniquement. Elle s'associe à la broncho-pneumonie chronique. La
muqueuse bronchique est tuméfiée, ou au contraire amincie,

tantôt congestionnée, tantôt pâle et grisâtre, recouverte de sécrétions purulentes, souvent putrides, renfermant parfois des cristaux de cholestérine.

La *dilatation ampullaire* comprend les faits dans lesquels la section du poumon découvre une série de cavités grosses comme des pois, des noyaux de cerise ou davantage encore et qui donnent au tissu l'aspect spongieux ou angiomateux. Certaines de ces cavités communiquent avec les bronches ; pour d'autres la communication est difficile à établir. Histologiquement, d'après la description de R. TRIPIER, la bronche qui précède la cavité est le siège d'une hyperplasie cellulaire et d'une sclérose nette, mais tous les éléments constituants de la bronche persistent ; au contraire, dans la cavité qui fait suite à la bronche, on ne trouve plus ni muscles, ni glandes, ni cartilages, mais un épithélium cylindrique plus ou moins modifié et de nombreux vaisseaux. De plus, dans le tissu pulmonaire scléreux qui sépare

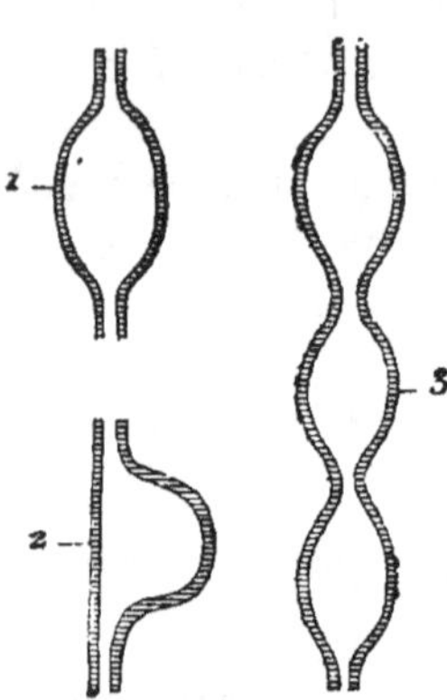

Fig. 63.

Divers types de dilatation bronchique.

1, dilatation ampullaire;
2. dilatation sacciforme;
3, dilatation moniliforme.

(d'après COLLET).

les dilatations bronchiques, l'examen microscopique révèle de petites cavités irrégulièrement arrondies ou allongées, souvent avec diverticules, tapissées d'un épithélium cubique, et entourées de vaisseaux. Ces petites cavités sont analogues à celles que TRIPIER a observées dans la pneumonie blanche, des nouveau-nés. De là une conception nouvelle de la pathogénie de la dilatation bronchique qui pour TRIPIER est de nature syphilitique et se rapporte à un processus spécial, dans lequel la sclérose s'associe constamment à des néoformations plus ou moins végétantes. Les grandes cavités dérivées de la lésion bronchique elle-même sont construites sur le même type que les petites cavités irrégulières situées en plein tissu pulmonaire.

La sclérose pulmonaire banale, même associée à la symphyse

pleurale ou à des adhérences de la plèvre partielles, ne s'accompagne pas en dehors de la syphilis ni de dilatation bronchique, ni de néoproductions alvéolaires. Celles-ci font défaut dans les scléroses tuberculeuses les plus étendues et existent dans les moindres scléroses des sommets pulmonaires chez les anciens syphilitiques. L'opinion de TRIPIER qui s'éloigne notablement des idées classiques est basée sur de nombreuses recherches anatomo-pathologiques. Depuis sa publication, j'ai pu en vérifier l'exactitude dans deux cas et, sans vouloir rejeter complètement l'action de toutes les infections non syphilitiques, j'estime que la présence constante dans la dilatation bronchique de néoformations alvéolaires semble indiquer un processus spécial sclérosant et néoformatif dont le type est constitué par les lésions syphilitiques. THIROLAIX et DEBRE ont réalisé expérimentalement chez le rat des dilatations bronchiques notables par inoculation intra-péritonéale de cultures ensemencées du suc ou du liquide d'abcès cancéreux, renfermant du staphylocoque blanc, très atténué. Les dilatations produites ne sont pas tout à fait assimilables à la dilatation bronchique de l'homme, mais elles démontrent le rôle d'une infection lente agissant indépendamment de toute bronchite et de toute broncho-pneumonie.

2° **Étiologie.** — D'après ces données, l'étiologie de la dilatation bronchique doit être remaniée. La *dilatation cylindrique* succède à la broncho-pneumonie rubéolique, grippale et surtout coquelucheuse. Elle se montre particulièrement entre trois et cinq ans (RILLIET et BARTHEZ).

La *dilatation ampullaire* est surtout syphilitique. Elle peut être congénitale ; GRAWITZ en rapporte huit cas ; mais elle peut se développer après la naissance. Il est difficile de définir le rôle des bronchites et des broncho-pneumonies dans le développement de cette forme de l'ectasie bronchique. Il est probable qu'elles interviennent comme causes occasionnelles, et que l'apparition de dilatations bronchiques dans ces conditions indique que la broncho-pneumonie évolue sur un terrain syphilitique.

Les *corps étrangers des bronches* produisent des abcès avec dilatations bronchiques limitées qui doivent être distinguées des formes précédentes.

3° Symptômes. — Les débuts de l'affection sont difficiles à préciser.

L'enfant est pris d'une rougeole ou d'une coqueluche suivie de broncho-pneumonie qui guérit peu à peu. La toux, l'expectoration persistent, coïncidant avec une amélioration progressive de l'état général. La fièvre disparaît, l'embonpoint revient avec l'appétit et le sommeil. L'aspect peut être florissant. Dans la journée, l'enfant expectore peu ; mais le matin au réveil, s'il est assez âgé, il rejette par la toux un grand nombre de mucosités. S'il est trop jeune pour les expulser par la bouche, il présente tous les matins une toux grasse, qui dure quelques minutes, un quart d'heure et davantage.

La bronchectasie est une condition très favorable au développement des bronchites récurrentes. Sous l'influence d'une poussée congestive, les troubles fonctionnels modérés dans les périodes d'accalmie redoublent. La toux devient coqueluchoïde, quinteuse, tenace. L'enfant expectore des crachats purulents et abondants, il a de véritables vomiques, la température s'élève passagèrement et après quelques jours de malaise, l'affection retombe à son état habituel.

Cependant, qu'on examine la poitrine dans les périodes de calme ou dans celles d'exacerbation, on est frappé de la gravité apparente des lésions perçues. Dans une zone pulmonaire plus ou moins étendue, soit à la base, soit au sommet, on reconnaît de la rétraction de la paroi, de la matité correspondant à un foyer de sclérose pulmonaire, des vibrations augmentées ou affaiblies, du souffle cavitaire, des gargouillements, en même temps que des râles sonores éclatent dans le reste des bronches. On est frappé du contraste qui existe entre les symptômes locaux et généraux.

La recherche des bacilles de Koch dans l'expectoration est négative. Aussi le diagnostic ne peut-il rester longtemps hésitant. Mais l'affection progresse. Chaque paroxysme aigu laisse à sa suite une aggravation. A un moment, il y a de l'amaigrissement, de la fièvre, un état cachectique, sous l'influence des résorptions toxiques qui s'exercent dans les cavités bronchiques ; d'autant que de temps à autre, il survient des procesus de putréfaction et même de gangrène. Parfois on a signalé l'ostéite hypertrophiante des extrémités.

Souvent, ainsi que nous l'avons observé, le bronchectasique devient tuberculeux, par suite d'une véritable infection secondaire. Rappelons la nécessité de rechercher les antécédents et les stigmates de la syphilis dans certaines formes de l'ectasie bronchique.

4° Marche. — Le plus souvent, la bronchectasie est une affection stationnaire entrecoupée de quelques exacerbations bronchitiques. Elle tue rarement par elle-même, mais par ses complications. Les plus fréquentes sont les *pneumonies* les *broncho-pneumonies* simples ou suscitées par la rougeole, la coqueluche, la grippe. Parfois c'est la *tuberculose* qui vient terminer la scène morbide.

La bronchectasie a donné lieu dans quelques cas à des *hémorragies* mortelles (un cas de MAINGAULT).

Elle peut aboutir à une *véritable cachexie* avec dyspnée, œdème, fièvre.

Dans ses formes stationnaires ou progressives, elle s'accompagne parfois d'*accès d'asthme* (DAUCHEZ).

On n'a pas signalé chez l'enfant ces accidents de résorption qui se traduisent par de l'infection purulente, des endocardites, des abcès du cerveau. Ce qu'on observe dans les autopsies, c'est l'*adénopathie trachéo-bronchique* simple ou tuberculeuse.

DELACOUR rapporte trois cas de *noma* chez des enfants bronchectasiques. La gangrène pulmonaire vraie n'a pas été signalée, mais on a observé la *putridité intermittente* des sécrétions bronchiques.

5° Diagnostic. — Dans les cas bénins, le diagnostic repose sur le contraste entre les symptômes locaux et généraux. C'est dans ces cas qu'on peut avoir recours aux procédés de laboratoire pour la recherche de la tuberculose : séro-réaction, oculo-réaction, cuti-réaction, intradermo-réaction. A partir de cinq ans, l'expectoration se fait et la recherche du bacille est un élément décisif. Dans les premières années, la difficulté est plus grande. Toutefois, en raison de la rareté des cavernes à cette période, on peut soupçonner une ectasie bronchique. Le lavage de l'estomac permet de ramener des mucosités dégluties qu'on peut étudier au point de vue bactériologique.

La *bronchite chronique* diffère de la dilatation cylindrique par l'absence de signes d'induration pulmonaire et les caractères de l'expectoration.

La *tuberculose pulmonaire* avec excavation ne peut guère se distinguer par les signes physiques de la dilatation bronchique. La recherche des bacilles de Koch est décisive. Si on ne peut la pratiquer, on se basera sur le peu de développement des troubles fonctionnels et des symptômes généraux dans l'ectasie bronchique. Celle-ci s'accompagne de sécrétions abondantes, qui tendent à s'évacuer en masse le matin au réveil. Elles sont constituées par du pus qui par le repos se ramasse au fond du tube qui a reçu les crachats ; au-dessus se montre une zone de mucosités et à la surface une sérosité spumeuse.

Les fermentations putrides subies par les sécrétions bronchiques peuvent faire penser à la *gangrène pulmonaire,* qui se reconnaît à la gravité de l'état général.

La *dilatation bronchique due à la présence d'un corps étranger* s'accompagne d'un processus de suppuration du tissu broncho-pulmonaire avec état fébrile et troubles fonctionnels graves qui peuvent s'arrêter si le corps étranger est éliminé ; à ce moment, d'après les observations de COMBY, il se produit une sédation de tous les phénomènes, mais il peut persister des signes durables de dilatation bronchique.

La *pleurésie interlobaire avec vomique* se reconnaît à son évolution rapide, à la qualité du pus qui ne renferme que peu de mucosités, à la discrétion des signes de bronchite ; l'épreuve radioscopique lèvera tout doute à cet égard.

6° **Pronostic**. — La dilatation des bronches est une affection de longue durée, qui ne menace l'existence qu'à la longue par le fait d'infections secondaires, tuberculose, broncho-pneumonie, septicémies. Il est probable que la forme cylindrique qui succède rapidement à une broncho-pneumonie infectieuse peut guérir, bien que cela soit rare. Il semble, en effet, que le processus qui préside au développement de l'ectasie bronchique, au moins dans sa forme ampullaire, présente un caractère d'activité durable qui se traduit par les néoformations que nous avons signalées à propos des lésions. Cette activité est entretenue par une infection chronique dont le type principal est la syphilis. Aussi faut-il faire la part, dans l'étiologie, dans le pronostic et dans le traitement, de ces deux éléments, l'un fourni par l'épisode aigu qui a créé la lésion broncho-pulmonaire ; l'autre fourni par le terrain spécial, syphilitique ou autre semblable, qui crée la tendance scléro-formative, et de ce fait, il convient de reviser avec les données apportées par R. TRIPIER le traitement de l'ectasie bronchique.

7° Traitement. — Sans vouloir faire de généralisation absolue à propos du rôle de la syphilis, nous estimons qu'on doit tenter le traitement spécifique dans toute dilatation bronchique et l'associer aux autres procédés thérapeutiques que nous allons maintenant décrire.

Lorsque la broncho-pneumonie passe à l'état chronique, il faut favoriser la résolution du territoire enflammé par la révulsion répétée sous forme de vésicatoires, de pointes de feu. En même temps on administre l'iodure de potassium à la dose de 25 centigrammes à 1 gramme par jour, pendant des semaines et des mois.

Toute cause d'irritation bronchique sera supprimée. L'enfant sera transporté dans un bon climat, au bord de la mer ou sur la montagne. On donne aussi des reconstituants, en particulier de l'huile de foie de morue.

La toux est combattue par les sédatifs : codéine, 1 à 3 centigrammes par jour, extrait thébaïque, antipyrine 25 centigrammes à 1 ou 2 grammes par jour, bromure de potassium 25 centigrammes à 1 gramme par jour, etc.

En même temps il faut viser la sécrétion catarrhale, en donnant des balsamiques, baumes de tolu, de copahu, benzoates, la térébenthine, la terpine, préconisée par LÉPINE, le terpinol, le goudron, mais surtout la créosose. Celle-ci doit être administrée de préférence en lavements mélangée à un peu d'huile ou en suppositoires. La dose varie de 5 à 30 centigrammes par jour. On peut la remplacer par le carbonate de créosote ou créosotal qui se donne à doses plus fortes, 50 centigrammes à 2 grammes par jour, en ingestion buccale.

Les eaux minérales sulfureuses (Eaux-Bonnes, Cauterets, Enghien, Allevard) sont indiquées.

L'arsenic a été préconisé par BLACHEZ et TROUSSEAU.

Les interventions au moyen de longues canules introduites à travers le larynx et recevant par l'intermédiaire d'une seringue des liquides médicamenteux, solution phéniquée (SEIFERT), naphtol camphré (GAREL) ne donnent pas la garantie d'une action directe sur la région malade.

Dans le cours de l'affection, certaines indications sont à remplir.

Lorsque, par le fait d'une poussée congestive, la sécrétion devient exagérée et remplit les bronches, l'ipéca ou le tartre stibié (ROGER) aideront à l'évacuation.

En cas de putridité, faire des inhalations au phénol, au thymol, à la créosote, au benjoin. A l'intérieur, donner de la térébenthine ou de l'essence d'eucalyptus, quelques gouttes par jour. Dans ce cas, il faut aussi favoriser l'évacuation par les antimoniaux et l'ipéca.

Le *traitement chirurgical* a donné quelques résultats, mais il n'est applicable que dans les cas d'ectasie limitée des bronches.

CHAPITRE II

MALADIES PLEURO-PULMONAIRES

Ce chapitre comprend l'étude des maladies du poumon, de la plèvre et des ganglions trachéo-bronchiques. Nous décrirons la pneumonie, la broncho-pneumonie, la tuberculose pulmonaire, la gangrène pulmonaire, la pleurésie, la spléno-pneumonie, le pneumothorax, l'adénopathie trachéo-bronchique, l'asthme.

ARTICLE PREMIER

PNEUMONIE

La pneumonie franche, lobaire, se caractérise par son début brusque, sa marche continue, sa terminaison rapide, et par la vivacité générale de son allure.

1° **Étiologie.** — La pneumonie est fréquente chez l'enfant. Je l'ai observée dans près de 5 p. 100 des cas de maladies. Elle est particulièrement fréquente de deux à six ans. Près des quatre cinquièmes de mes observations se rapportent à des enfants au-dessous de sept ans, un cinquième à des enfants de sept à quatorze ans. Sur 205 cas de pneumonie, j'ai noté :

```
De    1 à  2   ans   .   .   .   17 cas
 "    2 à  3    "     .   .   .   52  "
      3 à  4          .   .   .   24  »
      4 à  5    »     .   .   .   38  "
 "    5 à  6    "     .   .   .   23  »
 »    6 à  7    '     .   .   .   15  "
 »    7 à  8    »     .   .   .    7  »
 "    8 à  9    »     .   .   .   11  »
 »    9 à 10    "     .   .   .    6  "
 » 10 à 11     "     .   .   .    4  »
 » 11 à 12     "     .   .   .    7  »
   12 à 13     »     .   .   .    0  "
 » 13 à 14     '     .   .   .    1  "
```

De   1 à   7 ans, nous comptons 169 cas.
De   7 à 14 ans.   »   »   36 cas.

La période de 2 à 3 ans comprend 52 cas sur 205, soit un quart de cas.

RILLET et BARTHEZ sur 406 en comptent 243 entre deux et six ans et 164 entre sept et quatorze. Au-dessous de deux ans, elle est rare. J'en ai observé cependant deux cas démonstratifs chez des nourrissons. COMBY sur 356 cas de pneumonie infantile en a noté 12 cas dans la première année et 33 dans la seconde. La pneumonie peut être *congénitale*, par exemple, quand la mère accouche en état de pneumonie ; dans ces cas l'enfant meurt rapidement avec une véritable septicémie et des localisations diffuses du pneumocoque.

La pneumonie se voit surtout en hiver et au printemps ; le froid la favorise d'une façon non douteuse. Quand la température s'abaisse brusquement, nous observons habituellement un véritable passage de pneumonies à l'hôpital.

La pneumonie franche est généralement primitive. Elle peut être secondaire et succéder à la bronchite simple, à la rougeole, la coqueluche, la grippe. On l'a signalée à la suite d'un traumatisme de la poitrine, d'une fatigue, d'un surmenage. Parfois elle se présente sous forme d'*épidémies* et semble relever de la *contagion*. PETITFOUR a rapporté une épidémie de 17 cas de pneumonie, chez des enfants de 6 mois à 3 ans, à Ferrière (Loiret). L'épidémie sévissait dans différents quartiers de la ville. Les villages voisins étaient indemnes. Dans trois cas, la contagion fut évidente avec une incubation de 5 à 6 jours. L'épidémie fut bénigne, pas un enfant ne mourut. D'autres cas de contagion ont été relatés chez les enfants ou les adultes. Le simple contact suffit parfois ; dans d'autres circonstances il faut une cohabitation plus étroite. Dans une petite épidémie que nous avons rapportée d'après PROBY dans le *Lyon médical*, 3 garçons boulangers qui couchèrent successivement dans les mêmes draps furent atteints de pneumonie à un intervalle de 36 à 48 heures. Si on voulait caractériser la contagion dans ces cas, on pourrait dire qu'elle ressemble à celle de la gale. Cependant il faut reconnaître que les faits de contagion sont exceptionnels et sont préparés soit par des conditions atmosphériques spéciales, soit par une susceptibilité créée à la faveur d'une infection primitive, telle que la grippe.

Le contage peut vivre longtemps en dehors du sujet (NETTER). Il persiste souvent à l'état virulent dans la salive (NETTER). La pneumonie est une maladie à récidives. Nous possédons les

tracés fébriles correspondant à 8 atteintes successives en l'espace
de quelques années chez le même sujet. On a signalé une véritable *prédisposition familiale* à la pneumonie.

La pneumonie est produite par le diplocoque encapsulé de
Talamon - Fraenkel,
qui peut provoquer
d'autres localisa-
tions, pleurésie, mé-
ningite, otite (NET-
TER). Le sérum des
pneumoniques ag-
glutine le pneumo-
coque (BEZANCON
et GRIFFON).

**2° Anatomie pa-
thologique.** — Le
lobe hépatisé a aug-
menté de volume.
Il est dur, friable,
un fragment déta-
ché de sa substance
plonge au fond de
l'eau. A la coupe,
il présente une sur-

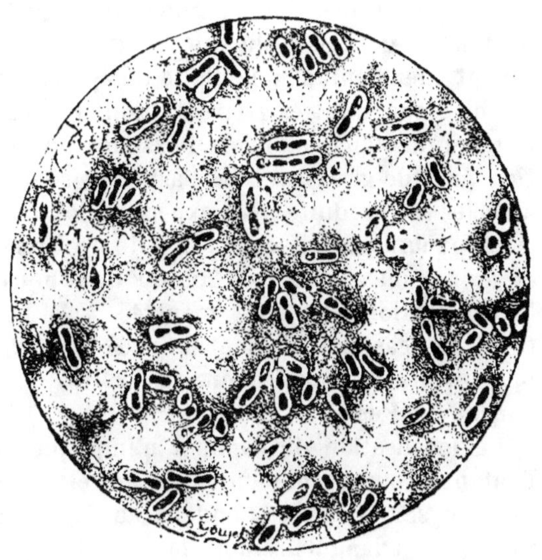

Fig. 64.

Préparation d'un crachat pneumonique. Les
pneumocoques, très nombreux, sont encapsulés.
Gr — 1200 D. (d'après J. COURMONT.)

face sèche, d'une coloration rouge, parsemée de nombreuses
granulations à peine visibles, résultant de la saillie de l'exsudat
fibrineux contenu dans les alvéoles. Les granulations sont
plus petites chez l'enfant que chez l'adulte. Histologiquement,
on constate un exsudat fibrineux contenant dans ses mailles
des globules blancs, quelques globules rouges et des quantités
de pneumocoques, qui s'infiltrent dans les espaces lymphatiques périlobulaires. Il n'y a pas d'épaississement de la paroi
alvéolaire, pas de bronchiolite. C'est ce qui distingue la pneumonie franche de la broncho-pneumonie pseudo-lobaire. Dans
cette dernière, l'exsudat fibrineux est moins abondant, le
pneumocoque ne domine pas, il y a des parties emphyséma-

teuses dans le poumon, et enfin les lésions sont généralement doubles.

L'évolution anatomique comprend, comme chez l'adulte, une phase d'engouement, caractérisée par la dilatation des vaisseaux de l'alvéole et une exsudation liquide, une phase d'hépatisation rouge, c'est celle qui vient d'être décrite, exceptionnellement chez l'enfant une phase d'hépatisation grise qui rappelle le phlegmon infiltré. La résolution de l'hépatisation rouge se fait par la liquéfaction de l'exsudat fibrineux, la transformation granulo-graisseuse des particules solides ; l'évacuation des alvéoles est produite par l'expectoration ou l'absorption.

La pneumonie infantile siège de préférence à la base gauche et au sommet droit. Sur 200 cas dont nous avons pu préciser la localisation, elle s'est montrée à la base gauche 82 fois (41 % des cas) ; au sommet droit 64 fois (32 % des cas) ; à la base droite 39 fois (moins de 20 % des cas) ; au sommet gauche 15 fois (7 % des cas).

La localisation du sommet n'implique aucune gravité chez l'enfant. Nous avons montré par nos études radioscopiques[1] que la zone sombre correspondant au foyer pneumonique affecte une forme triangulaire dont la base siège au niveau de l'aisselle et dont le sommet s'enfonce vers le médiastin ou le hile. Au début, le sommet s'arrête à mi-chemin en plein parenchyme pulmonaire ; puis il s'étend. Ces constatations s'accordent avec la description anatomo-pathologique faite par R. TRIPIER de la pneumonie du lobe supérieur. Cet auteur a noté la localisation de la pneumonie à la région postéro-inférieure du lobe supérieur, tandis que le sommet et le bord antérieur sont le siège d'un emphysème manifeste, seulement avec de l'engouement. Le triangle radioscopique axillaire est déformé peu à peu par l'extension du processus et le sommet se prend tout entier, devient sombre et noie le triangle axillaire. Mais au moment de la résolution ce dernier reparaît, comme s'il correspondait à la lésion prédominante du processus pneumonique. C'est un nouvel argument à ajouter à tous ceux que l'on a présentés

---

[1] WEILL et MOURIQUAND, *Le triangle axillaire de la pneumonie infantile*, Soc. de pédiatrie, 1910.

contre l'hypothèse d'une pneumonie d'abord centrale, puis périphérique. Ajoutons que sur 18 cas, la localisation s'est faite
15 fois à droite.

La pneumonie se complique d'adénopathie trachéo-bronchique, de pleurésie fibrineuse ou avec épanchement, de péricardite. Parfois, elle s'associe à des localisations lointaines,
otite, méningite, arthrite, péritonite, qui sont les effets d'une
septicémie pneumococcique pure ou mêlée à d'autres germes.

3° Symptômes. — Nous admettrons des symptômes généraux, des troubles fonctionnels et des signes physiques.

A. SYMPTOMES GÉNÉRAUX. — Ils comprennent des symptômes nerveux et des symptômes fébriles.

a. *Symptômes nerveux.* — La pneumonie dans sa forme habituelle débute brusquement par une élévation de température
à 40°, des frissons, des vomissements, un point de côté, de la
dyspnée et de la toux. Le *frisson* est peut-être moins marqué
chez l'enfant que chez l'adulte. Par contre, le vomissement se
montre chez le premier avec une fréquence et une intensité
remarquables. Dans certains cas, les vomissements se répètent
coup sur coup pendant les deux ou trois premiers jours, de
façon à constituer une véritable *forme émétisante de la pneumonie*, qui pourrait être confondue avec un empoisonnement ou
un étranglement intestinal.

Chez les jeunes enfants, le début se fait parfois par des *convulsions* ; j'ai vu dans un cas une crise de laryngo-spasme comme
premier symptôme d'une pneumonie. Les convulsions peuvent
s'associer à de l'assoupissement avec respiration irrégulière,
raideur de la nuque, de façon à constituer une sorte de *syndrome
méningé*. Dans la seconde enfance, on observe parfois un véritable *délire* nocturne, tranquille ou avec agitation. Qu'il s'agisse
d'éclampsie, de délire, de phénomènes méningés, leur signification est la même ; ils témoignent d'une atteinte des centres
nerveux. Mais au début de la pneumonie, ils sont passagers,
sans grande gravité, liés à des troubles dynamiques ou toxiques
des centres nerveux. Au contraire, quand ils se montrent tar-

divement, leur pronostic est plus sérieux, car ils relèvent alors de lésions infectieuses plus ou moins appréciables du cerveau.

Hutinel et ses élèves ont montré que dans la plupart des pneumonies associées à des troubles nerveux, la ponction lombaire permettait de déceler soit une exagération de la sécrétion du liquide céphalo-rachidien, soit même l'apparition dans ce liquide d'éléments cellulaires qui témoignent en faveur d'une réaction inflammatoire des espaces sous-arachnoïdiens.

C'est dans ces cas aussi que la ponction lombaire modifie rapidement l'évolution des troubles nerveux. Dans un cas d'assoupissement profond avec température très élevée, raideur de la nuque et irrégularités respiratoires chez un enfant de quatre ans, je pratiquai une ponction lombaire qui laissa échapper un jet très fort de liquide céphalo-rachidien, et le jour même les troubles nerveux disparurent très rapidement. Il faut distinguer avec soin de pareils troubles nerveux d'avec ceux qui surviennent tardivement et qui s'accompagnent d'un processus méningitique proprement dit avec exsudation d'un liquide louche ou purulent. De pareils faits sont dus à une septicémie pneumococcique grave et sont habituellement mortels, tandis que les troubles toxiques de la première catégorie sont généralement bénins. On en a peut-être exagéré la fréquence, et s'il est vrai que de temps à autre on peut observer une pneumonie infantile à forme méningitique ou éclamptique, le plus souvent l'enfant atteint de pneumonie, au moins au-dessus de deux ans, présente une tolérance remarquable de l'organisme.

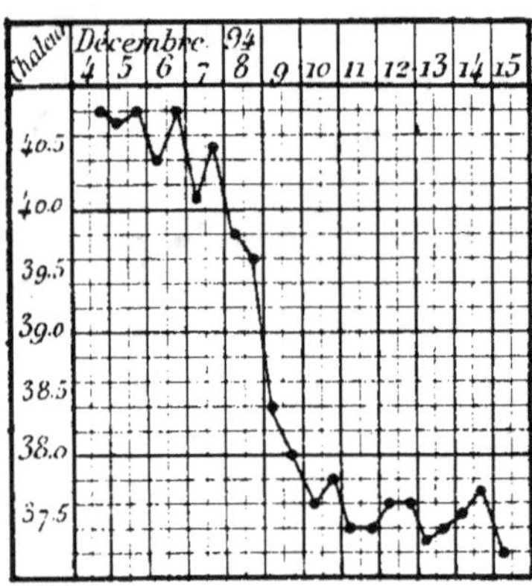

Fig. 65.

Pneumonie avec température en plateau et défervescence brusque.

b. *Symptômes fébriles.* — La température, dès les premières heures de l'invasion monte à un degré élevé, 40° et au delà.

Cette ascension se caractérise par sa brusquerie. La température se maintient en plateau autour
de 40° pendant toute la période d'état
qui dure environ six à sept jours.

Chez un grand nombre d'enfants,
un tiers des cas d'après mes observations, le plateau pneumonique n'est
pas franchement dessiné. Il existe
en effet des oscillations assez fortes
de 1 à 2°, correspondant à des rémissions matinales. La fièvre est
rémittente et, dans quelques cas,
intermittente. Ce fait a déjà été
signalé par COLRAT, dans la thèse de
MADINIER[1], et j'ai pu en avoir la
démonstration dans un cas de pneu-
monie terminée par la mort chez un enfant de trois ans, atteint
d'anémie grave.

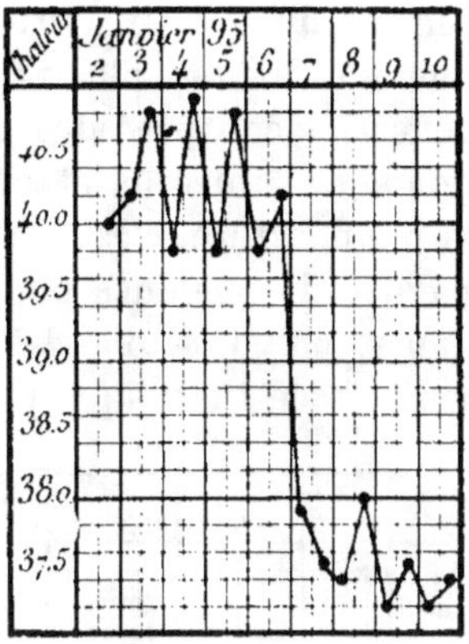

Fig. 66.

Pneumonie à petites oscillations thermiques.

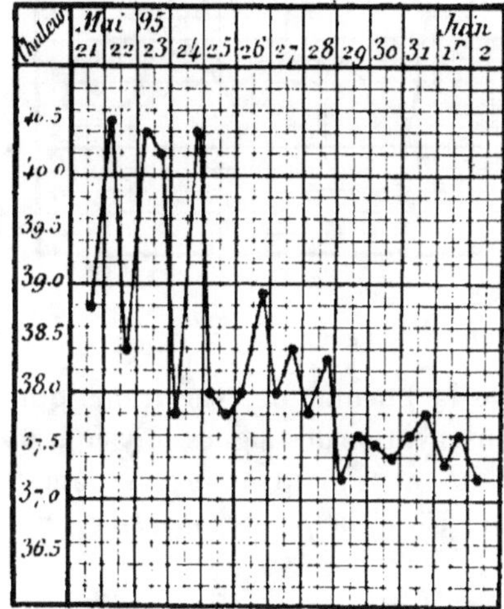

Fig. 67.
Pneumonie à grandes oscillations
thermiques.

Il faut distinguer des
pneumonies à fièvre oscillante, celles dans lesquelles
on observe une rémission
au troisième ou au qua-
trième jour, rémission connue sous le nom de fausse
défervescence.

D'une façon générale, la
température est moins ré-
sistante dans la pneumonie
infantile que dans celle de
l'adulte, et il est rare qu'au
moyen de la médication,
quinine, antipyrine, balnéo-
thérapie, on ne parvienne
pas à provoquer des inter-
ruptions dans la continuité du tracé thermique.

[1] MADINIER, *De la température dans la pneumonie infantile*. Th. de Lyon, 1894.

La fièvre tombe à la fin du premier septénaire ou au commencement du second. Cette défervescence est brusque, se fait en quelques heures, plus rarement en deux ou trois jours. Elle est généralement précédée d'une aggravation passagère des phénomènes subjectifs et même d'une ascension plus marquée de la température : c'est l'*exacerbation précritique* ; elle est accompagnée de quelques phénomènes dits *critiques*, sudation abondante, polyurie, diarrhée, etc.

Le tracé thermique permet de distinguer un certain nombre

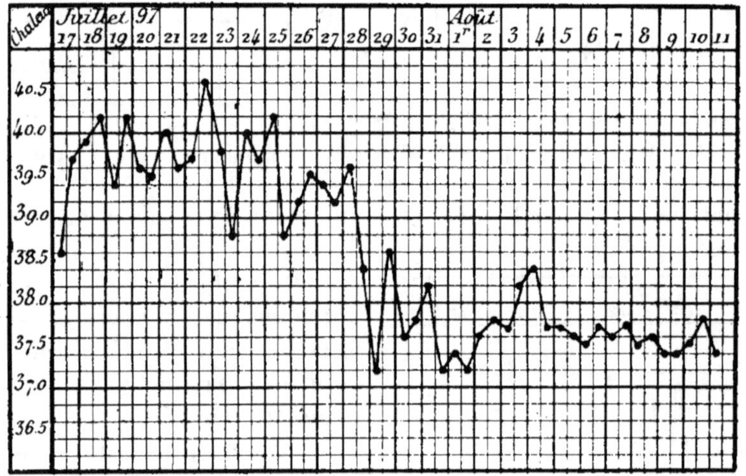

Fig. 68.

Pneumonie à forme prolongée.

de variations dans la marche de la pneumonie, variations qui sont d'ailleurs confirmées par l'observation des signes physiques.

La défervescence peut être *précoce* et se montrer au cinquième, au troisième, au deuxième jour. C'est la *forme abortive* de DESPINE et PICOT.

La défervescence, par contre, peut être *tardive* et ne se montrer que le neuvième, le dixième jour, et jusqu'au quinzième. Il s'agit de *formes prolongées* de la pneumonie. Le tracé indique que la maladie évolue en deux étapes, l'une à température très élevée autour de 41°, l'autre de trois ou quatre jours autour de

40°, de 39°5 ; j'ai même observé une troisième étape de défervescence oscillante qui a duré deux ou trois jours. Il s'agit, en général, de pneumonies intenses ; le plateau fébrile est très net, très résistant les premiers jours ; puis la fièvre se modère et perd de sa continuité, par une sorte d'atténuation qui rappelle assez le stade amphibole de la fièvre typhoïde succédant au stade fébrile continu. RAYBAUD, de Marseille, a montré que la prolongation de la pneumonie pouvait reconnaître d'autres facteurs : une évolution serpigineuse, la succession, sans intervalle, de deux pneumonies, les formes à rechute qui peuvent se prolonger deux ou trois mois, certaines pneumonies à forme typhoïde (COMBY).

Lorsqu'après la défervescence, la fièvre reparaît à la période de convalescence, il faut rechercher les complications ; mais parfois, ainsi que je l'ai observé dans trois cas, il se produit en dehors de toute lésion appréciable, un retour de la fièvre qui prend la *forme intermittente* avec des oscillations de 2° à 3°, pendant une période qui peut durer cinq à six jours. Cette fièvre se caractérise par l'intégrité de l'état général ; elle passe à peu près inaperçue pour l'enfant qui se lève, mange et se livre même à ses jeux. Les tentatives de culture du sang dans les trois cas ont été stériles. Il s'agit vraisemblablement dans ces faits d'une persistance de l'action du pneumocoque, mais d'une action atténuée. C'est une nouvelle confirmation d'un fait plus général, à savoir que dans les infections à type pyrétique continu, l'apparition d'oscillations dans le tracé thermique, lorsqu'elle ne relève pas d'une complication capable de la justifier, indique une atténuation de l'infection primitive.

Le *sang* présente les mêmes caractères que chez l'adulte ; l'augmentation de la proportion de fibrine, la formation rapide du réseau fibrineux (HAYEM), une hyperleucocytose qui disparaît à la défervescence, la propriété agglutinante du sérum qui atteint son maximum à la fin de la période d'état.

L'*urine* est rare, épaisse, concentrée, chargée d'urates, pauvre en chlorures, parfois légèrement albumineuse. A la défervescence, elle est abondante, claire, riche en chlorures.

On a signalé du côté des téguments des *efflorescences* à type

6.

érythémateux ou scarlatiniforme que C. DE CASSICOURT appelle des rash pneumoniques. Elles sont exceptionnelles. Fréquent, au contraire, est l'*herpès labial*

B. TROUBLES FONCTIONNELS. — Dès le début, l'enfant se plaint d'un *point de côté*. Celui-ci est souvent rapporté à l'hypochondre, aux flancs, et fait penser à une affection abdominale, à une appendicite, erreur facilitée encore par les vomissements. Elle dure peu, car la toux et la dyspnée ne tardent pas à désigner la poitrine. La *toux* est fréquente, sèche, « écorchante », provoque souvent une grimace ou une plainte. La respiration est plutôt *douloureuse* que *dyspnéique*. L'expiration est retenue, puis brusquement lâchée ; dans la broncho-pneumonie, les choses se passent en sens inverse. Le pouls est à 120° 130. Le *rapport* du nombre des respirations à celui des pulsations de la radiale qui, à l'état normal, est de 1/4 à 1/3, tombe à 1/2, ce qui tient à ce que le cœur ne s'accélère pas en proportion de l'accélération des mouvements respiratoires [1].

C'est encore là un signe d'une certaine valeur dans une affection où les phénomènes physiques proprement dits font souvent défaut ou n'apparaissent que tardivement. Dans la dyspnée pneumonique, on constate rarement, en dehors de l'accélération respiratoire et parfois du jeu des ailes du nez, un tirage sus et sous-sternal, encore moins le type inverse caractéristique de la broncho-pneumonie.

C. SIGNES PHYSIQUES. — Dans beaucoup de cas, les signes physiques sont analogues à ceux de l'adulte. Au début, le son diminue à une base, la respiration y est obscure ; le lendemain, on perçoit de la matité, des râles crépitants, du souffle ; le souffle augmente, prend le caractère tubaire, pendant que les râles disparaissent ou sont relégués aux limites de la zone mate. A la défervescence, en même temps que la fièvre tombe, que les malaises et les troubles fonctionnels disparaissent, l'auscultation constate la disparition progressive du souffle, le

[1] Voy. PORTE, Th. de Lyon, 1891.

retour des râles, mais plus gros, plus humides que ceux du
début. La résolution se fait très rapidement en quelques jours,
parfois en un ou deux jours. Cependant il est des cas où les signes
d'hépatisation persistent malgré la défervescence. Dans un de
nos faits relatifs à un garçon de huit ans, on continua à percevoir du souffle et de la matité plus d'un mois après la défervescence, sans que la convalescence fût troublée.

L'*expectoration* fait souvent défaut chez les enfants jeunes,
et à moins de ramener les crachats par un lavage de l'estomac,
on est tenu de renoncer à ce renseignement. Dans la seconde
enfance, on observe comme chez l'adulte, au début, des crachats
visqueux, collants, d'abord rouillés, puis sucre d'orge ; à la
défervescence, une expectoration opaque, grisâtre.

J'ai signalé [1] un signe précoce de la pneumonie infantile, le
défaut d'expansion de la région sous-claviculaire du côté malade.
L'enfant étendu sur le dos et respirant régulièrement, ce qui
demande parfois plusieurs minutes d'attente, on applique la
pulpe des doigts alternativement sur les deux régions sous-
claviculaires. Du côté sain, on perçoit un double mouvement de
projection en avant et de soulèvement en haut ; du côté malade,
ce dernier mouvement est seul ressenti. En appliquant deux
styles fixés avec de la cire à modeler sur les régions sous-claviculaires, on voit celui du côté sain seul osciller. Parfois, l'enfant immobilise toute la partie supérieure de la poitrine. En
ce cas, on provoque la respiration costale supérieure, en exerçant sur l'abdomen une pression large, un peu forte. Le défaut
d'expansion de la région sous-claviculaire est un signe précoce.
Je l'ai observé dans les cas où les autres signes physiques
n'étaient pas encore perceptibles, dès l'entrée du sujet au troisième ou même au second jour. Il persiste pendant tout le cours
de la maladie et même pendant une ou deux semaines après
la défervescence, ce qui permet de faire parfois un diagnostic
rétrospectif. Son importance ressort des quelques faits où j'ai
pu l'utiliser. Dans un cas, il m'a permis d'empêcher une intervention pour une pneumonie à forme appendiculaire ; dans un

[1] WEILL, *Lyon médical*, 1901 ; GSCHWEND, Th. de Lyon, 1902.

autre, de rejeter le diagnostic de méningite chez un enfant qui, sans avoir les signes physiques pulmonaires, présentait une somnolence profonde avec constipation, précédée de vomissements ; dans d'autres, j'ai pu éliminer d'emblée l'idée de fièvre typhoïde. Tous ceux qui ont fréquenté mon service ont reconnu la valeur de ce signe, qu'on trouvera si on veut bien le chercher.

Si nous avons mentionné les signes physiques après les symptômes généraux, c'est que les deux espèces de phénomènes se succèdent souvent dans cet ordre. Parfois, les signes physiques font complètement défaut, on se base sur les phénomènes généraux, les conditions épidémiques, pour affirmer la pneumonie. Il s'agit de la prétendue *pneumonie centrale* beaucoup plus fréquente chez l'enfant que chez l'adulte.

Or, après M. LÉPINE qui le premier a contesté l'existence de cette pneumonie centrale chez l'adulte, nous avons pu établir avec THÉVENOT [1], puis avec MOURIQUAND [2], au moyen d'études radioscopiques, qu'il y avait ordinairement parallélisme entre les données radioscopiques et les signes d'auscultation, les zones ombrées de la radioscopie correspondant à un foyer de souffle et de râles. Les affections qui ne donnent pas d'ombre nette à la radioscopie et qui sont qualifiées de pneumonies doivent être envisagées comme des poussées congestives au cours d'une pneumococcie. L'apparition tardive d'un foyer appréciable à l'auscultation alors que les symptômes généraux sont ceux d'une pneumonie ne doit pas être interprêtée comme l'extension d'un foyer central à la périphérie, comme le caractère d'une pneumonie que nous avons dénommée dans la précédente édition *centrifuge*. Il est probable qu'il n'y a ni pneumonie centrale ni pneumonie centrifuge. Nos recherches radioscopiques signalées à propos de l'anatomie pathologique nous ont montré que la pneumonie débutait toujours par la périphérie, sous la forme d'une ombre triangulaire particulièrement visible au sommet

[1] WEILL et THÉVENOT, *La radioscopie dans la pneumonie de l'enfant.* (Arch. de méd. des enfants, 1907).

[2] WEILL et MOURIQUAND ; *Le triangle axillaire de la pneumonie infantile* (étude de radioscopie clinique), Soc. de pédiatrie, 1910.

du poumon, à base axillaire, à sommet dirigé vers le médiastin. Quand on constate l'ombre radioscopique, il est rare que les signes d'auscultation fassent défaut, mais il faut les rechercher à la base du triangle radioscopique, généralement dans l'aisselle. En fait beaucoup de prétendues pneumonies chez l'enfant sont des fièvres pneumoniques, sans localisation nette, ou accompagnées de signes de congestion fugace et variables comme siège. Que signifient de pareils faits et comment peuvent-ils cadrer avec les notions courantes, adoptées par LANDOUZY et qui tendent à considérer la pneumonie comme une infection locale du poumon produisant des symptômes généraux par le mécanisme de l'intoxication sanguine et allant parfois jusqu'à créer une infection proprement dite du sang, une septicémie pneumococcique qui représente le terme le plus grave de la pneumococcie. Il est vrai que beaucoup de septicémies à pneumocoques sont malignes et vont constituer des foyers multiples dans les séreuses, dans les méninges, dans les articulations, dans l'oreille. Mais d'une part la pneumococcémie a été notée par SILVESTRINI et SERTOLI 93 fois sur 100 ; d'autre part, la méthode de l'ensemencement du sang dans de grandes quantités de bouillon (PROCHASKA, WIDAL, etc.) a montré la fréquence de ce passage du pneumocoque dans le sang. En rapprochant ces faits bactériologiques et les faits cliniques, si fréquents chez l'enfant, et qui accusent la précession prolongée des symptômes généraux sur les phénomènes locaux, on peut conclure que la pneumococcie est souvent une septicémie bénigne qui se localise de préférence dans le poumon, mais qui peut faire aussi d'autres localisations ; que ces localisations, quel que soit leur siège, peuvent être précoces, tardives ou même absentes ; que suivant les cas, les lésions créées par la localisation sont d'ordre congestif, comme dans la congestion primitive de WOILLEZ, dans la *pneumococcie thoracique atténuée de Grasset* représentant l'ancienne fluxion de poitrine ; qu'elles aboutissent souvent à une hépatisation discrète ou massive. La bénignité de la pneumococcémie, de la fièvre pneumonique des anciens auteurs, se mesure à ces différents caractères des localisations. En particulier, nos recherches avec MOURIQUAND sur le triangle radioscopique pneumonique ont confirmé d'une façon rigoureuse l'opinion que je soutiens depuis longtemps pour les septicémies primitives, fièvre typhoïde, pneumococcie, à savoir que dans les pneumococcies sans localisation on pouvait porter en toute certitude un pronostic bénin, que dans les formes à localisation tardive, cette bénignité existait en raison directe du retard de l'hépatisation ; que la pneumonie à localisation précoce rappelait même chez l'enfant l'évolution de la pneumonie de l'adulte. Il n'est pas douteux que chez l'enfant la pneumonie est plus bénigne que chez l'adulte et que la pneumonie infantile est souvent tardive dans sa localisation pulmonaire. Les deux faits sont indiscutables et s'expliquent aisément par l'hypothèse de la pneumococcémie primitive. Cette hypothèse n'est nullement en opposition avec les faits de septicémie pneumococcienne maligne, à localisations multiples. La multiplicité même des foyers indique une exagération de la tendance localisatrice de la septicémie et par conséquent de sa virulence.

La pneumonie envahit parfois une grande étendue du poumon, mais par foyers successifs : c'est la *pneumonie migratrice*. Elle comprend une série de trois ou quatre poussées pneumoniques séparées par une courte apyrexie. Elle doit être distinguée de la pneumonie à forme prolongée.

4° Formes de la pneumonie. — La pneumonie revêt un aspect particulier suivant le moment de son apparition, la marche de la fièvre, la prédominance de certains symptômes.

Au point de vue du début de la localisation, la pneumonie est *précoce, tardive* ou réduite à des symptômes généraux, sans localisation vraie. La pneumonie est *fixe* ou *migratrice*, se fait en un ou plusieurs temps (pneumonie à rechutes, pneumonie intermittente de BEHREND). Sous le rapport de l'évolution fébrile, nous avons reconnu des pneumonies *abortives* et *prolongées*. La prédominance de certains symptômes nous permet d'établir une *forme émétisante, méningée* et *typhoïde*.

La *forme émétisante* se traduit par des vomissements qui se répètent coup sur coup pendant deux, trois jours, sans altération marquée de l'état général.

Dans la *forme méningée* qui est spéciale aux enfants jeunes, on observe tantôt des attaques éclamptiques, tantôt de la céphalée avec assoupissement, raideur de la nuque, vomissements, strabisme, constipation, irrégularités respiratoires. Tous ces symptômes disparaissent au bout de quelques jours. Les convulsions répétées suivies d'assoupissement sont graves, même au début de la pneumonie, car elles se rapportent en général à des broncho-pneumonies pseudo-lobaires.

La *pneumonie à forme typhoïde* s'observe dans la seconde enfance ; elle s'accompagne de délire avec adynamie, secousses musculaires, diarrhée, hypertrophie de la rate. Elle guérit habituellement.

5° Complications. — La plus fréquente est la *pleurésie* qui devient souvent purulente et qui s'associe même aux pneumonies du sommet. La défervescence est suivie d'une fièvre intermittente avec apparition des signes physiques caractéristiques. La pleurésie est produite par le pneumocoque. Elle peut se terminer par résolution, malgré sa nature purulente. Elle est généralement enkystée, sus-diaphragmatique et surtout interlobaire, ce qui tient à la tendance du pneumocoque à provoquer des exsudations fibrineuses.

Plus graves sont la *péricardite* et la *méningite* à pneumocoques qui tuent souvent. Il faut distinguer, sur le terrain clinique, les méningites proprement dites, à type purulent, des accidents rattachés autrefois au méningisme et qui s'accompagnent habituellement d'une hypersécrétion du liquide céphalorachidien et de quelques modifications qualitatives, mais de peu d'importance. Les premières sont mortelles, les autres guérissent le plus souvent.

L'*otite moyenne* est intéressante en ce qu'elle donne souvent lieu à des symptômes cérébraux ou méningés.

L'*endocardite infectieuse* est rare chez l'enfant.

De même on n'observe qu'exceptionnellement la *pneumococcémie maligne* avec ses localisations multiples, ses arthropathies suppurées, qu'on rencontre parfois chez le nourrisson, avec ses déterminations rénales et hépatiques, ces dernières caractérisant plus volontiers la pneumonie de l'alcoolique.

La bronchite s'associe souvent à la pneumonie et la précède habituellement, déterminant ainsi une forme de pneumonie secondaire. Il n'est pas rare de voir survenir la pneumonie à la fin d'un syndrome qu'on qualifie souvent de grippe. Il n'est pas démontré que la bronchite ne représente pas, d'emblée, une localisation du pneumocoque et qu'on ne puisse admettre une bronchite pneumococcique, une congestion pulmonaire pneumococcique, de même qu'on a dû reconnaître l'existence d'angines à pneumocoques, affectant des formes variables, herpétiques, pseudo-membraneuses. **Haushalter** a signalé la conjonctivite purulente à pneumocoques.

Sur 200 pneumonies infantiles, nous avons noté :

L'extension à tout le poumon de l'hépatisation.	**15** fois.
La pleurésie purulente.	**11** »
Un état méningé.	**9** »
Une pneumonie double.	**7** »
De l'otite suppurée.	**6** »
De l'albuminurie persistante.	**3** »
Une persistance prolongée des signes.	**1** »

6° Terminaisons. — En général, la pneumonie se termine par la résolution complète. On perçoit pendant quelques jours encore du souffle et du râle de retour, puis tout disparaît. L'hépatisation grise, la formation d'un abcès, la gangrène pulmonaire, la pneumonie chronique sont exceptionnelles. La guérison est habituelle.

7° Diagnostic. — Le diagnostic est plus difficile que celui de la pneumonie chez l'adulte en raison du défaut d'expectoration, de la tendance de la température à osciller, de l'apparition tardive des signes physiques ; on le basera sur le début brusque, l'expiration gémissante, la toux écorchante, la présence d'un herpès labial, sur l'apparition rapide (quelques minutes à une demi-heure) du réticulum fibrineux dans le sang examiné sous le microscope (**Hayem**), enfin sur le défaut d'expansion de la région sous-claviculaire, signe d'une fréquence

très grande. La séro-réaction, proposée par BESANÇON et GRIF-
FON n'est pas d'une application clinique facile.

Dans la *broncho-pneumonie*, la marche est plus nettement
rémittente ou intermittente, l'oppression plus marquée, accompagnée de tirage épigastrique, du jeu des épaules, de celui des
ailes du nez ; la respiration est inverse, la pause a lieu après
l'inspiration ; le pouls est plus accéléré ; les forces sont déprimées, il y a une tendance à la cyanose ; les lésions sont disséminées et variables d'un jour à l'autre ; la broncho-pneumonie
est habituellement secondaire.

Dans la *pneumonie tuberculeuse*, les signes physiques sont
ceux d'une pneumonie, le tracé thermique celui d'une pneumonie lobulaire, la défervescence ne se fait pas, l'amaigrissement est rapide.

Dans la *pleurésie*, l'affection est moins retentissante, la température moins élevée. On se basera sur l'absence de vibrations thoraciques, sur l'égophonie, sur la variation des signes
physiques, en rapport avec le déplacement du sujet, ou
celle qu'opère la compression du thorax (COLRAT) [1]. On peut
rechercher aussi la sensation de flot, le ballottement et en cas
de doute faire une ponction exploratrice avec une seringue de
Pravaz. La radioscopie, dans tous les cas douteux, rendra de
grands services.

La *congestion pulmonaire primitive* décrite chez l'adulte par
WOILLEZ, chez l'enfant par C. DE GASSICOURT et HIRNE ne diffère
pas, dans ses grands traits, de la pneumonie : début brusque, ascension thermique en quelques heures, point de côté, signes de
localisation pulmonaire, défervescence rapide, tels sont ses
symptômes. L'évolution se fait en deux ou trois jours; l'examen
révèle de la submatité, de l'obscurité respiratoire, un souffle
doux, superficiel, étendu, autour du foyer soufflant quelques
râles fins. Ce n'est donc guère que par la rapidité de l'évolution
qu'on peut séparer la congestion-maladie de la pneumonie.
D'autre part, les recherches bactériologiques ont montré la
présence du pneumocoque dans ces états congestifs, de sorte

----

[1] DUBNERIN, Th. de Lyon, 1891.

qu'on doit confondre la maladie de WOILLEZ avec la pneumonie dont elle n'est qu'une forme atténuée et abortive. Nous ne consacrerons donc pas d'article spécial à la congestion primitive pas plus qu'aux autres manifestations atténuées de la pneumococcie telles que la *pleuro-congestion* de POTAIN ou la fluxion de poitrine, désignée encore par GRASSET sous le nom de *pneumococcie thoracique atténuée*. La *pleuro-congestion* se caractérise par l'association à l'élément congestif d'une réaction pleurale plus ou moins vive, fait assez courant dans la pneumonie proprement dite. L'évolution est un peu plus lente que celle de la congestion simple, mais néanmoins très brève. Dans la *fluxion de poitrine* on note l'atteinte des bronches, du tissu pulmonaire, de la plèvre, de la paroi thoracique qui est souvent le siège d'une pleurodynie ; mais c'est encore de pneumococcie qu'il s'agit et une nomenclature étiologique simplifie singulièrement l'étude de tous les faits qu'on pourrait multiplier sans mesure, si on voulait classer toutes les variations anatomiques de la pneumococcie pulmonaire considérée chez l'enfant.

La *spléno-pneumonie* de GRANCHER se confond plutôt avec la pleurésie qu'avec la pneumonie. Nous lui consacrerons une brève description, bien qu'elle se rapproche des processus congestifs, dont elle diffère par sa nature.

Les *formes nerveuses de la pneumonie* se distinguent au premier abord par leur début brusque, leur température élevée, leur coïncidence possible avec des signes pulmonaires. Pour apprécier l'atteinte des centres nerveux qu'elles traduisent, on peut se baser sur l'intensité, la durée des symptômes, assoupissement, hyperesthésie, éclampsie, sur le moment de leur apparition, sur leur évolution rapide ou prolongée ; la ponction lombaire donnera des indications plus précises. Un liquide céphalo-rachidien de quantité et d'apparence normales se rapportera à de simples phénomènes d'intoxication, sans grande gravité. Lorsque le liquide s'échappe en abondance et sous tension, il s'agit d'irritation légère des méninges. Tantôt il n'y a pas d'éléments cellulaires dans le liquide et le pronostic est bénin, tantôt la centrifugation révèle quelques leucocytes en petite quantité. Dans ce cas, encore, la situation peut être favorable. S'il y a beaucoup d'éléments cellulaires et surtout si le liquide est trouble ou purulent, on se trouve en présence d'une méningite grave.

La *forme typhique de la pneumonie* se reconnaît à l'absence de taches rosées, de séro-réaction typhique, au début plus brusque de l'affection. La position du malade fournit un signe d'une certaine valeur. Dans la fièvre typhoïde, le patient reste volontiers couché sur le dos ; dans la pneumonie, il se couche tantôt sur le dos, tantôt sur le côté, et plus volontiers sur le côté.

Pour ne pas confondre la pneumonie à point de côté abdominal avec l'*appendicite*, il suffit d'être prévenu. Il ne faut pas craindre, en cas de doute, de faire une injection de morphine pour supprimer l'hyperesthésie abdominale et permettre un palper profond.

L'exemple suivant résumera les difficultés diagnostiques de la pneumonie : Une fillette de huit ans est prise en sortant d'une pâtisserie de vomissements incessants avec douleurs abdominales. On pense à un empoisonnement. On fait chercher de suite à la même pâtisserie des gâteaux semblables à ceux qui avaient été absorbés et on en donne à un chien qui les digéra très bien.

Le deuxième jour, les vomissements persistant et l'enfant n'allant pas à la selle, on crut à un étranglement interne.

Le troisième jour, les vomissements continuent, mais en s'espaçant ; la malade est assoupie, et on fait le diagnostic de méningite. Je vis la malade le quatrième jour, et constatant le défaut d'expansion sous-claviculaire, j'affirmai la pneumonie, ce qui se vérifia le cinquième jour par l'apparition d'un foyer soufflant et le septième jour par une défervescence complète.

8° Pronostic. — Le pronostic est plus bénin chez l'enfant que chez l'adulte, ce qui tient à la résistance du cœur, à l'intégrité de l'organisme non encore intoxiqué par l'alcool ou des poisons professionnels. Je n'ai observé jusqu'ici qu'un cas de mort chez un enfant atteint d'anémie intense sur plus de 200 cas de pneumonie. Cependant HENOCH a observé 6 morts sur

124 cas ; Van Dusch, 6 sur 216 ; Baginsky, 4 sur 60 ; Hell-strom pas de mort sur 40 cas. Chez l'adulte la mortalité est de 25 p. 100, chez le vieillard de 50 p. 100. Le rachitisme est une coïncidence fâcheuse. Barthez a vu 2 cas de mort sur 212 pneumonies infantiles.

La pneumonie est plus grave dans la première que dans la seconde enfance, surtout dans sa forme éclamptique tardive. Il est vrai qu'il s'agit dans ce cas de broncho-pneumonie pseudo-lobaire (C. de Gassicourt). Les complications les plus redou-tables sont la méningite et la péricardite. Je rappelle que plus la localisation est tardive, discrète et incomplète, plus le pronostic est bénin, qu'une pneumonie précoce et massive donne des symptômes plus sérieux que les précédentes, qu'un état général mauvais antérieur aggrave le pronostic. Le siège de l'hépatisation peut influer sur le pronostic. C'est ainsi que dans 82 cas de pneumonie de la base gauche, nous observons des complicatious ou des symptômes de gravité dans 24 cas, soit 29,5 $^0/_0$; dans 64 cas de pneumonie du sommet droit, la gravité ou les complications se montrent 5 fois, soit avec une proportion de 7,6 $^0/_0$; dans 39 cas de pneumonie de la base droite, la gravité ou les complications sont notés 11 fois, dans 28.2 $^0/_0$ des cas ; dans 15 cas de pneumonie du sommet gauche, il y a 9 cas graves ou compliqués, 60 $^0/_0$ des cas, La bénignité est donc beaucoup plus marquée dans la pneumonie du sommet droit, que dans celle des bases. Et la pneumonie des bases est plus bénigne que celle du sommet gauche.

9° Traitement. — La pneumonie infantile est une affection bénigne qu'il faut laisser évoluer, en surveillant les symptômes, mais sans songer à une médication abortive, purement illusoire. Tout le monde est d'accord pour rejeter la saignée et le tartre stibié, qui sont non seulement inefficaces, mais dangereux.

Si le sujet est débile, on donne de l'alcool (potion de Todd), du vin de quinquina, de l'extrait de quinquina, du vin de kola.

S'il y a des symptômes nerveux, phénomènes typhoïdes, délire, agitation, assoupissement, on s'adresse à l'hydrothérapie, draps mouillés, bains tièdes à 32 ou 33°, bains froids à 25°. Sevestre, Hayem, préconisent le bain froid. Comby a montré que le bain ne hâte pas la défervescence. Je donne habituellement le bain tiède qui est mieux toléré et qui est également sédatif. Le bain tiède se donne pendant dix minutes, le bain froid pendant cinq minutes. On le répète quatre à huit fois par jour. Les ponctions lombaires, en évacuant le liquide céphalorachidien sous tension, amènent parfois la sédation.

En cas de convulsions on emploie les inhalations d'éther ou de chloroforme, le bromure à dose un peu élevée, 50 centigrammes à 2 grammes, le bain tiède.

Dans les formes très fébriles, il n'y a à se préoccuper que des symptômes nerveux. Il est inutile de vouloir abaisser la température pour elle-même. Elle n'est qu'un indice de la virulence et ne constitue pas un danger direct.

Le traitement local par la révulsion est peu important. Tous les auteurs sont d'accord à ce sujet. En cas de point de côté, on peut appliquer une ventouse scarifiée. L'antipyrine calme également la douleur.

ARTICLE II

BRONCHO-PNEUMONIE

On la désigne encore sous le nom de *pneumonie catarrhale*, de *pneumonie lobulaire*. Elle comprend la plupart des cas décrits sous le nom de *bronchite capillaire* ou de *catarrhe suffocant*.

1° **Anatomie pathologique.** — On distingue trois ordres de lésions : *inflammatoires* (bronchite, hépatisation lobulaire) : *congestives* (splénisation, congestion) ; *mécaniques* (emphysème, atélectasie). Nous décrirons successivement ces lésions, leur structure histologique, leur répartition.

a. *Lésions inflammatoires et congestives.* — *L'inflammation des lobules*, se reconnaît à la présence de petits noyaux situés généralement dans la profondeur du poumon, au niveau des lobes inférieurs, des bords postérieurs, du hile, des languettes antérieures. Ils ont un volume de quelques millimètres à 2 ou 3 centimètres, sont rouge foncé, rosés ou gris, ont un aspect granuleux ou lisse et font saillie, à la coupe, sur les tissus voisins qui sont d'un rouge foncé uniforme, coloration due à la *splénisation* ou la *congestion*. La surface de section montre en outre de petites lacunes circulaires qui laissent sourdre des gouttelettes de pus : ce sont les *orifices dilatés des bronchioles*. Si on incise les bronches depuis le hile, on voit leur surface interne colorée en rouge d'autant plus intense qu'on se rapproche davantage des bronchioles. Le gonflement et l'accumulation de sécrétions muco-purulentes augmentent dans le même sens. Toutes les bronchioles ne sont pas atteintes également. Les plus lésées sont celles qui correspondent aux noyaux d'hépatisation et à la zone congestive qui les entoure. Il y a une sorte d'éparpillement du processus inflammatoire qui frappe certains territoires broncho-lobulaires, dans les deux poumons simultanément, mais en respectant d'autres portions qui tranchent plus ou moins sur les lobules lésés.

b. *Lésions mécaniques*. — On trouve généralement sur les faces antérieures et externes des poumons des plaques ou des bandes d'une couleur bleu foncé, tirant sur le noir, déprimées par rapport aux alvéoles voisins qui sont gris clair rosé. Ce sont les parties atteintes d'*atélectasie*. Elles ne pénètrent pas profondément dans le tissu pulmonaire, sont sèches, ne crépitent pas, ne tombent pas au fond de l'eau, ne laissent pas écouler à la pression un liquide rouge spumeux, comme les portions splénisées ou congestionnées. L'atélectasie est due à l'oblitération d'une bronche, à la disparition de l'air contenu dans les alvéoles correspondants, et à l'affaissement de ces derniers.

Enfin au niveau des sommets, des bords antérieurs, on observe de l'*emphysème vésiculaire*, parfois *interlobulaire et sous-pleural* avec ses caractères habituels : distension des alvéoles, coloration blanc grisâtre, absence de sang et de liquide. Il est produit par la surcharge de l'air qui n'a pas pu pénétrer à travers les bronches oblitérées.

c. *Structure histologique*. — Microscopiquement on se rend bien mieux compte de la subordination des lésions pulmonaires à la bronchite. Au centre d'un noyau hépatisé, on trouve une bronchiole avec une infiltration embryonnaire étendue à toute l'épaisseur de sa paroi. Les alvéoles voisins sont le siège d'une lésion qui rappelle la pneumonie franche ; ils sont comblés par un exsudat composé de globules blancs, de fibrine, de quelques globules rouges, de cellules endothéliales desquamées et déformées. Ces alvéoles hépatisés forment ce que CHARCOT appelle le *nodule péri-bronchique*. Plus en dehors encore, apparaît la *splénisation*, état dans lequel les vaisseaux alvéolaires sont congestionnés et l'endothélium pulmonaire gonflé et desquamant. L'exsudat n'est pas encore produit. Plus en dehors enfin, c'est de la simple *congestion* qu'on observe. Ajoutons la présence de micro-organismes que nous retrouverons à l'étiologie, des exsudats fibrino-purulents et des proliférations embryonnaires dans les espaces interacineux et interlobulaires, de la périartérite, de légers exsudats fibrineux à la surface de la plèvre viscérale dans les points qui correspondent aux noyaux pneumoniques, un léger engorgement des ganglions du hile.

Il faut remarquer que les différents noyaux d'hépatisation ou de splénisation ne sont pas contemporains. Les uns sont à leur début, les autres sont arrivés au stade d'hépatisation grise. Dans un même noyau, les parties centrales sont plus avancées que les parties périphériques. La simple vue des lésions montre déjà que la broncho-pneumonie est une affection qui procède par poussées successives.

d. *Évolution*. — La pneumonie lobulaire peut se terminer par *résolution*. Souvent le nodule péri-bronchique *suppure*. La suppuration se présente sous un aspect particulier que l'on a dénommé *grains jaunes*, si elle est bornée à quelques alvéoles, *racnoles*, si elle s'étend à tout un lobule ou à plusieurs lobules voisins. Enfin, la broncho-pneumonie peut passer à l'état *subaigu* ou *chronique*. Dans le premier cas, les parties atteintes ont l'aspect de la chair musculaire, d'où le nom de *carnisation* donné par LEGENDRE et BAILLY, en même temps qu'il y a dilatation d'un grand nombre de bronchioles. A ce stade, ce sont des celulles jeunes de tissu conjonctif qui infiltrent les parois bronchiques, les nodules péri-bronchiques, la périartère, les espaces interlobulaires. Plus tard elles se transforment en tissu conjonctif adulte, fibreux, rétractile et déterminent l'*atrophie scléreuse* du poumon qui s'accompagne souvent de dilatation bronchique. Parfois la broncho-pneumonie se termine par *caséification* : il y a alors association des bacilles de Koch aux agents pathogènes de la pneumonie lobulaire.

e. *Répartition des lésions*. — Les lésions broncho-pneumoniques se répartissent habituellement comme nous venons de l'indiquer par foyers espacés séparés par des portions saines : c'est la forme *mamelonnée*.

Parfois la lésion occupe d'emblée un grand nombre de *bronchioles* de façon à provoquer une asphyxie rapide. Dans ce cas les lésions pulmonaires sont peu marquées : c'est la *bronchite capillaire*.

Enfin la lésion peut se concentrer dans un territoire limité à un lobe ou une portion de lobe. Les différents lobules envahis rapidement à côté les uns des autres forment un bloc d'hépatisation qui rappelle la pneumonie lobaire. C'est la *broncho-pneumonie pseudo-lobaire* ou à *noyaux confluents*.

2° Symptômes. — D'une façon générale, la broncho-pneumonie doit se juger plutôt d'après ses troubles fonctionnels que d'après ses signes physiques. Il n'y a pas, en effet, parallélisme entre les uns et les autres, parce que les lésions caractéristiques de la broncho-pneumonie, les nodules d'hépatisation péri-bronchique, sont souvent enfouis dans les parties profondes du poumon, parce qu'ils correspondent à des bronchioles pleines de pus et parfois imperméables, parce que l'inflammation des bronches moyennes ou grosses, souvent diffuse, masque les altérations du tissu pulmonaire, parce que les lésions mécaniques, emphysème, atélectasie, superficielles et souvent volumineuses, n'ont rien de commun dans leur expression symptomatique avec l'hépatisation ou la bronchiolite, enfin parce que l'infection qui ne se mesure pas toujours à la gravité des lésions locales provoque à son tour des discordances symptomatiques. En fait, il est parfois aussi difficile de trouver à l'auscultation le foyer de râles avec souffle, correspondant au nodule inflammatoire, que le sillon et l'acare de la gale au milieu des papules, des vésicules, des pustules qui inondent le tégument. Aussi ferons-nous précéder, dans notre exposé, l'étude des signes physiques de celle des troubles fonctionnels, voulant marquer par là qu'il faut savoir passer outre aux résultats négatifs d'une auscultation, pour faire le diagnostic de la broncho-pneumonie.

La broncho-pneumonie se prête mal à une description d'ensemble. La division que nous avons établie anatomiquement en forme mamelonnée, pseudo-lobaire et bronchite capillaire, commande assez naturellement les divers types cliniques de la maladie, bien que chacun de ceux-ci, pris individuellement, prête encore à de nombreuses variétés. Nous ajouterons les formes subaiguë et chronique.

A. Forme mamelonnée. — Nous distinguerons des troubles fonctionnels, des signes physiques, et nous ferons ressortir la marche spéciale de cette forme de la broncho-pneumonie.

Ce qui la caractérise dans son ensemble, c'est son évolution rémittente ou même intermittente, sa marche par poussées successives séparées par des intervalles de répit. Nous avons montré dans la description des lésions que celles-ci ne sont pas contemporaines, que tandis que les unes sont à leur début, d'autres sont à la période d'état, d'autres sur le déclin, et qu'il résulte de ce fait un aspect polymorphe des altérations qui rappelle assez celui qu'on observe sur des téguments atteints de lésions infectieuses d'origine externe, par exemple, de pyodermie. La constitution de chaque foyer d'hépatisation et des bronchiolites qui lui sont associées se signale par des réactions locales et générales qui lui sont en quelque sorte personnelles. L'affection se traduira donc par une série de tableaux ou d'actes, plus ou moins distincts les uns des autres, quoique calqués sur un modèle uniforme. En réalité, il y a un certain enchevêtrement entre les différentes scènes de la représentation. Les lésions anciennes continuent à jouer, quand les nouvelles font leur apparition ; il en résulte une confusion, une cacophonie symptomatique qui gênent singulièrement la description clinique. Pour ne pas s'égarer dans les nombreux détails qu'elle comporte, il suffit d'envisager le point de vue pathogénique.

a. *Troubles fonctionnels.* — Nous les étudierons en mettant constamment les symptômes en regard des lésions.

Lorsque dans la convalescence d'une rougeole, d'une coqueluche, d'une grippe, dans le cours d'une bronchite simple, l'infection envahit les bronchioles et les lobules pulmonaires, le tracé thermique jusque là normal ou subfébrile subit une ascension à 39°, 39°,5. Dans la pneumonie franche, les germes infectieux venus du sang se déversent d'un jet dans un lobe pulmonaire, et la réaction fébrile est brusque et violente. Dans la broncho-pneumonie, c'est le long des voies respiratoires que cheminent les agents pathogènes, et c'est avec une certaine lenteur que se fait la colonisation. Le frisson, le vomissement manquent habituellement. Par contre, l'enfant présente une dyspnée vive, à 40, 50, 60 respirations, la toux est pénible, fréquente, le pouls s'accélère à 140, 150, 160, le patient est pâle, anxieux, agité, triste, grincheux, se laisse examiner difficilement. S'il est suffisamment âgé, il se tient la tête haute ou même assis. Sa respiration s'opère suivant le *type inverse* (BOUCHUT). La pause survient après l'inspiration et c'est l'expiration qui semble commencer le mouvement respiratoire. Toutes les forces inspiratoires sont mises en jeu. Le mouvement inspiratoire est actif, prolongé, accompagné de haussement d'épaules, de tirage sous-sternal, sus-sternal, de dépression des espaces intercostaux. Il est suivi d'une pause, comme pour laisser à l'air qui a pénétré dans les grosses bronches le temps de se frayer un chemin à travers les bronchioles rétrécies ou obstruées. Puis le relâchement des muscles inspirateurs se fait, et l'expiration n'est plus qu'un phénomène mécanique dû au retrait élastique de la poitrine, retrait brusque et rapide, comme celui d'un ressort détendu. Souvent aussi, l'expiration tout en gardant sa brusquerie est activée par le jeu des muscles expirateurs contractés volontairement, comme dans l'effort. L'expiration est alors *poussée*, violente, accompagnée d'un bruit guttural ou d'une plainte. Les ailes du nez s'écartent soit à l'inspiration, soit à l'expiration. Ce syndrome est caractéristique de la broncho-pneumonie, et permet d'affirmer le diagnostic, même si les signes physiques ne sont pas en rapport avec l'intensité des symptômes fonctionnels.

Il faut savoir cependant que chez les jeunes enfants, il existe un type inverse de la respiration dû à l'émotion provoquée par l'examen. L'enfant retient sa respiration en inspiration et ce n'est que lorsque le besoin d'oxygène se fait sentir qu'il lâche brusquement la contraction de ses muscles inspirateurs : à ce moment se produit une rapide détente expiratoire suivie immédiatement d'une reprise inspiratoire, en d'autres termes le type de la respiration est inverse. On reconnaîtra le type inverse physiologique au peu d'accélération de la respiration, aux sanglots qui l'accompagent souvent. En cas de doute, on observerait l'enfant pendant le sommeil.

On observe parfois, en même temps que le type inverse de la respiration, une toux spéciale que j'ai décrite le premier sous le nom de *toux moniliforme* [1]. Elle se caractérise par une succession de secousses expiratoires, égales, monotones, en chapelet ; chaque secousse de toux appartient à une seule et même expiration. La toux moniliforme est spéciale aux sujets jeunes. Nous ne l'avons jamais observée au-delà de 4 ans. Elle ne se montre pas d'emblée et est précédée pendant quelques jours de toux banale. Elle est constamment associée à une dyspnée intense avec type inverse de la respiration. Elle disparaît soit à l'occasion d'une complication, rougeole, tuberculisation secondaire, soit au moment de l'amélioration de l'affection. Les accès de toux moniliforme ont une durée variable : parfois ils se composent de 2 ou 3 secousses, parfois les secousses se succèdent pendant 10, 15 minutes, constituant un symptôme des plus pénibles. Dans ce dernier cas, elles reviennent fréquemment. La toux moniliforme s'est montrée dans un tiers de nos cas de broncho-pneumonie. Elle n'existe pas dans les autres affections des voies respiratoires et constitue un signe pathognomonique.

Lorsque la dyspnée a acquis une certaine intensité, on voit apparaître la cyanose. Au début, celle-ci est limitée aux lèvres et aux ongles qui présentent une teinte lilas. La face reste généralement pâle, avec des traits tirés et une expression angoissée.

---

[1] CHRISTIANI. *Un nouveau signe de broncho-pneumonie infantile, la toux moniliforme*, Th. de Lyon. 1906.

La cyanose peut s'étendre, occuper la face, les mains, les pieds,
parfois une grande étendue des téguments. Elle constitue un
signe grave. Cependant, j'ai vu guérir une fillette de 3 ans qui,
pendant onze jours sans interruption, a présenté une teinte vio-
lette sombre de la face et des extrémités. A la période d'état
de la broncho-pneumonie, dans les formes quelque peu graves
de cette affection, l'enfant est agité, puis brisé par ses efforts
continus de respiration, il s'endort. Son sommeil est interrompu
par des réveils brusques, dus à l'angoisse respiratoire, à la toux,

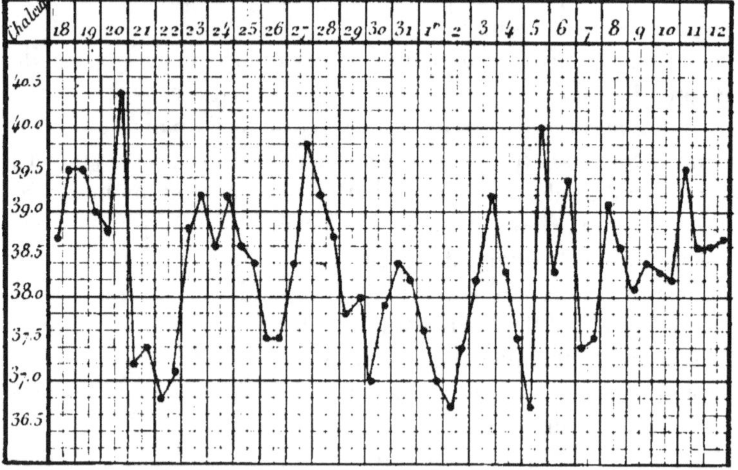

Fig. 69.

Broncho-pneumonie consécutive à la rougeole ; poussées successives.

au malaise général. Souvent, pendant ce sommeil pénible, il
marmotte quelques mots délirants.

L'anorexie est marquée, la soif vive.

C'est là le tableau correspondant à une broncho-pneumonie
un peu grave. Les phénomènes qu'il reproduit se sont développés peu à peu, leur durée est de quelques jours, 2, 3, 4,
5 jours, la température pendant tout ce temps oscille autour de
39°, 39°,5, même 40°, avec des écarts de quelques dixièmes à
un degré, du matin au soir. Puis il se fait une rémission, la fièvre
diminue, la dyspnée s'atténue, et pendant ce temps qui varie de

1 à 3 ou 4 jours, l'état général est ramené aux proportions d'une bronchite intense. Une nouvelle poussée se produit alors, ramenant tout le cortège des symptômes précédemment décrits : cette série de scènes se renouvelle 3, 4, 5 fois de suite, embrassant une durée totale de 2, 3 semaines et même davantage, de plus en plus violentes et rapprochées, si la terminaison est funeste, de plus en plus éloignées et atténuées, si la guérison doit se produire.

Telle est l'évolution très saisissante de la broncho-pneumonie, dans sa forme la mieux caractérisée.

Elle est d'ailleurs soumise à de grandes variations, si on veut envisager la virulence si changeante de l'infection et les conditions multiples des résistances locales et générales du sujet.

Dans quelques cas, tout se borne à une poussée congestive éclatant dans le cours d'une bronchite et évoluant en vingt-quatre ou quarante-huit heures : c'est une *broncho-pneumonie abortive*.

Ailleurs, la maladie ne se traduit que par une ou deux poussées ; l'infection ne frappe qu'un petit nombre de lobules pulmonaires ; c'est la *broncho-pneumonie discrète*.

Dans d'autres circonstances, l'infection marche avec rapidité et continuité, les petits foyers d'hépatisation et les bronchiolites purulentes se produisent coup sur coup, les symptômes généraux et les troubles fonctionnels acquièrent une grande intensité, les rémissions sont faibles ou absentes, en dix jours, quinze jours, le sujet arrive à l'asphyxie progressive, et la mort survient dans le coma ou au milieu de convulsions, c'est la *broncho-pneumonie confluente*.

On voit parfois aussi l'infection se propager à froid, en particulier chez les jeunes nourrissons, athrepsiques, syphilitiques, prématurés, atteints de cachexie à un titre quelconque. Les réactions ne se font pas, les lésions rappellent plutôt l'hypostase que l'inflammation franche, la fièvre fait défaut, parfois même il existe de l'hypothermie ; les troubles fonctionnels se bornent à la dépression progressive des forces, à l'amaigrissement : il n'y a pas de toux, pas d'oppression, quelques irrégularités respiratoires, quelques pauses, et l'enfant succombe au bout de quelques jours : c'est la *broncho-pneumonie latente*.

On comprend qu'avec un processus infectieux d'ailleurs variable, on puisse trouver toutes sortes de combinaisons cliniques ; tantôt l'infection se répand en surface et le tableau se rapproche de celui de la *bronchite capillaire*, tantôt c'est le processus d'hépatisation qui l'emporte et confine à la *broncho-pneumonie pseudo-lombaire*.

Brochant sur le tout, les *subites congestions pulmonaires*, étendues, diffuses, qui existent dans les formes bénignes comme dans les formes graves, viennent aggraver, à l'improviste, la situation du patient, en redoublant la fièvre et les troubles fonctionnels ; mais ce ne sont généralement que des feux de paille qui s'éteignent après quelques heures, un jour, et laissent retomber le malade dans son état habituel.

La broncho-pneumonie se termine par la guérison, la mort ou le passage à l'état subaigu et chronique. Dans le premier cas, la défervescence se fait peu à peu, la respiration redevient libre, et il s'établit une convalescence lente, traînante.

Si la maladie s'aggrave, on voit peu à peu la dyspnée devenir extrême ; le type inverse disparaît, la respiration est superficielle, l'inspiration et l'expiration se succèdent sans pause, l'air ne pénètre plus jusqu'aux alvéoles, il circule exclusivement dans les bronches ; l'enfant présente une cyanose progressive, du refroidissement des extrémités, il est somnolent, reste couché et succombe dans le coma asphyxique. Nous reviendrons sur la terminaison par le passage à l'état chronique.

b. *Signes physiques*. — Ce qui domine, parmi les signes physiques, ce sont ceux de la *bronchite diffuse* qui crée de tous côtés des râles ronflants, sibilants, muqueux de divers calibres. Les râles sous-crépitants sont plus communs aux bases, les râles sonores dans la partie supérieure.

En un même point, on peut percevoir des râles gros, moyens, petits (GRAVES), ce qui donne en quelque sorte la démonstration de la diffusion des lésions. Aux sommets, on constate au bout de quelques jours, des signes d'*emphysème*.

En quelques régions, on reconnaît de l'obscurité respiratoire, qui correspond soit à l'*atélectasie*, soit à une *hépatisation* à son début.

Tous ces signes n'ont, en somme, rien de caractéristique, et si on veut confirmer d'après l'examen de la poitrine le diagnostic de broncho-pneumonie, il faut aller à la recherche des foyers soufflants. Ceux-ci se présentent sous deux aspects différents. Tantôt, on constate l'existence d'un souffle étendu, avec râles fins, submatité ; on conclut à une hépatisation. Le lendemain, ce souffle a disparu ou occupe une autre région : on a eu affaire à une congestion fugace, mobile, qui évolue indépendamment des foyers d'hépatisation. Tantôt, on trouve à une des bases, dans l'aisselle, à la partie moyenne du bord postérieur, une région d'abord très limitée, avec obscurité respiratoire, souffle, râles sous-crépitants ou crépitants. Les jours suivants, ces signes loin de disparaître, persistent en s'accentuant et prennent une extension lente. C'est là le véritable foyer d'hépatisation qui est fixe, à développement lent, et qui acquiert de l'importance surtout dans la broncho-pneumonie pseudolobaire.

Il constitue la véritable caractéristique de la broncho-pneumonie, mais il demande à être recherché avec soin, car il est souvent très réduit de volume, situé profondément et dissimulé sous le fracas de râles de bronchite.

c. *Complications.* — L'*éclampsie* peut se montrer à l'invasion de la broncho-pneumonie. Si elle se borne à un ou deux accès, elle n'aggrave guère le pronostic. Lorsqu'elle paraît à la période d'état ou à une phase avancée, elle est d'une signification fâcheuse ; en général, elle procède alors par accès multiples, incomplets, dans l'intervalle desquels il persiste de l'hyperexcitabilité nerveuse. Les nourrissons atteints de broncho-pneumonie, finissent souvent dans une crise convulsive.

Le *laryngisme avec cornage* est une complication d'autant plus intéressante, qu'elle est souvent confondue avec le croup. Un certain nombre de broncho-pneumoniques passent au pavillon des diphtéries avant d'entrer dans les salles communes. Le laryngisme broncho-pneumonique est un symptôme qui peut se montrer d'emblée et dure autant que la lésion pulmonaire. Parfois, il survient tardivement. Il est indépendant de toute lésion du larynx et doit être rapporté à un spasme réflexe. Le tubage le fait disparaître, mais ne modifie en rien l'évolution de la broncho-pneumonie.

Parfois on observe un véritable *méningisme* avec raideur, signe de Kernig, somnolence. On trouve généralement dans ces cas de l'hypersécrétion du liquide céphalo-rachidien, sans les caractères habituels de la méningite (Nobécourt et Voisin).

Dans les broncho-penumonies infectieuses, on peut trouver des altérations viscérales multiples, néphrites, otites, hépatites. On a signalé la péricardite et la pleurésie purulentes dont la marche est dans ces cas très rapide.

La broncho-pneumonie se complique volontiers de tuberculose. Celle-ci est habituellement secondaire, et s'il y a lieu d'admettre des broncho-pneumonies primitivement tubercuseuses, le plus souvent comme nous l'avons montré avec Mouriquand, la broncho-pneumonie tuberculeuse est une broncho-pneumonie simple au début, qui se tuberculise dans la suite.

B. Bronchite capillaire. — La bronchite capillaire débute tantôt brusquement, tantôt progressivement. Dans certaines épidémies, elle est *primitive*. Le plus souvent elle est *secondaire* comme la broncho-pneumonie. Elle se caractérise localement par l'apparition dans une grande étendue de la poitrine de râles sibilants et sous-crépitants, avec peu de signes de congestion ou d'hépatisation. La dyspnée est beaucoup plus marquée que dans la forme précédente. L'enfant est en imminence d'asphyxie. il tombe rapidement dans la somnolence. La température est fixe et évolue autour de 39°,5 ou de 40°. La durée est de cinq à dix jours. La guérison est rare. Elle existe cependant et alors se traduit soit par une rétrocession rapide des signes de la bronchite capillaire, soit par la substitution au catarrhe suffocant de la broncho-pneumonie ordinaire.

C. Bronchô-pneumonie pseudo-lobaire. — La bronchopneumonie pseudo-lobaire débute comme la broncho-pneumonie à noyaux disséminés ; vers le quatrième ou cinquième jour, les signes sthétoscopiques prennent une fixité très nette : on perçoit à l'une des bases, de la matité, du souffle tubaire, des râles crépitants qui augmentent peu à peu d'étendue, pendant qu'ailleurs se déclarent des signes de bronchite ou de congestion. Les phénomènes généraux, fièvre, dyspnée, subissent moins d'oscillations que dans les cas ordinaires et tendent à se rapprocher de ceux qui existent dans la pneumonie franche. L'oppression est moins marquée, la figure plus colorée, La durée est de deux à quatre semaines. La guérison est annoncée par la déférvescence progressive de la fièvre. Les signes physiques persistent encore longtemps après la disparition des troubles fonctionnels. Parfois, chez les tous jeunes enfants, l'affection suit une marche *suraiguë*, se rapproche de la pneumonie franche et tue en quelques jours au milieu de la somnolence ou des convulsions, rappelant, très exactement la pneumonie à forme cérébrale.

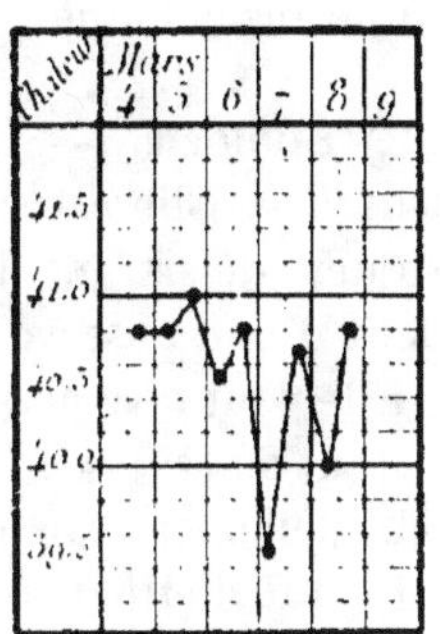

Fig. 70.

Température dans une broncho-pneumonie double, à forme pseudo-lobaire.

D. FORMES SUBAIGUË ET CHRONIQUE.— Quelle que soit la forme initiale de la broncho-pneumonie, elle peut aboutir à une carnisation ou à une sclérose avec dilatation progressive des bronches.

Les signes physiques révèlent à une des bases la persistance d'un foyer de matité avec râles et souffle de plus en plus volumineux se rapprochant de ceux que provoque une caverne. Les sécrétions bronchiques sont abondantes. La marche de l'affection affecte une certaine continuité. Les troubles fonctionnels sont ceux d'une bronchite chronique ou d'une tuberculose pulmonaire, oppression légère, permanente, sans type inverse, quintes de toux, parfois expectoration abondante rappelant les vomiques.

Les symptômes généraux varient. Tantôt l'enfant maigrit, se cachectise et présente les oscillations thermiques assez grandes comme dans les suppurations profondes ou les tuberculoses excavées, tantôt ils se réduisent à une fièvre légère, avec conservation relative de l'état général.

Cette période préparatoire de l'état chronique peut durer plusieurs semaines.

A sa suite, la santé se rétablit peu à peu, mais il persiste soit un catarrhe généralisé des bronches, soumis à des exacerbations intermittentes, soit un foyer de sclérose pulmonaire avec dilatation bronchique.

3° Étiologie. — La broncho-pneumonie est une affection de l'enfance. Elle est surtout fréquente dans les premières années. Au delà de six ans, les cas s'espacent, chez le vieillard elle redevient d'une observation courante.

Elle peut être *primitive* et succéder à une bronchite *a frigore*, surtout chez les enfants âgés de moins de deux ans. Le plus habituellement elle est secondaire.

Il faut distinguer à ce point de vue le milieu hospitalier et le milieu urbain. A l'hôpital, avant la période actuelle, tout enfant jeune, atteint d'une maladie des voies respiratoires, avait de grandes chances de contracter la broncho-pneumonie, qui est contagieuse. Cette contagiosité établie par Bard, Grancher, Hutinel, Mosny, etc., est considérée comme un des facteurs les plus importants de sa transmission, et pour en préserver les patients, on a eu recours à une prophylaxie variée, mais qui se propose dans tous les cas, d'éviter le contact direct ou indirect entre les broncho-pneumoniques et les autres malades. Ajoutons que les broncho-pneumonies hospitalières sont en même temps plus graves que les autres, en raison de l'augmentation de virulence des germes après plusieurs passages dans l'organisme humain.

La broncho-pneumonie existe, en dehors de l'hôpital, et on la rencontre dans les familles aisées, disposant du plus grand confort. Elle s'associe dans ces cas à des maladies infectieuses d'un caractère un peu particulier. Certaines épidémies de rougeole, de grippe, se signalent par leur tendance à créer l'infection broncho-pulmonaire. On a même signalé des épidémies de catarrhe suffocant qui ne sont autre chose que la traduction d'une rougeole, à localisation précoce et diffuse sur les bronches.

Il est vraisemblable que si la broncho-pneumonie est souvent le fait d'une contagion, elle peut provenir aussi d'une auto-infection. C'est ainsi que nous avons vu la broncho-pneumonie chez des scarlatineux succéder à un coryza purulent à strepto-coques, de même, nous avons vu un jeune typhique contracter une broncho-pneumonie bénigne, en portant constamment à sa bouche un doigt atteint de tourniole.

Les affections qui disposent le plus à la broncho-pneumonie sont par ordre de fréquence :

La *diphtérie* qui agit surtout quand les fausses membranes tapissent le larynx et les grosses bronches, La trachéotomie est un agent puissant de broncho-pneumonie. La broncho-pneumonie apparaît du deuxième au sixième jour de la diphtérie.

La *rougeole :* la complication pulmonaire se montre au début dans certaines épidémies, et dans ce cas, l'exanthème sort mal, est comme flétri. Habituellement, la broncho-pneumonie paraît après la disparition de l'éruption.

I a *coqueluche :* c'est à la période d'état que se montre la broncho-pneumonie, se révélant en outre de ses signes habituels par la diminution de quintes ou par l'association d'une toux de bronchite simple à la toux spécifique.

Les *diarrhées infectieuses des nourrissons* (SEVESTRE).

La *grippe*

La *tuberculose pulmonaire* peut s'associer avec cette affection.

On a signalé plus rarement chez l'enfant, la *fièvre typhoïde*, la *variole*, la *scarlatine*, la *bronchite chronique* comme cause de la broncho-pneumonie.

La broncho-pneumonie affecte de préférence les enfants débiles, les rachitiques, les athrepsiés.

4° Pathogénie. — La broncho-pneumonie, quelles que soient les conditions dans lesquelles elle éclate, est toujours provoquée par un mécanisme constant. Elle est due, en effet, à la pénétra-tion dans les bronchioles et les alvéoles pulmonaires de micro-organismes tels que les streptocoques, les staphylocoques, les pneumocoques de FRIEDLANDER et de TALAMON-FRÆNKEL (WEICHSELBAUM, NETTER, MOSNY). Tous ces germes habitent les cavités buccale ou nasale à l'état de saprophytes, ou sont fournis par les milieux encombrés de l'hôpital. Les affections primitives qui conduisent à la broncho-pneumonie favorisent leur pénétration dans la profondeur des voies respiratoires en « décapant » la muqueuse bronchique en même temps qu'elles exaltent leur virulence. La broncho-pneumonie est en somme une *affection secondaire*. On a même voulu établir un rapport entre la forme de la broncho-pneumonie et l'espèce microbienne qui l'a déterminée (MOSNY). C'est là une tentative prématurée.

Ce qu'il importe surtout de retenir de la pathogénie, c'est le mode d'action des différents germes pathogènes, provoquant l'infection successive de territoires éloignés les uns des autres. Pour bien saisir cette physionomie si spéciale de l'affection, il suffit de jeter un coup d'œil sur les tégugments du patient. On voit souvent des fuliginosités des lèvres, des érosions, des ulcérations grisâtres à l'orifice buccal, nasal, des pustules d'ecthyma à la figure, des panaris torpides aux doigts, parfois des furoncles. Ces altérations sont provoquées par des germes analogues à ceux qui lèsent le poumon, et il suffit de voir comment les micro-organismes procèdent sous l'œil de l'observateur pour comprendre leur travail dans la profondeur. Lorsqu'une ulcération est cicatrisée, qu'une pustule d'ectyma est desséchée, l'enfant réinocule une autre portion du tégument au moyen d'attouchements ou de grattage. L'inoculation se fait aussi d'une bronchiole à l'autre par les déplacements que subissent les sécrétions infectantes au moyen des quintes de toux. Il semble que la situation du broncho-pneumonique rappelle celle du *furonculeux qui*, à peine guéri d'un furoncle, en voit reparaître un autre à distance du premier. On peut poursuivre la comparaison plus loin et assimiler la broncho-pneumonie pseudo-lobaire à un véritable *anthrax*. L'infection successive de différents lobules nous fait comprendre les retours offensifs de la maladie. Elle rend compte aussi de la différence d'aspect des divers lobules envahis, les uns étant en résolution ou en suppuration, quand d'autres en sont encore à leur début, en état d'engoûment ou d'hépatisation. La même notion a un corollaire thérapeutique, c'est la nécessité de désinfecter les bronches et les poumons comme on désinfecte les surfaces cutanées ou muqueuses accessibles, qui sont envahies par les colonies pyogènes.

5° Diagnostic. — Suivant la forme qu'elle présente, la broncho-pneumonie peut être confondue avec des affections diverses.

La *bronchite capillaire* se rapproche singulièrement de certains cas d'*asthme infantile* qui se présente chez les sujets très jeunes sous les apparences d'une bronchite diffuse, accompagnée de bruit de tempête, de fièvre, de dyspnée intense. Au 3e ou 4e jour, survient une défervescence rapide suivie d'une guérison sans convalescence. Des accès semblables se reproduisent un certain nombre de fois, se modifiant peu à peu, de façon à se rapprocher de l'asthme classique. Mais les premiers accès sont en général méconnus.

La *pneumonie* affecte parfois chez l'enfant une forme traînante qui la prolonge pendant 10 jours, 15 jours et même davantage. Elle évolue en plusieurs étapes : la première avec une température élevée autour de 40°, la seconde avec une température qui se tient autour de 39°,5, une troisième avec une température autour de 39°. Chaque étape embrasse plusieurs jours et est séparée de la suivante par une fausse rémission d'un jour de durée. L'auscultation révèle d'emblée un foyer d'hépatisation qui se déplace ou s'étend de façon à occuper une grande étendue du poumon. J'ai observé, entr'autres un enfant de 2 ans, dont la mère venait de mourir d'une pneumonie vérifiée à l'autopsie et qui présenta l'évolution décrite ci-dessus. Or, il guérit vers le 20e jour, et l'examen radioscopique répété fréquemment démontra une opacité d'abord limitée, puis diffusée à tout un poumon, avec intégrité absolue de l'autre poumon, qui ne présentait d'ailleurs à l'examen aucun signe de bronchite. La continuité de la température sauf les fausses rémissions signalées était également en faveur de la pneumonie. Mais le diagnostic est évidemment difficile avec une broncho-pneumonie pseudo-lobaire. La difficulté est encore plus grande lorsqu'il s'agit d'une pneumonie double ou d'une pneumonie migratrice qui passe d'un poumon à l'autre. En fait, si le diagnostic est aisé entre les formes franches de pneumonie et de broncho-pneumonie, il est des combinaisons cliniques qui rendent la distinction impossible. On prendra en considération, pour affirmer la broncho-pneumonie, la dyspnée très intense, le type inverse de la respiration, l'expansion forcée des deux régions sous-claviculaires, alors que cette expansion fait défaut dans la pneumonie simple, l'épreuve radioscopique.

La *congestion pulmonaire primitive* n'est qu'une forme atténuée de la pneumonie et se distingue facilement de la broncho-pneumonie. Quant aux *congestions pulmonaires* fugaces, qui se produisent parfois, d'après C. DE GASSICOURT, dans le cours des bronchites infantiles, elles représentent des ébauches de broncho-pneumonie.

Il faut se rappeler d'une façon générale, que le syndrome fonctionnel broncho-pneumonique, type inverse de la respiration, toux moniliforme, tirage, marche rémittente, évolue souvent avec des signes physiques peu marqués, et cependant l'autopsie révèle des lésions indubitables de broncho-pneumonie.

Le diagnostic entre une broncho-pneumonie simple et *tuberculeuse* est un problème qui se présente souvent et qui est des plus difficiles à résoudre. J'ai essayé de le préciser dans une communication faite au Congrès de Lyon (1906)[1] et dans la thèse de mon élève MOURIQUAND[2]. Les procédés de laboratoire ne donnent que des résultats infidèles ou négatifs : la séro-réaction tuberculeuse pratiquée par son auteur PAUL COURMONT, sur 6 cas a donné un résultat positif, 1 résultat douteux, 4 négatifs.

La recherche du bacille dans le sang par le procédé de la sangsue faite par MOURIQUAND et LESIEUR, la recherche du bacille dans les mucosités de la gorge, dans celles retirées de l'estomac ou dans les selles, la diazo-réaction, la formule leucocytaire du sang, toutes les épreuves n'ont donné aucune réponse valable.

Les signes de prévision tirés de la présence de micropolya-

---

[1] WEILL, *Diagnostic de la broncho-pneumonie infantile tuberculeuse*, Association française pour l'avancement des sciences, Lyon, 1906.

[2] MOURIQUAND, *Recherches sur le diagnostic de la broncho-pneumonie tuberculeuse infantile*, Th. de Lyon, 1906.

dénopathies périphériques, d'adénopathies volumineuses, de cicatrices de scrofule, de gommes cutanées, d'affections tuberculeuses chirurgicales, d'adénopathie trachéo-bronchique ont fait défaut dans la plupart des cas. La rate a été trouvée hypertrophiée 4 fois sur 19 cas de broncho-pneumonie tuberculeuse par MOURIQUAND et 2 fois sur ces 4 ne renfermait pas de tubercules.

C'est donc dans l'étude clinique de la broncho-pneumonie elle-même qu'il faut chercher les éléments du diagnostic. Ni le siège des lésions, ni leur étendue, ni leur fixité, ne constituent de signes différentiels. La broncho-pneumonie tuberculeuse doit être considérée comme une broncho-pneumonie simple qui se tuberculise secondairement, soit qu'une infection bacillaire venue du milieu ambiant vienne se surajouter à la broncho-pneumonie, soit qu'un ancien foyer latent siégeant dans les ganglions trachéo-bronchiques, par exemple, soit la source de cette tuberculisation. C'est ainsi que nous avons vu un cas de broncho-pneumonie simple d'un côté et tuberculeuse de l'autre chez le même sujet. Au niveau du poumon tuberculeux, une grosse bronche était perforée par un ganglion caséeux et on pouvait suivre des granulations tuberculeuses sur la muqueuse bronchique jusqu'au tissu pulmonaire. Cette conception de la broncho-pneumonie tuberculeuse domine toute la question du diagnostic. Au début et pendant un temps indéterminé, la broncho-pneumonie est simple, et on est tenu d'attendre que l'élément tuberculeux donne sa note prédominante ou exclusive pour affirmer la bacillose.

Voici les circonstances cliniques dans lesquelles ce diagnostic peut être posé.

1° *Lorsque les signes de bronchite disparaissent ou s'atténuent et que les signes d'hépatisation persistent.* Le bacille tuberculeux se fixe plus volontiers dans les foyers pneumoniques que sur la muqueuse bronchique. Cette dernière tend donc à revenir à son état normal, alors que le foyer d'hépatisation repris par la tuberculose, ne peut arriver à la résolution. Cela est tellement vrai, que lorsqu'une broncho-pneumonie simple passe à l'état subaigu ou chronique, la bronchite accompagne toujours la carnisation ou la sclérose pulmonaire dans leur évolution prolongée.

2° *Lorsqu'il y a dissociation des symptômes généraux et des symptômes locaux* : ainsi lorsque l'enfant reste pâle, triste, déprimé, maigre, alors que les troubles fonctionnels (dyspnée, toux) sont peu marqués, et que l'auscultation révèle des lésions discrètes ; l'élément broncho-pneumonique est réduit, mais l'imprégnation tuberculeuse persiste.

3° Cette dissociation peut exister avec ou sans addition de fièvre. La fièvre n'est pas constante. MOURIQUAND, en recherchant dans mon service les courbes des broncho-pneumoniques tuberculeux, d'âge variable, a observé d'une façon générale que chez les sujets âgés de moins d'un an, la température évolue entre 37° et 38° ; chez les sujets âgés de un à trois ans entre 38° et 39° ; au delà, entre 38°,5 et 40°. Même lorsqu'il y a de l'apyrexie, en excitant le patient, en lui faisant subir des déplacements, *on provoque comme chez le tuberculeux latent, une élévation thermique*. C'est dans ces cas que l'épreuve à la tuberculine ou à l'injection de sérum peut renseigner.

4° Parfois, malgré l'atténuation des symptômes locaux, la fièvre persiste rémittente à petites ou à grandes oscillations. *Elle aura d'autant plus de valeur qu'elle sera purement objective, non ressentie par le patient.*

En somme, dans la moyenne des cas, le diagnostic ne peut être fait dans la première période alors que l'infection broncho-pneumonique est pure ou prédominante sur l'infection tuberculeuse. Ce n'est qu'au moment, souvent un peu tardif, où les lésions tuberculeuses créent une diversion, que leur présence peut être soupçonnée ou reconnue. Ajoutons que la tuberculisation secondaire peut s'associer à toutes les formes de la broncho-pneumonie et qu'elle peut apparaître, quelle que soit la cause première de cette broncho-pneumonie, rougeole, coqueluche, grippe, etc.

Parfois la broncho-pneumonie se complique de *laryngisme* et il importe alors de reconnaître si on a à faire à un croup simple, un croup compliqué de broncho-pneumonie, ou à une broncho-pneumonie compliquée de faux croup.

A la période subaiguë et chronique, la broncho-pneumonie
se confond souvent avec la tuberculose excavée du poumon.
Nous renvoyons pour le diagnostic à l'article dilatation des
bronches.

Rappelons enfin que chez les nourrissons athrepsiques et
cachectiques, la broncho-pneumonie est souvent latente et doit
être recherchée.

6° Pronostic. — La mort est la règle chez les enfants âgés
de moins d'un an. Elle est probable dans la seconde année. A
trois ans, elle survient trois fois sur quatre. Au-dessus de six
ans une fois sur six (Mosny).

Le rachitisme, l'athrepsie, l'épidémicité, le milieu nosocomial
aggravent le pronostic.

La *diphtérie* donne lieu à des formes plus graves que la *rougeole*, celle-ci à des formes plus sérieuses que la *coqueluche*.
Les formes *primitives* sont moins redoutables que les formes
secondaires. La *bronchite capillaire* tue plus fréquemment que
les autres formes. La plus bénigne est la *broncho-pneumonie
mamelonnée*.

Certaines complications modifient le tableau symptomatique.
Les *convulsions* répétées ou tardives sont très redoutables. On
a signalé la *gangrène pulmonaire*, coïncidant généralement avec
le *noma*, le *pneumothorax*, l'*emphysème sous-cutané*, ce dernier
sans grand danger par lui-même. Le pronostic dépend pour
une part des conditions hygiéniques du milieu où se trouve le
patient, des précautions prises à l'hôpital pour éviter le contact
entre enfants et aussi du traitement.

7° Traitement. — Le traitement comprend la prophylaxie et
la thérapeutique proprement dite.

A. Prophylaxie. — Bard avait proposé pour les rubéoliques
la création de petites salles et la séparation des cas simples et
des cas compliqués de broncho-pneumonie. On éviterait ainsi
l'énorme mortalité qu'ont déterminée pour les rubéoliques, les
diphtériques, l'isolement d'avec les autres malades et leur accu-

mulation dans une même salle, accumulation qui multiplie les infections secondaires et les échanges morbides.

GRANCHER et SEVESTRE, HUTINEL ont également insisté sur l'isolement qu'ils ont réalisé par la création de box et ont ajouté une notion nouvelle, l'*antisepsie* appliquée au sujet lui-même (bains répétés, lavage de la bouche avec des solutions boriquées), en même temps qu'aux objets qu'il touche (désinfection des objets de literie, des produits de sécrétion, aération assurée). A ces moyens, RENAUT (Ac. de méde, 1896) propose d'ajouter le bain chaud de 36 à 38°, répété en cas de bronchite. On éviterait ainsi l'extension de l'inflammation aux bronchioles. Les inhalations d'oxygène dont je vais parler comme moyen curatif sont aussi un bon moyen de préservation pour les nourrissons atteints de bronchite.

B. THÉRAPEUTIQUE. — La conception pathogénique qui nous a guidé dans l'étude de la broncho-pneumonie a comme corollaires une prophylaxie et une thérapeutique particulières. De même que dans les infections cutanées desquelles nous avons rapproché la broncho-pneumonie, le traitement antiseptique tient la premier rang, de même dans l'infection broncho-pulmonaire, la thérapeutique doit viser la désinfection des foyers constitués et la protection des parties saines. Aussi depuis quelques années ai-je appliqué un traitement systématique de la broncho-pneumonie, par les inhalations d'oxygène. Ce n'est pas que l'emploi de ces inhalations soit chose nouvelle ; mais on le réservait généralement comme traitement symptomatique, en vue de combattre la dyspnée, l'angoisse, la cyanose, la somnolence, le collapsus cardiaque, les signes de surcharge carbonique du sang. Je procède d'une façon toute différente. Dès le début et pendant toute la durée de l'affection et aussi pendant les premiers jours de la convalescence, j'ordonne des inhalations d'oxygène, répétées suivant les cas toutes les heures, toutes les demi-heures, parfois davantage, nuit et jour.

La durée minima de chaque inhalation est de 5 minutes. La consommation est chaque fois de 5 à 15 litres, de sorte que la consommation journalière varie de 120 litres à 500. Ces chiffres

s'écartent sensiblement de ceux qu'a signalés mon élève Du-
MAS [1], dans son travail sur le traitement des broncho-pneumonies infantiles par les inhalations d'oxygène, travail qui ne men-
tionnait que mes premiers essais de la méthode. Depuis, encou-
ragé par les résultats obtenus, j'ai été plus hardi et plus décidé,
et me suis arrêté à la formule que je viens d'indiquer [2].

L'oxygène employé à cette dose doit être pur, dépourvu de
vapeurs chlorées. L'industrie le livre en tubes d'acier ou bombes
dans lesquels on enmagasine sous pression 250 litres du gaz [3]. Ces
bombes, qu'on livre à domicile, servent à remplir les sacs de
caoutchouc de l'appareil Limousin, d'une capacité de 20 à 30
litres. Je conseille de remplacer l'embout terminal de cet appareil par un entonnoir en verre assez large pour couvrir le nez
et la bouche de l'enfant [4]. Il suffit d'ailleurs, de placer l'entonnoir
à une petite distance des orifices, sans contact immédiat. De
cette façon on crée autour d'eux une atmosphère d'oxygène dans
laquelle ils puisent forcément, même pendant le sommeil ou à
l'état de veille, quand l'enfant est récalcitrant. L'évacuation
de l'oxygène ne se fait pas par aspiration comme chez l'adulte
qui tient l'embout dans sa bouche, mais par refoulement. Il
suffit d'enrouler méthodiquement le fond du sac de caoutchouc.

Les inhalations d'oxygène produisent des effets immédiats,
eupnéiques et des effets consécutifs, plus complexes.

Les *effets immédiats* consistent en une diminution du nombre des respirations et des pulsations, une atténuation de la
cyanose et de l'agitation Ils ne durent que peu, 20 à 30 minutes.

Les *effets consécutifs* sont plus intéressants. Le tracé de la

[1] DUMAS, *Du traitement des broncho-pneumonies infantiles par les
inhalations d'oxygène*, Th. de Lyon, 1906.

[2] WEILL, *Bulletin général de thérapeutique*, 1909.

[3] Il faut savoir que ces bombes peuvent éclater. J'ai eu connaissance
d'un cas de ce genre. LAPEYTRE, de Lyon. attribue cet accident au
graissage de l'écrou, dont on voulait rendre le jeu plus facile, avec
un corps gras et surtout avec la vaseline. Il s'est assuré du fait dans
des expériences inédites (com. orale).

[4] MONTAGNON, de St-Etienne, a proposé un entonnoir à base triangulaire et à angles arrondis. qui constitue une modification très
heureuse.

température indique une disparition à peu près complète des poussées successives. Dans les cas suivis de guérison, la défervescence est brusque ou en lysis. Elle peut se faire rapidement au bout de 3 ou 4 jours, ou plus lentement, au bout de 8 à 10 jours. Elle s'opère dans un intervalle qui varie de 24 heures à 3 ou 4 jours. Les retours offensifs de la maladie sont rares et très fugitifs, ils durent à peine un ou deux jours.

En fait la maladie est transformée, en ce sens que le champ respiratoire, non encore touché, est préservé d'une inoculation nouvelle par le contact répété de l'oxygène. La chose est encore plus évidente lorsqu'on s'adresse à des formes traînantes de la broncho-pneumonie qui s'éternisent par la production incessante de foyers nouveaux. C'est ainsi que dans un cas observé au trentième jour, deux jours d'inhalation ont suffi pour amener la chute définitive de la température.

Il est naturellement indiqué d'agir le plus près possible du début, et j'emploie l'oxygène comme préventif chez les jeunes enfants atteints de bronchite diffuse avec dyspnée, même lorsque la broncho-pneumonie ne peut pas encore être affirmée. L'action préservatrice de l'oxygène doit être continuée même après la chute de la température, pendant quelques jours encore, pour garantir plus complètement l'antisepsie pulmonaire. C'est ainsi qu'on procède autour d'un furoncle en voie de guérison, en protégeant longtemps les téguments voisins contre une inoculation possible. En même temps que la marche de la maladie semble transformée, on observe une atténuation progressive des symptômes fonctionnels. Ce résultat semble indiquer que l'oxygène produit une certaine atténuation de l'infection, même au niveau des foyers déjà formés. Ce n'est là qu'une application particulière des propriétés antiseptiques de l'oxygène reconnues expérimentalement par PASTEUR et DUCLAUX, et en chirurgie par THIRIAR.

L'action curative des inhalations d'oxygène est difficile à évaluer en chiffres. DUMAS, avec une méthode incomplète, a cité 7 guérisons sur 10 cas, et parmi les guéris, le maximum d'âge était de 7 ans. Mais, depuis, j'ai pu noter des guérisons dans des cas considérés comme mortels par plusieurs médecins, chez des enfants de trois mois, de quatre mois, présentant des troubles fonctionnels très marqués. J'ai observé une défervescence définitive chez un enfant de deux ans qui, pendant onze jours, avec une poitrine remplie d'un bruit de tempète, présentait une asphyxie complète avec cyanose diffuse et somnolence continuelle. On est évidemment obligé de compter avec les formes très virulentes, où les lésions diffuses se constituent d'une façon foudroyante. Mais dans les cas moyens et même d'une certaine gravité, même chez les nourrissons, les inhalations souvent répétées d'oxygène me paraissent constituer le traitement le plus efficace de la broncho-pneumonie. J'ajoute que je les emploie exclusivement, sans additions d'aucun autre moyen thérapeutique.

Le traitement par les inhalations d'oxygène comme remède systématique ne peut pas toujours être employé, surtout dans les milieux peu aisés. Dans ce cas, on cherchera à remplir l'indication antiseptique en répandant dans l'atmosphère, soit par pulvérisation, soit par ébullition simple, les vapeurs d'eucalyptol, de thymol, de créosote, d'iodoforme dissous dans la térébentihne. On prolonge les inhalations pendant une heure, en les renouvelant trois à quatre fois par jour. De même, on peut faire une injection rectale de 20 cmc d'huile d'olives, dans laquelle on aura dissous, suivant l'âge, 0,05 à 0,20 cgr. de créosote. Ce lavement est bien gardé, toléré, et plus facile à administrer que le lavement d'eau additionnée d'huile créosotée. En général, il convient de réserver l'usage des antiseptiques irritants aux cas où les sécrétions bronchiques sont abondantes et se détachent facilement. Administrés au début, ils risquent de provoquer des effets congestifs, écueil d'autant plus à éviter que la broncho-pneumonie provoque par elle-même des poussées congestives du poumon. Il n'y a d'ailleurs pas d'inconvénient, à la période de déclin de la broncho-pneumonie de combiner les inhalations d'oxygène aux balsamiques et aux lavements créosotés.

Dans les premières phases de l'affection, avec ou sans inhalations d'oxygène, on combattra les symptômes par la révulsion, les vomitifs, les expectorants, les sédatifs, les stimulants.

La *révulsion* s'opère avec de larges cataplasmes de farine de

8.

lin saupoudrés de farine de moutarde, appliqués pendant dix à
vingt minutes, plusieurs fois par jour, alternativement sur le dos
et la poitrine. Si on veut agir plus énergiquement, on leur
substituera les bains sinapisés chauds, débutant à 35°, puis
élevés à 37° ou même 38°. Leur durée varie de 5 à 10 minutes.
On les renouvelle quatre à huit fois par jour. Le bain sinapisé
provoque une révulsion considérable, une stimulation des centres respiratoires, une ampliation des mouvements de la respiration, le retour d'une toux active et de l'expectoration. Le
contact du bain de moutarde devient pénible après un certain
nombre d'immersions. On peut alors lui substituer le bain
chaud à 38°, suivant la méthode de Renaut. Cet auteur l'emploie systématiquement dès le début et lui accorde une valeur
préventive dans les bronchites intenses, fait difficile à comprendre, si on admet que la broncho-pneumonie relève d'un
processus infectieux des voies respiratoires.

Dans les paroxysmes dyspnéiques, à l'occasion des congestions subites qui envahissent une grande étendue du champ
respiratoire, il est parfaitement indiqué d'avoir recours aux
ventouses sèches qu'on peut renouveler un certain nombre de
fois.

D'autres méthodes eupnéiques peuvent prendre place à côté
de la révulsion, dont elles diffèrent cependant par leur mécanisme d'action. Elles comprennent surtout des procédés *hydrothérapiques* parmi lesquels on compte le *bain tiède*, le *drap
mouillé*, les *compresses d'eau froide* autour de la poitrine. Le
bain tiède, le drap mouillé agissent en régularisant les fonctions
nerveuses, aussi bien celles des centres de la respiration, de la
circulation et de la thermogénèse, que celles des centres psychiques. Quant aux compresses de Priessnitz, elles s'adressent
spécialement aux troubles respiratoires et ont une influence
décongestionnante des plus nettes.

Les *vomitifs* et les *expectorants* tiennent une place restreinte
dans le traitement de la broncho-pneumonie, telle que nous le
comprenons. Ils représentent le type des médications symptomatiques et ont l'inconvénient de provoquer de la dépression
des forces ou des troubles digestifs.

On peut cependant chez des sujets vigoureux qui ont la poitrine remplie de râles, provoquér une évacuation temporaire des sécrétions par l'emploi de l'*ipéca* : 30 grammes de sirop avec 0,30 cgr. de poudre de racines, à prendre par cuillers à café, de cinq en cinq minutes, jusqu'à effet vomitif. L'ipéca peut être renouvelé un certain nombre de fois.

De même on peut favoriser l'évacuation des bronches par l'emploi des expectorants, tels que le kermès qu'on donnera à la dose de 0,02 à 0,06 cgr. par jour ; le *jaborandi* (infusion filtrée de 0,20 à 0,50 cgr. de feuilles par jour). Il est préférable de s'adresser au jaborandi plutôt qu'à son alcaloïde, la pilocarpine qui se donne à la dose de 1 à 5 milligr. par jour, et qui provoque plus que la plante mère les sueurs abondantes et la dépression des forces. Ce ne sont là, en réalité, que des indications de pure forme qui, si elles sont capables d'amener un soulagement temporaire, n'ont aucune influence sur la marche de la maladie.

Au contraire, il convient de surveiller attentivement l'*alimentation*, de prescrire du lait, du bouillon, des jaunes d'œuf, de l'alcool sous forme de potion de Todd, de thé au rhum, de vin d'Espagne, en ayant soin de ne pas dépasser par jour la dose de 10 à 30 gr. d'alcool. On associera à l'alimentation les *médicaments toniques,* quinquina, kola et dans les moments de détresse du cœur, les *stimulants,* acétate d'ammoniaque, caféine.

L'élément fébrile sera combattu par les bains et les draps mouillés plutôt que par les antipyrétiques qui, exception faite pour la quinine, exercent volontiers une action plus ou moins dépressive.

ARTICLE III

TUBERCULOSE PULMONAIRE

La tuberculose pulmonaire n'est que la localisation prédominante ou exclusive sur le poumon de la tuberculose, qui dans ses formes chroniques aussi bien que dans ses formes aiguës, peut s'étendre à d'autres organes. Cette diffusion est d'autant plus marquée que le sujet est plus jeune.

1° Étiologie. — La tuberculose pulmonaire succède à l'inhalation de poussières ou d'air renfermant des bacilles tuberculeux qui se trouvent naturellement portés dans les voies respiratoires, mais elle se montre aussi comme la forme préférée de toute infection tuberculeuse, quelle qu'en soit la voie d'entrée, et en particulier dans l'infection tuberculeuse d'origine naso-pharyngienne et intestinale comme nous l'avons montré dans l'article tuberculose. Chez l'enfant, cette tendance de la tuberculose à frapper avant tout le poumon (loi de LOUIS) est moins marquée que chez l'adulte, d'autres organes comme les ganglions trachéobronchiques sont toujours intéressés dans le processus, parfois exclusivement, souvent d'une façon prédominante par rapport aux lésions pulmonaires.

Plus jeune est l'enfant, plus la tuberculose est diffuse, le poumon étant pris au même titre que les ganglions lymphatiques, la rate, le foie. Ce n'est qu'à partir de cinq ou six ans que la phtisie commune fait son apparition, que la tuberculose du poumon devient réellement locale. On constate bien chez les jeunes enfants des processus tuberculeux évoluant exclusivement dans le poumon. J'ai présenté à la société médicale des hôpitaux de Lyon (séance du 6 octobre 1903) un cas de tuberculose ulcéreuse exclusivement limitée au poumon droit et ayant évolué d'une façon apyrétique, chez un enfant de six mois. De pareils faits ne sont pas très rares ; il s'agit, dans ces cas, d'inflammations aiguës pneumoniques ou broncho-pneumoniques, dans lesquelles le bacille de Koch a été fixé dans le poumon par une lésion associée (broncho-pneumonie suite de rougeole, de coqueluche, de grippe, broncho-pneumonie primitive). Parfois c'est la pénétration brusque et massive d'un grand nombre de bacilles dans les voies respiratoires (communication d'un foyer ganglionnaire avec les bronches) qui provoque ces lésions pulmonaires aiguës qu'on peut reproduire expérimentalement par l'inhalation de cultures pures de bacille de Koch (STRAUSS). En fait, chez les sujets très jeunes, les lésions tuberculeuses pulmonaires ont toujours une allure aiguë ou rapide, qui se poursuit en s'atténuant pendant une grande partie de la période infantile.

2º Anatomie pathologique. — Les lésions élémentaires de la tuberculose sont les mêmes chez l'enfant et l'adulte : *granulation grise* et *tubercule pneumonique* ou *infiltration tuberculeuse* avec leurs transformations qui aboutissent à la caséification. Histologiquement, ces deux formes de la tuberculose sont composées de follicules tuberculeux, présentant à leur centre une cellule géante, en dehors une zone de cellules épithélioïdes, plus loin une zone de cellules embryonnaires, qui tantôt envahissent les tissus voisins, tantôt subissent la transformation fibreuse. Les bacilles de Koch sont au centre, dans les cellules géantes et la zone épithélioïde.

Les lésions tuberculeuses par leur répartition variable constituent plusieurs formes anatomo-cliniques de la maladie.

a. *Formes granuliques.* — Le poumon est criblé de granulations grises semi-transparentes qui se répandent aussi en d'autres organes. C'est la lésion qui correspond à la tuberculose aiguë généralisée, que nous avons décrite. Dans la forme diffuse chronique, il y a des granulations discrètes dans le poumon à côté de lésions plus avancées, tubercules crus, foyers caséeux, occupant les poumons, les ganglions, la rate. Même dans la granulie aiguë il y a ordinairement une lésion ancienne, adénopathie, qui a été le point de départ de l'infection bacillaire.

b. *Formes pneumonique* et *broncho-pneumonique.* — Elles sont très fréquentes chez les jeunes enfants ; tantôt c'est un lobe ou une très grande partie d'un poumon qui est envahi par l'inflammation tuberculeuse et représente un bloc hépatisé, gris, puis jaune marbré, tantôt on trouve l'apparence générale de la broncho-pneumonie, emphysème des sommets et des bords antérieurs, zones d'atélectasie, bronchiolite purulente, mais les noyaux d'hépatisation sont semés de granulations ou caséeux. Dans d'autres cas à côté des foyers avancés, on trouve de petites grappes de nodules péri-bronchiques tuberculeux. Quelle est la part respective du bacille de Koch et des autres agents de la pneumonie et de la broncho-pneumonie, (pneumocoque, pneumobacille, streptocoque, etc.) dans ces lésions complexes, la question est discutée, les uns admettant que l'inflammation proprement dite relève des microbes ordinaires (DUFLOCQ et MÉNÉTRIER, MOSNY, AVIRAGNET, WEILL et MOURIQUAND, et que le bacille de Koch produit la tuberculisation ou la caséification des zones enflammées, d'autres (GRANCHER et HUTINEL, STRAUSS) que le bacille de Koch suffit à provoquer toutes les lésions inflammatoires et nodulaires bien qu'il puisse entrer en association avec les autres microorganismes.

c. *Forme ulcéreuse.* — Ce sont les lésions de la phtisie commune chez l'adulte. Le sommet est transformé en un bloc fibreux avec adhérences pleurales ou occupé par une caverne. Au-dessous se voient des tubercules en voie de ramollissement, à la base, des nodules péribronchiques ou des granulations récentes. Les cavernes se trouvent exceptionnellement avant six ou huit ans. Cependant nous en avons observé plusieurs cas chez des nourrissons. Tantôt elles se forment rapidement, par la fonte d'une masse caséeuse, dans la pneumonie ou la broncho-pneumonie ; elles sont alors volumineuses, et occupent la base aussi bien que le sommet. Tantôt elles succèdent à un processus plus lent, comprennent des petites loges communiquant les unes avec les autres ou se réduisent en une seule cavité à parois anfractueuses, avec des brides vasculaires en relief sur ses parois ou même détachées de celles-ci (RILLIET et BARTHEZ).

Les formations fibreuses, les scléroses du sommet, les parois denses des cavernes sont beaucoup plus rares chez l'enfant dont le tubercule, quelle que soit la forme des lésions produites, présente une tendance plutôt caséeuse que fibreuse.

Les ganglions trachéo-bronchiques sont volumineux, farcis de tubercules ou caséeux. Les autres lésions secondaires de la tuberculose pulmonaire n'ont rien de particulier à l'enfance (pleurésie, bronchites, dilatations bronchiques, etc.)

3° Symptômes. — Nous avons déjà, à propos de la tuberculose aiguë, décrit les symptômes de la forme *granulique*. Nous décrirons ici les formes pneumoniques, broncho-pneumonique et chronique commune.

a. *Forme pneumonique*. — La forme pneumonique est rare dans la première enfance. Elle se voit à partir de sept ou huit ans et ne présente rien de spécial. C'est une pneumonie qui s'accompagne de températures irrégulières, d'un amaigrissement rapide, qui n'aboutit pas à la défervescence classique ou qui après une fausse défervescence, reprend son cours. La mort arrive au bout de quelques semaines dans les cas aigus. Le processus prend parfois une marche plus lente, le foyer pneumonique se ramollit, des signes cavitaires paraissent, et le sujet meurt avec de la fièvre hectique, au bout de deux ou trois mois ; plus rarement, la maladie passe à l'état chronique.

b. *Forme broncho-pneumonique*. — La forme broncho-pneumonique ressemble à la broncho-pneumonie simple. Elle se voit surtout au-dessous de cinq ans. Elle est aiguë ou subaiguë.

Nous avons déjà insisté, à propos du diagnostic de la broncho-pneumonie sur les symptômes de la broncho-pneumonie tuberculeuse. Au début, elle présente l'apparence d'une broncho-pneumonie ordinaire avec toutes ses variétés. Le siège des lésions, la variation des signes physiques et du type fébrile n'ont rien de caractéristique. C'est l'évolution de la maladie qui dégagera la nature tuberculeuse de la lésion. C'est ainsi que nous avons noté à l'actif de la tuberculose, la disparition progressive des signes de bronchite avec persistance des signes d'hépatisation, la persistance d'un mauvais état général en dépit de l'atténuation des signes physiques et des troubles fonctionnels, la diminution de la sensibilité thermique, le malade faisant de la fièvre sans s'en apercevoir, l'instabilité thermique, le patient présentant une élévation thermique à la suite d'un effort, d'un repas. La coexistence d'adénopathies bronchiques, perçues par les moyens habituels ou par la radioscopique, confirme le diagnostic de tuberculose. Quant à la marche de la broncho-pneumonie tuberculeuse, elle est commandée par l'étendue, l'intensité de la broncho-pneumonie initiale, par le nombre et la virulence des germes tuberculeux fixés sur le poumon. Tantôt on aura à faire à un catharre suffocant décrit habituellement sous le nom de *granulie* à *forme broncho-pneumonique,* tantôt à une *phthisie galopante,* lorsque les foyers broncho-pneumoniques sont massifs et se caséifient, tantôt à une *forme intermédiaire* dans laquelle la broncho-pneumonique meurt au bout de quelques semaines, sans apparition nette de signes de tuberculose.

c. *Forme chronique commune.* — Elle survient lentement, comme chez l'adulte, à la suite d'une pleurésie, d'une péritonite tuberculeuse, d'une adénopathie latente, de bronchites successives. Elle complique parfois secondairement la sclérose pulmonaire avec dilatation bronchique.

Dans d'autres cas, elle succède à une spléno-pneumonie (GRANCHER), à une broncho-pneumonie aiguë ou subaiguë.

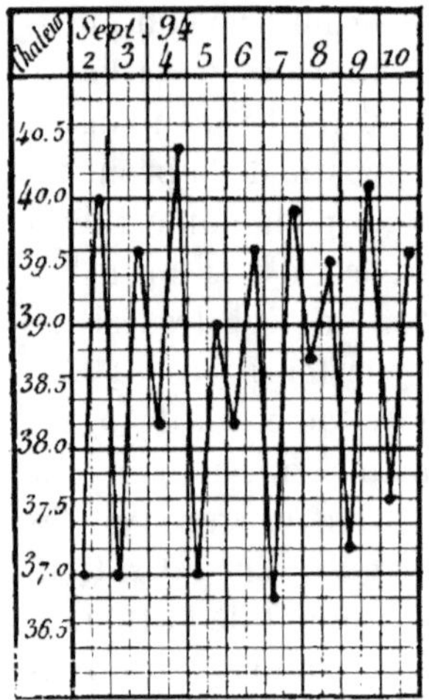

Fig. 71.
Tuberculose ulcéreuse,
fièvre hectique.

Dans sa forme chronique, la tuberculose pulmonaire chez l'enfant se voit surtout à partir de six ou huit ans. Elle est généralement mieux tolérée que chez l'adulte. On observe tous les types fébriles que l'on a décrits chez ce dernier et qui se trouvent rassemblés dans la thèse de mon élève ROUSSY [1] : fièvre rémittente régulière, irrégulière, fièvre à grandes oscillations, fièvre continue lors des poussées aiguës, état subfébrile. J'ai constaté chez l'enfant comme chez l'adulte [2] de la fièvre intermittente bénigne, signalant le début de l'affection, et ne s'accompagnant d'aucun trouble fonctionnel sérieux. L'apyrexie est commune, et cela non seulement avec des lésions d'induration, mais avec des manifestations ulcéreuses. J'ai observé cette apyrexie dans plusieurs cas de tuber-

---

[1] Voy, ROUSSY, *Etude cliniqus de la température des tuberculeux.* Th. de Lyon, 1891.

[2] WEILL, *Province médic.*, 11891.

culose pulmonaire ulcéreuse chez des nourrissons. L'apyrexie est surtout en rapport avec les formes caséeuses de la tuberculose (voir DAUVERGNE, *De l'apyrexie dans la tuberculose de l'enfance*, Thèse de Lyon, 1904). Même chez les tuberculeux apyrétiques, on observe des irrégularités de la température : celle-ci prise plusieurs jours de suite, n'indique pas les mêmes degrés thermiques, à la même heure, alors que l'enfant est placé dans des conditions invariables. Un caractère très particulier à la fièvre tuberculeuse, c'est que souvent, elle est purement objective et échappe aux sensations du malade.

J'ai décrit comme particularité assez rare chez l'enfant, une susceptibilité particulière au froid, telle que lorsqu'il quitte son lit ou passe d'un milieu chaud dans un milieu froid, il présente une sensation de refroidissement avec abaissement notable de la température périphérique. En une demi-heure celle-ci baisse de 12 à 15°. La température centrale elle-même diminue de 1 à 2°. Il y a en même temps cyanose de la face et des extrémités, augmentation de volume de la rate, albuminurie, hyperglobulie. Tous ces phénomènes sont passagers et se produise nt par périodes ; ils se montrent aussi bien au début qu'à une période avancée de la maladie [1].

En général, les réactions nerveuses sont limitées chez les enfants tuberculeux. J'ai observé, mais bien plus rarement que chez l'adulte, l'hémihypéresthésie profonde, musculaire, osseuse, articulaire, qui existe chez ce dernier 4 fois sur 10 [2]. De même, rares sont les douleurs spontanées, rongeantes des membres inférieurs, les symptômes traduisant l'éréthisme, palpitations, toux fréquente, émétisante. La toux quinteuse, coqueluchoïle, suivie de vomissements, existe chez l'enfant, mais en rapport avec l'adénopathie trachéo-bronchique.

On a signalé la rareté des congestions, des hémoptysies ; on les observe, mais dans une proportion bien moindre que chez

---

[1] WEILL, *Un syndrome particulier chez les enfants tuberculeux*, Lyon médical, 1894.

[2] WEILL, *Troubles nerveux chez les tuberculeux*, Revue de médecine, 1893, Voy. aussi FAVRE-GILLY, *Syndrome de Weill chez les enfants*, Th. de Lyon, 1900.

l'adulte. Nous avons cependant vu plusieurs hémoptysies terminales foudroyantes.

En résumé, les phénomènes généraux et fonctionnels sont moins marquée chez l'enfant. La figure est pâle, bouffie, rappelle celle des chlorotiques ou des albuminuriques. Il existe cependant entre ces anémies tuberculeuses et les anémies graves une différence assez nette dans quelques cas. L'anémie tuberculeuse s'accompagne rarement d'hydrémie et ne donne pas lieu à des souffles précordiaux et vasculaires.

Les signes physiques n'ont rien de spécial, si ce n'est la difficulté de les observer. Pour ausculter un enfant, il convient de le faire tenir debout, le thorax découvert, les bras tombants. Dans la position assise, il se produit souvent des torsions du tronc, des contractions plus marquées d'un côté que de l'autre, qui produisent artificiellement des variations dans les bruits d'auscultation. Souvent aussi, l'inspection faite dans la position debout, permettra de saisir mieux que dans la position assise, les différences de volume des deux parties du thorax, les différences dans leur expansion. Il est de connaissance courante que le murmure vésiculaire est moins fort au sommet droit ce qui tient à ce qu'il est couvert en partie par le bruit de la bronche droite. En auscultant successivement à l'oreille et au sthétoscope, on se rendra compte de ce fait, l'auscultation au sthétoscope dégageant le murmure vésiculaire. Les phénomènes cavitaires n'ont pas la même valeur que chez l'adulte (RILLIET et BARTHEZ, ROGER, C. du GASSICOURT, GRANCHER). Des cavernes réelles existent sans souffle caverneux ni gargouillement et ces signes, par contre, peuvent se montrer en l'absence de toute géode. La première circonstance résulte de ce que la partie excavée est mal aérée, soit parce qu'une grosse bronche qui y aboutit est comprimée, soit parce que la région pulmonaire correspondante est immobilisée par une symphyse partielle pleuro-pulmonaire à développement rapide. Quant aux signes pseudo-cavitaires, ils relèvent du même mécanisme que chez l'adulte. En plus l'adénopathie trachéo-bronchique transmet parfois les bruits des grosses bronches avec une singulière facilité. Enfin, les cavernes tuberculeuses infantiles existent aussi bien à la base qu'au sommet, ce qui augmente les difficultés d'interprétation.

La radioscopie est d'un grand secours pour suivre, mieux, souvent que l'auscultation, la formation d'une caverne. C'est ainsi que dans un cas présenté récemment à la société des sciences médicales de Lyon, nous avons pu voir une ombre occupant tout un sommet et qui s'est éclaircie peu à peu à son centre, ce que l'autopsie a démontré correspondre à une formation cavitaire, alors que les signes d'auscultation n'avaient nullement changé.

La tuberculose chronique se montrant surtout à partir de six ans, on peut toujours obtenir que les enfants expectorent dans un crachoir et rechercher le bacille de Koch [1]. Au besoin, on peut rechercher les bacilles dans les selles (CRUCHET) ou dans l'estomac après lavage (MEUNIER.)

Enfin, en cas de doute, dans les formes apyrétiques, on est autorisé à employer tous les procédés de laboratoire que nous avons indiqués à l'article tuberculose.

La marche de la tuberculose pulmonaire chronique est lente, progressive. Une rougeole, une coqueluche, une grippe, en précipitent le dénouement ; parfois, c'est la fièvre hectique qui s'allume, ou une complication, pneumothorax, hémoptysie, qui emporte le patient.

4º Diagnostic. — Le diagnostic de la *pneumonie tuberculeuse* est difficile, car la pneumonie franche chez l'enfant s'accompagne facilement d'oscillations thermiques qui seraient caractéristiques de la forme tuberculeuse chez l'adulte.

Celui de la *broncho-pneumonie tuberculeuse* est tout aussi obscur. Une broncho-pneumonie primitive doit être tenue pour suspecte. Pour les formes secondaires, on en est réduit à tenir compte des antécédents, des tuberculoses collatérales (adénopathies externes ou profondes). J'ai insisté longuement sur ce diagnostic à propos de la broncho-pneumonie.

La tuberculose chronique se confond surtout avec la *broncho-pneumonie chronique* accompagnée de *dilatations bronchiques :*

---

[1] Voir la planche XIV.

état général mauvais, signes cavitaires, sont communs aux deux affections. L'expectoration matutinale abondante, l'absence des bacilles dans les crachats, sont caractéristiques de la bronchopneumonie. On s'appuiera sur les mêmes recherches dans le cas d'émaciation due à une *pleurésie purulente chronique*. Les *pleurésies en résolution* donnent aussi naissance à des signes pseudo-cavitaires, mais sans altération de l'état général.

5° Pronostic. — Les formes aiguës et subaiguës sont fatales à brève échéance. Les formes chroniques limitées sont susceptibles de rester stationnaires et même de s'améliorer. Mais en général, la tuberculose a d'autant plus de tendance à s'étendre que le sujet est plus jeune.

6° Traitement. — Nous avons parlé de la prophylaxie à l'occasion de la tuberculose, maladie générale.

Le traitement proprement dit comporte : le séjour soit à la mer, soit dans la montagne à 1 200 mètres ou au-dessus, à l'abri des vents froids, avec un climat sec et une radiation solaire intense ; l'aération continue ; le repos, car il est bien connu que dans les tuberculoses latentes le mouvement produit une élévation de température ; l'alimentation carnée, le jus de viande crue (RICHET et HÉRICOURT), les œufs crus, les corps gras. On pourra utiliser les toniques : les phosphates de chaux, léthicine, préparations arsenicales.

Il n'y a pas, mise à part la question des doses, de thérapeutique spéciale de la tuberculose pulmonaire infantile. L'huile de foie de morue, lorsqu'elle est bien tolérée, sera donnée largement dans les formes initiales ou apyrétiques. Dans les cas où dominent les quintes de toux, on pourra employer la codéine, le bromure, le bromoforme, l'aethone, les inhalations d'acide carbonique, les attouchements du pharynx à la cocaïne ou à l'orthoforme, la révulsion sur les zones médiastinales, la chambre humide.

Le tube digestif des enfants fonctionnant relativement bien, on sera sobre de médicaments dyspeptisants, opium, créosote à hautes doses, etc.

Une précaution utile est d'apprendre aux enfants à cracher, pour éviter la déglutition de bacilles. C'est un dressage qui est facile à obtenir.

Les résultats du traitement spécifique par les différentes *tuberculines* ou par les *serums antituberculeux* ne sont pas suffisamment établis pour justifier à l'heure actuelle leur emploi.

ARTICLE IV

GANGRÈNE PULMONAIRE

La gangrène pulmonaire est une mortification du p umon avec putréfaction, provoquée par l'action de microbes anaérobies, bacillus ramosus, micrococque fœtidus, etc. (VEILLON et ZUBER), combinés aux microbes ordinaires de la suppuration, sur un tissu pulmonaire privé de ses moyens de résistance par une lésion antérieure et un affaiblissement général de l'organisme.

1º **Étiologie**. — La gangrène pulmonaire a diminué de fréquence, comme le noma, par suite des améliorations apportées à l'hygiène et à la thérapeutique. Il semble d'ailleurs que le tissu pulmonaire en raison de son contact permanent avec l'oxygène de l'air et de sa riche vascularisation, soit un terrain peu favorable au développement des agents anaérobies, auxquels on attribue la gangrène. Aussi la *gangrène primitive* est-elle exceptionnelle, et c'est généralement sur un territoire déjà transformé par une lésion antérieure, pneumonie, broncho-pneumonie, dilatation bronchique, caverne tuberculeuse, apoplexie pulmonaire, suppuration broncho-pulmonaire entretenue par un corps étranger, (épi de blé, fragment d'os, arête, etc.,) que se greffe la gangrène. Encore faut-il le concours d'un organisme affaibli par la misère physiologique, une maladie infectieuse, tuberculose, rougeole, fièvre typhoïde, gastro-entérite. C'est dans ces conditions que l'apport des germes pathogènes devient efficace. Ces germes pénètrent soit par les voies aériennes, corps étrangers, parcelles alimentaires, filaments détachés de plaques gangréneuses de la bouche, de l'amygdale, du pharynx, soit par la voie sanguine : endocardite ulcéreuse, gangrène d'une autre région, otite suppurée fétide (GUILLEMOT)[1]. Suivant l'origine aérienne ou vasculaire de la gangrène, celle-ci affecte une forme différente : massive et volumineuse dans le premier cas, disséminée par petits foyers dans le second cas.

La gangrène pulmonaire est plus rare chez le nourrisson que chez l'enfant grandet, chez celui-ci que chez l'adulte. Et cependant les conditions locales et générales réalisées dans le premier âge, cachexie gastro-intestinale, broncho-pneumonie, otite suppurée, etc., sembleraient très favorables au développement de cette lésion. Le noma, quand il fleurissait, se montrait surtout chez les enfants. Il est vraisemblable que d'autres causes favorisantes entrent en jeu qui ne se rencontrent guère que chez l'adulte : alcoolisme, diabète, mal de Bright, cancer de l'œsophage, lésions chroniques du pharynx avec destruction ou suppression fonctionnelle de l'épiglotte.

2° Anatomie pathologique. — Le noyau gangréneux de volume variable occupant le tissu pulmonaire est constitué par une masse d'abord dure, sèche, de coloration brune ou noirâtre qui se ramollit peu à peu et se transforme en une bouillie putride plus ou moins mêlée de sang, de grumeaux, de sérosité grise ou verdâtre. Le foyer gangréneux s'ouvre dans la plèvre, s'il est superficiel et détermine alors un pyopneumothorax putride avec plaques sphacélées de la séreuse ; tantôt s'il est situé profondément, il s'ouvre dans une bronche et provoque une vomique fétide. Dans l'un et l'autre cas, l'autopsie révèle une cavité à parois anfractueuses, grisâtres, parsemées de débris de tissu pulmonaire, de vaisseaux dénudés, parfois sectionnés, ou de bronchioles. Le foyer gangréneux confine à un tissu pulmonaire infiltré de leucocytes ou présentant des lésions de pneumonie catarrhale et fibrineuse. GUILLEMOT a décrit à la limite du noyau gangréneux un liseré jaunâtre, festonné, qui représente une zone d'envahissement. L'examen histologique révèle dans le tissu gangréné des éléments cellulaires nécrosés ou

[1] GUILLEMOT, *Recherches sur la gangrène pulmonaire*, Thèse de Paris, 1899.

déformés, des vaisseaux thrombosés ou détruits, et des amas de microorganismes.

La gangrène se présente parfois sous la *forme diffuse*, se traduisant par un ramollissement putride de tout un poumon. C'est là l'exception. Le plus souvent elle forme un *bloc massif* de la grosseur d'un œuf, d'un lobe ; dans ces cas on ne compte qu'un petit nombre de foyers ou même un foyer unique. Cette forme correspond à la gangrène par inhalation. Le plus souvent chez les enfants, on trouve un grand nombre *de foyers disséminés* à la façon des abcès de la pyohémie ; ces foyers sont commandés par un vaisseau altéré suivant le mode accepté pour l'infarctus. Ces foyers disséminés sont petits, nombreux et dus à l'infection du sang par des germes provenant d'un foyer putride, le plus souvent l'oreille moyenne. Dans ces cas, ont rouve aussi des foyers gangréneux disséminés dans d'autres viscères, alors que dans la forme massive, les lésions viscérales sont plutôt d'ordre dégénératif ou infectieux. Les foyers disséminés sont souvent à la surface du poumon et se compliquent d'altérations pleurales.

3° Symptômes. — Les signes caractéristiques surviennent quand le foyer gangréneux communique avec les bronches ou la plèvre. Dans le premier cas, l'haleine devient d'une fétidité horrible, il se produit des vomiques ou une expectoration renfermant des mucosités purulentes, de la sérosité sanieuse, des grumeaux formés de débris de tissu pulmonaire et d'acides gras (bouchons de DITTRICH). Les crachats fourmillent de microorganismes. Parfois c'est une hémoptysie fétide qui éclaire le diagnostic.

Les foyers gangréneux superficiels intéressent la plèvre et créent une pleurésie qui devient rapidement putride. La constatation de celle-ci permet de reconnaître une gangrène de la surface pneumo-pleurale.

Tous ces symptômes se montrent plus volontiers dans la gangrène massive que dans les petits foyers disséminés où ils sont généralement incomplets et tardifs.

Les signes physiques relatifs à un foyer d'induration ou de

ramollissement sont aussi d'une constatation plus facile dans la gangrène massive que dans la gangrène disséminée des enfants. Le souffle, les râles rappellent plutôt un syndrome bronchopneumonique qu'une gangrène. Les troubles fonctionnels, point de côté, dyspnée, toux, sont parfois très marqués, mais en réalité n'ont rien de caractéristique. Ce qui peut aider au diagnostic, c'est la gravité immédiate de l'état général. La figure est pâle, anxieuse, les traits sont tirés, le teint est plombé, les extrémités froides, la faiblesse très grande avec tendance lyothymique ; le pouls est petit, rapide, la température est élevée, continue ou oscillante ; il se produit des frissons accompagnés de défaillance. Souvent il y a une diarrhée putride, de l'albuminurie, de l'augmentation de volume du foie et de la rate ; et il existe un contraste marqué entre de pareilles manifestations et les quelques lésions trouvées dans les voies respiratoires. C'est ce contraste qui permet de faire un diagnostic précoce que confirmera plus tard l'apparition des signes révélateurs signalés ci-dessus. Mais, en général le diagnostic est assez difficile au début. On tiendra compte de l'existence d'une otorrhée putride, surtout si celle-ci se complique de phlébite des sinus, et des phénomènes d'infection générale qui dominent la scène morbide.

4° Pronostic, marche. — La gangrène pulmonaire peut éclater à la suite de la pénétration d'un corps étranger, ou comme complication d'une caverne pulmonaire, d'une dilatation bronchique, d'un infarctus. Dans ce cas, sa marche est assez lente. Parfois, comme dans la forme massive, elle évolue avec la brusquerie d'une pneumonie et on voit se produire en quelques jours une excavation, pendant qu'apparaissent l'expectoration fétide ou l'hémoptysie. Dans la forme disséminée des enfants, le début est souvent insidieux, masqué par les symptômes d'une thrombo-sinusite ou d'une méningite. Ou bien, en dehors de ces associations, elle se traduit par des symptômes d'infection générale avec des troubles respiratoires discrets.

La marche est en général rapide et la durée ne dépasse guère deux à trois semaines. Le sujet meurt dans la cachexie, ou emporté par une hémoptysie foudroyante. Les cas de guérison se rapportent aux faits de gangrène superficielle limitée du poumon avec participation de la plèvre et pleurotomie précoce.

5° Diagnostic. — Le diagnostic de la gangrène pulmonaire est particulièrement difficile, en raison de l'inconstance des signes physiques. On songera au début à une pneumonie, une broncho-pneumonie, une pleurésie, et ce n'est qu'en tenant compte de la gravité de l'état général, des grandes oscillations thermiques, qu'on sera amené à rechercher les signes pathognomoniques. Dans la forme pleuro-pulmonaire, l'expectoration et la fétidité de l'haleine font habituellement défaut. C'est la ponction exploratrice seule qui révélera l'existence d'une pleurésie fétide. On pourra aussi se baser sur la présence d'un pneumo-thorax, chez un enfant non tuberculeux. Dans les formes pulmonaires, s'il y a de la fétidité de l'haleine sans expectoration, on recherchera l'existence de stomatites, de pharyngites ulcéreuses ou gangréneuses ; s'il existe de l'expectoration, on devra distinguer la gangrène de la bronchite fétide, qui accompagne parfois l'ozène, de la dilatation bronchique avec putridité, qui s'observe d'ailleurs rarement chez l'enfant, ou d'une vomique pleurale. L'examen des crachats établira le diagnostic.

6° Traitement. — Il ne se présente rien de particulier chez l'enfant ; désinfection intus et extra ; inhalations de goudron, de créosote, d'eucalyptol, d'acide thymique, d'oxygène ; ingestion de substances balsamiques et antiseptiques; médication tonique; alimentation ; intervention hâtive en cas de pleurésie putride.

ARTICLE V

PLEURÉSIE

La pleurésie est une inflammation exsudative de la plèvre, dont les causes, quoique très variables, relèvent le plus habituellement d'une infection. Nous laisserons de côté la pleurésie traumatique qui relève de la chirurgie.

9.

1° Étiologie. — La pleurésie est toujours consécutive à une lésion de voisinage ou à une maladie générale infectieuse. Souvent cette dernière, pour atteindre la plèvre, crée une localisation broncho-pulmonaire. Il est cependant des cas où l'affection initiale ne peut être discernée : on dit alors qu'il y a pleurésie primitive.

La *pleurésie primitive* est relativement rare chez l'enfant, car relevant le plus souvent de la tuberculose, elle ne se montre comme les autres tuberculoses des séreuses, que dans la seconde moitié de l'enfance ou dans l'adolescence. Sur 102 cas de pleurésie, nous avons compté 40 cas de formes primitives, la plupart appartenant à la seconde enfance.

La *pleurésie secondaire* apparaît à différentes périodes de l'enfance : *chez le nouveau-né*, elle est liée à l'infection puerpérale et est habituellement purulente (HERVIEUX). *Dans les premières années*, elle est en rapport avec les infections bronchopulmonaires, pneumonie, broncho-pneumonie, bronchite, parfois avec l'ingestion d'un lait tiré d'un sein malade (BOUVERET, DAMOURETTE). Aussi est-elle particulièrement fréquente à cette période (SMITH), et, en raison de son origine, très souvent purulente, dans la moitié des cas. J'ai observé chez un nourrisson de six mois, une symphyse pleurale droite avec atélectasie pulmonaire, rétraction du médiastin, ectopie du cœur qui battait à droite.

Avec la scolarité débutent les maladies contagieuses, rougeole, scarlatine, coqueluche, grippe, la pneumonie continue à sévir ; ce sont encore les pleurésies purulentes qui dominent, soit qu'elles succèdent à la scarlatine dont les associations morbides ont presque toujours une tendance pyogène, soit qu'elles succèdent à la broncho-pneumonie rubéolique, grippale, coquelucheuse ou à la pneumonie, qui s'accompagnent tantôt d'épanchements séreux, tantôt d'épanchements purulents.

C'est à partir de huit à dix ans, que les pleurésies séro-fibrineuses font leur apparition à la remorque des tuberculoses latentes ou actives du poumon, des propagations tuberculeuses venues du péritoine, des poussées rhumatismales, des cardiopathies.

A tout âge la pleurésie peut avoir un point de départ accidentel : suppuration du pied (KOPLIK), otites suppurées, appendicite, qui a été mise en cause par DIEULAFOY, et provoque une
pleurésie putride droite.

Ces considérations nous expliquent que dans la répartition
des pleurésies suivant l'âge, il y ait deux maxima : l'un dans les
premières années, l'autre à la fin de l'enfance. La statistique de
STEFFEN citée par NETTER [1] donne sur 81 cas de pleurésie 29 cas
de la naissance à cinq ans, 30 cas de cinq à dix ans, 22 cas de
dix à quinze ans. ISRAEL cité par le même auteur a trouvé sur
206 cas, 94 cas de un à cinq ans, 71 de cinq à dix ans, 41 de dix
à quinze ans. Mes propres observations au nombre de 120 comprennent 25 cas de 0 à deux ans, 12 de deux à cinq ans, 40 de
cinq à dix ans, 43 de dix à quinze ans.

Ces statistiques donnent naturellement des chiffres variables
suivant l'affluence proportionnelle des petits et des grands enfants dans les milieux où l'on observe. Pour ce qui concerne les
nourrissons, on peut affirmer qu'ils sont très sujets à la pleurésie
et surtout à la pleurésie purulente. Dans une crèche où passent
en moyenne 250 à 300 enfants par an, j'observe annuellement
4 à 5 cas de pleurésie. Cette fréquence de l'infection pleurale se
comprend, lorsqu'on sait combien le nourrisson se défend mal
contre l'action des germes pathogènes. Il est très probable que
tous les moyens prophylactiques employés dans les collectivités
de nourrissons, isolément individuel, asepsie, antisepsie, auront
une répercussion aussi bien sur le nombre de pleurésies que sur
celle des infections en général et en restreindront la fréquence.

Il faut distinguer la pleurésie du *nouveau-né* de celle du *nourrisson*. La première est relativement rare : sur 54 pleurésies de la
naissance à dix-huit mois, PAPAPANAGIOTU n'en a vu que 8 chez
des enfants au-dessous de six mois. Il est vrai que les pleurésies
du nouveau-né sont souvent des trouvailles d'autopsie et que
plus on se rapproche de la naissance, plus la pleurésie présente
des liens étroits avec une septicémie ou une broncho-pneumonie

---

[1] NETTER, Article Maladies de la plèvre, in *Traité des maladies de
l'enfance de* GRANCHER-COMBY.

qui en masquent les symptômes, plus aussi elle a des chances d'être purulente. La purulence de l'épanchement qui se montre dans la proportion de 5,4 à 7,6 p. 100 chez l'adulte, est de 29 p. 100 chez l'enfant (NETTER). Si on considère l'enfant aux différents âges, on voit que les pleurésies purulentes se répartissent de la façon suivante, d'après les nombreuses statistiques réunies par NETTER :

Au-dessous de 5 ans. . . . . 62 p. 100.
De 5 à 10 ans . . . . 27,6 —
De 10 à 15 ans. . . . . 10,4 —

La pleurésie du nouveau-né est presque toujours purulente. Les chiffres que j'ai observés cadrent avec les précédents. Sur 37 pleurésies de un à cinq ans, nous en comptons 23 purulentes, soit 62 p. 100 ; sur 40 cas de cinq à dix ans, nous notons 11 formes purulentes, soit 27,5 p. 100 ; sur 43 cas de dix à quinze ans, il y a 5 pleurésies purulentes, soit 11,6 p. 100.

Si nous répartissons nos cas en groupes étiologiques, nous trouvons :

60 pleurésies primitives dont 17 purulentes :
60 pleurésies secondaires dont 20 avec purulence se rapportant :
    A la tuberculose. . . . 20 cas.
    A la pneumonie . . . . 16 — dont 10 avec purulence.
    A la broncho-pneumonie . 4 — — 2 —
    A la scarlatine . . . . 2 — — 1 —
    A la coqueluche . . . . 5 — — 3 —
    A l'érysipèle . . . . 1 — — avec purulence.
    A la grippe . . . . . 2 — dont 1 —
    Au rhumatisme . . . . 4 — — 1 —
    A l'appendicite . . . . 1 —
    A la varicelle . . . . 2 —
    A la rougeole . . . . 1 — avec purulence.
    A la pyohémie . . . . 1 — avec purulence.
    A un infarctus . . . . 1 —

Nous ne faisons pas mention des épanchements dans les cardiopathies ou les néphrites, leur caractère inflammatoire étant dans quelque cas discutable.

2° **Anatomie pathologique**. — La pleurésie est sèche, séro-fibrineuse, purulente, hémorragique.

a. *Pleurésie sèche.* — La pleurésie sèche, associée à la pneumonie ou à la broncho-pneumonie, se réduit à l'existence d'un voile fibrineux, déposé sur la plèvre au niveau de la zone pulmonaire enflammée. Elle n'a d'importance clinique que quand elle existe au sommet, car elle signale des lésions tuberculeuses plus ou moins latentes et aboutit souvent à l'épaississement scléreux de la plèvre. Cependant dans les broncho-pneumonies qui passent à l'état chronique, on observe souvent une paroi pleurale épaissie et des dilatations bronchiques.

b. *Pleurésie séro-fibrineuse.* — La pleurésie séro-fibrineuse ne présente rien de particulier chez l'enfant. Elle siège le plus souvent à gauche, sauf dans la forme rhumatismale ou dans ses associations à la tuberculose péritonéale, auxquels cas elle est habituellement double. Elle se résout en général avec une grande rapidité et bien qu'elle soit plus souvent que chez l'adolecsent ou l'adulte indépendante de la tuberculose, elle constitue parfois un lieu d'appel pour les infections futures ainsi que l'a démontré CHARRIN.

Malgré l'aisance avec laquelle se résout la pleurésie séro-fibrineuse, elle peut cependant aboutir à une diminution de volume de la partie correspondante du thorax avec scoliose consécutive. C'est là un fait que nous avons remarqué à plusieurs reprises, et qui s'explique peut-être par un arrêt de développement momentané de la moitié du thorax lésé.

c. *Pleurésie purulente.* — La pleurésie purulente de l'enfant est remarquable par son origine souvent pneumo coccienne. D'après NETTER, la pleurésie purulente de l'adulte relève 25 fois p. 100, du pneumocoque et 41 fois sur 100 du streptocoque. Chez l'enfant, cet auteur a relevé le pneumocoque 65 fois p. 100 et le streptocoque 16 fois p. 100. Quant au bacille de Koch, il a été noté 17 fois sur 100 chez l'adulte, 7 fois sur 100 chez l'enfant.

Les lésions pleurales sont les mêmes chez l'enfant que chez l'adulte : pus épais, crémeux, tirant sur le vert. dans la pleurésie à pneumocoques ; pus séreux, mal lié, grisâtre, dans les autres formes ; poumon atélectasié au niveau de l'épanchement et recouvert de fausses membranes. La collection purulente peut être enkystée soit dans une partie de la grande cavité pleurale, soit dans la loge interlobaire, soit dans la loge sus-diaphragmatique, soit dans la région médiastinale antérieure et postérieure. Ce sont là des particularités du plus grand intérêt au point de vue thérapeutique. Parfois, comme nous l'avons observé, il existe à la fois un épanchement de la grande cavité et une pleurésie interlobaire isolée de la première ; de sorte que la pleurotomie n'apporte aucune modification aux phénomènes généraux. Enfin j'ai vu dans un cas une pleurésie séro-fibrineuse de la grande cavité évacuée par la thoracentèse, et plus tard une vomique purulente, résultant de la présence d'une pleurésie purulente interlobaire.

La pleurésie purulente peut être le point de départ d'infections qui se propagent tantôt sur les parties voisines, péricarde, péritoine, tantôt à distance, soit par le système lymphatique (j'ai vu deux fois un ganglion suppuré de la région sus-claviculaire dans des pleurésies purulentes à streptocoques, le pus ganglionnaire renfermant du streptocoque pur) soit par le système veineux, et en ce cas il se produit des métastases viscérales.

La pleurésie purulente peut devenir putride en cas de communication avec un foyer septique (gangrène pulmonaire).

d. *Pleurésies hémorragiques*. — Enfin l'épanchement est parfois hémorragique. Stark a signalé 2 cas de ce genre consécutifs à un rhumatisme infectieux, Lewin 4 cas associés à de la broncho-pneumonie grippale.

3° **Symptômes**. — Nous admettrons des signes physiques et des symptômes fonctionnels.

A. Signes physiques. — Ils varient suivant qu'il s'agit d'une pleurésie sèche, primitive ou secondaire à un épanchement, ou d'un épanchement proprement dit.

α) La *pleurésie sèche* n'a rien de spécial à l'enfance.

β) Dans les *pleurésies avec épanchement*, il existe entre l'adulte et l'enfant, des différences ou des nuances qui sont dues presque toutes à la parfaite élasticité de la cage thoracique, et à sa minceur. De là résulte une conductibilité très marquée pour les bruits, les ébranlements et les chocs. Du côté de l'épanchement, la poitrine s'*immobilise* et se laisse distendre. Alors que dans la pneumonie le défaut d'expansion existe sous la clavicule, dans la pleurésie il est au même niveau que l'épanchement. Si la pleurésie est étendue ou douloureuse, tout le côté peut être immobilisé, mais non exclusivement le sommet. La palpation reconnaît l'*arrêt de transmission de la voix,* chez les grands enfants, du *cri* chez le nourrisson. Lorsqu'il existe de gros râles sonores, on les perçoit souvent à la main, c'est un bon moyen de vérifier la non-transmission et il m'a permis dans un cas à symptômes réduits de faire le diagnostic.

J'ai souvent vérifié chez l'enfant un signe décrit par Tripier et Mouisset chez l'adulte. Il consiste dans une *sensation d'on-dulation* perçue par une main appliquée perpendiculairement à la direction des côtes sur la partie latérale et inférieure du thorax pendant que l'autre main ébranle la collection liquide par des chocs successifs, en arrière, au niveau de l'épanchement.

Bard, sous le nom de *ballottement,* provoque une sensation de frémissement, rappelant celui d'un bloc de gélatine trem-blotant, avec une seule main, les doigts écartés, imprimant à l'épanchement une série de chocs rapides. C'est un phénomène analogue à celui qu'on produit en pratiquant sur un verre une série de chocs légers ; on détermine une vibration sonore qui s'arrête si le choc est fort ou le contact du couteau avec le verre trop prolongé. J'ai modifié le procédé de Bard en faisant sur la poitrine un trémolo avec le pouce d'un côté et les derniers doigts de l'autre. Ces deux signes me paraissent bien plus faciles à saisir chez l'enfant que chez l'adulte.

La *percussion* doit être superficielle, en cas d'épanchement modéré, car profonde elle ferait consonner le poumon. Elle révèle de la matité avec perte de l'élasticité, dans les collections de très petit volume. Aussi constitue-t-elle un signe de premier ordre, de beaucoup supérieur à l'auscultation. La forme de la matité reproduit chez l'enfant comme chez l'adulte la courbe parabolique de Damoiseau à sommet axillaire et la radioscopie confirmera les résultats de la percussion en laissant voir une image ombrée de même forme que la matité. Le skodisme de la partie supérieure de la poitrine est plus marqué chez l'enfant que chez l'adulte.

Les résultats de l'*auscultation* sont parfois faussés. Les bruits intra-pulmonaires se propagent facilement aux parois. Il faut, à ce point de vue, revenir aux indications trop négligées de LAENNEC et établir la distinction entre l'auscultation à l'oreille et l'auscultation sthétoscopique. La première fait percevoir des bruits produits à une certaine distance, de sorte qu'elle laisse arriver dans la zone de l'épanchement le bruit de la respiration normale, qui masque l'obscurité réelle de cette région. Avec l'auscultation sthétoscopique, la propagation des bruits lointains est arrêtée, et l'obscurité est perçue. De même, l'auscultation avec le sthétoscope permet de limiter la région où siège un souffle, et de distinguer les souffles nés sur place de ceux qui se propagent à une certaine distance soit du même côté, soit du côté opposé. Dans beaucoup de cas, la poitrine étant immobilisée, la respiration est simplement obscure. Ailleurs, on perçoit le murmure vésiculaire, du souffle aigre, lointain, d'abord expiratoire, puis expiratoire et inspiratoire, du souffle caverneux plus fréquent chez l'enfant que chez l'adulte, des râles fins, sous-crépitants, cavernuleux.

Je puis citer à cet égard l'histoire d'un garçon de cinq à six ans, présentant à la base un souffle cavitaire, et considéré comme atteint d'une caverne tuberculeuse, en raison du mauvais état général dans lequel il se trouvait et d'une température à grandes oscillations. L'auscultation médiate, en limitant le siège du bruit cavitaire démontra qu'il existait au-dessus de la zone de matité. Je conclus à une pleurésie et l'intervention montra qu'il s'agissait d'un épanchement purulent du médiastin postérieur. La compression et l'immobilisation d'un lobe ou de tout un poumon, sont les conditions qui favorisent la production de ces bruits cavitaires. J'ai pu dans un cas de grand épanchement, vérifié à la radioscopie et évacué par la thoracentèse, assister à la disparition brusque d'un bruit cavitaire très marqué au sommet du poumon. On peut expliquer ce fait en admettant que l'air inspiré et expiré passe devant l'orifice d'une grosse bronche de division sans y pénétrer, en raison de l'immobilité de ce côté de la poitrine et que la grosse bronche fait office de caisse de résonnance ; c'est le phénomène analogue au bruit de sifflet qu'on détermine en soufflant devant l'orifice d'une clef et perpendiculairement à la direction de la clef.

L'égophonie, la broncho-égophonie existent dans le jeune âge. Colrat a montré qu'en comprimant la base de la poitrine, on pouvait faire varier chez l'enfant le siège de l'intensité du souffle, de l'égophonie, et même faire naître une égophonie qui n'existe pas spontanément. C'est encore là un résultat de l'élasticité et de la compressibilité de la cage thoracique. Chez le nouveau-né et le nourrisson jeune, l'auscultation ne donne que peu de renseignements. Il faut rechercher la matité de la base, le skodisme du sommet et ne pas craindre en cas de doute, de faire une ponction exploratrice avec la seringue de Pravaz. La pénurie des signes physiques explique pourquoi la pleurésie est si souvent méconnue dans le premier âge.

La radioscopie rend de réels services, surtout chez l'enfant. Elle montre une zone obscure à forme parabolique au niveau de l'épanchement, le déplacement du cœur et du médiastin, permet de reconnaître les pleurésies enkystées interlobaires, sus-diaphragmatiques, médiastinales. Elle mérite d'être appliquée systématiquement au moins aux nourrissons.

D'une façon générale, on peut dire que les différentes parties du poumon sont plus solidaires chez l'enfant que chez l'adulte, et que les portions qui respirent et produisent des bruits, transmettent, plus volontiers chez l'enfant, ces bruits à la partie de la cage thoracique qui correspond à l'épanchement. Et c'est pour cela que l'auscultation médiate est particulièrement indiquée chez l'enfant.

Dans la pleurésie purulente, on observe chez l'enfant comme chez l'adulte, pour peu qu'elle dure, l'œdème de la paroi et de la dilatation des veines superficielles.

Tout épanchement abondant à gauche dévie le cœur à droite en masse (Bard) et efface l'espace de Traube.

Dans la pleurésie putride, qu'elle soit liée à une appendicite ou à une gangrène superficielle du poumon, aux signes de la pleurésie se surajoutent au bout de quelques jours ceux d'un pneumothorax : tympanisme, succussion hippocratique, bruit d'airain, parfois aussi mais très tard, survient une expectoration fétide ou une hémoptysie.

B. SYMPTOMES FONCTIONNELS. — Ils diffèrent naturellement suivant la cause et la nature de l'exsudat, et les affections concomitantes.

a. *Pleurésie séro-fibrineuse*. — La pleurésie séro-fibrineuse présente les mêmes variations que chez l'adulte. Tantôt elle s'installe franchement, tantôt elle a une marche insidieuse. La température n'est jamais si élevée que dans la pneumonie, elle peut être subfébrile ou même faire défaut. Elle est souvent irrégulière quand la pleurésie est de nature tuberculeuse.

Les troubles sont variables. Parfois il y a de l'oppression, un point de côté, de la toux sèche quinteuse, se reproduisant par accès ou à l'occasion d'un changement de position. Dans la pleurésie rhumatismale, souvent double, l'association de la congestion pulmonaire détermine une dyspnée intense, parfois de l'orthopnée : dans quelques cas, la pleurésie est latente et se réduit à une fébricule avec un peu de pâleur et de dépression des forces.

Dans la première enfance, on a signalé (SEVESTRE) une *forme méningitique* avec céphalée, délire, somnolence et même convulsions.

Il est rare que la pleurésie séro-fibrineuse passe à l'état chronique. La résorption se fait habituellement en deux ou trois semaines.

La pleurésie séro-fibrineuse peut s'associer à la pneumonie et dans ce cas évoluer très rapidement comme la pleurésie rhumatismale.

b. *Pleurésie purulente*. — La pleurésie purulente se traduit, outre ses signes physiques, par une fièvre qui est en rapport avec les qualités infectantes de l'épanchement.

On observe de nombreux types : fièvre intermittente à grandes oscillations avec accès, sueurs profuses ; fièvre rémittente à oscillations moyennes ou courtes ; état subfébrile, fièvre à poussées irrégulières, apyrexie.

L'état général est en rapport avec la fièvre : pâleur, amaigrissement, sueurs, inappétence, dépression des forces ; mais souvent ces phénomènes sont peu marqués.

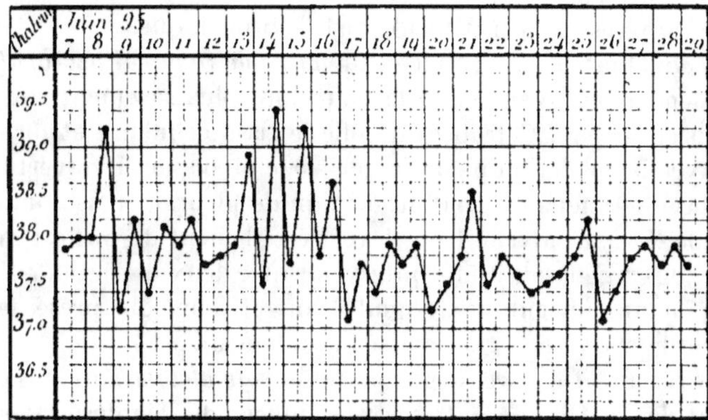

Fig. 72.

Température dans la pleurésie purulente à pneumocoques.

Les pleurésies infectantes, à évolution rapide, s'accompagnent de dyspnée, de cyanose ; le plus souvent la pleurésie purulente entraîne peu de retentissement du côté des fonctions respiratoires.

4° Marche. — La pleurésie purulente peut se *résorber spontanément.* Nous en avons observé trois cas très nets chez des enfants de 3 ans, 5 ans, 6 ans, atteints de pleurésie purulente métapneumonique (voy. BLANCHET, *De la résorption spontanée de*

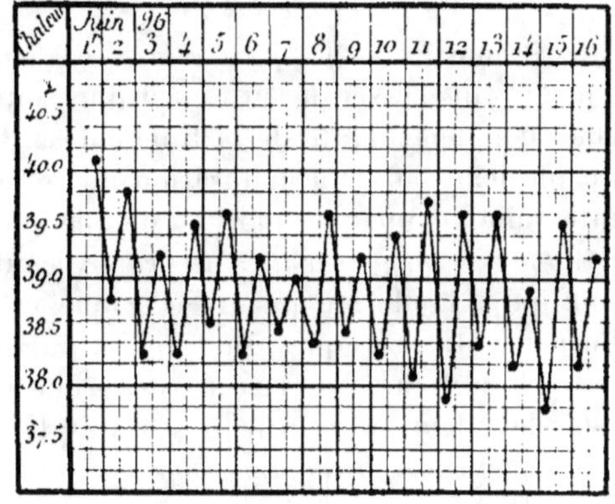

Fig. 73.

Température dans la pleurésie purulente à streptocoques.

l'empyème à pneumocoques de la seconde enfance, Thèse de Lyon, 1903.

Rarement, elle se termine par *comique* ou par *évacuation* lente et progressive à travers une fistule bronchique.

Dans quelques cas, il se forme un *abcès de la paroi pectorale*, généralement en avant, sous le mamelon, plus rarement sur le côté ou en arrière. Cet abcès décolle le tissu cellulaire et forme ainsi avec la collection pleurale une sorte de bissac. L'ouverture de l'abcès permet l'évacuation du liquide pleural, mais comme la fistule est à un niveau trop élevé, l'écoulement du pus est mal assuré, et en général, il faut intervenir aux lieux d'élection. J'ai vu cependant un enfant de quatre ans et demi qui présentait une fistule spontanée guérir assez rapidement.

Plus rarement encore, le pus prend la *voie abdominale*, fusant le long de la colonne à travers les piliers du diaphragme, et réalisant ainsi ce qu'on a appelé les *migrations insolites de l'empyème*, pour faire issue aux lombes, à l'arcade de Fallope.

Dans quelques cas la pleurésie purulente passe à l'*état chronique*: l'enfant présente une fièvre rémittente, maigrit, pâlit, et est considéré comme un tuberculeux.

5° **Pronostic.** — La *pleurésie séro-fibrineuse* guérit habituellement, sans laisser de suites, car plus souvent que chez l'adulte, elle est indépendante de la tuberculose. Cependant nous avons vu plusieurs fois une induration du sommet lui succéder à un intervalle de quelques mois ou de quelques années.

La *pleurésie purulente* a un pronostic qui dépend de conditions multiples. La forme pneumococcique est plus bénigne que la forme à streptocoques, sans qu'on puisse établir à cet égard de règle absolue. NETTER a trouvé une mortalité de 75 p. 100 dans les pleurésies purulentes à streptocoques.

La *pleurésie des nourrissons* est plus grave que celle de la seconde enfance. La pleurésie *hémoragique, putride* et *gangréneuse* est particulièrement redoutable.

Enfin, le pronostic dépend surtout de la rapidité de l'intervention.

D'une façon générale, la pleurésie purulente est plus bénigne chez l'enfant que chez l'adulte.

La pleurésie infantile laisse à sa suite une rétraction de thorax, surtout dans la forme purulente, un abaissement de l'épaule, une déviation de la colonne vertébrale. Tous ces phénomènes sont plus marqués chez l'enfant que chez l'adulte.

6° Diagnostic. — Le diagnostic comporte plusieurs problèmes : reconnaître la présence d'un épanchement, son siège, sa nature, son espèce.

a. *Diagnostic de l'épanchement.* — On peut confondre un épanchement liquide avec une *pneumonie*, une *spléno-pneumonie,* une *congestion pulmonaire*, une *caverne*, une *péricardite*, un *pneumothorax*. Nous avons vu en effet combien les signes physiques, malgré leur valeur habituelle, prêtaient de temps à autre à des erreurs. Les signes cavitaires que l'on constate soit au début de l'épanchement, soit à la période de résolution, sont très significatifs à cet égard. Ils sont d'ailleurs plus souvent observés dans la pleurésie purulente, mais existent néanmoins dans la forme séro-fibrineuse. Dans tous les cas où nous avons eu un doute, le flot recherché par la méthode TRIPIER-MOUISSET et le ballottement, décrit par BARD, nous ont permis d'affirmer la présence du liquide.

La ponction exploratrice avec une aiguille fine ne donne pas nécessairement de résultats lorsque le liquide est épais, comme dans la pleurésie purulente. Elle n'est pas toujours inoffensive. J'ai vu un enfant de huit ans prendre une crise convulsive à la suite d'une ponction exploratrice faite au moyen de l'aiguille de la seringue de Pravaz.

La compression du thorax par la méthode de Colrat est aussi très précieuse, car elle précise singulièrement la valeur des signes d'auscultation.

Signalons la manœuvre de Pins, qui permet dans les cas de péricardite avec épanchement et compression du poumon de rétablir la respiration pulmonaire par la position genu-pectorale. Enfin la radiographie devra toujours être pratiquée dans les cas douteux.

b. *Diagnostic du siège*. — L'épanchement peut occuper une grande étendue de la cavité pleurale ou être limité. En ce cas s'il siège à la base, son diagnostic est facile. S'il siège à la partie moyenne ou au sommet, la matité, l'abolition des vibrations limitées en un point du thorax, permettront d'y songer.

La *pleurésie interlobaire* ou *sus-diaphragmatique* n'a pour elle ni des signes physiques certains, ni la ressource de la ponction exploratrice. Le diagnostic se fait par exclusion. Parfois on a une légère bande de matité au niveau de l'espace interlobaire, parfois c'est une vomique qui éclaire la situation. Quelquefois, lorsque le pus s'écoule à travers les bronches avec lenteur, l'enfant avale ses crachats et l'expectoration fait défaut. Si on soupçonne une pleurésie interlobaire, on peut faire le lavage de l'estomac et ramener un liquide purulent plus ou moins dilué. On se basera le plus souvent sur les antécédents : un enfant a présenté un épisode fébrile de 8 à 10 jours de durée, une amélioration à ce moment, suivie à bref délai d'une reprise de la fièvre, mais d'un autre type que lors de la première atteinte. Cette seconde poussée fébrile traîne, s'accompagne d'oscillations thermiques, de toux, sans signes physiques appréciables. On devra penser à une pleurésie interlobaire et faire la vérification radioscopique.

Pour la *pleurésie enkystée sus-diaphragmatique,* on s'appuiera, en outre des signes généraux d'infection persistante, sur la matité et l'obscurité respiratoire à l'extrême base, l'immobilité de la partie inférieure du thorax et du diaphragme correspondants, sur l'existence du bouton diaphragmatique de Guéneau de Mussy, la présence du point douloureux cervical. Dans tous les cas de pleurésie enkystée, on pourra recourir à l'épreuve radiographique.

La *pleurésie médiastinale postérieure*. très obscure, sera soupçonnée, s'il existe des signes d'irritation des organes médiastinaux : légers troubles de la déglutition, vomissements, palpitations, accès de dyspnée.

La *pleurésie purulente médiastinale antérieure* est d'un diagnostic plus difficile. Voici une observation que j'ai recueillie chez une fillette de 2 ans qui présenta une coqueluche, de la broncho-pneumonie consécutive, et mourut dans un état de faiblesse croissante, avec un état fébrile léger, et une amélioration très nette des signes de broncho-pneumonie. L'autopsie révéla dans le médiastin antérieur à droite une poche qui renfermait un demi-litre de liquide purulent, jaunâtre, fétide. Le cœur était refoulé à gauche, le poumon droit à droite, le médiastin postérieur était libre, les grandes plèvres présentant quelques adhérences aux bases. Rien ne pouvait attirer l'attention sur une pareille lésion, sinon la radioscopie qui fut pratiquée à plusieurs reprises, et révéla constamment une ombre cardiaque très étendue. On pouvait penser à une péricardite, mais la persistance des battements visibles des bords du cœur, nous permit d'écarter cette hypothèse. D'autre part l'absence de signes physiques et de troubles fonctionnels cardiaques, rendait peu probable l'hypothèse d'une hypertrophie ou d'une dilatation du cœur. C'est ainsi que par élimination ,nous admîmes l'existence d'une tumeur médiastinale antérieure, laquelle existait sous forme de poche purulente. En dehors de la radioscopie, un pareil diagnostic ne pouvait être tenté, en l'absence de tout trouble fonctionnel, tel qu'en créent les collections du médiastin postérieur.

La *pleurésie double purulente* se reconnaît en dehors des signes physiques par l'intensité de la dyspnée, l'altération des traits, la cyanose des lèvres, le *décubitus dorsal* et *non latéral,* l'accélération du pouls.

c. *Diagnostic de la nature.* — L'épanchement est-il purulent ou non ? On tiendra compte de l'âge : au-dessous de six ans, on trouve presque toujours du pus ; des conditions pathogéniques : un épanchement durable succédant à une pneumonie est presque toujours purulent ; de la durée : un épanchement qui dure plus d'un mois est rarement séro-fibrineux ; des phénomènes généraux plus marqués dans la pleurésie purulente, des troubles respiratoires plus nets dans la pleurésie séro-fibrineuse. La ponction exploratrice donnera toujours la solution.

d. *Diagnostic de l'espèce.* — La *pleurésie séro-fibrineuse* peut être la première manifestation d'un rhumatisme infantile. En ce cas, elle est double, évolue avec rapidité et s'associe souvent à une péricardite.

Elle peut accompagner une pneumonie, elle est peu étendue dans ce cas et se résorbe rapidement.

Elle est souvent l'indice initial d'une tuberculose ; il s'agit alors d'enfants un peu âgés, à antécédents héréditaires, présentant parfois des traces de tuberculoses locales, cicatrices ganglionnaires, etc. L'examen attentif du sommet suivant la méthode de Grancher donnera d'utiles indications.

L'examen cytologique pratiqué par WIDAL et RAVAUT, BARJON et CADE, a permis de reconnaître un certain nombre de formules caractéristiques de la nature des épanchements : dans la pleurésie tuberculeuse primitive, la formule est nettement lymphocytaire, au bout de deux à trois semaines seulement (DESCOS) [1] ; au début, cette formule est en effet variable.

Dans la pleurésie séro-fibrineuse à pneumocoques, les examens faits dans mon service par DESCOS, ont permis de trouver constamment de la polynucléose.

Enfin dans l'hydrothorax des cardiaques et des brighitiques, on trouve des cellules endothéliales réunies par placards. (RAVAUT).

La *pleurésie purulente* est à pneumocoques, à streptocoques, pure ou mixte. Les caractères du pus que nous avons déjà signalés, l'examen bactériologique trancheront toute difficulté ; mais en l'absence de cet examen, on tiendra compte d'une pneumonie antérieure. Il existe cependant de nombreux cas de pleurésie primitive à pneumocoques. Leur prédominance sur les autres espèces donnera des probabilités en leur faveur. La pleurésie à streptocoques se montre surtout dans le cours ou à la suite de la grippe, de l'érysipèle, de la scarlatine.

La pleurésie purulente est parfois associée à la tuberculose qui peut créer au niveau de la plèvre des lésions variables, rappelant dans une certaine mesure celles de la péritonite tuberculeuse. A côté de la pleurésie séro-fibrineuse bocillaire, il faut mention-

---

[1] DESCOS, *Cyto-diagnostic des épanchements des séreuses*, Rev. de méd., 1902.

ner les exsudats louches qui s'installent d'emblée ou succèdent à la précédente. L'envahissement de la plèvre par les tubercules donne lieu le plus souvent à des réactions néoformatives ; c'est ainsi que s'établissent des adhérences et souvent des symphyses totales autour de poumons tuberculeux. Mais parfois, le processus fibreux se combine à la caséification, et donne lieu à des lésions qui rappellent celles de la péritonite fongueuse. Les adhérences limitent entre elles des loges plus ou moins vastes, remplies d'un pus, généralement fétide, semé de grumeaux. Aussi les signes de la pleurésie sont-ils modifiés. Il y a en général rétraction de la poitrine, absence de skodisme, absence de modification de signes physiques sous l'influence d'un changement de position. L'état général se traduit, soit par une fièvre irrégulière, soit par une cachexie progressive peu fébrile.

On a signalé enfin des pleurésies purulentes, ayant les caractères de pleurésies à pneumocoques, à streptocoques te dans lesquelles, on constatait des associations de plusieurs germes parmi lesquels le bacille de Koch, ce qui aggrave le pronostic.

7° Traitement. — Le *traitement spécifique* n'est guère à mentionner que dans la pleurésie rhumatismale, justiciable du salicylate de soude.

L'*auto-sérothérapie*, préconisée par GILBERT de Genève, consiste dans l'injection sous-cutanée d'un ou deux centimètres cubes de la sérosité recueillie par ponction exploratrice. Les deux opérations se font en un temps. Cette méthode nous a donné un succès surprenant dans un cas de grand épanchement séro-fibrineux qui résistait depuis quelque temps. Il est vrai qu'on a signalé aussi des insuccès. Il est vraisemblable que les résultats dépendent du moment de l'évolution de la pleurésie tuberculeuse. Quand elle est en pleine activité, on injecte des bacilles et des toxines, quand elle est en état d'atténuation, on injecte des anticorps qui peuvent avoir un effet général favorable.

Le *traitement symptomatique* dans la *pleurésie séro-fibrineuse* n'a rien de spécial à l'enfant. Soulager la douleur, combattre la fièvre, faire des applications révulsives, et en cas de dyspnée par épanchement abondant, faire la *thoracentèse*. Celle-ci doit être réservée aux cas exceptionnels, l'épanchement se résorbe d'habitude spontanément. Après sa disparition, veiller sur la rétraction du thorax et pratiquer dans tous les cas une gymnastique préventive de la scoliose.

Voici comment on peut procéder soit à la suite d'une pleurésie séro-fibrineuse, soit à la suite d'une pleurésie purulente avec menaces de rétraction : faire coucher l'enfant sur le côté sain la nuit ; le jour immobiliser aussi souvent que possible le côté sain ; pour çela, on fixe le bras sain par un bracelet en cuir qui prend attache sur une ceinture. L'immobilité du bras, entraîne l'immobilité relative du côté correspondant de la poitrine. Faire suspendre l'enfant, plusieurs fois par jour, par le bras sain à un trapèze ou à une barre fixe de façon à limiter autant que possible la respiration au côté malade ; enfin, faire plusieurs fois par jour des exercices de gymnastique consistant à faire incliner l'enfant du côté sain, à lui commander des mouvements de redressement et à s'opposer à ceux-ci de façon à imposer un travail exagéré aux muscles du côté malade.

La *pleurésie purulente* peut être exceptionnellement abandonnée à elle-même. Je rappelle que lorsque l'épanchement est peu abondant, les phénomènes généraux sans gravité, on peut attendre dans les cas de pleurésies métapneumoniques de la seconde enfance. J'ai pu suivre ainsi trois cas de résorption spontanée que j'ai revus indemnes après plusieurs années. (Th. de Blanchet). Le plus souvent il faut intervenir.

Dans les formes infectantes avec état général mauvais, frissons, etc., on doit faire la *pleurotomie d'emblée*. Celle-ci s'impose encore davantage dans les pleurésies putrides.

Dans les formes avec phénomènes généraux peu marqués, on peut, avec C. de GASSICOURT, faire la *simple thoracentèse* répétée de cinq en cinq jours. Nous avons vu une simple ponction faire disparaître la fièvre au bout de cinq jours. Si après 3 ou 4 ponctions, l'épanchement se reproduit, on s'adressera à la *pleurotomie*, suivie du drainage. Le *lavage* en raison des accidents toxiques (par l'antiseptique utilisé) ou réflexes (convulsions, syncope, etc.) qu'il produit, doit être rejeté et limité aux formes infectantes et putrides de la pleurésie. Le pneumothorax consécutif à la pleurotomie se limite très rapidement dans la zone de l'incision, à condition que la pleurésie soit récente. Il est parfois utile de réséquer une côte pour permettre le placement du drain, surtout chez les très jeunes enfants. La résection aurait pour effet de diminuer légèrement la mortalité par rapport à l'incision simple, de hâter la guérison, de prévenir dans une certaine mesure les déformations consécutives (HASTING et EDWARDS).

On a complété l'action de la thoracentèse ou de la pleurotomie par l'addition d'appareils à siphon destinés à produire une aspiration continue. La plèvre communique avec un long tube de caoutchouc qui plonge dans un réservoir plein d'une solution antiseptique et qui fait siphon. On peut ainsi suivre jour par jour l'écoulement du pus, l'accélérer ou le ralentir en faisant varier la hauteur du réservoir. L'aspiration continue a permis à certains auteurs et en particulier à HÉBER et BULAU de préconiser systématiquement la ponction complétée par le siphonage. Le grand avantage de la méthode est d'empêcher l'air de pénétrer dans la cavité pleurale. En fait, si elle est utilisable dans quelques cas, elle est inefficace lorsque la plèvre renferme des fausses membranes, des grumeaux ou que la pleurésie est cloisonnée. Dans ces cas, on peut après un essai infructueux recourir à la pleurotomie avec drainage et surtout avec aspiration continue. Le drainage simple a l'inconvénient de nécessiter des pansements fréquents, de produire de l'infection cutanée, de l'odeur ; parfois le drain tient mal, il est chassé si l'incision est trop étroite, ce qui est assez fréquent chez les jeunes enfants. RÉVILLIOD, de Genève, a bien fait ressortir les avantages de l'aspiration continue au moyen du siphonage combinée à la pleurotomie. VIGNARD et MONOD (La pleurésie purulente de l'enfant, Maloine 1907) ont appliqué l'aspiration continue avec pleurotomie chez les enfants en substituant au drain de Révilliod le tube de CAVAILLON, destiné à l'évacuation continue de l'intestin dans le cas d'anus artificiel. Ils évaluent le temps nécessaire pour la guérison à 63 jours, alors que dans la pleurotomie drainée sans aspiration, avec ou sans résection des côtes, elle est de 80 jours en moyenne. Le tube de CAVAILLON comprend un tube interne terminé par un pavillon qui est en contact avec la face externe du thorax, un tube externe dans lequel s'emboîte le précédent et qui est terminé par un pavillon en contact avec la face interne du thorax. La paroi thoracique est prise entre les deux pavillons. L'interne ne fait pas saillie dans la plèvre, ce qui évite l'entretien d'un espace pleural comme celui qui entoure le drain ordinaire. Sur le trajet du siphon existe une poire en caoutchouc qui peut faire de l'aspiration sur la partie centrale du siphon (partie comprise entre la poire et la plèvre), et du refoulement sur sa partie périphérique (comprise entre la poire et le réservoir de réception du liquide. Ce réservoir est obturé et renferme une solution antiseptique. Deux clefs placées sur les parties centrale et périphérique du siphon permettent de faire, suivant les cas, la manœuvre de l'aspiration ou du refoulement. Cette disposition a pour but de dégager le siphon quand il est obstrué. Néanmoins quand il y a des grumeaux épais ou des fausses membranes dans l'épanchement pleural, cette manœuvre n'aboutit pas toujours et c'est dans ces cas que le drain, plus facile à nettoyer, retrouve son indication.

Le grand mérite de l'aspiration continue, en dehors de son rôle évacuateur, est de favoriser l'expansion du poumon. Le poumon maintenu par des adhérences ou bridé par un épaississement de la plèvre, reste accollé contre la colonne, et comme il ne peut dans ces conditions, aller à la paroi thoracique, c'est cette dernière qui est condamnée, pour que le foyer pleural s'efface, à aller au poumon. De là, la persistance de fistules ou tout au moins, un affaissement de la paroi avec déformation du thorax, d'autant plus marquée que le côté sain chez l'enfant continue à se développer, ce qui exagère encore le contraste entre les deux côtés. DESTOT et VIOLLET ont montré que la radioscopie, après pleurotomie, permet de mesurer la *perméabilité* et l'*expansibilité* du poumon. La première se manifeste par la transparence du poumon, qui est au contraire grisâtre, lorsqu'il est infiltré ou sclérosé. La seconde se mesure à l'élargissement de la zone pulmonaire transparente, pendant les mouvements respiratoires. Chose curieuse, l'expansion pulmonaire, du côté malade, se fait pendant l'expiration, une partie de l'air chassé à ce moment hors du poumon sain, insufflant l'autre poumon. De là l'opportunité d'efforts méthodiques prescrits au malade avec expiration forcée. De là l'explication de ce fait singulier observé par Nové-Josserand de fistules pleurales guéries dans le cours d'une coqueluche. Mais si l'expiration doit être utilisée pour favoriser l'expansion pulmonaire, l'inspiration n'est pas à négliger et à ce point de vue, l'aspiration continue retrouve son indication formelle. Sa supériorité sur le drainage simple résulte peut être moins de son action évacuante que de son action expansive sur le poumon.

Ajoutons que dans les anciennes pleurésies avec fistule qui ne cèdent plus à l'aspiration, la radioscopie, en donnant la mesure de la perméabilité et de l'expansibilité du poumon, permet de poser la question de la décortication du poumon, proposée par Delorme.

Dans les *pleurésies purulentes interlobaires* ou *sus-diaphragmatiques,* on peut attendre, si l'état général reste bon, l'évacuation spontanée qui se fait ordinairement par vomique au bout d'un mois. Chez l'enfant, plus facilement que chez l'adulte, les tissus se resserrent autour de la cavité purulente, qui tend à se rétrécir progressivement, ce qui se reconnaît à l'amélioration de l'état général et à la réduction progressive du pus rejeté. En général, la première vomique est fétide, et la fétidité va en diminuant avec la quantité de pus. Mais si les vomiques tendent à se reproduire plusieurs fois, si leur quantité après avoir diminué augmente, si la fétidité reparaît, il faut redouter la persistance de la cavité purulente, ou l'existence de plusieurs foyers qui se vident mal et intervenir. S'il y a du sang dans les matières rejetées, on peut craindre la gangrène ou une ulcération vasculaire et on doit pratiquer la thoracotomie.

Dans les *pleurésies purulentes doubles,* on peut suivant Sutherland intervenir en laissant un intervalle aussi long que possible entre les deux opérations. Netter conseille de ponctionner d'abord d'un côté et d'ouvrir de l'autre, de cette façon, on gagne du temps. Guichard (th. de Lyon, 1906) a rassemblé 68 cas de pleurésie purulente double, dont la plupart concernent les enfants. En étudiant par comparaison les différents procédés de traitement, ponctions multiples bilatérales, incision unilatérale avec ponctions aspiratrices de l'autre côté, pleurotomie double, il est arrivé à donner nettement la préférence à cette dernière intervention, en laissant un intervalle *aussi court que possible* entre les deux incisions. Le pneumothorax qui serait généralisé par l'ouverture d'une plèvre saine n'est que partiel dans la pleurotomie pour empyème et peu dangereux. GUICHARD propose de laisser un intervalle de deux ou trois jours seulement entre les deux pleurotomies, et même dans certains cas très menaçants de les faire simultanément. Dans 7 cas de pleurotomie double simultanée, il y eut 6 guérisons. HALLIN avant de faire la double pleurotomie en un temps, évacue le liquide par une ponction aspiratrice pour éviter un changement trop brusque dans la diminution de la tension pleurale ; il ne fait l'incision double que le lendemain.

Dans les *pleurésies anciennes* on arrive nécessairement à pratiquer des *résections costales* (méthode d'Estlander) pour permettre l'accollement des parois de la collection purulente. Dans un cas j'ai fait faire la *décortication du poumon* (méthode Delorme). Le poumon, en effet, libéré d'une partie de sa coque fibreuse s'est développé, mais l'enfant est mort de shock.

Lorsque la pleurésie purulente se résorbe spontanément, elle ne laisse pas de traces. C'est ce que nous avons pu constater chez nos trois malades, que nous avons suivis pendant plusieurs années. Lorsque la pleurotomie est précoce, les déformations sont peu importantes ; lorsqu'elle est tardive, il faut craindre une rétraction du thorax avec scoliose. Aussi conseillons-nous, d'intervenir, même dans les cas de pleurésie à pneumocoques, si la résolution ne se fait pas rapidement, si l'épanchement reste stationnaire pendant deux ou trois semaines.

ARTICLE VI

SPLÉNO-PNEUMONIE. MALADIE DE GRANCHER

La spléno-pneumonie ou maladie de GRANCHER, ainsi que propose de l'appeler QUEYRAT est une forme de congestion pulmonaire qui simule la pleurésie par ses signes physiques. Elle paraît dépendre principalement de la pneumococcie et de la tuberculose. Cependant on l'a observée dans la fièvre typhoïde, la grippe, le rhumatisme, l'albuminurie. Elle représente plutôt un syndrome qu'une affection proprement dite.

1° Symptômes. — Ce qui en fait l'intérêt, c'est sa ressemblance avec une pleurésie. On constate en effet, à la période d'état de la matité d'une base, de l'obscurité respiratoire, un souffle doux, voilé, de l'abolition des vibrations vocales, de l'égophonie.

La ponction exploratrice ne ramène aucun liquide, et d'autre part les signes de refoulement constatés dans la pleurésie font défaut : pas de modification de l'espace de TRAUBE, pas de déviation du cœur, pas de déviation du sternum du côté lésé ; enfin, on n'observe ni ballottement, ni flot.

A ces signes physiques, s'associent des symptômes généraux qui varient.

Le plus souvent, la maladie débute comme une pneumonie, avec des frissons, de la fièvre, de la toux, de la dyspnée, un point de côté. La température qui oscille pendant quelques jours entre 39 et 40°, tombe ensuite entre 38 et 39°, et revient peu à peu à la normale.

Suivant les cas, l'évolution est aiguë, subaiguë ou chronique, et il est vraisemblable que ces variations sont subordonnées à la cause. Dans la spléno-pneumonie tuberculeuse, les signes physiques peuvent persister pendant deux ou trois mois. C'est ce que nous avons observé chez deux de nos malades. Il est vrai qu'au bout d'un ou deux ans, ils ont présenté des signes nets de tuberculose.

GRANCHER et QUEYRAT ont signalé une forme qui évolue en quatre ou cinq semaines. C'est la plus fréquente, et elle ressortit vraisemblablement à la pneumococcie.

FAISANS a montré la mobilité des signes physiques dans la spléno-pneumonie grippale.

Dans tous les cas la résolution est lente. On voit peu à peu apparaître des crépitations fines, des râles sous-crépitants moyens, du souffle bronchique. Parfois les crépitations sont même perçues au début, avant l'établissement des signes pseudo-pleurétiques.

Les autopsies sont rares. GRANCHER admet une pneumonie épithéliale avec exsudat séro-albumineux. MOSNY croit à une pleurésie en lame mince. Des recherches bactériologiques ont montré très souvent la présence du pneumocoque.

2° Diagnostic. — Le diagnostic avec la pleurésie ressort de l'exposé précédent. Il est surtout important de rechercher si le syndrome splénopneumonique relève de la pneumococcie, de la tuberculose ou de toute autre cause.

3° Pronostic. — Le pronostic est bénin, même dans la forme tuberculeuse qui représente toujours un mode atténué de cette infection (GRANCHER).

4° Traitement. — Le traitement est celui de la congestion pulmonaire.

ARTICLE VII

PNEUMOTHORAX

Le pneumothorax mérite à peine une mention dans la pathologie infantile, en raison de son extrême rareté. Je n'en ai observé qu'un cas chez une fille de treize ans. Il est rarement lié à la tuberculose pulmonaire et relève habituellement d'une broncho-pneumonie suppurée, d'une gangrène pulmonaire, d'une pleurésie purulente terminée par vomique ou d'une pleurésie putride. Il a été observé dans la coqueluche avec bronchopneumonie et parfois dans l'emphysème médiastinal consécutif à la trachéotomie (CHAMPNEYS).

Les signes physiques, d'une recherche difficile, chez l'enfant, sont les mêmes aux différents âges. La radioscopie sera d'un grand secours dans les cas douteux. Les troubles fonctionnels sont beaucoup moins marqués chez l'enfant, en raison de la

rareté de la forme à soupape, qui permet l'accumulation de gaz
dans la plèvre (LENTZ). Le pneumothorax non infecté peut
guérir spontanément ou s'il provoque de la suffocation, par une
ponction. Le pneumothorax infecté qui succède à une broncho-
pneumonie, une gangrène ou une tuberculose, se complique de
pleurésie purulente ou putride, qui aggrave encore le pronostic
de la lésion causale. Le pneumothorax consécutif à une pleurésie purulente suivie de communication avec les poumons ou
les bronches peut guérir facilement par la pleurotomie.

ARTICLE VIII

ADÉNOPATHIE TRACHÉO-BRONCHIQUE

Décrite par LEBLOND, RILLIET et BARTHEZ, l'adénopathie
trachéo-bronchique a été l'objet d'une étude approfondie de la
part de GUÉNEAU de MUSSY et de son élève BARÉTY.

L'histoire clinique de cette affection n'est qu'une suite d'inci-
dents pathologiques provoqués par l'action des ganglions
malades sur les organes voisins. La connaissance de leurs rapports réciproques permet de comprendre et presque d'imaginer
les symptômes.

On peut distinguer trois groupes de ganglions (BARÉTY) :

α. Un *groupe prétrachéo-bronchique droit et gauche* qui cotoie
le bord externe de la trachée et de ses premières branches de
bifurcation. Les ganglions sont en rapport avec la partie correspondante du conduit trachéo-bronchique, avec les gros vaisseaux de la base du cœur, aorte et ses branches de division,
artère pulmonaire, avec les pneumogastriques et les récurrents,
et à droite avec la veine cave supérieure ;

β. Un *groupe sous-bronchique* situé entre la face inférieure
des bronches et le bord supérieur du tronc postérieur des veines
pulmonaires. Il est en rapport avec le plexus pulmonaire du
pneumogastrique, le médiastin postérieur en arrière, en avant
avec le péricarde et l'oreillette gauche ;

γ. Des *ganglions interbronchiques* occupant l'angle de division des bronches jusqu'aux bronches de 4e ordre, et en rapport avec les divisions correspondantes de l'artère pulmonaire.

Les ganglions trachéo-bronchiques à l'état normal sont plongés dans un tissu cellulaire lâche qui les isole des organes voisins. S'ils sont le siège d'une inflammation, ils gênent ceux-ci mécaniquement par leur volume, ou contractent avec eux des adhérences qui les associent dans une même altération.

1° Etiologie et anatomie pathologique. — L'adénopathie trachéo-bronchique est une affection du jeune-âge. Les influences pathogènes qui s'exercent sur les voies respiratoires sont transmises avec une facilité remarquable aux ganglions lymphatiques de la région. Nous avons déjà montré que chez les jeunes sujets la circulation lymphatique broncho-pulmonaire était très active et expliquait cette solidarisation absolue entre les lésions du poumon et celles des ganglions médiastinaux. Plus tard, les réseaux lymphatiques s'oblitèrent progressivement et le ganglion lymphatique est lui-même dur, sclérosé, farci de particules charbonneuses.

L'adénopathie trachéo-bronchique se développe à la suite de toutes les infections des voies respiratoires, mais surtout de celles qui sont intenses ou prolongées : rougeole, coqueluche, broncho-pneumonie, bronchite chronique, tuberculose.

Les ganglions sont augmentés de volume, congestionnés, rouge bruns, d'une consistance molle, et contractent des adhérences entre eux et avec les organes voisins (périadénite). C'est là la période aiguë de l'adénopathie dont la symptomatologie est difficile à discerner au milieu des manifestations habituelles d'une bronchite survivant à la rougeole ou à la coqueluche.

L'adénopathie aiguë passe rarement à la suppuration. Elle se résout ou devient chronique. Les ganglions tout en gardant une certaine hypertrophie deviennent durs, scléreux, pâles ou grisâtres, pigmentés par des particules charbonneuses.

Souvent la sclérose ganglionnaire est associée à de la tuberculose, dont le rôle s'accuse de plus en plus dans le développement de l'adénopathie et qui est souvent difficile à discerner dans la masse scléreuse du ganglion. Aussi croyons-nous qu'il faut

être très réservé en présence de symptômes d'irritation ou
de compression médiastinale persistant à la suite d'une rougeole
ou d'une coqueluche et qu'on peut redouter le développement
ultérieur d'une infection bacillaire.

Sur le terrain de la clinique courante, et pour ce qui concerne les enfants, l'adénopathie trachéo-bronchique relève surtout de la tuberculose. C'est elle qu'il faut accuser, chaque fois
que des symptômes de lésion ganglionnaire péri-bronchique
viendront à se manifester.

Les lésions observées au niveau des ganglions confirment
cette manière de voir.

Les ganglions sont augmentés de volume ; ils ont celui d'un
haricot, d'une noisette, d'une noix. Le plus souvent distincts
les uns des autres, ils sont parfois reliés par une périadénite et
forment tumeur. A la coupe, ils montrent tantôt un fond gris
rosé de tissu adénoïde reconnaissable, parsemé de granulations
fines et transparentes, tantôt le tissu est franchement lardacé,
tantôt enfin, il est caséeux ; la coque ganglionnaire est remplie
d'une sorte de mastic jaunâtre qui s'enlève sans difficulté. Enfin
les ganglions peuvent être scléreux ou crétacés.

Le plus souvent, ces différents types se trouvent réunis chez
le même sujet. Plus rarement, on trouve une véritable caverne
ganglionnaire qui communique avec une bronche à travers
laquelle elle s'est vidée ou avec un autre organe creux (veine,
plèvre), etc.

Suivant l'évolution anatomique de la lésion ganglionnaire,
les effets qu'elle produit sur les organes varient. Il est d'abord
remarquable que beaucoup d'adénopathies trachéo-bronchiques
restent latentes, même lorsque les ganglions médiastinaux ont
acquis un certain développement. Pour s'en rendre compte, il
suffit de comparer la rareté des signes fonctionnels de l'adénopathie avec la fréquence des lésions ganglionnaires trachéo-
bronchiques qui sont à peu près constantes dans toutes les
formes de tuberculose infantile. Pour expliquer ce paradoxe, il
faut invoquer, dans la pathogénie des symptômes de l'adénopathie, un autre élément que l'hypertrophie simple. Assurément,
lorsque les ganglions sont le siège d'un développement rapide et

massif comme dans les lymphomes et les lympho-sarcomes ganglionnaires, la volumineuse tumeur développée dans le médiastin provoque des compressions multiples très apparentes : voussure thoracique, œdème de la face et des membres supérieurs, dyspnée, etc. Mais il est exceptionnel que les ganglions médiastinaux atteints de tuberculose dépassent le volume d'une cerise, d'une noix, que la masse de tous les ganglions dépasse celui d'un œuf ou d'une mandarine. Dans tous les cas, il y a un moment d'arrêt dans l'accroissement de volume, ce qui n'est pas le cas des tumeurs malignes, et l'accroissement s'est toujours fait avec une certaine lenteur.

Aussi faut-il attribuer une réelle importance dans l'interprétation du mécanisme des troubles fonctionnels à des lésions accessoires. Une des plus fâcheuses à ce point de vue est la périadénite. La périadénite dans les adénopathies tuberculeuses superficielles du cou ou de la région sous-maxillaire a pour effet de fusionner les ganglions, de les faire adhérer à la peau, et de préparer leur évacuation. Elle implique généralement l'intervention de germes pyogènes, et sert de prélude à la suppuration. Cette éventualité se réalise également, quoique beaucoup plus rarement, dans les adénopathies profondes. La périadénite est souvent purement fibreuse et détermine par propagation aux tissus voisins une sclérose envahissante et une fusion du ganglion avec ces tissus. Aussi observe-t-on parfois avec de petits ganglions, imperceptibles à l'exploration physique, des accidents redoutables. C'est ainsi que j'ai vu mourir de spasme glottique un enfant présentant une névrite interstitielle d'un des récurrents en rapport avec un petit ganglion scléro-tuberculeux. Meunier a montré la fréquence des lésions associées des pneumo-gastriques et surtout du pneumo-gastrique droit. Dans d'autres circonstances, le ganglion plus volumineux, fixé par des adhérences, qui s'opposent au déplacement des organes, provoquera des compressions de la trachée, des bronches, des veines.

Ailleurs, l'infiltration tuberculeuse, tout en évoluant vers le type scléreux, envahira les parties contiguës et créera une véritable médiastinite ou une symphyse pleuro-péricardique.

Enfin, les ganglions tuberculeux du médiastin peuvent se

ramollir et provoquer des ulcérations, au niveau de la trachée et des bronches, de l'œsophage, du péricarde et des plèvres, créant ainsi des épanchements purulents ou putrides dans ces séreuses, au niveau des gros vaisseaux de la base, veine cave supérieure, artère pulmonaire, dont l'ouverture se manifeste par une hémoptysie rapidement mortelle.

L'adénopathie est souvent associée à la tuberculose d'autres organes. Chez l'enfant, elle est constante dans toutes les formes de tuberculose, granulie, méningite, dont elle est le point de départ le plus habituel. Quand l'enfant meurt par le fait de l'adénopathie elle-même, en cas de spasme de la glotte ou d'hémorragie par ouverture d'une veine, la tuberculose ganglionnaire est la seule lésion prédominante, mais on trouve souvent une altération du poumon, quelquefois très discrète, d'une recherche délicate dont l'importance pathogénique a été établie par PARROT dans sa loi de coïncidence de l'adénopathie avec un chancre d'inoculation du poumon, mais dont la valeur clinique au moins est minime. D'ailleurs, nous avons montré à l'article tuberculose que si le bacille tuberculeux pénétrait souvent par la voie respiratoire, il pouvait envahir aussi les ganglions du médiastin, véritable cœur lymphatique pour WELEMINSKI, par la voie digestive et la voie naso-bucco-pharyngée.

L'adénopathie ganglionnaire revêt son type le plus complet dans les cas de *lymphome* ou de *lympho-sarcome* des ganglions médiastinaux, qui acquièrent rapidement un volume considérable et donnent lieu à un tableau très chargé.

Dans l'*adénie* et la *leucocythémie ganglionnaire,* l'adénopathie trachéo-bronchique, malgré son importance locale, n'est qu'une représentation partielle de l'affection, dont elle complique, sans l'absorber tout entière, la symptomatologie.

2° Symptômes. — L'adénopathie trachéo-bronchique est dans l'immense majorité des cas une *affection latente.* Tous les enfants qui meurent tuberculeux la présentent, et cependant les symptômes qu'on lui attribue sont relativement peu fréquents. L'*adénopathie maladie* se traduit par des signes physiques, des signes fonctionnels, des symptômes généraux.

A. Signes physiques. — Les signes physiques ne se montrent qu'exceptionnellement, quand les tumeurs ganglionnaires sont très volumineuses. G. de Mussy a signalé deux zones de matité, l'une en avant au niveau du manubrium sternal, l'autre en arrière dans la région inter-scapulaire au niveau des quatre premières vertèbres dorsales.

L'auscultation révèle parfois un gros rhonchus bruyant, sonore, à timbre sec (Rilliet et Barthez), marqué surtout dans la respiration forte, à la suite d'un effort, perceptible dans quelques cas à distance et qui représente un véritable cornage trachéo-bronchique. Variot et Guinon ont décrit surtout chez le nourrisson un cornage expiratoire, régulier, perceptible à distance, qu'ils attribuent à la compression des grosses bronches au moment de l'expiration ; le poumon revient sur lui-même, presse sur les ganglions et par l'intermédiaire de ceux-ci sur les bronches ; ce cornage peut être intermittent.

D'Espine, de Genève a insisté sur le broncho-phonie et la pectoriloquie aphone observées dans un espace qui s'étend de la 7e cervicale à la 4e ou 5e dorsale, le long de la colonne vertébrale et dans les parties voisines. Ces deux signes permettraient de déceler les adénopathies latentes ; à l'état normal, le bruit bourdonnant de la voix parlée ne dépasserait pas la 7e cervicale.

L'adénopathie volumineuse a pour effet de modifier la transmission des sons nés de l'arbre respiratoire et constitue ainsi une source d'erreurs pour l'appréciation des lésions pulmonaires. Tantôt elle renforce les bruits, tantôt elle les atténue. Elle transmet directement à la paroi pectorale correspondante les bruits bronchiques et donne l'illusion d'un souffle tubaire et même cavitaire, là où il n'y a ni induration ni excavation du poumon. S'il y a des râles, ils prennent le timbre gargouillant, ce qui favorise encore mieux la confusion. Rilliet et Barthez, C. de Gassicourt ont signalé plusieurs faits de ce genre. En pratiquant successivement l'auscultation à l'oreille et au sthétoscope, on se rend compte que l'auscultation médiate de Laennec un peu délaissée est d'un secours précieux dans l'examen de la poitrine, encore plus chez l'enfant que chez l'adulte.

L'oreille recueille des bruits très distants, le sthétoscope ne transmet guère que des bruits nés sur place, de sorte qu'on peut éviter par l'auscultation sthétoscopique la propagation des bruits lointains. Le souffle bronchique transmis près du hile et non transmis dans la fosse sus ou sous-épineuse, indique une lésion médiastinale plutôt qu'une lésion pulmonaire. De même, on peut retrouver le murmure vésiculaire à la partie moyenne et inférieure du poumon, alors qu'on ne le perçoit pas à l'auscultation auriculaire, le souffle du hile couvrant les bruits respiratoires normaux.

Une masse ganglionnaire comprimant une grosse bronche détermine le défaut d'aération d'un lobe ou d'un poumon, d'où suppression des bruits physiologiques et aussi des bruits pathologiques, quand les régions apnéiques sont lésées. Si le poumon est intact, la sonorité persiste ou prend même un timbre tympanique ; les vibrations sont normales ou exagérées. L'expansion est diminuée ou absente. L'inspiration forte permet par instants de retrouver le murmure vésiculaire.

Ces influences de sens contraires exercées par les ganglions trachéo-bronchiques sur la propagation des bruits pulmonaires n'ont pas une valeur symptomatique directe. Leur connaissance importe surtout à l'étude des affections pulmonaires chez l'enfant qui sont ainsi entachées, dans l'expression de leurs signes physiques, d'une cause d'erreur, inconnue chez l'adulte. La constatation d'une caverne d'un sommet coïncidant avec un état général bon, avec l'apyrexie, doit faire songer à l'intervention d'une adénopathie. Un état général grave, coïncidant avec une simple obscurité respiratoire d'un poumon sans souffle ni râles, donne le soupçon d'une compression bronchique avec poumon altéré.

La *radioscopie* est un des meilleurs procédés pour reconnaître la présence d'adénopathies trachéo-bronchiques.

L'examen antérieur ou postérieur décèle surtout la lésion des ganglions du hile, et des bronches intra-pulmonaires, lésion qui est habituellement en rapport avec une affection concomitante des voies respiratoires.

D'après JACQUES (Th. de Lyon, 1905), les ganglions de cette catégorie, quand ils sont altérés, apparaissent de chaque côté

et à une certaine distance de la colonne vertébrale, sous la forme
d'une traînée sombre légèrement oblique de haut en bas et de
dedans en dehors, commençant en haut au niveau de la 7ᵉ côte,

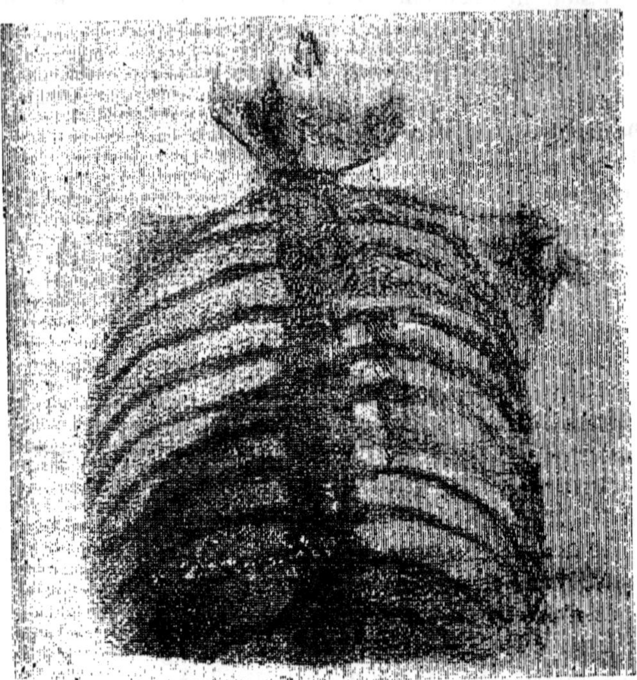

Fig. 74.

Image radiographique dans l'adénopathie trachéo-bronchique.
(d'après DESTOT).

en arrière ; elles sont beaucoup plus fréquentes à droite et mieux
visibles à l'antérieur du tronc.

Il faut distinguer de ces ganglions les ganglions trachéaux
proprement dits qui sont noyés dans l'ombre physiologique du
médiastin et qui ne peuvent être reconnus que par l'examen
latéral ou oblique (BÉCLÈRE). L'espace clair qui sépare la colonne
vertébrale du cœur et des vaisseaux est obscurci par une ombre

sur une partie de sa hauteur. Toutefois, lorsque les ganglions trachéaux sont volumineux, leur ombre peut déborder celle de la colonne vertébrale et être visible à l'examen antérieur ou postérieur.

Les ganglions trachéaux sont habituellement le siège d'altérations primitives, telles que la tuberculose latente. Les ganglions hilaires ou bronchiques sont associés à des lésions pulmonaires. Leur distinction, importante au point de vue du pronostic, se fera, même si l'adénopathie médiane déborde l'ombre de la colonne par la position plus haute ; elle ne descend pas au-dessous de la 6ᵉ côte.

D'après Jacques, l'image des adénopathies permet d'apprécier, dans une certaine mesure, le degré des altérations anatomiques : une *bande homogène floue*, correspond à des ganglions enflammés récemment et hypertrophiés ; une *bande moniliforme*, avec taches noires sur fond sombre correspond à un mélange de ganglions crétacés ou scléreux et de ganglions enflammés : des *taches nummulaires, noires, arrondies, nettes, à contours limités*, correspondent à des ganglions crétacés ou scléreux.

Quant aux ganglions caséeux, ils ont une ombre peu *foncée, floue*, analogue à celle des ganglions hypertrophiés. J'ai observé cependant 2 cas d'adénopathie volumineuse, caséeuse, sans ombre radioscopique.

B. Signes fonctionnels. — Ils résultent des rapports des ganglions avec les organes voisins. Les ganglions agissent par compression ou ulcération.

a. *Phénomènes de compression.* — La compression intéresse les bronches, les nerfs, les vaisseaux.

α) La *compression s'exerçant sur une bronche* détermine parfois une toux spéciale, dite *toux de compression* signalée par Garel, et qui est très caractéristique. C'est une toux rauque, sèche, profonde, qu'on peut reproduire en toussant dans une cavité close comme un arrosoir. Elle est constituée par un son grave mélangé de consonnances plus aigues. Je l'ai vérifiée à plusieurs reprises, et la considère comme un signe de premier ordre. Elle relève du même mécanisme que le cornage trachéo-bronchique.

Elle s'accompagne dans quelques cas, d'une dyspnée d'effort bruyante, rappelant celle des emphysémateux avancés avec tirage sus et sous-sternal.

GRANCHER a signalé une décomposition des mouvements respiratoires, l'inspiration et l'expiration se faisant en plusieurs temps ; la respiration est ralentie et les battements du cœur accélérés.

β) La *compression du pneumogastrique et des récurrents* provoque des quintes de toux coqueluchoïde, du laryngisme, des troubles de la phonation, de l'asthme, des troubles fonctionnels cardiaques, des accès de cyanose.

Les *quintes de toux coqueluchoïde* rappellent celles qui se montrent à la période de début ou à la phase terminale de la coqueluche. Elles diffèrent de la coqueluche vraie par l'absence d'érosion du filet lingual ; la reprise n'est pas nette ; l'accès se termine parfois par des vomissements, mais jamais il n'y a projection de glaires se faisant à la fois par la bouche et les narines. Si on ausculte avant la quinte, on n'observe pas les râles qui indiquent chez le coquelucheux vrai l'abondance des sécrétions. Jamais dans la toux coqueluchoïde, on ne rencontre l'éternûment qu'on voit si souvent associé d'une façon plus ou moins marquante à la quinte de coqueluche vraie.

Les *accès de laryngisme*, de spasme de la glotte avec respiration bruyante, cornage, tirage sus et sous-sternal donnent lieu à des confusions avec le spasme idiopathique du larynx, avec le croup, les corps étrangers. L'accès de laryngisme ne s'accompagne pas de la présence de fausses membranes dans le pharynx, ce qui est le cas pour la laryngite diphtérique, sauf dans les faits assez rares de croup primitif. Le spasme de la glotte peut être assez intense pour amener la mort immédiate.

Parfois, la lésion nerveuse se traduit par des *parésies* ou des *paralysies des cordes vocales*, d'où voix discordante, rauque, voilée, éteinte, sans lésions proprement dites du larynx.

Des accès de pseudo asthme, avec cyanose plus ou moins mar-

quée ont été signalés à plusieurs reprises, en particulier par
JOAL, sous le nom d'*asthme ganglionnaire*.

On a attribué à la compression nerveuse des *troubles du
rythme cardiaque, de la tachycardie, des syncopes*.

Je rattache à la compression nerveuse un syndrome que j'ai
décrit dans l'adénopathie trachéo-bronchique et qui a été
exposé dans la thèse de MÉDAN [1]. L'enfant est pris brusquement,
soit à l'état de veille, soit pendant le sommeil, d'une cyanose
qui débute toujours par la face, s'étend dans les cas moyens aux
extrémités, et dans les cas très intenses à tout le corps. La durée
de cette cyanose est de quelques minutes à quelques heures. Les
accès sont uniques ou multiples, se reproduisant par séries, plusieurs jours de suite. Les séries sont elles-mêmes séparées pas
de longs intervalles. La cyanose dans son type pur ne s'accompagne ni de toux, ni de dyspnée, ni de palpitations, ni de
modifications de la température. Elle réalise un simple trouble
vaso-moteur sans influence sur l'état général.

Parfois elle s'accompagne de dyspnée, mais celle-ci est modérée et ne semble être pas la cause de la cyanose. Chez le même
sujet, la dyspnée s'associe à certains accès de cyanose et manque
pour d'autres. Il en est de même de la toux. Dans tous les cas,
on constate une accélération du pouls qui existe entre les accès,
mais peut augmenter lors de l'accès. La cyanose intermittente
n'a aucune gravité par elle-même. Elle e t associée à des lésions
ganglionnaires médiastinales, généralement de nature tuberculeuse.

γ) La *compression vasculaire* ne provoque de symptômes
appréciables que lorsqu'elle s'exerce sur la veine cave supérieure.
Il se produit alors de l'œdème et une légère cyanose de la face ;
l'albuminurie fait défaut. Exceptionnellement on a signalé
l'hémorragie méningée (TONNELÉ). La compression des vaisseaux
pulmonaires peut déterminer de l'œdème pulmonaire et de
l'hydrothorax, parfois une thrombose avec infarctus pulmonaire.

b. *Phénomènes d'ulcération.* — L'ulcération fait généralement

---

[1] MÉDAN. *Crises de cyanose dans l'adénopathie trachéo-bronchique*,
Th. de Lyon. 1906.

communiquer la cavité ganglionnaire avec les bronches. RILLIET et BARTHEZ ont mentionné 27 cas de ce genre. Cette communication passe souvent inaperçue.

La communication peut être établie entre le ganglion et la plèvre, le péricarde, créant ainsi des pleurésies, des péricardites purulentes dont le point de départ est méconnu. Il peut y avoir aussi pneumothorax.

L'accident le plus redoutable est l'ulcération d'une branche de l'artère pulmonaire. En ce cas, s'il y a en même temps communication bronchique, il y a hémoptysie foudroyante. Ce sont là des faits rares. JEANSELME [1] en a réuni 6 observations.

C. SYMPTOMES GÉNÉRAUX. — L'adénopathie trachéo-bronchique, lorsqu'elle n'est pas associée à une tuberculose de poumon, ne provoque aucune réaction générale.

On voit couramment des faits de granulie ou de méningite provoqués par le foyer ganglionnaire et débutant d'une façon brusque en pleine santé, témoignant ainsi que la lésion ancienne des ganglions était silencieuse. Toutefois on voit parfois une coqueluche ou une rougeole aboutir à un état de santé chancelante qui dure des mois et qui se termine par une poussée **aiguë** de tuberculose. La période intermédiaire entre la rougeole et la tuberculose aiguë appartient, en tant que symptômes, à la caséification des ganglions trachéo-bronchiques.

3° **Formes cliniques**. — Nous distinguerons une forme avec tumeur volumineuse du médiastin, une forme avec adénopathie de volume moyen, évoluant soit vers le type scléreux soit vers le type ulcéreux, une forme latente.

a. *Forme tumeur*. — Elle s'observe surtout dans les tumeurs malignes ganglionnaires ; en dehors des troubles fonctionnels communs avec la forme suivante, elle se traduit par la gêne rapide de la circulation veineuse de la face et des membres supérieurs, l'œdème, la cyanose, l'hydrothorax, la tuméfaction des veines de la paroi pectorale, la projection du sternum, l'élargisse-

[1] JEANSELME, *Rev. des maladies de l'enfance*, 1902.

ment d'un côté de la poitrine, parfois des deux. La marche est rapide, la mort survient en quelques mois, dans une syncope, un accès de suffocation, une asphyxie progressive, des convulsions, de la somnolence.

b. *Forme moyenne*. Elle se subdivise en *forme scléreuse* et *forme ulcéreuse :*

α) La *forme scléreuse* se traduit par les symptômes exposés précédemment. Il s'agit surtout de phénomènes de compression bronchique et d'excitation des nerfs médiastinaux. Suivant les cas on voit dominer la toux coqueluchoïde, les accès de dyspnée, de laryngisme, les crises de tachycardie, les syncopes, plus rarement des signes de compression vasculaire. Les signes physiques demandent à être recherchés avec soin ; la matité manubriale et interscapulaire est loin d'être commune ; la toux de compression est un phénomène presque pathognomonique.

β) La *forme ulcéreuse* peut être précédée des mêmes troubles fonctionnels. Cependant, elle donne lieu à des modifications de l'état général, des accès de fièvre, des douleurs rétro-sternales, jusqu'au jour où l'ulcération a amené soit une vomique, soit une hémoptysie foudroyante, soit une pleurésie purulente ou un pyopneumothorax.

c. *Forme latente*. — Elle doit être recherchée, chez un enfant qui au sortir d'une coqueluche, d'une rougeole reste pâle, maigre, toussotte, présente de temps en temps, un accès fébrile. Elle est souvent le point de départ de la méningite tuberculeuse ou d'une autre forme de tuberculose aiguë.

4° Marche, durée, terminaisons. — L'évolution est lente, la durée indéterminée. Lorsque l'affection n'aboutit pas à un accident mortel, à une généralisation tuberculeuse, la guérison peut avoir lieu. Les autopsies des adultes révèlent souvent des lésions tuberculeuses guéries des poumons et des ganglions thoraciques et remontant à l'enfance.

5° Diagnostic. — Le diagnostic ressort de l'exposé que nous avons fait des symptômes.

La *forme à compression nerveuse* peut faire soupçonner une coqueluche, un accès d'asthme, un croup, un faux croup, des végétations adénoïdes du pharynx nasal, une hypertrophie du thymus ; celle-ci donne lieu chez le nourrisson, à des accès de suffocation qui s'accompagnent d'une saillie expiratoire au-dessus du manubrium sternal (signe de REHN).

La *forme à compression vasculaire* donne à la physionomie l'apparence d'un mal de Bright, d'une affection cardiaque, d'une symphyse péricardique.

Les *cas de compression bronchique* donnent l'illusion d'une lésion pulmonaire, induration, pleurésie, etc.

L'adénopathie peut faire naître les signes d'une excavation ou effacer ceux d'une cavité existante.

La présence de ganglions tuméfiés au cou constituera une présomption de plus.

Les signes caractéristiques sont rares ; rappelons l'épreuve radioscopique, la toux de compression, la matité sternale et interscapulaire. Le diagnostic de l'adénopathie tuberculeuse et non tuberculeuse se fera d'après les données générales que nous avons exposées à l'article tuberculose. D'ailleurs, une adénopathie qui dure a bien des chances d'être tuberculeuse, à moins qu'elle ne soit liée à la syphilis, à l'adénie, à la leucémie.

6° Pronostic. — Lorsque l'affection se traduit par des troubles fonctionnels, le pronostic est purement symptomatique.

La toux coqueluchoïde, l'asthme, le laryngisme sont rarement graves par eux-mêmes. Exceptionnellement, la mort survient par syncope ou spasme de la glotte. En général, les accidents de compression cèdent. Les adénopathies à tendance ulcéreuse ne sont redoutables que si elles s'attaquent au péricarde, à la plèvre et surtout à un gros vaisseau.

La tuberculose des ganglions, même silencieuse, est toujours une menace d'infection généralisée.

L'adénopathie inflammatoire est habituellement bénigne.

7° Traitement. — Le traitement est *prophylactique, symptomatique et causal :*

a. *Traitement prophylactique.* — Ne pas exposer les enfants au milieu d'un foyer tuberculeux. La coqueluche, la rougeole, les bronchites simples sont des causes adjuvantes de pénétration du bacille de Koch.

b. *Traitement symptomatique.* — Les accès coquelluch ï les, asthmatiques seront traités par les moyens habituels : bromure de potassium, 20 centigrammes à 1 gramme, par jour chez les jeunes enfants ; belladone, 1 à 3 centigrammes d'extrait par jour ou sous forme de sirop, par cuillers à café, 1 à 4 par jour ; antipyrine, 25 centigrammes à 2 grammes pro die ; inhalations d'iodure d'éthyle, de pyridine. Je recommande spécialement la quinoléine synthétique, quelques gouttes dans un verre d'eau en ébullition, 2 à 3 fois par jour ; l'acide carbonique en inhalation ou en lavements gazeux peut rendre des services.

En cas de laryngisme suffocant, ipéca et vomitifs qui apaisent le spasme, applications d'eau chaude sur le cou et la partie antérieure de la poitrine, inhalations d'éther et de chloroforme ; parfois on est acculé à l'obligation de pratiquer l'intubation ou la trachéotomie.

c. *Traitement causal.* — La révulsion continue au niveau du siège de l'affection est le meilleur traitement local, teinture d'iode en badigeonnage, vésicatoires volants, pointes de feu. A l'intérieur, iodure de potassium, 20 à 40 centigrammes par jour tous les mois pendant dix à vingt jours : huile de foie de morue ; créosote, 10 à 30 centigrammes en lavement, dans de l'huile : tannin, 5 à 20 centigrammes par jour : cure d'eaux arsenicales ou salines, traitement général de la tuberculose, altitudes, zymothérapie, médication arsenicale, cacoydylate de soude, arrhénal. Les rayons X qui ont donné de si beaux résultats dans les adénopathies cervicales constituent une ressource beaucoup plus effective que les autres procédés et il y a lieu de les employer systématiquement.

Le traitement chirurgical n'a pour ainsi dire pas d'indications dans l'adénopathie trachéo-bronchique. Si on a pu le tenter dans quelques cas de kystes dermoïdes, de goitres plongeants, d'hypertrophie du thymus qui s'accompaguaient de phénomènes de compression de la trachée, on ne l'a jamais appliqué de propos délibéré, dans les cas d'hypertrophie ganglionnaire du médiastin. L'intervention opératoire se réduit au tubage ou à la trachéotomie, lorsque l'adénopathie trachéo-bronchique détermine du spasme de la glotte plus ou moins durable. Encore ne faut-il pas trop compter sur ces moyens, car souvent le laryngisme s'accompagne d'une compression plus ou moins étendue de la trachée qui persiste après le rétablissement de la perméabilité laryngée. Signalons cependant le cas de PÉTERSEN rapporté par ZUBER[1] relatif à une fillette de six ans et demi prise d'étouffement brusque au cours d'une phtisie bronchique. La trachéotomie permit l'élimination par la plaie trachéale de débris de ganglions caséeux qui s'étaient fait jour dans la trachée ; l'enfant guérit.

ARTICLE IX

ASTHME

L'asthme est une dyspnée paroxystique due à une double influence, l'une motrice, provoquant la contraction violente et prolongée des muscles respiratoires, l'autre secrétoire, qui détermine surtout chez l'enfant un catarrhe spécial des bronches.

1° **Pathogénie.** — Les centres nerveux bulbaires qui tiennent sous leur dépendance ces deux éléments spasmodique et catarrhal peuvent être excités directement par le contact d'un sang chargé de substances toxiques ou indirectement par une irritation sensible partie d'un point quelconque de l'organisme et en particulier de la surface respiratoire. Pour que l'excitation des centres bulbaires aboutisse à produire l'asthme, il faut qu'elle soit très intense, très longue ou qu'elle trouve un système nerveux très susceptible. De là deux conceptions sur la nature de l'asthme. Dans l'une, l'asthme dit essentiel, est dû à l'hyperexcitabilité originelle des centres bulbaires ; dans l'autre,

---

[1] ZUBER. *Adénopathie trachéo-bronchique.* du Traité des maladies de l'enfance, de GRANCHER-COMBY.

l'asthme dit symptomatique ou pseudo-asthme relève de lésions variées qui sont susceptibles, par leur retentissement centripète, de créer de toutes pièces une hyperactivité fonctionnelle des centres nerveux.

Il y a enfin des cas mixtes dans lesquels les deux influences centrale et périphérique s'associent.

2ᵉ Étiologie. — Nous distinguerons d'après ces données, un *asthme essentiel* et un *asthme symptomatique*.

A. ASTHME ESSENTIEL. — L'asthme essentiel relève de *causes prédisposantes* et de *causes occasionnelles*.

a. *Causes prédisposantes*. — Celles-ci comprennent l'hérédité, les associations morbides, l'âge :

α) *Hérédité* : on retrouve dans les antécédents de l'asthmatique des manifestations nerveuses et arthritiques. Les premières comprennent les névroses, l'épilepsie, la chorée, les vésanies, mais surtout l'asthme proprement dit qui se transmet des parents à tous les enfants, ou à certains d'entre eux, sans ordre apparent ou par croisement de sexe du père à la fille, de la mère au fils, ou enfin en sautant une génération. On a cité des cas où les enfants nés d'une mère devenue asthmatique avaient de l'asthme quand ils étaient nés après l'apparition de la névrose chez la mère et n'en avaient pas quand ils étaient nés avant (MONCORGÉ). Les antécédents arthritiques se traduisent par la goutte, la gravelle, la migraine, le diabète, l'obésité, les dermatoses chroniques, etc. L'hérédité peut être purement collatérale.

β) *Associations morbides* : on voit coexister chez le même enfant à la fois l'asthme et d'autres manifestations nerveuses et arthritiques, en particulier des terreurs nocturnes, des tendances au laryngisme, des poussées d'eczéma, d'urticaire. Tantôt il y a apparition simultanée de ces différents éléments : on voit par exemple en même temps, un accès d'asthme et une poussée d'urticaire ; tantôt, il y a alternance. C'est ainsi qu'on voit se succéder un accès d'asthme, une crise de vomissements cycliques (HUTINEL et LEVEN), une poussée d'entérite glaireuse. Tantôt enfin, il y a transformation successive et durable de ces différents syndromes. C'est ainsi qu'un enfant commencera par avoir du laryngisme, puis des accès d'asthme ; ceux-ci deviendront le plus en plus rares vers l'adolescence et seront remplacés par de la migraine, par de l'hystérie, etc. L'asthme essentiel évolue donc sur un terrain neuro-arthritique qui implique une hérédité chargée, car de pareils troubles de la nutrition ne peuvent être acquis qu'à la longue et au delà de la période infantile.

γ) *Age* : L'asthme est assez fréquent chez l'enfant. HUTINEL cite une statistique de PERCEPIED portant sur 222 cas, dont 25 dans la première année, 118 de un à dix ans, et 79 de dix à vingt ans. Il est difficile d'établir un rapport entre le nombre des cas d'asthme chez l'enfant et chez l'adulte. Ce que l'on sait c'est que l'asthme précoce, celui du nourrisson (AVIRAGNET en cite un cas à deux mois et demi), est le résultat de l'hérédité et souvent d'une hérédité asthmatique, qu'il revêt une physionomie clinique particulière, et enfin qu'il tend à disparaître ou à se transformer à l'adolescence. L'asthme débute rarement chez l'adulte et il remonte généralement à l'enfance ou à la jeunesse.

b. *Causes occasionnelles.* — Tout en reconnaissant que le neuro-arthritisme est le grand facteur de l'asthme essentiel, il n'en est pas moins vrai qu'il faut le concours fréquent de causes occasionnelles, souvent minimes, qui irritent les muqueuses des voies respiratoires. A ce point de vue, il n'y a rien de spécial chez l'enfant. On a remarqué le rôle favorisant de certaines odeurs (friture, lampe qui fume), de certaines poussières, lycopode, ipéca, cardage des matelas, etc., des vents chargés de particules irritantes, du pollen des graminées, des changements barométriques ou hygrométriques qui rappellent la névrose barométrique de ROGER, etc. Il est rare qu'aucune de ces influences n'entre en jeu et qu'elle n'exerce une action en quelque sorte spécifique. On connaît des faits d'hypersensibilité à tel ou tel climat, à telle ou telle poussière. L'asthme des foins n'est qu'un cas particulier de cette intolérance spécifique pour le pollen des graminés. Déjà, même dans l'asthme essen-

tiel, se fait sentir l'intervention d'une cause seconde qui ajoute
une action nécessaire à celle des centres bulbaires hyperactifs.

B. ASTHME SYMPTOMATIQUE. — L'asthme symptomatique
ou pseudo-asthme relève de lésions ou de troubles fonctionnels
portant sur divers systèmes, et en particulier sur les organes de
la respiration. Les plus caractéristiques à ce point de vue sont
les affections nasales, le nez étant un véritable nid à reflexes,
parmi lesquels se distinguent l'éternûment, la toux, les cauchemars et l'asthme. Le plus souvent, il existe sur la muqueuse
nasale des zones hyperesthésiques associées ou non à des lésions.
Celles-ci comprennent le plus ordinairement des polypes, petits,
peu apparents, de l'hypertrophie de la muqueuse généralisée ou
localisée à la queue des cornets, du catarrhe chronique, de
l'atrophie de la muqueuse, une cloison à éperons ou déviée, de
la sinusité maxillaire, des végétations adénoïdes du cavum.

Dans quelques cas le traitement local et en particulier,
l'ablation d'un polype a mis fin à l'évolution d'un asthme. Il est
vrai que dans d'autres cas, l'asthme a récidivé et que parfois
même une opération nasale a fait éclater pour la première fois
un accès d'asthme. Ces faits contradictoires ont conduit la
plupart des auteurs BRISSAUD, HUTINEL, à considérer l'asthme
comme relevant surtout de la prédisposition neuro-arthritique
et l'affection locale comme une cause occasionnelle. Au surplus
dans beaucoup de cas, la sensibilité et la vulnérabilité de
la muqueuse nasale sont elles-mêmes le produit du neuro-
arthritisme au même titre que l'asthme.

Cependant, il existe des cas de guérison authentique d'asthme
par un traitement nasal et quand on se reporte au cas de LER-
MOYEZ qui mit fin, par son intervention, à une toux qui durait
depuis onze ans, on ne peut s'empêcher d'accorder à la lésion
nasale un rôle véritablement efficient. Quant aux guérisons
temporaires suivies de récidive ou aux insuccès, ils s'expliquent.
même dans l'hypothèse de l'asthme nasal, par la création progressive d'un centre asthmatique qui survit à sa cause, comme
l'épilepsie née à la suite d'une lésion nerveuse survit à la résection de la cicatrice du nerf. En réalité, il importe au point de

vue thérapeutique et hygiénique de ne pas confondre tous les asthmes, de laisser subsister la distinction entre la névrose constitutionnelle neuro-arthritique qui relève surtout de l'hygiène et de la diététique et l'asthme symptomatique, dont il faut chercher constamment la cause pour supprimer celle-ci le plus tôt possible. Dans le même ordre d'idées rappelons l'*asthme vermineux* que Brissaud signale comme lié très souvent à la présence des oxyures, avec cette particularité que pendant un certain temps « les crises ne surviennent que sous l'influence du parasite et jamais sous aucune autre influence ».

Moncorgé cite le fait d'une asthmatique, atteinte de tuberculose fibreuse d'un sommet, de polypes du nez, traitée pour l'une et l'autre de ces affections, puis soumise à la thérapeutique de l'asthme nerveux et débarrassée de son asthme par l'expulsion spontanée d'un tænia.

On a rangé dans le cadre de l'asthme symptomatique une série de faits plus difficiles à classer que les précédents, parce qu'il est plus malaisé de combattre la cause initiale, apparente ou réelle. De ce nombre sont les asthmes qui succèdent à une bronchite simple, rubéolique, coquelucheuse, grippale, aiguë ou chronique, à une pneumonie ou à une broncho-pneumonie. Il est possible que l'affection broncho-pulmonaire fasse éclater un asthme toujours en imminence, mais il est possible aussi qu'une affection de ce genre laissant une séquelle produise une irritation constante. La même incertitude règne pour les adénopathies trachéo-bronchiques qui provoquent souvent chez l'enfant une dyspnée paroxystique, surtout quand elles sont petites et associées à de la périadénite scléreuse qui englobe les nerfs du médiastin.

La tuberculose a une action trop complexe pour qu'on puisse l'exprimer dans une formule simple. Ce qui est de plus en plus démontré, c'est la fréquence de la tuberculose à type fibreux chez certains asthmatiques, et pour ma part, j'ai observé assez souvent cette association qui se révèle par le type thermique subfébrile et instable et aussi par l'efficacité thérapeutique des hautes altitudes.

L'*asthme dyspeptique* de Henoch se montre chez les nour-

rissons, au moment du sevrage ou dans la seconde enfance, alternant avec les vomissements cycliques (LEVEN).

L'*asthme herpétique* est associé à des dermatoses ou alternant
avec les poussées de celles-ci. PACHARD cite deux cas d'asthme
consécutif à l'ingestion d'huître ou de poisson. J'ai observé
dans une famille dont le père et les enfants étaient atteints
d'asthme des foins, un accès d'asthme survenant chez l'un des
enfants chaque fois qu'il mangeait de l'œuf.

Ce sont là des faits qui semblent bien indiquer l'existence d'une
exanthème urticarien bronchique, sans qu'on puisse l'affirmer.

Les mêmes obscurités se retrouvent dans l'asthme brightique,
cardiaque, infectieux (paludéen, syphilitique) qui sont d'ailleurs l'exception chez l'enfant.

En fait, si on considère les cas extrêmes, il existe un asthme
constitutionnel, essentiel et un asthme symptomatique, con-
tracté sous l'influence d'une cause précise et susceptible de disparaître avec cette cause ; mais on trouve aussi une série de
cas **mal** tranchés dans lesquels il est difficile de faire la mesure
des influences générales et locales ; le mieux est de les envisager
et de les combattre en même temps.

3° Symptômes. — L'asthme précoce, qui éclate dans les premières années de la vie et particulièrement chez le nourrisson,
est souvent méconnu, parce qu'il se présente sous la forme d'une
bronchite diffuse, fébrile, rappelant le catarrhe suffocant ou la
bronchite avec congestion pulmonaire.

Dès le début, la dyspnée est intense, la respiration accélérée,
accompagnée de tirage, de jeu des ailes du nez, avec sueurs,
refroidissement des extrémités ; la température s'élève à 38°,5,
39° et davantage; la poitrine se remplit de râles ronflants, sibilants,
muqueux, gros et fins, et donne un véritable bruit de tempête.

La situation paraît grave, d'autant qu'elle peut durer deux,
trois, quatre jours, sans rémission ou avec des rémissions insi-
gnifiantes. Puis, les phénomènes s'amendent avec une certaine
brusquerie, la dyspnée cède, la fièvre tombe, les râles diminuent,
on ne perçoit plus que quelques ronflements avec expiration
prolongée et tout rentre dans l'ordre.

Ce n'est qu'à la seconde ou à la troisième atteinte que le diagnostic d'asthme est porté ; et d'ailleurs à mesure que l'enfant avance en âge, l'élément catarrhal et fébrile s'atténue pour céder une place de plus en plus grande à l'élément spasmodique. Celui-ci caractérise la forme tardive ou avancée de l'asthme infantile, et se rapproche de celui de l'adulte. L'accès éclate la nuit, ne dure que quelques heures, disparaît le jour, pour reparaître les nuits suivantes, jusqu'à la cessation complète de l'attaque qui comprend un nombre variable d'accès. Au début de l'accès, la dyspnée est purement nerveuse et ce n'est qu'à la fin que se montrent les râles sonores, ronflants, sibilants et muqueux aboutissant à de la toux et au rejet de mucosités grisâtres au milieu desquelles on distingue de petits bouchons opalescents, secs, élastiques ; ceux-ci sont formés de filaments muqueux pelotonnés en spirale, des cristaux octaédriques de phosphates (cristaux de LEYDEN) et de cellules éosinophiles (MULLER).

La dyspnée de l'asthme typique est une dyspnée expiratoire. La contracture porte sur les muscles inspiratoires, diaphragme, muscles accessoires de l'inspiration, et c'est cette contracture contre laquelle luttent les forces expiratrices ; d'où comme effet, un ralentissement de la respiration et une expiration très prolongée. La différence est donc sensible entre l'asthme typique et l'asthme catarrhal du jeune enfant, et c'est ce qui avait fait longtemps méconnaître la nature de ce dernier. Si on veut avec BRISSAUD comparer l'asthme typique au grand mal épileptique, l'asthme infantile pourra être considéré comme un état de mal.

De plus, il existe parfois des accès incomplets caractérisés par de la bronchite récidivante sans dyspnée, de la toux, des éternuments, du laryngisme ; tous ces symptômes évoluent sur le même terrain que l'asthme, alternent souvent avec ce dernier, et sont les équivalents du petit mal asthmatique.

5° Marche. pronostic. — L'asthme précoce, à forme de bronchite capillaire se transforme peu à peu en asthme nerveux, et tend à disparaître après l'adolescence, soit d'une façon définitive, soit pour être remplacé par des équivalents nerveux ou arthritiques, comme nous l'avons déjà indiqué. Plus l'asthme survient tardivement, plus il a des chances de durer.

L'asthme infantile provoque à chaque accès un emphysème aigu, transitoire, qui aboutit rarement à l'état chronique, à moins qu'il ne s'agisse d'une forme entretenue par une lésion locale durable, tuberculose fibreuse, bronchite chronique.

L'asthme infantile crée à la longue une scoliose (BRISSAUD) et parfois une tendance névropathique qui va s'accentuant avec l'âge. L'asthme symptomatique, en particulier l'asthme nasal peut être enrayé par le traitement de la cause, à condition que ce traitement soit précoce, comme nous l'avons déjà expliqué. Le pronostic varie d'ailleurs avec chaque cause.

6° Diagnostic. — Le diagnostic du *grand mal asthmatique* est facile ; il ne peut guère être confondu qu'avec les dyspnées brusques, d'origine laryngée, qui s'accompagnent de cornage, de modifications de la voix, d'inspirations bruyantes et prolongées. *L'état de mal asthmatique* ou forme catarrhale ne se distingue de la bronchite capillaire ou de la broncho-pneumonie que lorsqu'on a pu observer deux ou trois accès.

Le *petit mal asthmatique*, bronchites à répétition, coryza spasmodique, etc., est encore plus obscur ; on se basera sur les antécédents, sur la coexistence ou l'alternance avec l'asthme proprement dit.

7° Traitement. — Le traitement doit être prophylactique et thérapeutique pour l'accès et entre les accès.

a. *Traitement de l'accès.* — Dans chaque cas, il faut soustraire le malade à la cause occasionnelle, souvent spécifique, qui provoque l'accès, odeur, poussière, voyage en chemin de fer, en automobile, vent, climat, etc.

L'accès constitué, on prescrira des fumigations avec les solanées, belladone, jusquiame, le papier nitré, les diverses poudres antiasthmatiques.

Dans quelques cas, la caféine à la dose de 0,10 à 0,30 cgr. produit des effets très rapides, c'est la caféine qui agit dans l'iodure de caféine ou eupnine. On a recommandé aussi l'adrénaline à petites doses, les inhalations de chlorétone, dans les accès violents, l'injection de morphine. Dans la forme catarrhale de l'enfant, on usera de larges révulsifs, tels que les cataplasmes de farine de lin sinapisés, d'inhalations d'oxygène, etc.

b. *Traitement entre les accès*. — Le traitement devra rechercher minutieusement et combattre tous les désordres locaux, quel que soit leur siège. A ce prix, on peut parfois arrêter l'évolution d'un asthme. Si la médication locale échoue ou si on a faire évidemment, à l'asthme essentiel, il conviendra de modifier le terrain neuro-arthritique par l'hygiène générale appliquée à l'alimentation, à l'aération, aux exercices physiques, aux études. Si on peut obtenir des parents, le déplacement définitif à la campagne et la vie au grand air, on aura placé le jeune asthmatique dans les meilleures conditions pour guérir.

Quant au traitement proprement dit-il comprend en dehors des cures à la Bourboule, au Mont-Dore, à Allevard, à Cauterets, l'emploi systématique de l'iodure de potassium, à la dose de 0,10 à 0.30 cgr. tous les mois pendant 10 à 20 jours, et la médication arsenicale : eau de la Bourboule, 3 à 6 cuillers à bouche par jour ; liqueur de Boudin, 1 à 2 cuillers à café par jour ; liqueur de Pearson, V à XV gouttes par jour. On alternera l'iodure et l'arsenic.

LIVRE VIII

MALADIES DU SYSTEME NERVEUX

Le système nerveux de l'enfant est d'une susceptibilité particulière, en raison de la longue durée de son développement, de sa riche vascularisation, de sa proximité avec les cavités nasales et auriculaires, si souvent altérées dans le jeune âge, et avec lesquelles il présente des communications lymphatiques faciles. Les excitations purement mécaniques ou physiques suffisent à provoquer dans les premières années des troubles fonctionnels qui ne se retrouvent plus ultérieurement. Les infections et les intoxications l'atteignent encore plus sûrement. Une lésion constituée ne se contente pas de troubler la fonction du territoire touché, elle agit à distance, et provoque, même sur les régions voisines, actuellement indemnes, des modifications dans le développement, qui aggravent singulièrement l'altération première. Nous étudierons successivement les maladies des méninges, de l'encéphale, de la moelle, des nerfs périphériques, et les névroses.

CHAPITRE PREMIER

MALADIES DES MÉNINGES

Nous exposerons la méningite tuberculeuse, la méningite cérébro-spinale, les méningites aiguës simples, la phlébite des sinus, les hémorragies méningées, l'hydrocéphalie. Nous ferons précéder l'étude des méningites aiguës de celle de la méningite tuberculeuse, car c'est à propos de celle-ci que nous développerons le plus la symptomatologie et que nous ferons ressortir la valeur des signes les plus importants, de sorte que nous ne serons pas obligés à des redites à propos des méningites non tuberculeuses. L'ordre inverse eût été plus logique, mais moins clinique, la méningite tuberculeuse dominant en quelque sorte la pathologie méningée de l'enfance.

ARTICLE PREMIER

MÉNINGITE TUBERCULEUSE

La méningite tuberculeuse, en raison de sa fréquence, de sa gravité, mérite le premier rang dans le groupe des méningites de l'enfance. Elle a été confondue par les anciens avec les hydropisies du cerveau. ROBERT WHYTT, à la fin du siècle dernier, en donne une description clinique, mais méconnaît sa nature et son siège. PAPAVOINE lui donne le nom qu'elle garde définitivement. Son étude est développée par les travaux de BRICHETEAU, GÉRARD, CONSTANT, RILLIET et BARTHEZ. Les recherches plus récentes font connaître sa physiologie pathologique et inaugurent l'ère des traitements chirurgicaux.

1º **Étiologie.** — La méningite tuberculeuse est une affection de la seconde enfance. Elle peut exister chez le nourrisson, mais éclate surtout de deux à sept ans. J'en ai observé un cas à deux mois, RABOT et DUBIEF à 3 mois. J'ai pu en rassembler 8 cas de un à deux ans. La méningite du nourrisson a d'ailleurs une marche spéciale. Le sexe est indifférent. L'hérédité tuberculeuse paraît habituelle. Plusieurs enfants de la même famille sont successivement atteints. Il s'en faut qu'on puisse accorder à l'hérédité tuberculeuse, un rôle absolu. Comme nous l'avons montré à l'article tuberculose, l'hérédité n'est souvent qu'apparente, et s'explique par l'existence d'un foyer tuberculeux méconnu, dans l'entourage du malade. Ce qui est incontestable, c'est l'affinité de la tuberculose pour les méninges dans certains familles et c'est là qu'intervient le rôle de l'hérédité, qui agit surtout en créant une prédisposition locale, une susceptibilité des centres nerveux vis-à-vis de la tuberculose. Les antécédents névropathiques ne sont pas rares dans la méningite ; parfois le sujet est lui-même déjà un anormal, qui présente souvent un développement précoce de l'intelligence.

Les interventions dans les tuberculoses localisées donnent parfois lieu à la méningite (VERNEUIL).

La méningite tuberculeuse est rarement primitive. Elle succède en effet à une autre localisation, adénopathie trachéo-bronchique caséeuse, mésentérique, cervicale, tuberculose pulmonaire, osseuse, végétations adénoïdes, hypertrophie amygdalienne tuberculeuse.

C'est la tuberculose des ganglions médiastinaux qu'on rencontre le plus souvent dans les autopsies des méningites. Et c'est là une notion importante, car dans les familles prédisposées, la constatation d'une adénopathie trachéo-bronchique ou de tout autre foyer tuberculeux, impose une série de mesures prophylactiques, qui sont à peu près les seules ressources actuelles contre la méningite tuberculeuse. La gravité indiscutable de celle-ci tient plutôt à la valeur fonctionnelle des organes atteints et aux conditions de diffusion des bacilles créés par la structure des méninges qu'à la virulence même de la tuberculose. Dans quelques cas, la méningite tuberculeuse n'est qu'une manifestation de la granulie. Mais souvent, il n'y en a dehors du foyer originel comme le ganglion caséeux et la lésion méningée que des tuberculoses discrètes des organes et parfois même, ces dernières font défaut.

On a invoqué des causes occasionnelles : le traumatisme, un coup sur la tête, la dentition qui exagère la fluxion de l'extrémité céphalique, les études précoces, le surmenage cérébral, les émotions dépressives qui agissent dans le même sens. J'ai vu survenir une méningite chez un enfant de deux ans à qui on avait fait faire une marche de quatre kilomètres. Toutes les influences capables d'agir sur les foyers tuberculeux primitifs de façon à modifier la défense de l'organisme favorisent la méningite : ainsi des affections des voies respiratoires, rougeole, coqueluche, grippe, qui retentissent sur les ganglions bronchiques.

Les saisons jouent un rôle. Les granulies sont plus fréquentes au printemps (COLIN). On observe parfois de *véritables épidémies* de méningite tuberculeuse, dont l'interprétation est difficile. Il

y a peut-être lieu d'admettre des méningites mixtes, relevant à
la fois du bacille de Koch et d'un autre microorganisme, pneumocoque, méningocoque, dont l'intervention justifierait le
caractère épidémique de la méningite.

2° Anatomie pathologique. — La lésion constante est un
exsudat blanc jaunâtre, fibrineux ou fibrineux-purulent, situé à
la base de l'encéphale entre le chiasma des nerfs optiques et
les pédoncules cérébraux. Cet exsudat figure une plaque qui se
prolonge sous forme de traînées linéaires le long de la scissure
de Sylvius et de la grande fente cérébrale[1]. En suivant ces dernières, on voit qu'elles aboutissent à un bouquet de granulations
grises qui rayonnent tout autour d'elles, le long des vaisseaux de la pie-mère et se distribuent sur la face externe des
hémisphères ainsi que sur leur face inférieure. Par places, on
peut trouver quelques exsudats très restreints de volume, dans
des régions élargies de la base. Il est rare que la lésion atteigne
la convexité des hémisphères.

L'exsudat siège dans l'espace sous-arachnoïdien. Il englobe
les artérioles et les nerfs qu'il étrangle, déterminant des ramollissements de la substance cérébrale, des paralysies centrales et
périphériques.

Les granulations sont parfois difficiles à trouver et demandent
à être recherchées avec soin. Parfois elles sont, au contraire,
très abondantes. Les granulations siègent dans la gaine lymphatique des vaisseaux, dans la toile choroïdienne. Dans certains
cas elles infiltrent les parois des artérioles et déterminent des
artérites avec renflement nodulaire. De là des ischémies provoquant des paralysies passagères ou permanentes, de là aussi la
production de petits foyers d'encéphalite tuberculeuse disséminée (Hayem). La distribution des granulations le long des vaisseaux indique que la méningite est consécutive à une infection
du sang et coïncide avec une tuberculose virulente. Thomas
(Thèse de Lyon, 1902) a étudié dans la couche corticale les
altérations cellulaires qui vont de la simple chromatolyse à la

---

[1] Voir la planche XV.

désintégration complète. Ajoutons que ces lésions sont en rapport avec l'artérite tuberculeuse qui elle-même est commandée par la lésion méningée (ARMAND DELILLE, Thèse de Paris, 1903).

A côté de ces lésions fondamentales, il en est d'autres qui doivent être mises au second plan, bien qu'elles attirent l'attention par leur développement prédominant.

La substance cérébrale et les méninges se présentent sous deux aspects différents. Tantôt on voit à la surface de l'encéphale et dans sa substance une congestion intense, avec gonflement général des circonvolutions, tantôt celles-ci sont pâles' œdémateuses. Dans le premier cas, on ne constate aucun épanchement ventriculaire. Dans le second cas, il existe toujours une hydrocéphalie aiguë, se traduisant par la présence d'une sérosité louche ou claire, renfermant parfois des flocons fibrineux, dans les ventricules et les espaces sous-arachnoïdiens. Les ventricules sont dilatés, leurs parois ramollies, la voûte à trois piliers a parfois disparu. Dans quelques cas, l'exsudat de la base est fort réduit, les granulations tuberculeuses rares, l'hydrocéphalie très développée. C'est la forme anatomique que les anciens appelaient *hydropisie aiguë du cerveau* et qu'il faut retenir parce qu'elle correspond à une évolution clinique un peu spéciale.

On a décrit comme formes rares des cas où l'inflammation tuberculeuse atteint des *vaisseaux de calibre* (SCHUH). Il se forme alors de gros foyers de ramollissement qui entraînent quelques caractères spéciaux dans la symptomatologie de l'affection.

La méningite n'est pas toujours limitée à l'encéphale. LIOUVILLE a vu l'injection des méninges spinales, des exsudats fibrino-purulents, des granulations tuberculeuses sur la paroi des petites artères spinales. SCHULZE admet qu'il y a toujours des lésions histologiques tuberculeuses au niveau des méninges rachidiennes. RAYMOND a décrit la leptomyélite tuberculeuse.

La méningite tuberculeuse coïncide assez souvent avec la tuberculose miliaire aiguë généralisée.

Parfois elle est associée aux lésions de la tuberculose chronique diffuse ou bien à celles de la phtisie pulmonaire ulcéreuse. Dans ces cas, elle a une expression symptomatique effacée et une évolution rapide.

Enfin, on trouve parfois des lésions pulmonaires peu accusées ou nulles. Par contre, il y a toujours dans ces cas un foyer ancien, constitué habituellement par l'adénopathie trachéo-bronchique, parfois par une tuberculose chirurgicale.

Sur 44 autopsies de méningite tuberculeuse chez les enfants, j'ai trouvé 24 fois des granulations miliaires abondantes dans la plupart des viscères, 4 fois de granulations en petit nombre dans les poumons, la rate et les reins. Dans les 16 cas restants, la méningite était associée 8 fois à des lésions de tuberculose pulmonaire chronique, 5 fois à des adénopathies caséeuses, 3 fois la méningite paraissait constituer la seule localisation apparente de la tuberculose.

3° **Symptômes**. — La méningite tuberculeuse se montre tantôt à l'état de maladie primitive survenant en pleine santé, tantôt à l'état de complication ultime dans le cours d'une tuberculose chronique diffuse ou pulmonaire. Nous décrirons séparément la méningite primitive (cliniquement, non au point de vue pathogénique), et la méningite secondaire.

A. MÉNINGITE PRIMITIVE. — Dans les cas moyens, la méningite tuberculeuse évolue d'une façon assez régulière qui a permis de lui assigner quatre périodes : une période prodromique, une période d'invasion caractérisée par des phénomènes d'excitation, une période d'état se traduisant par le ralentissement du pouls et l'abaissement de la température, une période terminale ou paralytique avec élévation énorme de la température et paralysies vaso-motrices.

De fait, la maladie peut évoluer très rapidement, en mêlant les symptômes des différentes périodes ; elle peut aussi sauter complètement une de ses étapes habituelles et présenter un tableau écourté et incomplet. Pour la commodité de la description, il est bon de conserver les divisions classiques, bien qu'il faille être réservé au sujet de leur valeur absolue et qu'on puisse varier sur leur mécanisme pathogénique.

a. *Première période : prodromes.* — BOUCHUT l'appelait période de germination. Elle correspond vraisemblablement à la diffusion des toxines secrétée dans un foyer de tuberculose ancienne ou à la septicémie bacillaire en train de se constituer.

La période prodromique se traduit par des malaises vagues, de l'amaigrissement, de la pâleur, la perte de l'appétit, des troubles digestifs parmi lesquels domine la constipation.

Le caractère change : l'enfant devient triste, irascible, ou au contraire d'une tendresse exagérée. Il est apathique, sauvage, sans entrain. Son sommeil est inquiet, entrecoupé de rêvasseries. Parfois il grince des dents la nuit. De temps à autre, il a de la céphalalgie, et un mouvement fébrile passager. Enfin, il présente, d'une façon exceptionnelle, de l'irrégularité du pouls, de l'inégalité pupillaire, phénomènes d'ailleurs passagers.

Cette période peut manquer. Elle dure habituellement un mois, six semaines ; elle peut s'allonger jusqu'à atteindre trois mois, six mois. Elle peut disparaître sans aboutir à la méningite et reparaître plus tard.

b. *Deuxième période : invasion.* — L'invasion se traduit par des phénomènes d'excitation motrice et sensitive. Bien qu'elle puisse varier dans ses manifestations, elle s'annonce par quelques symptômes d'une certaine constance : la céphalée, les vomissements, la constipation, la contracture de la nuque, le mâchonnement, l'hyperesthésie sensorielle et sensitive.

La *céphalée* est intense, partielle ou généralisée, déterminan des soupirs, des plaintes. Elle s'accompagne d'hyperesthésie sensorielle ; l'enfant craint le bruit, la lumière. Il cherche à échapper à toute excitation, enfouit sa tête dans l'oreiller et reste immobile, couché sur le côté, les cuisses repliées sur l'abdomen, dans l'attitude en chien de fusil, comme pour se faire aussi petit que possible. Il n'est pas sensible aux caresses, les repousse, répond lentement et à contre-cœur aux questions. Il gémit quand on l'interroge ou qu'on veut le déplacer. Il est grincheux, hargneux.

La douleur peut, dans quelques cas, se localiser dans d'autres régions, le long du rachis, à l'épigastre, dans l'abdomen. Ce sont là des faits qui malgré leur rareté sont importants à connaître, car ils déconcertent le médecin non prévenu.

A côté de la céphalée, prend place *le vomissement* qui présente souvent le type *dit cérébral* ; il se produit facilement, sans effort, sans nausée, à l'occasion des changements de position. Il ne dure, en général, que quelques jours. Cependant, il ne faut pas accorder une valeur absolue au vomissement dit cérébral. Bien souvent le vomissement s'accompagne de nausée, et ce fait, rapproché de la langue saburrale, de l'haleine forte et acétonémique, crée souvent au début, une confusion avec l'embarras gastrique.

Au vomissement s'associe une *constipation* opiniâtre, avec rétraction générale de l'abdomen qui se creuse en bateau, rappelant le ventre saturnin, moins la colique. Il y a en effet une sorte de contracture de l'intestin qui ne renferme pas de gaz, à peine quelques boules fécales sèches.

L'excitation porte aussi sur les muscles de la vie de relation. On remarque habituellement une *raideur prononcée de la nuque,* plus rarement des muscles de la colonne vertébrale. La tête est étendue, incapable de se plier, parfois le dos est rigide également.

Souvent aussi on observe du *mâchonnement, du grincement de dents,* des *mouvements automatiques* des mains qui se portent à la tête, comme pour opérer des grattages, aux lèvres, où elles cherchent à arracher des lambeaux épidermiques, aux organes génitaux comme pour calmer un prurit. Parfois, apparaissent des *convulsions cloniques* ou *toniques.* Les premières appartiennent surtout à la méningite des nourrissons. Les convulsions toniques se montrent au niveau d'un membre qui est raide, des yeux qui sont révulsés.

La *connaissance* est en général intacte : l'enfant est assoupi, somnolent, mais se réveille pour se plaindre ou pour répondre. Il délire peu, contrairement à ce qui se passe pour les méningites de la convexité. Ce n'est qu'au bout de quelques jours, qu'il se produit un délire calme, avec marmottement. C'est alors que l'enfant qui jusque-là poussait des gémissements ou des cris de douleur laisse échapper un cri sans expression, lugubre, monotone, dit *cri hydrencéphalique*. Le patient garde une certaine connaissance mêlée d'assoupissement ou bien il présente une somnolence persistante, entrecoupée de quelques réveils.

L'examen objectif du sujet révèle au début du *myosis*, plus tard la *dilatation pupillaire*. La pupille présente parfois des *oscillations* (ODIER). Les pupilles sont souvent *inégales*. Le *strabisme* est fréquent, au début il peut être passager, celui de la fin est permanent. On observe communément une *paralysie de la troisième* paire (ptosis, mydriase, strabisme) par compression au niveau de l'exsudat. L'examen du fond de l'œil révèle parfois des *granulations de la choroïde* (BOUCHUT) et plus tard de l'*œdème de la papille* avec dilatation des veines. J'ai observé souvent au début une *hyperesthésie* au contact et à la piqûre localisée exclusivement aux membres inférieurs et à la partie inférieure du tronc.

Les *réflexes cutanés* sont exagérés à cette période. Les *réflexes patellaires* sont diminués ou absents ; la *trépidation plantaire* est rare, mais on l'observe parfois même en l'absence du réflexe patellaire. Le *signe* de Babinski fait défaut. Le *signe* de Kernig se montre plus tard que dans la méningite cérébro-spinale, à la fin de la première semaine, ou au début de la seconde. Il n'est pas si constant que dans cette dernière affection ; il peut varier d'ailleurs d'un jour à l'autre. Il échappe souvent dans la méningite, parce qu'il faut le rechercher systématiquement chaque jour. Il existe surtout dans les cas où il y a une raideur marquée de la nuque. Au signe de KERNIG, on peut ajouter les signes décrits par BRUDZINSKI, le *réflexe contro-latéral* et le *signe de la nuque*. Le malade étant couché, les jambes étendues, on fléchit d'un côté la jambe sur la cuisse et la cuisse sur le bassin. A ce moment le membre opposé inférieur présente spontanément soit un mouvement de **flexion** (reflexe controlatéral identique), soit un mouvement d'extension forcée (reflexe contro-latéral réciproque).

Le *signe de la nuque* consiste dans ce fait que lorsqu'on fléchit la tête, les membres inférieurs se fléchissent également au niveau des genoux et des hanches. Ces deux signes très sensibles existent dans les méningites et dans tous les états myotoniques.

12.

La *température*, pendant cette phase est fébrile, mais peu élevée, ne dépassant guère 39° et affectant des rémissions de quelques dixièmes de degré le matin.

Le *pouls* suit les fluctuations de la température. Au début il est modérément accéléré, 100, 110, 120, régulier ; mais : il est sensible à toute excitation : si on déplace l'enfant, le pouls augmente de 10, 20 pulsations par minute, parfois même, au repos, il présente de pareilles variations de vitesse.

La *respiration* à cette période est déjà troublée. Bien qu'elle ne présente pas encore les modifications notables qu'elle acquerra dans la période suivante, il n'est pas rare d'observer dès le début, des irrégularités, des périodes d'accélération et de ralentissement, voire même des pauses. Si l'enfant est excité, le rythme redevient plus ou moins régulier, mais s'il est dans une phase de somnolence, nous conseillons de toujours commencer l'examen par l'exploration du rythme respiratoire, qui a une grande valeur diagnostique et constitue souvent un signe très précoce.

Les *sécrétions* sont ralenties. La bouche est un peu sèche, les lèvres se fendillent ; quand il existait antérieurement de la diarrhée ou une suppuration, elles s'arrêtent en général. L'urine est rare, sans albumine.

La *nutrition* est profondément troublée. Il y a, en effet, une émaciation rapide, massive, qui rappelle dans une certaine mesure les effets de l'athrepsie.

c. Troisième période : période hypothermique. — Cette période se caractérise cliniquement par l'abaissement de la température et le ralentissement du pouls. La température tombe en quelques heures à la normale ou au-dessous de la normale, puis remonte après quelques heures ou un jour, s'élève au degré initial qu'elle dépasse bientôt pour arriver au chiffre considérable qui caractérise la période terminale.

En même temps le pouls tombe de 120, 100 à 70, 50 et même 40. Il est vibrant comme une corde de basse sous les doigts (RILLIET et BARTHEZ). Il reste très sensible aux excitations et varie comme dans la période précédente. Il suit d'ailleurs la température et remonte avec elle.

La figure présente des alternatives de pâleur et de rougeur et on peut constater l'existence de la raie méningitique de Trousseau qui n'a pas une très grande valeur. La respiration subit de profondes modifications. Elle présente des pauses alternant avec des respirations bruyantes et suspirieuses. Parfois, se montre un Cheyne-Stokes plus ou moins complet.

A cette période, la somnolence s'accentue, devient profonde et souvent donne lieu à un état comateux.

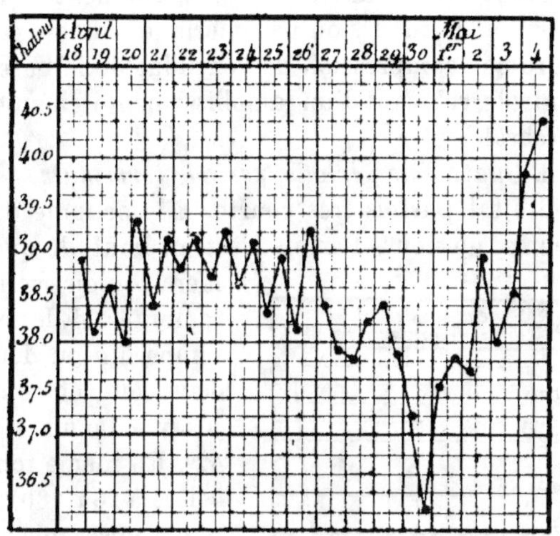

Fig. 75.

Température dans la méningite tuberculeuse avec ses trois stades.

La physionomie se transforme. Les phénomènes d'excitation tendent à disparaître. Les vomissements s'arrêtent. La rétraction du ventre s'atténue. Il y a parfois de l'incontinence urinaire et même fécale. Il semble qu'il y ait une détente partielle, car d'autres phénomènes font leur apparition : le cri hydrencéphalique, les contractures des membres, les convulsions. Celles-ci existent parfois dès le début, surtout chez les sujets très jeunes, mais elles appartiennent surtout à la période finale de la méningite. Elles affectent la face, les membres avec prédominance d'un côté. Elles sont cloniques, parfois toniques, plus rarement ont la forme de gestes systématiques.

A cette période, se montrent les paralysies. Celles-ci comme les convulsions peuvent être précoces. Elles siègent généralement sur les membres qui ont présenté les convulsions prédominantes. Pour les reconnaître, il faut soulever les membres des deux côtés et les laisser retomber. Souvent aussi les réflexes cutanés sont moins marqués du côté paralysé. Les paralysies peuvent être transitoires, ou permanentes. Ces dernières sont dues soit à une lésion périphérique, comme celle de la troisième paire par compression de l'exsudat de la base, soit à une lésion centrale, relevant d'un ramollissement ischémique de la substance cérébrale.

d. *Quatrième période, période terminale.* — La période précédente est parfois très courte. Elle peut ne durer que quelques heures, un jour. Parfois c'est au bout de quelques jours seulement qu'on voit la température remonter. Elle atteint en peu de temps, un ou deux jours, un degré élevé, 40°, et continue à progresser jusqu'à la mort, allant jusqu'à 41°, 42°. En même temps, le pouls s'accélère à 160, 180, davantage, devient petit, misérable.

Il se produit une véritable paralysie du système vasa-moteur. Des plaques d'un rouge livide, se montrent par moments, à la face, au tronc. Les extrémités se refroidissent ; la peau se couvre de sueurs visqueuses.

La respiration devient irrégulière, avec pauses ou même Cheyne-Stokes véritable.

La somnolence s'accuse et aboutit au coma. Parfois des convulsions apparaissent généralisées, se reproduisant coup sur coup. Elles sont rarement localisées à cette phase. S'il persiste encore des phénomènes d'excitation, la tendance générale est à l'inhibition de toutes les fonctions. L'attitude de défense qui existait au début s'efface. Le sujet s'abandonne, s'étale en quelque sorte, couché sur le dos, les membres allongés ou les bras en croix. L'abdomen se développe et se tympanise. Les réflexes cutanés

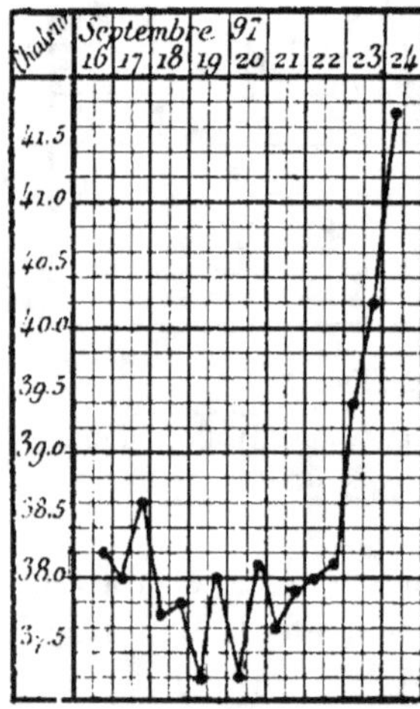

Fig. 76.

Température dans la méningite tuberculeuse. Hyperthermie finale.

et tendineux disparaissent de même que le signe de Kernig. La sensibilité s'émousse, les pupilles sont dilatées, les cornées dépolies, les yeux chassieux, les sphincters se relâchent et le sujet succombe soit dans une crise convulsive, soit dans un coma profond.

4° **Marche**. — Il s'en faut que les trois périodes que nou venons de décrire se succèdent toujours. Parfois la maladie brûle les étapes et aboutit d'emblée au coma paralytique. Ailleurs, c'est la première période qui se prolonge jusqu'à la mort, avec son cortège de douleurs, d'excitations musculaires, la connaissance restant intacte jusqu'à la fin.

A. CAS CLASSIQUES. — Dans les cas classiques la période prodromique dure de deux à plusieurs semaines, l'invasion de 8 à 15 jours, la deuxième période, 4 à 6 jours, la troisième de 2 à 8 jours. A chaque période, même à la période terminale, il peut se produire une rémission d'une durée de quelques heures, de quelques jours, mais qui n'est jamais que temporaire.

B. CHEZ LE NOURRISSON. — Chez le nourrisson la méningite tuberculeuse a une marche galopante. MARFAN lui reconnaît les caractères suivants : pas de prodromes, vomissements avec constipation, céphalée impossible à saisir, nuque raide ; très rapidement il se produit des convulsions d'abord localisées, puis diffuses, qui aboutissent à un coma mortel ; ou bien à la convulsion s'ajoute une hémiplégie. Dans les deux cas, la mort survient au bout de 2 à 3 jours. Les observations que j'ai recueillies me permettent de décrire un certain nombre de types cliniques de la méningite des nourrissons :

a. *Méningite latente.* — Un enfant de dix mois présente pendant sept jours des signes de bronchite fébrile ; il prend des convulsions qui aboutissent à la mort en quelques heures.

b. *Forme apyrétique bulbaire.* — Un enfant de vingt-deux mois, apyrétique, a des vomissements, des pauses respiratoires, du refroidissement des extrémités, des tendances syncopales. Vers le 12e jour, on note de la raideur de la nuque, de petites secousses dans le membre inférieur droit et il meurt.

c. Forme éclamptique. — Tantôt les crises convulsives se répètent plusieurs jours de suite, disparaissent pendant un intervalle de une à deux semaines, pour reparaître à la fin ; tantôt elles se répètent à des intervalles de un à quatre jours, pendant toute l'évolution de la maladie, qui peut durer dix à quinze jours.

d. *Forme émétisante.* — Les vomissements se produisent pendant un temps très long avant l'apparition des signes caractéristiques. Dans trois faits concernant un enfant âgé d'un an et deux âgés de un an et demi, nous constatons des vomissements répétés pendant un mois, pendant dix jours, pendant sept jours. Ces vomissements sont rapportés à une affection gastrique jusqu'à l'apparition constante de crises convulsives avec coma.

e. *Forme avec stase de la circulation veineuse céphalique.* — Dans quelques cas, on peut observer la tension de la fontanelle, le développement des veines temporales, mais seulement dans les formes de quelque durée ; plus exceptionnellement on note l'hydrocéphalie ou l'opisthotonos. Il faut d'ailleurs se méfier chez les jeunes enfants, de la raideur du tronc ou des membres, car elle peut exister en dehors de toute affection nerveuse, dans les infections gastro-intestinales.

C. FORME DÉLIRANTE DE LA MÉNINGITE TUBERCULEUSE. — Souvent le délire n'est qu'un symptôme accessoire et se réduit à de la loquacité, à un verbiage sans suite, pendant la période d'état. Parfois cependant, le délire acquiert une intensité et une continuité qui lui donnent une véritable prépondérance symptomatique. Tantôt il s'agit d'un délire hallucinatoire, avec hyperesthésie, agitation, tantôt d'un délire religieux, parfois les deux formes de délire alternent. Dans l'un de nos faits, la malade cherchait à mordre, et brisa avec ses dents une boîte en bois. Elle rappelait assez le tableau d'un rabique. La forme délirante est rare ; nous l'avons notée 3 fois dans 117 cas [1]. Elle se montre surtout de huit à dix ans, et chez les enfants à antécédents nerveux.

[1] WEILL et PÉHU, *Lyon médical*, 1905 ; cf. aussi PÉRIGNAT, Th. de Lyon, 1904.

D. MÉNINGITE SECONDAIRE. — La *méningite secondaire* succède à une phtisie commune ou à une tuberculose chronique
diffuse. Elle se caractérise, comme la méningite des nourrissons,
par la rapidité de son évolution et le petit nombre de ses symptômes. Ce sont des convulsions ou du coma avec paralysie qui se
produisent dans le cours d'une affection tuberculeuse et empor-
tent le malade en 2 ou 3 jours.

5° Physiologie pathologique. — Les cas moyens de méningite
tuberculeuse se traduisent par une courbe thermique, composée
d'une phase fébrile ou subfébrile, coïncidant avec l'invasion,
d'une phase hypothermique correspondant à la troisième période,
d'une phase hyperthermique se rapportant à la période terminale.

Il y a là comme trois maladies juxtaposées : la première seule
répond à l'infection tuberculeuse ; celle-ci est masquée dans les
deux autres par les phénomènes d'excitation, puis de paralysie
des centres bulbaires. Ces deux dernières périodes se retrouvent
dans l'hémorragie cérébrale qui se traduit par une hypothermie
temporaire suivie d'une ascension progressive de la température.

L'abondance de l'hydrocéphalie dans quelques cas de méningite permet de lui attribuer un rôle analogue à l'hémorragie
cérébrale, de sorte qu'il y aurait succession d'une méningite et
d'une hydrocéphalie. Cette conception ne saurait être généralisée. Il faut se borner à constater que dans une action pathologique diffuse comme celle que produit la méningite, les troubles
fonctionnels atteignent d'abord le cerveau, puis les centres bulbaires plus résistants, et que ces troubles se manifestent par des
phénomènes d'excitation, puis par des phénomènes de dépression.

Il reste à expliquer pourquoi les troubles si profonds que
crée la méningite tuberculeuse répondent parfois à des lésions
minimes. C'est ici qu'intervient le rôle des tuberculines de
KOCH, de BOREL, qui en dehors des lésions locales édifiées sous
l'influence du produit gras du bacille (AUCLAIR) diffusent au
loin et modifient profondément l'activité des centres nerveux.

6° Pronostic. — La curabilité de la méningite tuberculeuse affirmée par les anciens auteurs a été peu acceptée, en général. CADET DE GASSICOURT rapportait les cas de guérison à des tubercules cérébraux ou méningés associés à des méningites pé-ituberculeuses. Le plus souvent, on établissait une confusion avec les méningites syphilitique, microbienne ou avec le méningisme. Pour ma part, j'ai pu faire l'autopsie d'une fille de 20 ans, morte de tuberculose pulmonaire et traitée 3 ans avant par un homme très autorisé qui porta le diagnostic de méningite tuberculeuse. Or il n'y avait aucune trace d'inflammation ancienne au niveau des méninges. Il a fallu arriver à la période contemporaine pour établir que la méningite tuberculeuse pouvait guérir. Le diagnostic vérifié par l'examen du liquide céphalorachidien, par la présence du bacille de Koch dans le liquide, par l'inoculation positive pratiquée sur le cobaye, ne laissait pas, comme les anciennes observations, de doute sur la nature de la maladie.

Or des observations ont été publiées établissant la disparition de tous les symptômes d'une méningite tuberculeuse, aussi bien chez l'enfant que chez l'adulte. Parfois il restait de l'affection des séquelles, des troubles de la locomotion, des organes des sens ; parfois l'affection récidivait au bout de quelques mois ou de quelques années, parfois enfin le sujet mourait, quelque temps après, d'une autre manifestation tuberculeuse ; mais on ne peut nier en tout cas la guérison temporaire.

Il est difficile d'établir la proportion des cas favorables et d'indiquer les symptômes qui leur sont associés. R. TRIPIER prétend que la mort est certaine dès qu'il y a eu un mouvement convulsif. En fait, malgré les quelques faits encourageants publiés, le pronostic est à peu près fatal.

7° Diagnostic. — La méningite est une maladie insidieuse. Il faut s'informer des antécédents, de l'hérédité, tenir compte de l'âge, des conditions épidémiques. Une céphalée tenace avec plaintes, de la constipation, des vomissements, la raideur de la nuque, précédés pendant quelque temps d'amaigrissement, de changement de caractère, sont les meilleurs indices de début.

On a tiré de l'examen direct du liquide céphalo-rachidien, retiré par la ponction lombaire, un certain nombre de signes ; le plus pratique est la *lymphocytose* signalée par WIDAL, SICARD et RAVAUT, qui s'est montrée pure ou prédominante 118 fois sur 134 cas (LUTIET)[1], de sorte que la présence répétée de polynucléaires dans le liquide céphalo-rachidien, constitue une présomption très grande en faveur d'une méningite non tuberculeuse. Cependant la polynucléose a été observée maintes fois dans la méningite tuberculeuse, et la lymphocytose peut succéder à la polynucléose dans une méningite non tuberculeuse. La polynucléose semble indiquer une réaction plus vive que la lymphocytose.

L'absence d'éléments cellulaires dans le liquide retiré permet également de rejeter la méningite tuberculeuse.

Les procédés diagnostiques fournis par l'*ensemencement* et l'*inoculation du liquide* au cobaye sont peu pratiques, en dehors d'un laboratoire, et ne donnent d'ailleurs que des réponses tardives.

La *perméabilité méningée* et la *cryoscopie* ne donnent pas de résultats assez certains pour qu'on en puisse faire état couramment en clinique.

Le liquide céphalo-rachidien dans la méningite laisse souvent se produire une *précipitation de fibrine*. Il est riche en albumine, pauvre en chlorure et en sucre.

Dans un autre ordre d'idées, le *signe de Kernig*, qui a une haute valeur diagnostique dans la méningite cérébro-spinale, mérite une recherche attentive, même dans la méningite tuberculeuse. Il faut se rappeler que dans celle-ci, il ne se montre qu'à la fin de la première semaine. Le signe de Kernig se rapporte à la différence dans la tonicité des muscles fléchisseurs de la jambe suivant la position couchée ou assise du malade. Celui-ci étant étendu dans son lit, quand après avoir fléchi la jambe on veut la redresser, on n'éprouve aucune résistance. Dans la position assise au contraire, le redressement de la jambe rencontre une résistance due à la contraction

---

[1] LUTIET, Th. de Paris, 1903.

des fléchisseurs. A ce signe, BRUDZINSKI a ajouté le réflexe contro-latéral et le signe de la nuque mentionnés précédemment.

Nombre de maladies infectieuses prennent au début et pendant un temps assez long le masque de la méningite au point qu'on les a qualifiées de pseudo-méningites.

La *fièvre typhoïde* s'accompagne assez souvent chez l'enfant de céphalée, de somnolence, de rachialgie, de raideur de la nuque. L'incertitude n'est pas longue. La céphalée typhique disparaît au bout de un ou deux jours d'application de la méthode de BRAND. Le bain exerce chez les méningitiques une action énorme sur la température, il y a souvent du collapsus dès les premiers bains. Le typhique sommeille sans se plaindre, le méningitique gémit. Le premier reste couché sur le dos, le second est agité, couché en chien de fusil. Les taches rosées font défaut dans la·méningite ainsi que la réaction de Widal. La température est plus élevée et plus continue dans la dothiénenthérie. L'évolution ultérieure lèvera toute difficulté.

La *pneumonie* s'accompagne parfois dans la première enfance, tantôt d'éclampsie alternant avec le coma, tantôt de céphalée, de vomissements, de constipation et d'assoupissement profond. Dans un cas, j'ai vu dès le début du ralentissement du pouls et du faux Cheyne-Stokes chez un enfant de deux ans. Dans la seconde enfance, il y a en plus du délire avec marmottement. La température des enfants pneumoniques peut présenter des oscillations qui augmentent la difficulté. On se basera sur le début brusque, l'assoupissement rapide, le jeune âge du sujet, l'invariabilité du pouls, le défaut d'expansion de la région sousclaviculaire, la toux douloureuse, l'évolution ; la défervescence survient en temps voulu.

On a cité des pseudo-méningites dans la *broncho-pneumonie* (BÉZY), dans la grippe (SEVESTRE). Il s'agit de véritables infections *méningo-encéphaliques* avec lésions discrètes, souvent curables. C'est dans ces cas que le diagnostic peut être établi d'après la formule leucocytaire du liquide céphalo-rachidien.

La méningite peut être confondue avec d'autres affections cérébrales.

L'*éclampsie* s'en distingue par l'évolution rapide, la disparition de la fièvre après l'accès, l'absence de signe de Kernig, l'absence d'éléments cellulaires dans le liquide céphalo-rachidien.

L'*encéphalite* détermine une paralysie hémiplégique, la constipation manque. Pas de raideur de la nuque. Il y a souvent une longue période de rémission pendant l'évolution de la maladie.

La *méningite* non tuberculeuse a une marche plus franche que la tuberculeuse. Le début est brusque, la température élevée, l'excitation cérébrale intense. Les troubles circulatoires et respiratoires sont moins marqués que dans la méningite tuberculeuse. La guérison est possible, laissant après elle des tares cérébrales.

La *méningite syphilitique* liée à la syphilis héréditaire tardive rappelle en tous points la méningite tuberculeuse. La connaissance des antécédents héréditaires, la présence des stigmates, déformations nasales, iritis, érosions dentaires, feront soupçonner la nature de l'affection. Quelque rares que soient ces faits, ils suffisent à imposer dans tous les cas de méningite tuberculeuse le traitement spécifique qui servira de pierre de touche.

On a décrit sous le nom de *pseudo-méningite* ou de *méningisme* (CLAISSE, BÉZY) un certain nombre d'états relevant d'actions réflexes, de l'hystérie. RILLIET et BARTHEZ avaient déjà vu l'*helminthiase* simuler la période prodromique de la méningite et même provoquer des vomissements avec ralentissement du pouls. BÉZY a cité des faits probants : l'expulsion des vers a amené la détente.

La *dentition laborieuse* se reconnaîtra à l'examen des gencives, aux feux du visage, à la fièvre plus vive, à la constipation modérée, à l'odeur acétonémique de l'haleine.

L'*embarras gastrique* des enfants se distingue par la langue saburrale, les vomissements pénibles, l'évolution rapide.

La *pseudo-méningite hystérique* (BARDOL) se reconnaît à la présence des stigmates, à l'inversion de la formule des phosphates (CHANTEMESSE, un cas). Elle ne s'accompagne pas de troubles de la respiration, de la circulation, ni de vomissements.

L'onanisme donne parfois un facies qui rappelle celui des enfants en imminence de méningite.

8° Traitement. — Le traitement de la méningite tuberculeuse est *préventif* et *curatif* :

A. TRAITEMENT PRÉVENTIF. — RILLIET et BARTHEZ donnent un *traitement préventif* de la méningite tuberculeuse ; éviter tout mouvement congestif du cerveau, couper les cheveux, couvrir peu la tête, la placer sur un oreiller élevé. Eviter les troubles digestifs, la constipation. Respecter les éruptions du cuir chevelu ; retarder l'instruction des sujets. On peut ajouter : soustraire les jeunes enfants à un entourage où se trouvent des tuberculeux et donner le lait toujours bouilli.

B. TRAITEMENT CURATIF. — Le traitement curatif comprend le traitement médical et le traitement chirurgical.

a. *Traitement médical.* — On a l'habitude de faire de la *révulsion* sur la tête. Après rasage, on applique un vésicatoire ou de la pommade stibiée. On fait de la dérivation sur l'intestin au moyen du calomel administré à doses massives ou à doses réfractées. En l'absence de révulsion, on fait de la réfrigération continue (vessie de glace sur la tête). On donne en même temps des altérants, calomel à dose réfractée, iodure de potassium, etc... Toutes ces médications sont discutables. De temps à autre, on publie un cas de guérison de la méningite tuberculeuse coïncidant avec l'application d'un de ces procédés. L'interprétation de pareils faits est difficile. Seul l'iodure doit être administré pour le cas où on aurait affaire à la syphilis. Cependant JANNSEN [1] a vu chez un soldat âgé de dix-neuf ans, une méningite tuberculeuse guérie en deux mois et demi par l'usage de l'iodure aux doses de 8 à 40 grammes par jour, en tout 950 grammes. Cet homme mourut phtisique un an après et l'autopsie révéla des lésions de méningite. Il faut rejeter tout traitement qui augmente à la souffrance du patient. On peut ajouter à la liste des médications, les badigeonnages au gaïacol

[1] JAENSEN, Sem. méd., 1990.

(BARD), la collargol en frictions ou en injections intra-veineuses
(NETTER).

Le traitement médical ne peut qu'être symptomatique.
Placer le malade dans un endroit obscur et sans bruit, pour
ménager sa sensibilité exaltée. La céphalée sera combattue
par les applications de glace, l'antipyrine à hautes doses, 2 à
5 grammes par jour, et les injections de morphine. On traitera par les moyens appropriés la constipation, les convulsions, etc.

b. *Traitement chirurgical.* — Peut-on combattre la cause de
la maladie ? Se basant sur le rôle de l'hydrocéphalie, QUINCKE
a proposé un moyen pratique de faire céder la compression
cérébrale, c'est la *ponction lombaire* On introduit entre la
cinquième et quatrième lombaire une aiguille de 2 à 3 millimètres de diamètre un peu résistante (une aiguille de Dieulafoy). On pénètre un peu en dehors de la ligne médiane à cause
de l'imbrication des apophyses épineuses et on dirige l'aiguille
vers l'axe de la colonne. Elle est enfoncée de 2 centimètres
dans la première enfance, de 3 à 4 centimètres plus tard. L'aiguille n'arrive pas au contact de la moelle, mais pénètre dans
le cul-de-sac terminal de l'arachnoïde, plus ou moins gonflé
par le liquide céphalo-rachidien et où nagent les nerfs de la
queue de cheval. On est prévenu de la réussite de l'opération
par la mobilité de l'aiguille et l'écoulement d'un liquide clair,
citrin. L'opération se fait facilement, sans douleur et sans avoir
recours à l'anesthésie qui m'a toujours paru précipiter le dé-
noûment dans les cas où je l'ai employée pour des trépana-
tions.

Les cavités sous-arachnoïdienne du rachis communiquent
librement avec celles du crâne et avec les ventricules cérébraux
même dans les cas de méningite, ainsi que l'a démontré COLRAT
sur le cadavre. Il verse une solution de prussiate de potasse
dans les ventricules cérébraux. La ponction lombaire donne un
liquide, qui additionné de perchlorure de fer prend la couleur
bleu de prusse. Dans la plupart des cas où j'ai pratiqué la
ponction lombaire peu de temps avant la mort, je trouvais à
l'autopsie les ventricules vides.

Le liquide céphalo-rachidien est à une pression supérieure de 3 centimètres de mercure à la pression atmosphérique (QUINCKE, ZIEMSSEN). Aussi voit-on sortir de la canule un jet de liquide rappelant celui d'une artère.

Il est important de procéder avec une certaine lenteur. KEEN en évacuant après trépanation un ventricule latéral a vu des convulsions se produire et cesser dès qu'il injectait par le drain de l'eau bouillie (Cong. de Berlin 1898). Il ne faut pas évacuer plus de 2 centimètres cubes par minute.

Quelle est la valeur de la ponction lombaire ? Elle serait très efficace dans la méningite aiguë séreuse et séro-purulente, à marche rapide (QUINCKE, ZIEMSSEN)[1]. Pour la méningite tuberculeuse, je crois son rôle très réduit. Elle ne peut en effet suspendre la progression de la tuberculose méningée. Le seul effet qu'il faille en attendre, c'est la suppression de la compression cérébrale. Encore faut-il agir de bonne heure. Si on attend la période de la paralysie bulbaire (températures extrêmes, Cheyne-Stokes, résolution générale) il n'y a plus d'effet à en espérer. Au surplus, on trouve souvent dans ces cas d'hydrocéphalie du ramollissement prononcé des parois ventriculaires et même étendu à une certaine profondeur de la substance cérébrale. On peut invoquer jusqu'à un certain point, pour l'expliquer, la macération cadavérique, mais je l'ai observé après l'évacuation pendant les derniers moments de la vie du liquide céphalo-rachidien. Le ramollissement est donc un phénomène pathologique. On l'a attribué à des ischémies par artérite tuberculeuse. Il est probable que l'hydrocéphalie a une action au moins aussi efficace. Si on trépane le crâne et qu'on observe la substance cérébrale dans un cas de méningite avec hydrocéphalie, on s'aperçoit qu'elle tend à saillir à travers l'orifice et qu'elle n'est animée d'aucun battement. Si on pratique à ce moment la ponction lombaire, les battements reparaissent (observation personnelle). Il y a donc du fait de l'hydrocéphalie ischémie générale de la substance nerveuse. C'est cette ischémie que la ponction lombaire peut enrayer. Elle ne peut avoir la

[1] ZIEMSSEN, Soc. des natur. et méd. LUBECK, 1895.

prétention de combattre la tuberculose, mais elle peut prévenir la désorganisation ischémique de l'encéphale, et donner du temps à d'autres interventions (s'il s'en trouve) de s'employer à leur tour.

ZIEMSSEN cite un cas où 4 ponctions firent cesser les symptômes de méningite. Le malade put se lever, mais il succomba plusieurs semaines après à des phénomènes pulmonaires.

La ponction lombaire n'a de valeur que si elle est appliquée au début de l'épanchement. Il n'y a pas de signe pathognomonique de l'hydrocéphalie. L'épanchement peut se faire lentement sans provoquer les phénomènes que nous avons décrits à propos de la symptomatologie. Chez les jeunes sujets l'absence de battements de la fontanelle est un indice précieux. Quoi qu'il en soit, étant données la facilité et l'innocuité de la ponction, on peut la tenter systématiquement en la répétant de temps à autre, jusqu'à ce qu'elle donne issue à du liquide.

Les interventions qui ont pour but de s'adresser à la cause ont été inspirées par les heureux résultats de la laparotomie appliquée au traitement de la péritonite tuberculeuse. Il y a lieu toutefois d'établir entre les deux ordres de cas une distinction fondamentale. La tuberculose péritonéale est une tuberculose des séreuses. La tuberculose méningée est une tuberculose vasculaire et répond à une de ses modalités les plus virulentes. Elle est souvent associée à la granulie.

On a pratiqué sans succès la *trépanation*, la *trépanation suivie de ponction et de drainage des ventricules latéraux*. Une des opérations qui a eu le plus de retentissement, c'est le *drainage de l'espace sous-arachnoïden postérieur*, au-dessous du cervelet, c'est l'opération de Parkin. Elle a donné un succès à peu près certain à WALLIS ORD et WATERHOUSE.

CHIPAULT a proposé d'intervenir à la région temporale au niveau du lac Sylvien. Cette opération a été tentée pour la première fois sur un de mes malades par mon collègue NOVÉ-JOSSERAND. L'enfant est mort peu de temps après. En réalité, le seul cas encourageant est celui de WALLIS ORD et de WATERHOUSE.

On peut faire aux interventions par le trépan un reproche

capital, c'est la nécessité de l'anesthésie. Tous mes sujets anesthésiés sont morts dans les vingt-quatre heures, quelques-uns avec une température affolée, d'autres avec de l'hypothermie. Pour me mettre à l'abri de cette condition, j'ai imaginé de pratiquer la ponction lombaire et, le liquide évacué, d'injecter une certaine quantité d'air stérilisé dans les espaces sous-arachnoidiens. L'opération a été inoffensive pour les animaux. Je l'ai tentée sur l'homme, et elle m'a paru ne présenter aucun danger, j'ai même observé des améliorations passagères [1].

ARTICLE II

MÉNINGITE CÉRÉBRO-SPINALE ÉPIDÉMIQUE

La méningite cérébro-spinale épidémique est une espèce particulière de méningite, due au méningocoque de Weichselbaum.

1º Étiologie. — Pendant longtemps, la bactériologie de cette maladie est restée confuse. Le rôle du staphylocoque, du strepto-méningocoque (BONOME), du pneumocoque (NETTER) a été tour à tour soutenu. Actuellement la valeur spécifique du *diplococcus intracellularis meningitidis* de WEICHSELBAUM, ou *méningocoque,* est définitivement admise. Les méningites iaguës, dues à d'autres germes, réalisent parfois le tableau clinique de la méningite cérébro-spinale, mais elles diffèrent de cette dernière par l'absence de toute épidémicité.

Deux grandes *épidémies* récentes, celle de Silésie qui débuta en 1904 et dura plusieurs années, celle de l'Amérique du Nord (1904-1905), ont permis d'étudier la propagation de la maladie. Celle-ci frappa d'autres pays ; en France notamment de nombreux cas survinrent dans ces dernières années ; ils ont suscité d'importants travaux, particulièrement de NETTER, VAILLARD, DOPTER, VINCENT, P. TEISSIER, etc. ; plusieurs ont été communiqués à la Société médicale des Hôpitaux de Paris.

---

[1] Voy. BAILLS, Th. de Lyon, 1896 et WEILL, *Traitement de la méningite tuberculeuse*, in Traité de thérapeutique de ROBIN.

L'extension de l'épidémie se fait par un mode assez spécial. D'abord surviennent des cas isolés, puis il se crée des foyers peu étendus qui essaiment la maladie à une certaine distance. On n'en suit pas toujours la propagation régulière d'un point à un autre, à telle enseigne que l'épidémie semble parfois procéder par bonds. C'est ainsi que dans une ville ou une contrée deux territoires infestés peuvent être séparés par une zone intermédiaire exempte de la maladie. La méningite cérébro-spinale se diffuse lentement, mais pendant de longues périodes ; il est fréquent d'observer des poussées successives séparées par des accalmies plus ou moins longues. Après une série de recrudescences, la sporadicité reparaît. Les petites épidémies de famille ne sont pas rares, même en dehors de la grande épidémicité.

Les caractères un peu spéciaux de l'épidémie s'expliquent aisément par les notions actuelles sur la contagion.

On ne peut nier la *contagiosité* de l'affection. D'elle témoignent les cas intérieurs des hôpitaux, les cas observés dans la même maison, les cas familiaux. Les cas d'importation sont encore plus typiques ; ils permettent d'établir la durée de l'incubation qui varie de trois à six jours. Des exemples en ont été publiés par plusieurs auteurs, FLATTEN en particulier : des ouvriers, venant de localités atteintes par l'épidémie, portèrent l'infection dans leurs foyers et, trois ou quatre jours après leur retour, leurs enfants furent frappés de méningite cérébro-spinale. Les malades, les convalescents ne sont donc pas seuls en cause dans la transmission de l'affection. Les sujets sains contribuent pour beaucoup à l'extension de l'épidémie.

Comment s'effectue la contagion ?

La méningite cérébro-spinale est souvent précédée d'une angine légère ou d'un coryza. Aussi le cavum naso-pharyngien fut-il considéré comme la porte d'entrée du méningocoque dans l'organisme, et l'on en vint bientôt à cette conclusion que la lésion primitive est une rhino-pharyngite ; la méningite est une complication de cette dernière. Il suffit d'ailleurs d'examiner le pus pharyngé des méningitiques pour déceler la présence presque constante de méningocoque ; suivant VON LINGELS-HEIM, on le retrouve dans 93,8 pour 100 des cas. La *contagion s'effectue par les sécrétions du pharynx nasal ;* on doit incriminer soit les mucosités nasales transportées par les mouchoirs de poche ou expulsées pendant l'éternuement, soit la salive ou même les invisibles gouttelettes de Flügge qui se disséminent dans l'air, en parlant ou en toussant. WEICHSELBAUM, VAILLARD, NETTER, ont mis ces faits en évidence.

Les malades ou les convalescents ne sont pas les seuls à porter dans leur naso-pharynx des méningocoques virulents. *Les sujets sains sont aussi porteurs de germes,* s'ils font partie de l'entourage du méningitique ou ont eu des rapports de contiguité avec d'autres porteurs latents de germes. Il y aurait pour un malade 9 porteurs de germes, d'après NETTER, 10 d'après BRUNS et HOHN. Cette proportion s'accroît encore dans la population miséreuse. Ce qui aggrave les chances de contagion, c'est que le méningocoque vit pendant deux semaines dans le rhino-pharynx de tels sujets ; parfois il persiste encore au bout de plusieurs mois. Les porteurs latents de germes, du fait même que la plupart d'entre eux restent méconnus, aident puissamment à la dissémination de la maladie ; ils en constituent les agents de transmission les plus sûrs. Par là se trouve expliquée l'allure parfois singulière de l'épidémie éclatant à quelques jours d'intervalle, dans des régions assez éloignées. La sporadicité se conçoit aussi aisément puisqu'un porteur de germes peut contagionner des individus sains qui eux-mêmes en contagionneront d'autres, avant que n'éclate de-ci de-là quelque nouveau cas de méningite.

La méningite cérébro-spinale est plus commune en hiver et au printemps ; dans ces périodes, la virulence du germe et sa diffusibilité sont plus accusées. Les mauvaises conditions hygiéniques, l'encombrement, favorisent son apparition. Le traumatisme (FUJISANIA), le lymphatisme (TRAUTMANN) ne paraissent pas avoir d'influence particulière sur son apparition. La méningite frappe volontiers les enfants : dans l'épidémie de Silésie 90 p. cent des malades étaient soit des jeunes gens, soit des enfants. Les nourrissons eux-mêmes sont parfois atteints.

2° **Pathogénie**. — Les auteurs ne s'entendent pas sur le mode

de pénétration du méningocoque dans les méninges. On a longtemps admis que les lymphatiques ou les gaines nerveuses tra-
versant la lame criblée de l'ethonoïde permettaient au méningocoque de gagner les méninges. Se basant sur la localisation
naso-pharyngée bien plus que nasale du microbe, WESTEN-
HŒFFER soutient que le passage a lieu au niveau de sphénoïde.
La voie otitique a été soutenue par BOINET. La notion de ménin-
go-coccémies sans méningites (LIEBERMEISTER, NETTER et
DEBRÉ) ou suivies de méningites (MARTINI et RÖHDE, SALOMON)
suffit à étayer l'hypothèse d'une infection sanguine primitive,
d'une septicémie dont la méningite constituerait seulement une
des localisations.

3° Anatomie pathologique. — Les lésions sont constituées à
l'état aigu par une inflammation suppurative des méninges
cérébrales qui s'étend rapidement aux méninges rachidiennes.
Le pus forme une enveloppe continue aux centres nerveux ou
se montre réparti par plaques sur différentes régions.

En général, les sécrétions sont abondantes et liquides ; d'abord
troubles, puis franchement purulentes, s'éclaircissant de nouveau en cas de survie. Les cavités ventriculaires renferment
un liquide louche ou purulent. On observe souvent de l'infiltration purulente le long du nerf optique, du nerf auditif, des nerfs
rachidiens, des suppurations de l'oreille et des cavités nasales,
des lésions viscérales multiples, communes aux infections
générales, parfois des arthrites.

4° Symptômes. — La méningite cérébro-spinale est une
affection polymorphe, qui rappelle, dans certains cas, une
tumeur cérébrale, une tétanie, un rhumatisme vertébral, une
grippe, une fièvre typhoïde (NETTER). Le plus souvent, cepen-
dans, le syndrome méningé se déclare nettement.

Avec ou sans prodromes, malaise, nausée, courbature, coryza,
angine rouge, surviennent des frissons, une fièvre élevée, des
vomissements, de la céphalée, une rachialgie intense, de la raideur de la nuque et du dos, parfois de la contracture des membres et du trismus, une hyperesthésie diffuse qu'exagère tout

mouvement. Des douleurs articulaires viennent souvent aggraver la situation du malade et lui arrachent des cris.

On observe parfois des convulsions, notamment chez les nourrissons, des parésies passagéres. Le ptosis, le strabisme, l'inégalité pupillaire sont fréquents. Par contre la photophobie, de constatation si courante dans la méningite tuberculeuse, fait ordinairement défaut (TERRIEN et BOURDIER).

Les réflexes rotuliens sont diminués ou même abolis (GACHET). Le réflexe de BABINSKI reste le plus souvent normal. On observe indifféremment la constipation ou la diarrhée.

Le pouls et la respiration, peu touchés au début, s'accélèrent par la suite, mais présentent des irrégularités. La température décrit d'assez grandes oscillations, mais se chiffre rarement par 40° ; sa variabilité d'un moment à l'autre constitue un bon signe sur lequel a insisté NETTER ; la fièvre ne possède en elle-même aucune valeur pronostique. On note tantôt de l'agitation, du délire, tantôt au contraire de la somnolence ou même du coma complet. Les urines, assez abondantes, contiennent parfois de l'albumine ou du sucre, et l'on obtient plus souvent que dans la méningite tuberculeuse une diazo-réaction positive (NORDMANN).

Le foie et la rate sont presque toujours hypertrophiés (P. TEISSIER).

Cette situation dure environ huit à quinze jours, mais pour mieux dégager le type clinique de la méningite cérébro-spinale épidémique, il convient d'insister sur quelques signes qui lui sont un peu particuliers.

Les contractures acquièrent souvent une grande intensité. Les muscles de la nuque rétractent la tête en arrière ; ceux du dos déterminent l'opisthotonos ; le trismus est parfois noté. Mais suivant l'heureuse expression de DEBRÉ, à l'opisthotonos du tétanos le malade ajoute la position en chien de fusil des méningites tuberculeuses. Le signe de Kernig, que NETTER a relevé huit fois sur dix, est des plus accusés. BRUIZINSKI signale la fréquence du réflexe contra-latéral : celui-ci est dit identique si la flexion exagérée de la cuisse sur le bassin provoque un mouvement analogue de flexion dans l'autre membre ; il est dit réciproque, si un membre inférieur étant fléchi et l'autre étendu, la flexion de ce dernier détermine un léger mouvement d'extension du premier. Le même auteur insiste beaucoup sur le signe de la nuque : l'enfant étant dans le décubitus horizontal, on fléchit la nuque en s'opposant au relèvement du tronc, il se produit un mouvement de flexion des cuisses sur le bassin et des jambes sur les cuisses.

Les arthralgies, les pseudo-rhumatismes infectieux, des érythèmes cutanés, roséole, érythème simple, urticaire, des érythèmes purpuriques dans les formes sévères, enfin et surtout l'herpès labial ou facial, possèdent une signification diagnostique de grande valeur.

A mentionner aussi la pâleur, l'amaigrissement rapide.

Des troubles graves peuvent survenir du côté des organes des sens : surdité, amblyopie, etc. ; la coexistence de conjonctivite, d'ulcération et d'anesthésie de la cornée témoignerait peut-être d'un syndrome neuro-paralytique atténué. Tous ces phénomènes trouveront leur place au chapitre des complications.

Les caractères du liquide céphalo-rachidien seront étudiés à propos du diagnostic.

Les FORMES CLINIQUES sont multiples. La description qui précède s'applique à la forme moyenne, habituelle, de la maladie. Mais la méningite cérébro-spinale peut affecter une variété très grande d'évolutions.

Tantôt elle est *foudroyante,* tue en quelques heures, en un ou deux jours, au milieu de convulsions subintrantes ou dans le coma. Tantôt elle entraîne la mort en quelques jours ; le malade prenant un teint plombé, a l'aspect d'un intoxiqué et souvent présente des érythèmes purpuriques qui ont pu entraîner la confusion avec un typhus pétéchial (*forme suraiguë*).

Parfois l'affection se déclare avec ses signes habituels, mais s'arrête, tourne court, au bout de deux ou trois jours (*forme abortive*).

En d'autres circonstances, tout se borne à de la céphalée, du malaise, de la raideur de la nuque et du dos, des vomissements, sans grande réaction fébrile, le tout durant quelques jours (*forme légère*).

Sicard a décrit la *forme ambulatoire* de diagnostic très délicat ; souvent l'issue en est rapidement favorable, mais parfois survient brusquement un coma mortel.

Dans les formes frustes il convient aussi de ranger les faits de *méningites localisées,* susceptibles de donner lieu à une radiculite lombo-sacrée (Déjerine et Tinel).

Dans d'autres cas les symptômes s'atténuent, sans disparaître ; l'affection traîne pendant plusieurs semaines ou même plusieurs mois (*formes subaiguës et chroniques*).

Ailleurs, la maladie, après une amélioration passagère, est sujette à des rechutes ou plutôt à des reprises qui se renouvellent à des intervalles de quelques semaines et la prolongent pendant des mois (*forme rémittente*). On a même signalé une véritable *intermittence* dans la marche de la maladie, qui a pu faire songer à une influence malarique.

Chez le *nourrisson*, la méningite peut facilement passer inaperçue. Parfois elle se présente sous le masque d'une gastro-entérite avec état infectieux grave. Des convulsions ou bien une parésie de la tête (Netter) en sont quelquefois les seuls signes. La fièvre fait souvent défaut. Dans quelques cas, la tension de la fontanelle aidera au diagnostic.

Les auteurs anglais, Carr, Barlow, Still, ont décrit chez les nourrissons une *méningite dite postérieure ou basale* qui s'accompagne d'une rétraction de la tête en arrière, de raideur des membres inférieurs, d'une hydrocéphalie aiguë de quelques semaines à quelques mois de durée. Elle est susceptible de guérir, mais laisse parfois subsister de la cécité et de l'hydrocéphalie chronique.

5° Complications. — Multiples sont les complications de la méningite cérébro-spinale épidémique.

Il suffit de signaler les arthrites, les pneumonies, les broncho-pneumonies, les endocardites, les péricardites, les pleurésies, toutes complications dues soit au méningocoque soit à des microbes d'infection secondaire.

La *surdité* est fréquente ; presque toujours bilatérale, elle est curable quand elle est consécutive à une otite moyenne suppurée.

Lorsqu'il s'agit d'une otite interne, d'une labyrinthite, fait le plus fréquent, d'une névrite auditive, ou d'une lésion centrale, la surdité est durable et même irrémédiable. Chez le tout jeune enfant, la surdité se compliquera de *mutité*.

Les *complications oculaires* sont nombreuses et relativement fréquentes. Les paralysies de la musculature extrinsèque du globe oculaire, atteignant de préférence et parfois bilatéralement le moteur oculaire externe ; les atteintes de la musculature intrinsèque avec mydriase, myosis, inégalité pupillaire, diminution du réflexe à la lumière, constituent des séquelles habituellement curables. Beaucoup plus grave est le pronostic de la névrite optique. On connaît un assez grand nombre de cas de cécité absolue et persistante par atrophie double de la papille (TERRIEN et BOURDIER). On observe parfois de l'irido-choroïdite, la perte d'un œil par fonte purulente.

Les *troubles moteurs* sont de constatation moins courante. Les paralysies avec contracture sont représentées par une monoplégie, la paraplégie, la quadriplégie et surtout l'hémiplégie (CASTAIGNE) et peuvent persister longtemps. Les paralysies flasques rappellent l'aspect clinique de la poliomyélite antérieure aiguë de l'enfant. Des relations d'épidémies de poliomyélite débutant par des phénomènes méningés ont posé la question des rapports de cette maladie avec la méningite cérébrospinale, et de l'identité d'étiologie des deux affections ; en l'état actuel, aucune conclusion n'est justifiée.

Les *troubles sensitifs* sont rares et tardifs : crampes, fourmillements, sciatique (WIDAL).

Il existe parfois des *troubles mentaux* pouvant aller d'une simple diminution de la mémoire jusqu'à l'idiotie ou la démence. COMBE a signalé des troubles rappelant la *paralysie générale*,

6° Diagnostic. — Le signe de Kernig, la coexistence d'une épidémie familiale ou plus générale sont très caractéristiques. Signalons aussi l'attitude en opisthotonos, l'herpès labial, les éruptions cutanées, l'abolition du réflexe rotulien (GACHET).

La *méningite tuberculeuse* débute moins brusquement : la marche est moins franche, plus lente : l'excitation cérébrale est plus restreinte, les signes médullaires sont beaucoup moins accusés ; la photophobie par sa fréquence acquiert une grande valeur diagnostique.

Une enquête étiologique minutieuse permettra d'éliminer les autres *méningites infectieuses*.

Le diagnostic se fera aussi avec la *grippe à forme nerveuse*, la *fièvre typhoïde*, le *rhumatisme*, le *tétanos*, la *tétanie*. J'ai observé un enfant qui, au quatrième mois d'une méningite traînante, présentait de la raideur des jambes, de la nuque, et une boulimie effrayante ; il dévorait littéralement et sans interruption.

Dans certaines épidémies de *paralysie infantile* signalées par MACPHAIL, CAVERLY, MEDIN, il est vraisemblable que la méningite cérébro-spinale était en cause. SCHULTZ, dans un cas de paralysie infantile datant de quinze jours, a retiré, par la ponction lombaire, un liquide renfermant du méningocoque.

Dans tous les cas, à plus forte raison dans les cas douteux, on aura recours à la *ponction lombaire*. Seule elle permet d'affirmer et la méningite et sa nature méningococcique. Par elle on se rendra compte de l'aspect louche ou franchement purulent du liquide céphalo-rachidien ; de la polynucléose rachidienne prédominante ; enfin de la présence du méningocoque. La ponction sera surtout utile dans les formes anormales sur lesquelles a insisté NETTER. Dans les formes lentes, elle ramène, au bout de quelque temps, un liquide clarifié, avec lymphocytes et sans méningocoques. Elle révèle, au contraire, l'existence d'un liquide louche ou purulent, riche en polynucléaires, dans les formes aiguës ou dans les exacerbations des formes traînantes. La présence d'un liquide clair au début ou même constamment clair, ce qui est exceptionnel, ne doit pas faire abandonner le diagnostic de méningite cérébro-spinale. Même remarque s'adresse à la constatation, très rare, d'une lymphocytose prédominante dès le début.

Le *diagnostic bactériologique* est de première importance, mais nécessite l'outillage d'un laboratoire. Après centrifugation, l'examen du culot, étalé sur lames et coloré, montre des diplocoques en grains de café, intracellulaires, mais aussi extra, ne prenant pas le gram ; ces caractères ne suffisant pas à différencier les méningocoques des pseudo-méningocoques qui leur sont souvent associés, on recourt à la culture. L'on ensemence une partie du culot, de préférence sur gélose ascite ou gélose au sang ; le méningocoque est en cause si les colonies qui ont poussé subissent positivement les épreuves d'agglutination et de fermentation des sucres. L'agglutination s'effectuera avec le sérum anti-méningococcique seul, et non dans des tubes témoins où l'on a émulsionné dans du sérum normal ou de l'eau physiologique une certaine dose de la culture. La fermentation des sucres s'obtient par ensemencement sur des milieux sucrés tournesolés ; maltose et glucose fermentent avec le vrai méningocoque, qui reste sans action sur la lévulose.

Souvent on s'efforcera en vain de déceler le méningocoque ; l'examen direct restera négatif,; les cultures seront stériles. Dans ces conditions on recherchera : 1° le pouvoir agglutinant spécifique du sérum du malade sur un méningocoque conservé au laboratoire ; 2° la présence possible du méningocoque dans le rhino-pharynx du malade ; 3° la *précipito-réaction* de Vincent et Bellot. Des travaux auxquels cette précipito-réaction a donné lieu, il ressort qu'elle a une valeur diagnostique de premier ordre. Sa réalisation est facile : dans un tube témoin on compte 50 gouttes de liquide céphalo-rachidien clair après centrifugation ; dans deux autres tubes, on met, dans l'un 50 gouttes du même liquide, plus une ou plusieurs gouttes de sérum antiméningococcique ; dans l'autre 100 gouttes de liquide céphalo-rachidien et une ou plusieurs gouttes de sérum. On place ces tubes à l'étuve à 37° ou de préférence à 55°. Après huit à dix heures d'étuve on note un trouble uniforme, une opalescence, un louche du mélange ; le tube témoin reste clair. Ce trouble n'a lieu que dans les seuls cas de méningite à méningocoques.

7° Pronostic. — La méningite cérébro-spinale est curable. La mortalité, très grande dans les épidémies, diminue pour les cas sporadiques. L'emploi du sérum l'a beaucoup abaissée.

La durée de la maladie va de quelques heures à plusieurs mois et même un an. Elle provoque parfois des désordres irrémédiables : arrêt de développement intellectuel, amblyopie progressive, surdité centrale, hydrocéphalie. D'après LOOFT, plus de 14 p. cent des surdi-mutités, plus de 3 p. cent des idioties, sont dues à la méningite cérébro-spinale. Ce sont ces séquelles qui assombrissent le pronostic.

8⁰ Traitement. — Le traitement comprend la prophylaxie et le traitement proprement dit.

a. *Prophylaxie.* — Il faut isoler les malades. La contagion s'effectuant par les sécrétions nasales, les gouttelettes de Flügge, etc., on doit assurer la désinfection des linges, mouchoirs de poche, etc., du nez, du rhino-pharynx, de la bouche. Les gargarismes à l'eau oxygénée, les lavages des fosses nasales, les pulvérisations de pyocyanase dans le rhino-pharynx et la cavité buccale, les badigeonnages des amygdales par la glycérine iodée, les inhalations de vapeurs iodées (VINCENT et BELLOT)[1], les insufflations nasales de sérum antiméningococcique desséché (WASSERMANN) rendront d'utiles services. L'entourage recourra aux mêmes pratiques de façon à ne pas transmettre l'infection. Si l'épidémie éclate dans une agglomération, tous les membres devront se soumettre, autant que possible, à la désinfection du rhino-pharynx telle qu'elle vient d'être indiquée. Il est illusoire, sauf dans l'armée (VAILLARD), de compter sur l'isole-

---

[1] VINCENT et BELLOT préconisent le mélange suivant :

Iode	20 grammes.
Gaïacol	2 —
Acide thymique	0,25 cgr.
Alcool à 60°.	200 grammes.

Verser une certaine quantité de ce mélange dans un bol ou une capsule en porcelaine ; plonger le bol dans une cuvette d'eau très chaude et inhaler les vapeurs qui se dégagent pendant trois minutes ; renouveler ces inhalations quatre à cinq fois par jour.

Matin et soir, on badigeonnera les amygdales, et le pharynx avec un tampon d'ouate imbibé de :

Iode	0,50 cgr.
Iodure de potassium	1 gramme.
Glycérine.	15 —

Se gargariser avec de l'eau oxygénée à 1 p. cent.

Par ces moyens le méningocoque qui persiste dans le pharynx des porteurs de germes plusieurs semaines, aura disparu en quatre jours.

ment des porteurs latents de germes. Après la maladie, les locaux seront soigneusement désinfectés.

b. *Traitement proprement dit.* — Longtemps seul en usage, le *traitement symptomatique* ne doit pas être négligé. Il est le même que dans les autres formes de méningite, glace ou révulsion sur la tête, sédatifs, chloral, bromure, morphine, etc. On a préconisé un traitement systématique de la méningite comprenant les bains chauds (AUFRECHT) et les ponctions lombaires. Les bains chauds donnés à 38° ou 40°, toutes les trois ou quatre heures, pendant vingt à vingt-cinq minutes, apaisent les douleurs, diminuent les contractures, font baisser la température, rendent le pouls plus régulier. La ponction lombaire donne de bons résultats à condition d'être répétée tous les deux jours et d'évacuer 20 à 30 grammes de liquide chaque fois ; par elle diminuent la céphalée et les convulsions, parfois même disparaît le coma.

CONCETTI conseille de continuer les ponctions dans les cas subaigus, avec menace d'amblyopie et d'hydrocéphalie. Il a pu ainsi prévenir la cécité et même la faire disparaître, quand elle existait déjà.

Le collargol ou l'électrargol intraveineux ou intrarachidien peuvent être utilisés, particulièrement si l'on n'a pas de sérum antiméningococcique.

Ce traitement de la méningite cérébro-spinale a certainement rendu de réels services. Il serait injuste de l'abandonner malgré que la *sérothérapie* ait relégué au second plan ces moyens thérapeutiques. Trois sérums, de préparation un peu différente mais basée sur les mêmes principes, sont actuellement employés : ceux de FLEXNER (Amérique), KOLLE et WASSERMANN (Allemagne), DOPTER (France). Le sérum de DOPTER est à la fois antimicrobien et hautement antiendotoxique.

Le sérum n'agit pas par la voie sous-cutanée. Cependant dans les cas graves avec purpura cette voie doit être combinée à la voie sous-arachnoïdienne (VAILLARD). Habituellement l'injection aura lieu dans les espaces sous-arachnoïdiens ; on retirera au préalable une quantité de liquide céphalo-rachidien un peu supérieure, ou au moins égale à la quantité de sérum à injecter. Le sérum sera de préférence porté à une température de 37°. On poussera l'injection avec lenteur. Ultérieurement, le malade étant dans le décubitus, il sera bon de soulever le bassin pour permettre une meilleure diffusion du sérum. Au-dessous d'un an, on injectera 10 centimètres cubes de sérum ; pour les enfants plus âgés la dose varie de 10 à 20 centimètres cubes. L'injection sera quotidienne jusqu'à cessation des principaux symptômes, En cas de rechute, elle sera renouvelée. La quantité globale de sérum ainsi employée est des plus variables. Souvent 60 à 100 centimètres cubes suffisent à juguler la maladie. Parfois il faut utiliser 200 ou même 300 centimètres cubes.

D'ailleurs, même à doses intensives, la sérothérapie ne fait pas courir de dangers sérieux. Peu de temps après l'injection surviennent fréquemment des douleurs dans les membres inférieurs. Les accidents sériques, d'anaphylaxie, ne sont pas rares ; dans 6 cas sur 23, P. TEISSIER a noté des éruptions sériques ; ces éruptions revêtent généralement le type urticarien et apparaissent vers le dixième jour. Des élévations thermiques passagères peuvent simuler une rechute. Il est exceptionnel d'observer des accidents graves, tels que cyanose, dyspnée, tachycardie.

Une ponction malpropre peut entraîner une infection secondaire des méninges.

Les résultats obtenus par l'emploi de la sérothérapie sont très encourageants. En 24 heures s'amendent les signes essentiels : coma ou agitation, céphalée, vomissements, température. Le liquide céphalo-rachidien s'éclaircit, tandis que diminue le nombre des méningocoques, et que les lymphocytes apparaissent. La maladie évolue plus rapidement vers la guérison ; en huit à dix jours en moyenne elle est terminée. Les rechutes, les formes traînantes sont exceptionnelles. Les séquelles diminuent dans une forte proportion ; elles tombent de 23 p. cent à 2,85 p. cent (NETTER).

A un point de vue plus général, la mortalité, qui à l'état épidémique varie entre 60 à 80 p. cent, s'abaisse considérablement grâce à la sérothérapie : 15 p. cent (NETTER) ; 16,6 (VAILLARD) ; 21,3 p. cent dans l'ensemble des cas publiés par P. TEISSIER, SALEBERT, BARBIER, FOLLET, COMBY, MÉNÉTRIER à la Société médicale des hôpitaux de Paris. DOPTER donne les

chiffres suivants de mortalité : 25,4 p. cent avec l'emploi du
sérum FLEXNER ; 18,5 p. cent avec celui de WASSERMANN. Sa
statistique personnelle porte sur plus de 300 cas traités par son
sérum, la mortalité globale fut de 16,20 p. cent, la mortalité
rectifiée de 11,80 p. cent. Dans l'épidémie française de 1909 la
mortalité atteignait au début, sans le secours de la sérothérapie
65 à 75 p. cent. De tels chiffres sont pleinement convaincants.

ARTICLE III

MÉNINGITES AIGUES

Les méningites aiguës comprennent l'ensemble des réactions
que présentent les méninges vis-à-vis des processus toxi-infectieux, abstraction faite de la tuberculose dont les localisations
méningées méritent une description spéciale. Nous avons donné
aussi une place à part à la méningite cérébro-spinale, en raison
de l'importance qu'elle a prise dans le groupe des méningites.

1º **Étiologie.** — Les méningites aiguës sont d'origine très
variable. Elles sont provoquées par l'action de nombreux
germes, au premier rang desquels il faut mentionner le pneumocoque (NETTER). Puis viennent par ordre de fréquence : le
streptocoque, le bacille de PFEIFFER, le bacille d'EBERTH, le coli
communis, le staphylocoque. Tantôt la méningite est *primitive*
et constitue la première localisation ou au moins celle qui l'emporte par son importance, du germe pathogène, tantôt elle
succède à une affection plus ou moins dessinée : *pneumonie,
fièvre typhoïde, grippe, gastro-entérite infectieuse, oreillons,
scarlatine.* Nous avons observé 2 cas de méningite survenue
chez des scarlatineux, l'une à streptocoques, l'autre à staphylocoques. La contamination des méninges peut se faire à distance par la voie sanguine. Elle relève souvent aussi d'un transport plus direct des germes infectieux par l'intermédiaire des
cavités sensorielles de la face, oreille, nez, orbite, qui ont été
elles-mêmes le siège d'une altération de nature infectieuse.
C'est ainsi que la pneumonie, la rougeole se compliquent sou-

vent d'otite, que celle-ci est parfois l'intermédiaire entre une grippe, une gastro-entérite et le développement d'une méningite, que l'on retrouve dans les cavités nasales à l'occasion de la grippe, de la rougeole, de la méningite cérébro-spinale, les mêmes germes que dans l'exsudat méningé.

AUSSET a publié un cas de méningite purulente à la suite d'une énucléation oculaire.

Il est à peine besoin de mentionner le rôle des fractures du crâne, des plaies du cuir chevelu, des infections de la région faciale, érysipèle, furoncle, qui chez l'enfant comme chez l'adulte, contribuent à créer l'infection méningée.

Il est à remarquer, sans que ce soit une règle absolue, que dans la pathologie infantile, les déterminations méningées sont souvent préparées par une étape auriculaire ou nasale de l'infection. Dans trois observations de méningite suppurée chez des nourrissons, SCHARLER a vu trois fois de l'otite à l'autopsie. Il est vrai que la coexistence d'une otite aiguë ou chronique, même non tuberculeuse, n'exclut pas, par le fait même, l'hypothèse de méningite tuberculeuse ; nous avons pu vérifier ce fait à plusieurs reprises.

La présence et le rôle pathogène des germes que nous venons de signaler se démontre soit après la vérification anatomique, soit sur le vivant en pratiquant la ponction lombaire et en recueillant du liquide céphalo-rachidien. C'est même là le procédé le plus fréquemment mis à contribution. Il possède encore l'avantage de nous éclairer sur la réaction des méninges vis-à-vis des agents d'infection, en nous renseignant sur la composition chimique et morphologique du liquide.

Les recherches de ce genre, aussi bien que les autopsies ont démontré qu'un même germe peut produire les effets les plus disparates, depuis une simple congestion méningée, ou une exsudation séro-fibrineuse, jusqu'à la suppuration la plus franche et comme ce sont les réactions encéphalo-méningées vis-à-vis de l'infection, qui commandent par leurs degrés et leurs formes l'évolution clinique, il devient très difficile d'accorder à chaque germe une description individuelle pour représenter les altérations qu'il provoque au niveau des méninges. Aussi malgré les divergences étiologiques, est-on amené à une certaine unité anatomo-pathologique et clinique de la description.

Il s'en faut, que la présence d'un germe puisse toujours être démontrée dans les méningites. Il est des cas où la ponction lombaire ramène un liquide qui ne renferme aucun microbe.

Dans ces faits, l'inoculation faite à des animaux a cependant démontré parfois leur existence en trop petit nombre pour être décelés par la culture ou l'examen microscopique.

Plus souvent, les germes font défaut ; ce résultat peut tenir à ce que le liquide céphalo-rachidien est un mauvais milieu de culture et à la disparition plus ou moins rapide des microbes qui auraient existé au début, fait qui d'ailleurs a été vérifié pour quelques-uns. Dans d'autres circonstances, la méningite a été provoquée, non plus par la pénétration d'un microbe dans le tissu des méninges, mais par l'action d'une substance toxique, fabriquée dans un foyer infectieux ectopique : broncho-pneumonie, gastro-entérite, de sorte qu'on peut admettre avec . CONCETTI et HUTINEL, des méningites bactériennes et des méningites toxiques, ces dernières devant être considérées en général, comme moins graves.

L'enfance constitue une prédisposition pour les méningites simples aussi bien que pour la méningite tuberculeuse. Dans la première enfance et surtout dans les premiers mois de la vie, la région ventriculaire, dont on connaît le rôle dans le développement cérébral (la substance nerveuse se dépose autour des vésicules cérébrales) est particulièrement exposée; aussi observe-t-on plus volontiers à cette période de la vie une forme de méningite avec hypersécrétion céphalo-rachidienne, constituant une véritable hydrocéphalie aiguë qui peut passer à l'état chronique.

2° Anatomie pathologique. — On a trouvé les lésions les plus variables : exsudation séreuse, abondante sans inflammation apparente des méninges, qui répond à la méningite séreuse de QUINCKE, et qui en dehors des cas où elle dépend d'une néphrite ou d'un anasarque, n'est souvent que le reliquat d'une méningite passagère ; congestion, œdème diffus, exsudation séro-fibrineuse. Il se peut même que le syndrome méningé ne s'accompagne à l'autopsie que d'altération minimes des méninges ; c'est dans ces cas, que l'on a invoqué la *méningisme* (DUPRÉ), qui équivaudrait à une perturbation fonctionnelle des centres nerveux, d'origine réflexe, toxique ou névropathique. Depuis que l'emploi courant de la ponction lombaire a permis de saisir des réactions méningées provoquées par des infections atténuées et passagères, telles qu'elles correspondent aux formes nerveuses des pyrexies, la notion du méningisme a perdu du terrain. Dans un autre ordre d'idées les recherches faites par PIERRET et ses élèves, par MAX SCHULTZE ont établi la relation étroite qui existe entre les méningites et les altérations des centres nerveux [1]. Ces auteurs ont en effet reconnu dans la substance nerveuse des altérations diverses, infiltration des gaines des vaisseaux, traînées de leucocytes dans les parois ventriculaires et dans l'écorce, dans les gaines du nerf optique et dés nerfs rachidiens, altérations de l'épendyme, lésions fines ou destruction des cellules pyramidales. Dans certains cas diag nostiqués méningites, SCHULTZE a observé des lésions presque exclusives de l'écorce. Pour un même tableau symptomatique et sous l'action des mêmes causes, il a noté tantôt de l'encéphalite pure, tantôt de l'encéphalo-méningite, tantôt de la méningite prédominante. Il y a donc lieu dans la plupart des cas d'admettre une véritable lésion des centres nerveux et aussi de ne pas envisager la méningite comme altération isolée. PIERRET insiste avec raison sur les communications entre les espaces lymphatiques méningés, les gaines périvasculaires cérébrales, et l'espace d'OBERSTEINER qui est situé autour des cellules nerveuses. Une action à diffusion aussi facile que celle qui est exercée par un germe infectieux ou une toxine, se répand naturellement dans toutes les parties de ce système de tubes communiquants.

Ce n'est pas là une constatation intéressante seulement pour l'anatomie pathologique et la pathogénie des troubles cérébraux liés aux infections méningées, mais encore pour l'avenir cérébral

---

[1] THOMAS, *Essai sur les altérations du cortex dans les méningites aigues*, Thèse de Lyon, 1902.

du malade. Les phénomènes d'excitation ou de dépression nerveuse constatés dans le cours des pyrexies, si passagers qu'ils soient, doivent être tenus comme relevant d'une lésion minime, souvent transitoire, mais ne laissant pas que d'influer sur le fonctionnement ultérieur du cerveau.

J'ai pu suivre une fille qui à deux ans présenta une pneumonie à forme cérébrale, sans suites apparentes, dans la seconde enfance une fièvre typhoïde pendant laquelle se montra un délire intense du commencement à la fin de la maladie, aux approches de l'adolescence un rhumatisme à forme cérébrale qui guérit ; plus tard ce fut une déséquilibrée au plus haut degré. Lorsqu'on peut observer assez longuement des sujets qui ont présenté du méningisme dans leur enfance, on est frappé de la fréquence de leurs tares cérébrales. Ils présentent des tics, des impulsions, de la bizarrerie, et en somme ont un système nerveux qui fonctionne anormalement.

Dans certains cas, ce ne sont plus de fines lésions histologiques qui frappent le système nerveux ; ce sont de grosses lésions qui, désignées dans la première enfance sous le nom de méningites, ou de méningo-encéphalites, aboutissent à la sclérose cérébrale, la porencéphalie, l'hydrocéphalie et se traduisent cliniquement dans la suite par l'idiotie, la diplégie spastique, l'hémiplégie infantile, l'hydrocéphalie chronique.

Le plus souvent, la méningite proprement dite constitue macroscopiquement la véritable localisation de l'infection. A côté de sa forme œdémateuse ou séro-fibrineuse, elle affecte une forme suppurée. Celle-ci est diffuse, enveloppant le cerveau d'une véritable calotte de pus qui s'étend autour de l'isthme et de la moelle, ou partielle, dessinant alors des nappes ou des plaques d'un pus compact, verdâtre, crémeux dans certains cas, grisâtre et plus diffluent dans d'autres, sur la convexité, autour de l'isthme, à la base si la méningite est d'origine nasale, dans la région temporale, si la méningite est d'origine otique.

Le pus occupe habituellement les espaces sous-arachnoïdiens, s'infiltre entre les circonvolutions, dans les cavités ventriculaires, dans les méninges rachidiennes. Il faut savoir cependant que dans les méningites suppurées cérébrales, la ponction lombaire peut ramener un liquide clair.

Les exsudats méningés renferment les différents germes que nous avons énumérés à l'étiologie.

On trouve, à côté de la méningite, d'autres lésions, abcès cérébral, phlébite des sinus, otite suppurée, pneumonie, broncho-pneumonie, endocardite infectieuse, bref toutes celles qui correspondent à l'affection originelle, lorsque la méningite est secondaire.

3° Symptômes. — La méningite aiguë, telle qu'elle ressort des considérations étiologiques et anatomo-pathologiques, exposées précédemment, correspond à une grande variété de tableaux cliniques, parmi lesquels nous ne choisirons qu'un petit nombre.

A. MÉNINGITES DES PYREXIES. — La méningite aiguë se relie souvent aux formes nerveuses des pyrexies, et ses symptômes se mêlent à ceux de l'affection pathogène.

Les infections à début brusque, comme la pneumonie, s'annoncent parfois par une convulsion passagère ; dans d'autres cas, les convulsions se répètent deux ou trois jours de suite, mais en petit nombre ; tout se borne là.

Ailleurs, on observe de la somnolence, de la raideur de la nuque, de la céphalée, qui disparaissent après quarante-huit heures, ou persistent jusqu'à la fin de la maladie, pouvant même lui survivre quelque temps ; mais, en même temps, on peut reconnaître, les symptômes d'une pneumonie ou d'une fièvre typhoïde ; la ponction lombaire, ramène un liquide clair, avec peu de leucocytes ; il s'agit d'une forme atténuée qui guérit.

Plus graves, sont les faits, dans lesquels les complications nerveuses apparaissent pour la première fois, dans le cours ou à la fin de la maladie générale. Les convulsions se répètent coup sur coup, la somnolence progresse, la température s'élève, le liquide céphalo-rachidien est plus dense, trouble, purulent, riche en sérine, laisse voir des flocons fibrineux, renferme des polynucléaires, le malade meurt en quelques jours avec une méningite suppurée.

Parfois enfin, les symptômes méningés éclatent dans la convalescence et rappellent ceux des méningites aiguës primitives.

B. MÉNINGITES PRIMITIVES. — La méningite, lorsqu'elle éclate chez un sujet en apparence bien portant, ou atteint d'une affection légère, grippe, diarrhée, se montre sous des aspects multiples qu'on peut classer en forme foudroyante, aiguë, subaiguë.

a. *Forme foudroyante.* — Un nourrisson sain ou atteint de troubles digestifs, présente des convulsions qui se répètent coup sur coup, il tombe dans le coma, sa température monte à 40 ou au-dessus ; il meurt en trente-six ou quarante-huit heures, avec une suppuration diffuse des méninges. Dans d'autres cas, la convulsion est suivie d'hémiplégie, la mort survient aussi rapidement.

b. *Forme aiguë.* — L'évolution est plus lente et embrasse deux ou trois semaines. On observe des phénomènes d'excitation : céphalée, vomissements, constipation, agitation, délire intense, raideur de la nuque et souvent de la colonne vertébrale, raideur des membres, hypéresthésie sensorielle et sensitive. Le début est rapide, s'annonce par de la fièvre, à 39°, 39°5, 40° ; le pouls est accéléré, sans avoir les variations de celui de la méningite tuberculeuse : la respiration est régulière ; on observe habituellement le signe de Kernig. Des convulsions surviennent, surtout à la fin, aboutissant au coma.' Les paralysies, strabisme, hémiphégie sont rares. On n'observe pas, comme dans la méningite tuberculeuse, le ralentissement du pouls et l'abaissement thermique. L'affection se termine par la mort, à la suite de convulsions, ou par un coma progressif avec résolution musculaire, hyperthermie progressive, pouls incomptable, incontinence urinaire et fécale, paralysie vaso-motrice. La ponction lombaire donne un liquide clair, louche ou purulent, chargé d'albumine et surtout de sérine, riche en leucocytes et principalement en polynucléaires.

La méningite aiguë est une représentation un peu écourtée,

mais très vive, de la méningite tuberculeuse. Elle ne présente que rarement des rémissions et peut aboutir à la guérison. Dans ces cas, les phénomènes d'excitation s'atténuent, le délire se calme, la fièvre tombe, on observe encore quelque temps de la raideur de la nuque, le signe de Kernig.

c. *Forme subaiguë*. — Lorsque ces derniers phénomènes persistent, que la température reste subfébrile, l'affection peut durer plusieurs semaines avec des alternatives d'aggravation et d'amélioration. Souvent dans ces cas on a à faire à la méningite cérébro-spinale. Chez les jeunes sujets, elle peut provoquer une hydrocéphalie qui évoluera ultérieurement.

4° Pronostic. — La méningite purulente à pneumocoques est la plus redoutable ; elle tue en quelques jours (CONCETTI). La méningite purulente à bacilles de Pfeiffer a donné 10 morts sur 11 cas (DUBOIS) [1] ; sa durée est de douze à quinze jours.

La méningite séreuse ou séro-fibrineuse guérit plus souvent que la purulente, quel que soit l'agent pathogène.

La méningite se diffuse plus facilement et est plus volontiers purulente chez les nouveau-nés.

Nous avons déjà parlé de ses suites : hydrocéphalie, paralysie spastique, idiotie, hémiplégie, dégénérescence, tics, strabisme.

5° Diagnostic. — Lorsqu'il s'agit d'une méningite franche, le diagnostic doit se faire surtout avec la *méningite tuberculeuse*. On se basera sur les troubles précoces du pouls et de la respiration, les irrégularités de la température. La ponction lombaire révélera de la lymphocytose dans la méningite tuberculeuse, de la polynucléose dans la méningite simple. Il est vrai que ce signe, malgré sa valeur, n'est pas absolu : la polynucléose répond surtout à l'inflammation aiguë des méninges, la lymphocytose à son inflammation subaiguë. Aussi dans les cas de méningite simple atténuée, et surtout lorsqu'on s'éloigne du début de la maladie, peut-on trouver de la lymphocytose. Le liquide céphalo-rachidien correspondant à

---

[1] DUBOIS, Th. de Paris, 1902.

une méningite simple est plus riche en albumine, surtout en fibrine. Les méninges sont imperméables à l'iodure de potassium, qui au contraire passe, après ingestion, dans le liquide de la méningite tuberculeuse. L'aspect trouble du liquide est en faveur de la méningite simple. La constatation de germes autres que le bacille de Koch dans ce liquide ne doit pas faire exclure absolument la méningite tuberculeuse. NETTER, sur 10 cas de méningite tuberculeuse a trouvé une fois des staphylocoques, 3 fois des méningocoques, 6 fois la culture fut stérile.

Lorsque la méningite s'associe par des symptômes atténués, à ceux d'une autre affection, *pneumonie, fièvre typhoïde*, il est important de reconnaître le degré d'atteinte des méninges. La ponction lombaire, bien qu'elle ne laisse échapper que le liquide des espaces médullaires, résoudra en général la question. Si la ponction ramène beaucoup de liquide clair, 50, 60 centimètres cubes, sans leucocytes, il s'agit d'une simple hypersécrétion qui doit entraîner un pronostic favorable ; s'il renferme des polynucléaires, tout en restant clair, on peut porter le diagnostic de méningite séreuse ; la présence de microbes est moins favorable que leur absence ; le caractère louche ou purulent du liquide est un indice grave.

Les méningites foudroyantes échappent en général au diagnostic ; cependant la ponction lombaire le rend possible, quand elle est faite immédiatement.

Le diagnostic de la méningite simple doit être fait comme celui de la méningite tuberculeuse, à propos duquel nous l'avons exposé, avec les *états pseudo-méningitiques, dits réflexes*, qu'on observe dans l'helminthiase, la constipation, certaines otites infantiles, avec les diverses variétés d'éclampsie.

6° Traitement. — Le traitement symptomatique comporte l'emploi de la révulsion ou de glace sur la tête, de frictions à l'onguent napolitain, de calomel à doses réfractées, de médicaments sédatifs, morphine, chloral, bromure. La ponction lombaire a été employée surtout dans les formes séreuses (BRACHE, CONCETTI). Elle doit être renouvelée, lorsque l'hypersécrétion est continue. Elle prévient ainsi les effets de l'hydr.-

céphalie consécutive. Dans les formes purulentes, elle est peu efficace. Cependant SACQUEPÉE et PETIER ont eu un succès dans un cas où le liquide était louche et renfermait des grumeaux. Les bains chauds à 38° qui ont été recommandés dans la méningite cérébro-spinale peuvent être employés dans la méningite simple. On peut recourir aussi, si la méningite est due à des streptocoques, au sérum antistreptococcique.

La prophylaxie comprend la désinfection soigneuse des foyers infectieux péricraniens, en particulier de l'oreille, et l'intervention chirurgicale rapide dès les premiers symptômes d'oto-méningite.

ARTICLE IV

HYDROCÉPHALIE

L'hydrocéphalie est constituée par l'hydropisie des méninges et des ventricules cérébraux.

L'hydrocéphalie est *aiguë* ou *chronique*. La première est symptomatique de méningites ou d'affections hydropigènes (néphrite, anasarque).

1° Anatomie pathologique. — L'hydrocéphalie est *interne* ou *externe* :

a. *Hydrocéphalie interne.* — L'hydrocéphalie *interne* est constituée par l'accumulation du liquide céphalo-rachidien dans les cavités ventriculaires. C'est un liquide clair, pauvre en albumine, riche en chlorure de sodium. Sa quantité habituelle est de 250 à 500 centimètres cubes. On l'a vue monter à 8 litres (RILLIET et BARTHEZ), 13 litres 1/2. (CRUISHKANK). Il est contenu dans les ventricules latéraux distendus, occupant l'un d'eux seul (VIRCHOW, WEST) ou se répandant de l'un à l'autre à travers les orifices de communication élargis. Il est rare que le liquide distende les autres ventricules ; souvent les orifices de communication de ceux-ci avec les ventricules latéraux sont oblitérés, ou bien le troisième ventricule a disparu ; de même il est exceptionnel de voir fuser le liquide à travers le trou de

Magendie jusqu'au confluent sous-arachnoïdien postérieur. La substance nerveuse qui forme la paroi de la cavité hydrocéphalique est amincie, réduite à 1 centimètre, parfois à 1 millimètre (Anton) d'épaisseur, Les circonvolutions sont aplaties ainsi que les ganglions de la base. L'atrophie porte surtout sur la substance blanche. Les hémisphères cérébraux ne représentent plus que deux énormes kystes qui s'affaissent après l'écoulement du liquide. Parfois le liquide repose sur une cuvette formée par les ganglions de la base et les lobes occipitaux. Les lobes frontaux, pariétaux, le corps calleux, la voûte à trois piliers, font défaut. Chiari a vu le cervelet, la protubérance ectopiés dans le canal vertébral. L'épendyme est lisse ou épaissi, granuleux, comme saupoudré de granulations petites et transparentes. Les plexus choroïdes sont tantôt hypertrophiés, tantôt aplatis.

b. *Hydrocéphalie externe.* — Dans l'hydrocéphalie *externe* qu'on a voulu nier à tort, le liquide est contenu dans les espaces sous-arachnoïdiens de la convexité des hémisphères et généralement enkysté. Il est sanguinolent ou fortement albumineux.

2° **Étiologie**. — Les causes diffèrent suivant que l'hydrocéphalie est interne ou externe :

a. *Hydrocéphalie interne.* — L'hydrocéphalie interne est *congénitale* ou *tardive :*

χ) *Congénitale,* elle existe à la naissance ou se développe dans les quelques mois qui la suivent. Les causes invoquées sont : la consanguinéité, l'âge avancé ou l'alcoolisme des ascendants, (Gœlis), la dégénérescence cérébrale des parents, un traumatisme pendant la grossesse. L'hérédo-syphilis est aujourd'hui admise (Fournier, Sandos, d'Astros). Fochier a vu deux cas de guérison par le traitement spécifique. D'Astros a vu une nourrice contaminée par un hydrocéphale. D'autres infections ont été signalées pendant la grossesse, variole, paludisme, grippe, fièvre typhoïde. L'hydrocéphalie congénitale s'associe en général à des arrêts de développement du système nerveux et à des malformations multiples : bec de lièvre, pied-bot, etc. C'est dans ces cas qu'on a noté l'absence des hémisphères, du cervelet, l'ectopie de l'isthme de l'encéphale, l'hydromyélie, le spina bifida.

β) *Tardive,* elle se montre à partir du sixième mois de la vie extra-utérine. Elle est symptomatique d'une sclérose des corps opto-striés (d'ASTROS), d'une tumeur cérébrale ou cérébelleuse qui comprime les veines de Galien ou les sinus. Elle succède à des processus aigus rappelant la méningite et dont quelques-uns sont dus à une gastro-entérite chronique (MARFAN) [1], à un traumatisme, une fracture du crâne. Elle peut se développer après l'ossification des fontanelles à 7 ans (d'ASTROS) à 12 ans (BOURNEVILLE).

b. *Hydrocéphalie externe.* — L'hydrocéphalie externe est due à l'hémorragie méningée (RILLIET et BARTHIZ) ou à la pachyméningite (auteurs allemands).

3° Pathogénie. — L'hydrocéphalie congénitale est due ordinairement à un trouble dans l'évolution du système nerveux (FÉVRIER et PICQUET). Parfois elle est le résultat d'une inflammation simple ou spécifique (syphilis). Enfin elle peut dériver d'un trouble de la circulation due à une tumeur, à une sclérose. On a fait ressortir (d'ASTROS) le rôle des plexus choroïdiens, qu'on tend à considérer comme des glandes réalisant une véritable sécrétion et qui sont souvent lésés soit isolément, soit en même temps de l'épendyme.

4° Symptômes. — Nous distinguerons des signes physiques et des symptômes fonctionnels.

a. *Signes physiques.* — La circonférence de la tête mesurée en passant par la glabelle et la tubérosité occipitale mesure 39 à 40 centimètres à la naissance, 40 à 45 centimètres de 6 à 12 mois, 50 centimètres à 12 ans.

L'hydrocéphalique a un crâne volumineux. L'augmentation de volume porte surtout sur la région frontale qui prend une hauteur exagérée. La distension des pariétaux donne au crâne un aspect fortement brachycéphale. L'occipital tend à devenir

---

[1] MARFAN, Sem. méd., 1896.

horizontal. Les os de la voûte amincis et transparents s'écartent
les uns des autres comme les pétales d'une fleur (TROUSSEAU).
Les pariétaux et le frontal s'inclinent en dehors pendant que les
fontanelles et les sutures s'élargissent. Leur ossification est tardive et se fait par des os wormiens supplémentaires (BRESCHET).

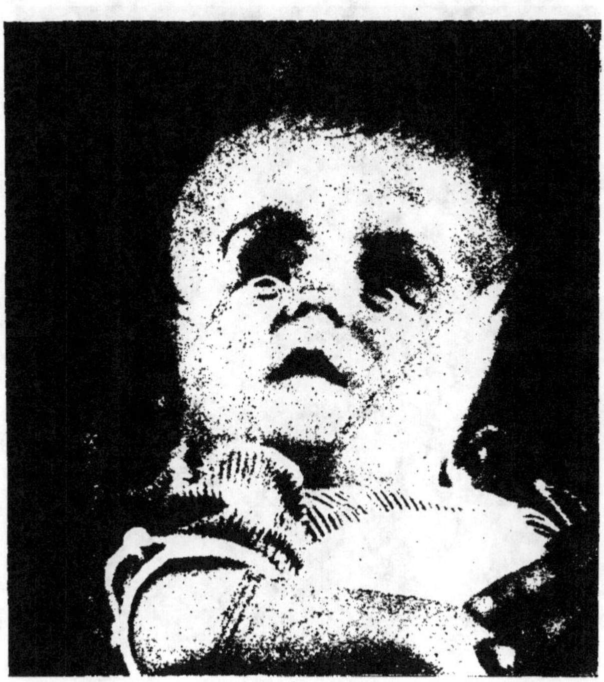

Fig. 77.

Crâne d'hydrocéphale.

Les veines sous-cutanées sont très développées. Ces caractères
s'appliquent surtout aux hydrocéphalies précoces ; plus tard
ils sont moins accentués. Les os du crâne tendent à s'épaissir et
à se souder. Contrastant avec le crâne, la face reste petite. L'œil
porté en bas se cache derrière la paupière inférieure : il est fixe
ou animé d'un tremblement constant, parfois strabique. La

papille est souvent atrophiée par suite d'une neuro-rétinite. Les os du crâne sont amincis ainsi que la peau recouverte de quelques rares cheveux et parcourue de veines volumineuses.

Il existe parfois des hydrocéphalies ventriculaires notables sans augmentation de volume du crâne (ZUKOWSKI). On peut

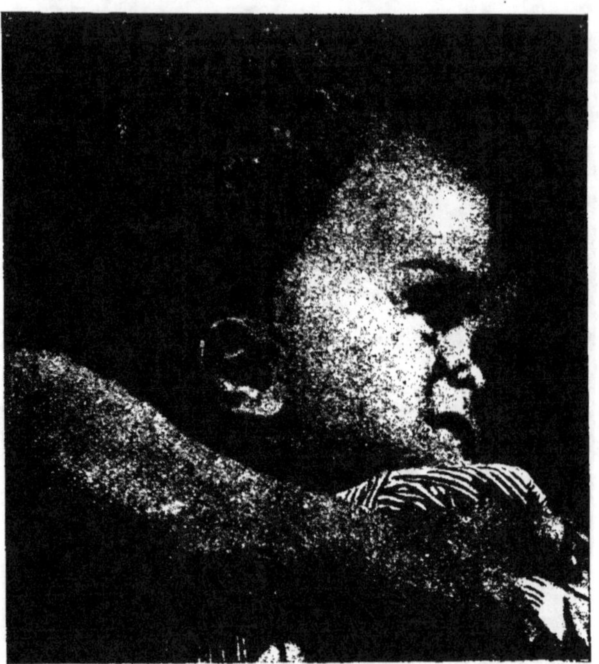

Fig. 78.

Crâne d'hydrocéphale.

les reconnaître néanmoins en plaçant la tête devant un foyer lumineux dans une chambre obscure. D'après STRASBURGER qui a employé cette méthode, la transparence du crâne est complète quand l'épaisseur de la substance nerveuse qui forme les parois ventriculaires ne dépasse pas un centimètre. VON BOKAI a confirmé ces résultats et démontré l'importance de ce procédé qui permet de faire le diagnostic précis des atrophies de la substance nerveuse, de leur siège exact, unilatéral ou bilatéral, de leur coïncidence avec un spina bifida ou avec une ectopie cérébrale. En même temps qu'il peut guider l'opération dans une intervention, il facilite le pronostic fonctionnel.

b. *Signes fonctionnels*.. — L'arrêt de développement de l'intelligence peut aller de la faiblesse intellectuelle à l'idiotie la plus complète. Cependant il y a des hydrocéphales intelligents et il n'y a pas de rapport précis entre la débilité mentale et le développement du crâne. Les muscles sont paresseux. L'hydrocéphale a de la peine à soutenir sa tête et reste souvent couché. La vue est parfois compromise, plus rarement l'ouïe. Le regard est fixé obstinément en bas, en raison de la direction oblique de l'orbite. Les membres sont parésiés, souvent raides. L'hydrocéphale marche tard, gêné par le poids de la tête qui penche en avant. Il traîne et se balance. Souvent l'hydrocéphalie acquise débute par des convulsions qui traduisent l'infection des centres nerveux. Les lésions inflammatoires subissent de temps à autre des recrudescences qui se traduisent aussi par de l'éclampsie. Le malade meurt parfois dans une convulsion. Le laryngo-spasme peut remplacer l'éclampsie. La nutrition est souvent touchée. L'hydrocéphale est un hypotrophique, parfois un rachitique. Sa température s'élève rarement à la normale. Les fonctions digestives sont en général épargnées, on voit des hydrocéphales voraces.

5° Marche et pronostic. — La marche est lente, progressive, hâtée par des accidents aigus (convulsions, maladies intercurrentes). La mort survient dans les premières années. L'hydrocéphale peut arriver exceptionnellement à la jeunesse ou à l'âge adulte. L'hydrocéphalie aiguë n'est souvent que le retentissement sur la circulation ventriculaire d'une thrombose des sinus ou que le reliquat d'une méningite cérébro-spinale, particulièrement de la méningite basale des Anglais.

6° Diagnostic. — Le *rachitique* à grosse tête présente d'autres déformations. Son crâne est asymétrique. Son intelligence se développe normalement.

L'hypertrophie du cerveau est une affection rare qu'on reconnaîtra en pratiquant la ponction lombaire.

L'*hydrocéphalie externe* se distingue de la variété interne par la ponction exploratrice. Son liquide est riche en albumine. C'est un diagnostic important à faire au point de vue de l'intervention.

L'hydrocéphalie est parfois associée à la *microcéphalie*, par suite de l'ossification prématurée des fontanelles et des sutures. Les hydrocéphales à *petite fête* meurent rapidement ou sont idiots. Nous avons indiqué précédemment comment on peut les reconnaître par transparence devant un foyer lumineux.

L'*hydrocéphalie tardive* (après l'ossification des sutures) se traduit surtout par des phénomènes de compression.

7° Traitement. — On a proposé la *compression* au moyen de bandelettes de diachylon ou de bandes élastiques. C'est un moyen abandonné.

La *révulsion* (vésicatoires, pointes de feu), les résolutifs (onctions mercurielles, iodure, calomel) ne peuvent servir que dans les formes à début méningitique et pendant la période aigue ou subaigue.

L'*intervention chirurgicale* (ponctions successives, trépanation suivie de ponctions et de drainage) n'a donné de résultats que dans des cas exceptionnels. Elle n'est applicable que dans l'hydrocéphalie externe, qui est une forme rare, ou dans les cas plus rares encore d'hydrocéphalie d'origine traumatique. Elle ne peut avoir qu'une valeur palliative pour diminuer la compression dans les poussées aiguës et dans les formes tardives. Encore peut-on la remplacer par la ponction lombaire. Celle-ci même aurait provoqué la mort rapide (trois cas de FURBRINGER, un cas de LICHTHEIM). Cependant V. Bokai en renouvelant les ponctions lombaires pendant plusieurs années (4 ans 1/2 dans deux cas), avec des intervalles de quatre à six semaines, de façon à enlever chaque fois 30 à 50 centimètres cubes de liquide céphalo-rachidien et en totalité pour chaque enfant traité un volume variant de 205 cmc. à 889 cmc. a obtenu les résultats suivants : sur 9 enfants traités, il a noté 5 guérisons, 3 améliorations et un insuccès (Wiener mediz-Wochs. 1910). Il y a donc lieu de reprendre la question du traitement de l'hydrocéphalie.

Il est toujours rationnel d'instituer le *traitement antisyphilitique* dans l'hydrocéphalie congénitale. Si l'épanchement progresse rapidement, il faudrait associer au traitement spécifique les ponctions craniennes ou lombaires pour prévenir la distension mécanique de la substance cérébrale.

ARTICLE V

HÉMORRAGIES MÉNINGÉES ET CÉRÉBRALES

Nous réunissons ces deux ordres d'altérations, car elles sont souvent associées, tout en accordant aux hémorragies méningées la place prépondérante qu'elles méritent en pathologie infantile.

1° Anatomie pathologique. — Les hémorragies se font dans la cavité arachnoïdienne, dans les espaces sous-arachnoïdiens, et s'étendent parfois jusqu'aux cavités ventriculaires et aux espaces rachidiens. Ces deux localisations de l'hémorragie peuvent d'ailleurs se montrer à l'exclusion l'une de l'autre. Assez souvent, la substance cérébrale et médullaire est intéressée et montre un ou plusieurs foyers d'hémorragie ou des extravasations sanguines miliaires.

Parfois l'hémorragie se fait en dehors de la dure-mère et reproduit à la face interne des os craniens les dispositions qu'affecte le céphalématome à leur face externe. Elle coïncide, d'ailleurs souvent avec ce dernier.

Le sang épanché s'étale, tombe dans les parties déclives, s'il est déversé dans la cavité arachnoïdienne et libre, forme une collection kystique, s'il s'infiltre dans les fausses membranes de la pachyméningite chronique, dessine des lames qui se modèlent sur les circonvolutions dans la forme sous-arachnoïdienne. Il se coagule, présente des caillots noirâtres, gelée de groseilles.

C'est ainsi qu'on l'observe le plus souvent, dans les cas rapidement mortels. En cas de survie, il subit l'évolution habituelle de toute hémorragie, devient grisâtre, se désagrége, se résorbe ou, s'il est plus abondant, forme un kyste ocreux. Parfois l'hémorragie est le point de départ d'une hydrocéphalie externe, arachnoïdienne. Enfin l'hémorragie avec survie peut aboutir aux altérations cérébrales qui engendrent le syndrome de la maladie de Little, de l'hémiphlégie cérébrale infantile, de l'épilepsie symptomatique [1], de même qu'elle conduit parfois, dans ses localisations rachidiennes, à la syringomyélie (SCHULTZE, RAYMOND, THOMAS). Il va de soi que dans la plupart de ces cas, les hémorragies se produisent non seulement dans les méninges, mais dans la substance nerveuse elle-même.

Un fait domine toute l'histoire des hémorragies méningées infantiles, c'est qu'elles sont commandées dans leur répartition par la distribution des veines, alors que chez l'adulte, les hémorragies sont tributaires des territoires artériels, et, par là, même souvent cérébrales, plutôt que méningées.

2° **Etiologie**. — Les hémorragies méningées se montrent à la naissance ou tardivement.

a. *Hémorragies congénitales.* — Les hémorragies congénitales sont dues à l'accouchement laborieux (MAC NUTT). C'est la stase du sang dans les sinus et particulièrement dans le sinus longitudinal supérieur qui les provoque. Cette stase résulte elle-même, soit d'une compression péricrannienne, avec chevauchement des os du crâne, dans les cas de bassin étroit, soit d'une application de forceps, ou d'un arrêt de la circulation cérébrale par une compression à distance telle qu'elle est réalisée par les circulaires du cou. L'accouchement précipité (KUNDRAT) peut avoir les mêmes conséquences : il y a souvent, dans ce cas, disproportion entre la masse sanguine et la capacité des réservoirs veineux du crâne. Les tractions exercées pendant l'accouchement peuvent déterminer des

---

[1] Voy. WEILL, *Traitement de l'hémiplégie cérébrale infantile*, in Traité de thérapeutique appliquée de ROBIN.

hémorragies des tissus veineux extra-duremériens au niveau de la moelle. En ce cas, l'épanchement sanguin se fait entre la dure-mère et la paroi osseuse (WEBER). L'hémorragie méningée est favorisée par la débilité, la naissance prématurée, les infections congénitales.

b. *Hémorragies tardives.* — Les hémorragies tardives se montrent à des périodes très différentes. Dans les premiers mois de la naissance, elles succèdent à la thrombosinusite des athrepsiques. PARROT et HUTINEL ont fait ressortir l'origine veineuse des hémorragies cérébrales et méningées dans la première enfance. De un à trois ans, elles s'associent à la pachyméningite qui est souvent le résultat d'actions infectieuses provoquées par les maladies éruptives, l'érysipèle, la pneumonie, les entérites, la syphilis (HEUBNER).

A côté de ces hémorragies d'origine inflammatoire, on peut citer des hémorragies *mécaniques,* réalisées par la coqueluche, l'éclampsie, et des hémorragies *dyscrasiques,* comme on en observe dans le scorbut, le purpura, la leucémie, les formes hémorragiques des maladies infectieuses.

Il faut noter d'ailleurs que des lésions vasculaires s'associent souvent aux autres causes d'hémorragie, en particulier dans la syphilis, dans les septicémies, dans les cas d'hérédité alcoolique.

A différentes époques de l'enfance, elles se relient à des influences *traumatiques* : tantôt il s'agit de chutes, de coups reçus sur la tête [1] ; tantôt de violences expiratoires, telles qu'en réalisent la coqueluche, l'hypertrophie du thymus, les adénopathies trachéo-bronchiques. Ailleurs ce sont les *phlébites tardives* des sinus, celles qui se montrent en relation avec une infection ou avec une cause locale (otite), et qui provoquent l'hémorragie méningée, ou bien il s'agit de *maladies hémorragipares,* scorbut, purpura infectieux. Enfin, on peut se demander si *l'éclampsie* n'est pas susceptible de forcer la résistance des veines cérébrales, par le refoulement asphyxique du sang. Dans cette hypothèse que j'ai vérifiée dans un cas, où rien

---

[1] WOOD et COTTEREL. R. sc. m., t. XXXVI.—SANDOZ, Revue méd. de la Suisse Romande, 1896.

n'expliquait l'hémorragie, celle-ci serait exceptionnellement l'effet de la convulsion, au lieu d'en être la cause.

3° Symptômes. — L'*hémorragie congénitale* entraîne souvent la mort rapide au milieu des symptômes de l'asphyxie des nouveau-nés. Parfois ce n'est qu'au bout de quelques heures que l'asphyxie et la mort apparaissent [1] ; tantôt enfin l'asphyxie initiale disparaît et ce n'est qu'au bout de quelques jours que se montrent des convulsions, des contractures, parfois un état tétanoïde facile à confondre avec le tétanos du nouveau-né, du coma, sans paralysie localisée, entraînant rapidement la mort.

Les symptômes des *thrombo-sinusites athrepsiques* avec hémorragies méningées se confondent avec ceux de la thrombose des sinus.

Dans la *pachyméningite hémorragique,* l'hémorragie est souvent le premier phénomène appréciable ; elle se traduit par des convulsions répétées coup sur coup, des contractures, du coma. Parfois, ainsi que l'a observé LEGENDRE, l'hémorragie est précédée de symptômes méningés, céphalée, vomissements, fièvre, contracture permanente des extrémités, petites secousses convulsives limitées, tous faits qui exprimeraient les lésions inflammatoires de la dure-mère. Cette inflammation a une allure plus vive que chez l'adulte et évoluerait rapidement en quelques jours ou quelques semaines. Aux signes précédents, il faut ajouter le signe de Kernig, l'exagération des réflexes rotuliens. Si le malade survit, il persiste temporairement ou très-longtemps des phénomènes de parésie plus ou moins étendue.

Les hémorragies qui surviennent chez des enfants dont les *fontanelles sont fermées,* donnent lieu à des phénomènes de *compression.* Dans la *coqueluche,* on a observé de véritables apoplexies suivies d'hémiplégie.

Les *cas traumatiques* sont surtout instructifs à cet égard. SANDOZ a vu chez une fille de six ans atteinte à la tête par une casserole tombée d'un second étage, se produire trente-six heures après l'accident de la céphalée, de l'engourdissement du bras

---

[1] MUGGIA et CONDIO, **La Pediatria, 1896.**

gauche suivi de parésie, de la somnolence, des vomissements, du ralentissement du pouls. L'intervention permit d'évacuer une hémorragie extra-durale et amena la guérison. Dans un cas de Wood et Cotterel, une fille d'un an tombe d'une meule de foin, sans phénomènes immédiats. Au bout de quelques semaines, se développe une épilepsie jacksonienne du côté droit, suivie d'une hémiplégie et deux ans après, l'intervention conduit sur un kyste séreux sous-arachnoïdien dont l'ablation fut suivie de guérison.

4° Marche, pronostic. — Les hémorragies cérébro-méningées tuent rapidement si elles sont abondantes, guérissent sans laisser de suites, si elles sont modérées, aboutissent parfois à des lésions chroniques, hydrocéphalie, kystes arachnoïdiens, porencéphalie, atrophie cérébrale, etc. Celles de la naissance sont souvent le point de départ de la maladie de Little (Freud, Rosenthal) ; celles qui surviennent tardivement entraînent l'hémiplégie cérébrale infantile, l'épilepsie, l'arrêt de développement de l'encéphale avec idiotie et épilepsie.

5° Diagnostic. — Le diagnostic est d'autant plus difficile, que l'hémorragie congénitale ou survenant chez l'athrepsique est souvent latente.

Les convulsions des premiers jours de la vie doivent en général être rapportées à une hémorragie méningée. Plus tard, leur signification est moins précise.

L'hémorragie méningée peut simuler le *tétanos des nouveaux-nés* (Muggia et Gondio) ; la *tétanie* (Legendre a surtout établi la confusion pour la pachyméningite hémorragique) ; plus tard et dans les formes prolongées, *l'hémiplégie, l'épilepsie hémiplégique.*

D'une façon générale, les signes de localisation ne se montrent qu'après deux ans. Quand ils apparaissent dès la naissance, il faut redouter une hémorragie dans la substance nerveuse. Dans un cas de Rosenthal, une hémiplégie congénitale fut démontrée en rapport avec une hémorragie cérébrale.

L'hémorragie sous-arachnoïdienne, primitive ou secondaire, se distingue des autres formes d'hémorragie méningée par les caractères du liquide céphalo-rachidien retiré par la ponction lombaire. Ce liquide renferme du sang, appréciable à la vue, s'il est en quantité suffisante, ou par l'examen microscopique qui révèle la présence de globules rouges, dans le culot de centrifugation. Plus tard, les globules rouges disparaissent, mais le liquide céphalo-rachidien reste jaune quelque temps.

Le diagnostic de l'*hémorragie méningée* et *cérébrale* est d'autant plus difficile que les deux ordres de lésions coïncident habituellement. Dans la première enfance, on trouve de petits foyers hémorragiques entre la couche optique et le corps strié, conditionnés par une thrombose de la veine du corps strié (HUTINEL). En plus, on constate à la périphérie de l'encéphale de petites apoplexies capillaires. L'étiologie est la même que celle des hémorragies méningées et la symptomatologie très vague.

Dans la seconde enfance, on observe plus rarement des hémorragies, sous forme de congestion avec hémorragies punctiformes ou de petites hémorragies en foyers, situées principalement sur l'écorce. On les observe dans le voisinage de *tumeurs*, de *scléroses cérébrales*, dans les *maladies infectieuses*, dans la *chorée grave*, dans la *coqueluche*. Leur symptomatologie se rapproche parfois de celle de l'hémorragie cérébrale de l'adulte, mais dans d'autres circonstances, on observe comme dans l'hémorragie méningée du coma, des convulsions, des contractures. Ce sont les hémorragies cérébrales qui commandent principalement, quand il y a survie, l'évolution de lésions cérébrales chroniques : porencéphalie, sclérose, méningo-encéphalite, etc.

6° Traitement. — Le *traitement des symptômes* est peu efficace. L'asphyxie des nouveau-nés comporte l'emploi de la respiration artificielle, de l'insufflation, des tractions rythmées de la langue, de la ligature tardive du cordon destinée à amener une petite saignée.

Les convulsions, les contractures, le coma sont traités par les moyens habituels.

L'intérêt du traitement se réduit à l'*intervention chirurgicale* et au traitement spécifique, s'il y a lieu. Pour les cas traumatiques, la trépanation suivie de l'évacuation du sang épanché a fait ses preuves, ainsi que nous en avons rapporté des exemples. Pour les hémorragies congénitales, il y aurait peut-être lieu d'intervenir, malgré les objections que soulève la faiblesse, l'hypothermie du sujet, l'étendue des lésions.

Quant au *traitement spécifique,* il ne peut guère être utilisé que dans les formes prolongées, lorsqu'il y a des antécédents héréditaires (observation d'HEUBNER).

ARTICLE VI

PHLÉBITE DES SINUS

La phlébite des sinus n'est qu'un cas particulier de la phlébite qui emprunte, aux troubles qu'elle provoque dans les centres nerveux, un aspect et une gravité très spéciaux.

1º Étiologie. — La phlébite atteint chez l'enfant et, en particulier, chez le nourrisson, les sinus crâniens plus volontiers que les autres veines, en raison de la position fréquemment déclive de la tête, du développement relativement considérable de la circulation veineuse cérébrale, de la prédisposition générale de l'encéphale aux atteintes des maladies infectieuses. La phlébite des sinus relève des mêmes causes que la phlébite en général. Elle paraît dans le cours d'une maladie générale, pneumonie, fièvre typhoïde, etc., d'une infection intestinale (MARFAN) ou consécutivement à une affection de voisinage, otite, érysipèle de la face, furoncles, phlegmon de l'orbite. C'est l'otite qui paraît être la cause la plus fréquente de la phlébite des sinus, et particulièrement dans sa forme aiguë. HUTINEL admet même qu'elle est l'intermédiaire habituel entre les maladies infectieuses et la phlébite des sinus. Dans ce cas, ce sont les veinules de la région primitivement infectée, qui transmettent l'altération aux sinus par les communications physiologiques qu relient ceux-ci aux veines péri-craniennes. La thrombosinu-site se montre également dans les états cachectiques, surtout dans l'athrepsie, au même titre qu'une phlegmatia alba dolens vient terminer l'évolution d'un cancer viscéral. Il semble néanmoins que, même dans ces cas, il y ait infection. On a retrouvé dans le thrombus et les parties voisines de l'encéphale et des méninges tous les microorganismes que nous avons déjà signalés à l'occasion des méningites aiguës, streptocoque, staphylocoque, pneumocoque, bacille tuberculeux. Dans les phlébites sinusiennes d'origine auriculaire, ou a aussi trouvé des microbes anaérobies, agents d'une septicémie gangréneuse.

2° Anatomie pathologique. — Mêmes lésions que dans les autres phlébites : caillots plus ou moins adhérents, cruoriques dans les formes rapides, grisâtres dans les formes plus lentes, parfois suppurés ; la paroi est surtout intéressée dans les deux dernières catégories de faits. Les territoires privés de leur circulation veineuse présentent de la congestion, de l'œdème des méninges, de l'hydrocéphalie, des hémorragies méningées ou cérébrales, ces dernières affectant surtout la forme du ramollissement rouge. En général, la phlébite aboutit à la mort. Dans les rares cas de survivance, on a observé une phlébite adhésive avec organisation du caillot, oblitération de la veine et de l'hydrocéphalie (MARFAN).

Tous les tronc veineux craniens peuvent être touchés, suivant le point de départ de l'infection : les affections oculaires et faciales compromettent surtout les sinus caverneux, les affections auriculaires les sinus pétreux et latéraux, les septicémies et les cachexies le sinus longitudinal supérieur. La lésion est étendue ou restreinte, unique ou multiple, et dans le même sens varient les lésions secondaires du côté de l'encéphale.

3° Symptômes. — Les *thrombo-sinusites cachectiques du nourrisson* se traduisent surtout par de la somnolence, du coma, entremêlés de quelques phénomènes d'excitation, raideur, mouvements convulsifs ; la mort est rapide.

Dans les *sinusites nettement infectieuses,* le tableau rappelle celui du méningisme ou de la méningite aiguë, céphalée, vomissements, fièvre, accidents convulsifs.

Dans les *phlébites d'origine locale,* souvent suppurées, il se joint aux phénomènes précédents des signes de pyohémie, accès de fièvre intermittente, embolies.

On a essayé de distinguer les phlébites des différents sinus. POLITZER admet dans la *phlébite du sinus caverneux* des troubles de la vue, des paralysies des oculo-moteurs, des coagulations et des stases dans les vaisseaux de la rétine, dans ceux de l'orbite, de l'exophtalmie, du chémosis conjonctival, de l'œdème érysipélateux des paupières, le développement des veines de la face et du front.

Dans la *phlébite du sinus longitudinal supérieur,* la dilatation porte sur les veines du cuir chevelu, sur celles de la face qui est cyanosée.

Celle des *sinus pétreux* se caractériserait, d'après le même auteur par des épistaxis, la tuméfaction des veines allant de la fontanelle frontale à la tempe et des convulsions épileptiformes.

La *phlébite du sinus latéral* se traduit par une douleur à la pression de l'apophyse mastoïde. Celle-ci devient le siège d'un œdème qui peut s'étendre à une partie de la face et même à la papille optique. La phlébite du sinus latéral se révèle parfois par la propagation de l'inflammation à la veine jugulaire. On sent alors un cordon dur sous le sterno-cléido-mastoïdien, parfois un empâtement diffus dû à la périphlébite. Celle-ci peut retentir sur les fonctions des nerfs voisins, pneumogastrique (ralentissement du pouls, mort subite), spinal (convulsions du sterno-cléidomastoïdien), glosso-pharyngien (troubles de la déglutition), etc.

Tous ces phénomènes sont précieux au point de vue diagnostique, mais ils manquent le plus souvent. L'enfant, atteint d'une maladie infectieuse, tombe dans la somnolence et meurt sans symptómes de localisation.

4° Diagnostic. — Les thromboses septicémiques et marastiques ne comportent aucun traitement valable.

Le diagnostic importe seulement pour les thrombo-sinusites d'origine otique, susceptibles d'être traitées chirurgicalement. Il faut distinguer à ce point de vue la pyémie sans phlébite, d'origine auriculaire, qui ne réclame aucune intervention sur le sinus, mais l'ouverture et la désinfection du foyer auriculaire. Le diagnostic se fait souvent pendant l'intervention elle-même. La ponction lombaire permet parfois de reconnaître l'existence d'une réaction méningée ou d'une complication méningitique. L'absence de toute anomalie du liquide céphalo-rachidien dans un cas de méningisme est en faveur de la phlébite des sinus.

5° Pronostic. — Le pronostic est mortel dans la plupart des cas, sauf pour les formes d'origine locale.

6° Traitement. — Dans ces dernières, on pratique l'ouverture et le nettoyage du sinus avec ou sans ligature préalable de la jugulaire [1].

CHAPITRE II

MALADIES DE L'ENCÉPHALE

Nous décrirons dans ce chapitre les abcès du cerveau, les tumeurs de l'encéphale, l'hémiplégie cérébrale infantile, la maladie de Little, et le myxœdème infantile. L'hémiplégie cérébrale infantile nous semble devoir absorber à son profit la porencéphalie, la sclérose cérébrale, la méningo-encéphalite chronique qu'on décrit souvent à part. De même, nous grouperons sous le nom de maladie de Little non seulement la rigidité congénitale des membres inférieurs, mais encore la chorée et l'athétose congénitale. Enfin le myxœdème, bien que relevant d'une affection du corps thyroïde et malgré l'intégrité habituelle des centres nerveux, sera rapproché des maladies cérébrales en raison de l'idiotie qui accompagne si souvent la forme infantile

---

[1] Voy. RIVIERE, *Complicat. cranio-cérébrales des otites*, in Arch. internat. de Laryngologie. 1896.

de cette affection. Nous ajouterons trois articles de séméiologie générale, l'un relatif à l'idiotie, l'autre concernant certaines formes d'aphasie, la troisième la céphalée.

ARTICLE PREMIER

ABCÈS DU CERVEAU

Les abcès du cerveau ont acquis un grand intérêt pratique, depuis qu'on a bien élucidé leurs causes et institué un traitement curatif d'une réelle efficacité dans beaucoup de cas.

1° Étiologie. — Sur 135 abcés cérébraux recueillis par RIVIÈRE [1], on en compte 13 de un à dix ans, 38 de dix à vingt ans.

Par ordre de fréquence, agissent les causes suivantes : l'otite chronique avec suppuration fétide et carie du rocher, l'otite aiguë infectieuse, surtout la grippale, le traumatisme avec ou sans plaie, avec ou sans ostéite consécutive, la tuberculose, certaines tumeurs cérébrales, la pyohémie, l'inflammation des sinus de la face, frontaux, sphénoïdaux, etc. L'otite chronique suppurée est plus en rapport avec le développement de l'abcès cérébral que l'otite aiguë qui s'associe plus habituellement à de la méningite.

Il s'écoule parfois un intervalle très long, plusieurs années, entre le moment où agit la cause et l'apparition des symptômes nerveux. Un lavage, une exploration malheureuse dans le cours d'une otite peuvent donner le signal de la suppuration cérébrale. Les microorganismes constatés n'ont rien de spécifique.

2° Anatomie pathologique. — Chez l'enfant l'abcès est surtout cérébral, localisé habituellement dans le lobe temporal, ce qui est en rapport avec la fréquence des ostéites de la caisse du tympan. L'abcès cérébelleux qui est associé à la mastoïdite est

---

[1] RIVIÈRE, *Loc. cit.*

plus rare, en raison du peu de développement de l'apophyse mastoïde chez les jeunes sujets. L'abcès siège plus souvent à droite qu'à gauche. Il est en général contigu à la lésion osseuse traumatique ou otique, relié à celle-ci par des plaques de méningite, d'encéphalite, des fongosités ou séparé d'elle par une couche de substance nerveuse saine.

Dans 15 p. 100 des cas, l'abcès est à distance du foyer osseux (KOERNER).

L'abcès est généralement unique, rarement multiple. Ses dimensions maxima sont celles d'un œuf.

Le pus est fétide, grisâtre ou vert, renferme des staphylocoques, des strepcotoques.

Il a une tendance à s'enkyster rapidement, ce qui explique la tolérance des centres nerveux. Dans les cas aigus, il est entouré d'une zone inflammatoire qui prépare l'extension de la suppuration.

L'abcès cérébral peut s'ouvrir, communiquer avec l'oreille ou avec une collection superficielle.

Il s'associe parfois à de la phlébite, de la méningite, complications tardives, ou à un abcès extra-dural qui souvent le précède dans son développement.

3° Symptômes. — On peut distinguer trois phases de la lésion qui répondent chacune à un syndrome spécial.

a. *Encéphalite localisée*. — Elle se traduit par les phénomènes habituels de la suppuration (BERGMANN) et des troubles fonctionnels en rapport avec le siège de celle-ci. Les premiers sont représentés par une fièvre modérée, un état gastrique, des frissonnements, très significatifs dans les cas traumatiques, plus discutables dans le cours d'une otorrhée qui par elle-même suffit à les expliquer. Les troubles de la fonction varient beaucoup, suivant l'étendue de la lésion, ses conséquences destructives, ses associations avec un abcès extra-dural, avec une plaque de méningite. Ce sont le plus habituellement une céphalée assez fixe, mais non toujours, augmentée par la pression et la percussion de la partie correspondante du crâne ; des vertiges continus augmentés par les mouvements, des phénomènes d'hypertension amenant de la torpeur, du coma, de l'œdème papillaire, du ralentissement du pouls, parfois des vomissements. La terminaison fatale peut se produire à cette période. Elle survient soit par le coma progressif, soit au milieu de convulsions, soit avec des symptômes de paralysie bulbaire.

Il s'en faut que cette période s'accuse toujours d'une façon aussi manifeste. Dans bien des cas, la formation de l'abcès est latente ou bien donne lieu à des symptômes obscurs : céphalée unilatérale, malaise général, inappétence, parfois vertiges, apyrexie. On attribue ces phénomènes à la suppuration de l'oreille qui est souvent le point de départ de la lésion cérébrale, et ce n'est que lorsqu'ils se montrent après l'écoulement du pus, provenant de la région auriculaire malade, qu'ils acquièrent une grande importance diagnostique.

b. *Formation de l'abcès.* — La suppuration se limite, l'abcès s'enkyste. Les symptômes de retentissement par irritation directe ou hypertension rétrocèdent, il y a rémission. Celle-ci peut être complète pendant de longs intervalles ; mais souvent il y a des retours offensifs de l'inflammation aiguë ramenant le cortège des symptômes initiaux. L'hypertension, pour être moins brutale que dans la phase aiguë, n'en persiste pas moins : l'abcès encéphalique reproduit les traits d'une tumeur. Aussi voit-on paraître des symptômes de localisation : épilepsie jacksonienne, paralysies, aphasie sensorielle ou de conductibilité, hémiopie (JABOULAY et LANNOIS), syndrome cérébelleux (asthénie musculaire, vertige, titubation, vomissements, céphalalgie occipitale). Parfois l'intelligence est atteinte et le sujet subit une véritable déchéance.

c. *Complications terminales.* — Ces complications sont réalisées par les poussées récurrentes d'encéphalite, les méningites par irruption de l'abcès dans les espaces sous-arachnoïdiens ou les ventricules, la phlébite des sinus, toutes altérations dont la symptomatologie est déjà connue.

4° Marche. — Le cas habituel est celui d'une tumeur plus ou moins latente encadrée par deux séries d'épisodes aigus, relevant de l'encéphalite ou de la méningite.

Parfois la poussée initiale emporte le malade. Parfois l'abcès est latent pendant des mois et des années.

5° Pronostic. — La guérison spontanée est exceptionnelle, la guérison opératoire fréquente, rendue douteuse dans beaucoup de cas, par les difficultés de la localisation.

6° Diagnostic. — Le diagnostic est plus facile dans l'abcès traumatique que dans l'abcès d'origine otique. La rétention du pus, les phénomènes de retentissement méningé sans lésion cérébrale appréciable, qui signalent le cours des otites chroniques, créent de véritables difficultés. L'abcès extra-dural a une physionomie très voisine de l'abcès cérébral, mais le diagnostic importe peu, l'intervention est commandée dans les deux cas.

L'abcès cérébral doit être distingué de la *méningite :* celle-ci donne lieu à de la raideur du cou, de la constipation, de l'inégalité pupillaire. Dans l'abcès, c'est le vertige, la nausée, le ralentissement du pouls, qui dominent ; la ponction lombaire tranchera d'ailleurs la question.

L'intérêt thérapeutique résulte tout entier dans le diagnostic du *siège de l'abcès.* L'abcès a distance est la véritable pierre d'achoppement du traitement. En général, on suppose l'abcès à proximité de l'otite ou de la lésion traumatique, à moins qu'une monoplégie, qu'une aphasie sensorielle, que l'hémiopie, que des symptômes nettement cérébelleux ne conduisent l'opérateur.

L'*abcès cérébelleux* a comme caractères la céphalée intense, des vomissements, des vertiges, de la titubation, de l'asthénie musculaire, de l'exagération des réflexes tendineux d'un ou des deux côtés, de la névrite optique, de la paralysie du facial et du moteur oculaire externe. La mort subite a été observée.

L'*abcès du lobe temporal* donne peu de symptômes de localisation, parfois de la névrite optique et de la paralysie du moteur oculaire commun.

L'abcès du *lobe frontal* est souvent latent, celui du *lobe occipital* se rapproche de l'abcès cérébelleux.

7° Traitement. — La *prophylaxie* comprend le traitement aseptique des lésions locales pathogènes, ostéites, fractures, otites, etc.

Les *phénomènes aigus* sont justiciables des moyens que nous avons déjà exposés à propos de la méningite ou de la phlébite. Au surplus, ils ne sont qu'accessoires et c'est la trépanation, l'évacuation et le drainage des collections purulentes qui constituent la seule thérapeutique rationnelle.

ARTICLE II

TUMEURS DE L'ENCÉPHALE

Les tumeurs de l'encéphale varient beaucoup comme nature et comme localisation, mais provoquent cependant des troubles fonctionnels d'une certaine uniformité, qui permettent d'en tracer un tableau d'ensemble.

1° Étiologie. — Les tumeurs de l'encéphale n'ont rien de spécial à l'enfance. Ce sont surtout les tubercules qu'on observe chez les jeunes sujets, dans plus de la moitié des cas. Viennent ensuite, par ordre de fréquence, les gliômes, les sarcomes. L'enfance exclut les anévrysmes. Les syphilomes sont également rares. C'est de deux à cinq ans que les tumeurs encéphaliques s'observent de préférence. A la naissance, il n'existe guère que des hétérotopies, constituées par une inclusion de la substance grise dans la substance blanche. Le traumatisme a été invoqué pour les gliômes et souvent aussi, pour les tubercules. Les tubercules du cerveau sont associés à d'autres localisations tuberculeuses.

2° Anatomie pathologique. — Distinguons d'abord les tumeurs à *développement très lent,* dont le type est le *gliôme.* Il consiste en une substitution au tissu normal d'un tissu homogène, grisâtre, parfois très vasculaire ou télangiectasique, construit sur le type de la névroglie. Il réalise un gonflement mal limité plutôt qu'une néoplasie. Son siège est variable mais affecte de préférence la substance grise. Ses symptômes se rapprochent de ceux d'une sclérose destructive. Le gliôme peut être le siège d'une hémorragie ou d'une transformation kystique (PAVIOT).

Dans une seconde catégorie, nous trouvons les tumeurs à *développement variable*, tels que les *sarcomes* dont le point de départ se fait dans les tissus fibreux intra-craniens, périoste du rocher, de la dure-mère, etc., dans la toile choroïdienne, où i!s affectent la forme *angiomateuse* ou *angiolithique*.

Viennent enfin les tumeurs à *développement rapide* produites par la localisation d'une infection : *tubercule, syphilome, abcès*. Le *syphilome* est exceptionnel. L'*abcès* a été l'objet d'une description spéciale, néanmoins il est bon de le mentionner, car s'il diffère des tumeurs par ses débuts et sa fin, il doit leur être assimilé pendant la plus grande partie de son évolution.

La *tubercule*, comme la plupart des tumeurs, siège indifféremment dans la substance blanche, grise, dans les noyaux, le ce:-velet, la protubérance. Unique ou multiple, il a un volume qui varie d'un pois, d'une noisette, à celui d'un œuf de poule. Les tubercules encéphaliques sont souvent associés à des lésiois spécifiques des poumons, des ganglions profonds, dont ils ne représentent qu'un produit secondaire, réalisé parfois à la faveur d'un traumatisme. Superficiels ils suscitent dans quelques cas des processus méningés, curables, et c'est à ces méningites locales péri-tuberculeuses que se rapportent la plupart des cas de méningites tuberculeuses dites guéries. Les tubercules encéphaliques sont constitués par une masse homogène, blanc jaunâtre ou verdâtre, grise à la périphérie, distincte du tissu sain.

Prennent place à côté des néoplasies infectieuses, les *tumeurs parasitaires, kystes à échinocoques, cysticerques,* souvent latentes, parfois situées dans les cavités ventriculaires et reconnues surtout lorsqu'il y a des tumeurs semblables dans le foie ou l'œil. Leur intérêt réside dans leur curabilité, à condition d'intervenir chirurgicalement.

Les effets exercés par les tumeurs encéphaliques sont semblables à tout âge : atrophie par compression de la substance nerveuse, encéphalite, méningite, œdème et hydrocéphalie par compression veineuse (dans les tumeurs du cervelet surtout) ou par irritation secrétoire de l'épendyme, des plexus choroïdiens ; sclérose secondaire comme nous en avons observé dans un cas de gliôme protubérantiel.

Voici quelques caractères spéciaux aux tumeurs de l'enfance : fréquence très grande des tubercules, troubles du développement des centres nerveux, si la lésion est précoce et étendue, hydrocéphalie plus fréquente, disjonction des sutures craniennes, récemment soudées. D'Astros a réuni cinq cas de grosses têtes hydrocéphales par tumeurs du cervelet chez des sujets dont l'âge variait de cinq à douze ans. La neuro-rétinite, qui est rapportée aujourd'hui à une infection (Deutschmann, Landolt et Wecker) plutôt qu'à un œdème lymphatique, est plus fréquente chez l'enfant, qui est surtout exposé aux tubercules.

3° Symptômes. — Parmi les symptômes, les uns sont communs à toutes les tumeurs, les autres varient avec leur siège.

a. *Symptômes communs.* — Les symptômes communs sont dus, les uns à l'irritation de la substance nerveuse, les autres à l'hydrocéphalie. Une notion nouvelle a paru dans ces derniers temps, la toxi-infection, proposée par Dupré et Devaux, Klippel. La tumeur laisse échapper, suivant les cas, des produits toxiques ou infectieux ou simultanément toxiques et infectieux. Ces produits, répandus dans les territoires voisins ou même lointains, déterminent des désordres analogues à ceux des toxines fournies par un foyer infectieux véritable. Ils contribuent aussi au développement des plaques de méningite aiguë, subaiguë ou chronique assez souvent associées aux tumeurs. C'est par le mécanisme toxi-infectieux qu'on peut expliquer la marche rapide de certaines tumeurs, les poussées aiguës qui s'observent dans d'autres cas, l'émaciation, la cachexie, la fièvre qui se présente tantôt à l'occasion des exacerbations des autres symptômes, tantôt sans autre association ; elle est alors peu élevée, mais continue. Lannois et Porot (Lyon médical, 1902) viennent d'en publier un cas très significatif. Peut-être aussi faut-il attribuer à l'intoxication générale du cerveau, les grandes perturbations psychiques, mélancolie, stupeur, démence, ou physiques, dépression des forces, asthénie, attribuées jusqu'ici à l'action exclusive de l'hydrocéphalie.

Comme signes d'irritation, nous relevons la *céphalée fixe* continue, ou se produisant par crises accompagnées de vomissements en fusée, les *vertiges,* les *convulsions* généralisées ou de siège variable, les *attaques apoplectiformes.*

A l'*hydrocéphalie,* on peut rattacher la stase papillaire avec gonflement des veines, saillie de la papille qui prend une teinte grisâtre ; la vue d'abord normale se trouble peu à peu et le processus aboutit à une atrophie papillaire. Plus rarement on observe des bourdonnements d'oreille, ou des sifflements. La mémoire, l'attention diminuent, l'enfant est triste ou morose. A un degré plus avancé on observe la torpeur, la somnolence, l'élargissement du crâne, la persistance des fontanelles s'il s'agit d'un nourrisson et même la disjonction des os du crâne, si l'enfant est plus grand, tous symptômes qui peuvent se modifier avec le développement du crâne et la diminution corrélative de pression, ou la tolérance progressive des centres nerveux.

b. *Symptômes de localisation.* — Les symptômes de localisation varient naturellement.

Les *tumeurs corticales de la région rolandique* donnent, suivant leur étendue, de l'épilepsie jacksonienne, des spasmes limités, des monoplégies frappant la face, les membres, parfois de l'aphasie. Les *tumeurs des parties antérieures des lobes frontaux* provoquent surtout des troubles intellectuels.

Les *tumeurs de la couronne rayonnante* provoquent, suivant leurs rapports avec les faisceaux moteurs, des hémiplégies ou des mouvements anormaux de forme hémiplégique.

Les *tumeurs du cervelet* par leurs rapports avec les sinus et les veines de GALIEN qu'elles compriment souvent, produisent de bonne heure et d'une façon intense la plupart des symptômes communs aux tumeurs cérébrales, notamment l'œdème de la papille et l'hydrocéphalie, cette dernière étant susceptible de prendre un développement prédominant et de masquer la tumeur cérébelleuse. De plus, elles se traduisent par des symptômes

propres : vertiges, titubation avec démarche ébrieuse et tendance
à la chûte d'un côté, atonie musculaire et asthénie sans paralysie
proprement dite, altération des réflexes tendineux qui sont le
plus souvent exagérés. BABINSKI a décrit un syndrome complé-
mentaire comprenant les troubles de l'asynergie cérébelleuse,
les troubles de la diadocinésie, la catalepsie cérébelleuse. —
L'*asynergie cérébelleuse* ressort des faits suivants : Dans la
marche, le tronc ne suit pas la projection du membre inférieur
et reste en arrière ; dans la station debout, si on fait incliner
le tronc en arrière, les membres inférieurs restent fixes, rigides
et ne se fléchissent pas, comme à l'état normal pour rétablir
l'équilibre ; dans la position couchée sur le dos, les bras étant
croisés sur la poitrine, si on commande au sujet de s'asseoir, les
cuisses se fléchissent et les talons s'élèvent, alors qu'à l'état
normal ils restent accollés au lit ; si le malade veut porter la
pointe du pied sur un point déterminé, la cuisse et la jambe
s'étendent en deux temps inégaux, comme par un mouvement
de détente. — L'*adiadocinésie* consiste dans l'impossibilité d'accomplir rapidement les mouvements successifs, simples, tels
que ceux de la pronation et de la supination. — La *catalepsie
cérébelleuse* consiste dans le fait que le sujet étant couché les
cuisses fléchies sur le bassin, les jambes légèrement fléchies sur
les cuisses, les pieds écartés et soulevés, cette position incommode
peut, après quelques oscillations, être maintenue longtemps
sans fatigue.

Il n'y a pas de diminution du sens musculaire ou de la notion
de position, pas de signe de Romberg.

Parmi les symptômes inconstants, il faut noter les signes
de compression des nerfs craniens, la contracture des muscles
du dos et de la nuque, le nystagmus, les troubles de la
parole.

Les *tumeurs des tubercules quadrijumeaux*, d'après NOTHNA-
GEL, se signaleraient par une neuro-rétinite suivie d'atrophie
papillaire, de l'ataxie cérébelleuse, une paralysie de tous les
nerfs moteurs de l'œil.

Les *tumeurs des pédoncules*, de *la protubérance*, donnent des
paralysies des nerfs moteurs oculaires, facial, alternant parfois

avec des hémiplégies du côté opposé. Dans un cas de gliôme étendu de l'isthme, nous avons observé le syndrome de la paralysie labio-glosso-laryngée. Les mouvements choréiformes, athétosiques ou rythmiques d'un ou des deux côtés se rapportent à des tumeurs des pédoncules, de la protubérance ou des couches optiques (LANNOIS et GONNET).

PAVIOT a cité un cas de *tumeur des plexus choroïdiens* avec vomissements incoercibles et même fécaloïdes.

Certains symptômes ont une valeur très grande au point de vue de la localisation. L'*anosmie* jointe à des troubles oculaires se rapporte à une tumeur de la base de l'encéphale en avant (RAYMOND). L'*hémianopsie* a été notée par LANNOIS et PORROT comme symptomatique d'un abcès du lobe occipital. Les *troubles de la circulation et de la respiration*, les *irrégularités cardiaques*, les *lipothymies* désignent des tumeurs siégeant à la base en arrière. L'*acroméyalie*, le *gigantisme*, l'*obésité* sont en rapport avec des tumeurs qui intéressent l'hypophyse ou la glande pinéale. Les syndromes de WEBER et de BENEDIKT désignent le pédoncule cérébral, celui de MILLARD-GUBLER la protubérance, le syndrome labio-glosso-laryngé se rapporte à une lésion directe ou à une compression du bulbe. La *mort subite* a été observée dans les tumeurs de l'isthme.

4° Marche. — La tumeur cérébrale évolue quelquefois très rapidement, d'une façon aiguë. Parfois elle est latente (petites tumeurs siégeant dans les sphères indifférentes). Ailleurs, elle a une évolution lente, entrecoupée de paroxysmes, de décharges convulsives ou apoplectiques, La marche est modifiée par une poussée d'encéphalite, d'hydrocéphalie, par une hémorragie au sein d'un gliôme, par une intoxication cérébrale.

Des lésions secondaires, dégénérescence des faisceaux pyramidaux, ajoutent au tableau des symptômes d'irritation médullaire, exagéraiton de la réflectivité, contractures.

Parfois l'enfant atteint de tumeur finit dans la cachexie cérébrale.

5° Pronostic. — La mort est fatale, après un temps variable.

La durée peut être longue s'il s'agit de gliôme. Dans la syphilis, la guérison est possible.

6° Diagnostic. — Il doit se fonder surtout sur les signes physiques : œdème papillaire avec distensions veineuses dans la rétine, plus tard atrophie de la papille, exceptionnellement, grossissement de la tête, coexistence de tuberculoses multiples. La ponction lombaire donne habituellement des résultats négatifs, à moins d'hydrocéphalie, de méningite séreuse, ou de méningite proprement dite. On a reconnu de la lymphocytose dans certains cas de tubercule cérébral (NOBÉCOURT et VOISIN).

Il est important de distinguer la *nature* de la tumeur. Chez l'enfant, elle est habituellement tuberculeuse ou gliomateuse. Cependant, s'il y a une suppuration de l'oreille, on pensera à l'abcès, exceptionnellement à la tumeur hydatique en cas de kyste hydatique de l'œil ou du foie.

Le *siège* de la tumeur est intéressant à reconnaître, on peut songer à l'intervention si elle est superficielle. A ce point de vue, il faut signaler le point douloureux à la pression ou l'apparition d'une douleur en un point constant par la percussion cranienne. Ce signe n'a d'ailleurs pas une valeur absolue. La radioscopie, employée en Amérique, semble avoir donné quelques résultats qui sont à confirmer.

Les symptômes fonctionnels peuvent se rapprocher de l'*éclampsie*, de l'*épilepsie*, de la *céphalée des adolescents*, de l'*hémiplégie infantile*.

7° Traitement. — On doit toujours tenter le traitement antisyphilitique. J'ai eu par ce traitement un succès inespéré. Hors ce cas, le traitement médical ne peut qu'être palliatif. La ponction lombaire a donné quelques résultats remarquables dans certaines hydrocéphalies symptomatiques de tumeurs cérébrales. On a observé la disparition de la céphalée et du coma (CHIPAULT), une amélioration après chaque ponction (HEUBNER), la diminution des crises convulsives (FURBRINGER).

Le traitement chirurgical a donné quelques succès. CHIPAULT a pu enlever un angiome de la pie-mère. Même si la tumeur est inopérable, la trépanation doit être tentée, s'il y a des symptômes d'intolérance, douleurs, vomissements, asthénie ou s'il se produit un œdéme papillaire que l'opération palliative peut empêcher d'aboutir à l'atrophie papillaire. Dans ces cas, une résection cranienne simple au voisinage de la tumeur et sans toucher aux méninges donne un soulagement réel (CHIPAULT), probablement en modifiant la tension du liquide céphalo-rachidien. DURET (XVIe Congrès de chirurgie 1903) a réuni 344 tumeurs encéphaliques traitées par l'ablation. Les guérisons ou les améliorations durables comprennent plus de la moitié des cas. Il est vrai qu'il s'agit de tumeurs particulièrement favorables à l'intervention. L'opération est surtout indiquée dans les tumeurs superficielles et dans les kystes. BERTAUX, Th. de Paris, 1908, rapporte 9 cas de guérison absolue sur 10 cas des kystes du cervelet opérés. La guérison est exceptionnelle dans les tuberculomes et les gliômes.

ARTICLE III

HÉMIPLÉGIE CÉRÉBRALE INFANTILE

L'hémiplégie cérébrale infantile se distingue de l'hémiplégie chez l'adulte par la superposition aux phénomènes qui caractérisent cette dernière de troubles dans le développement physique et intellectuel, ainsi que de symptômes convulsifs. Et ces caractères spéciaux ne tiennent pas à la nature même des lésions qui sont en jeu, bien que quelques-unes se voient rarement au delà de la première enfance, mais principalement à ce qu'elles frappent un encéphale en voie de développement dans un organisme en pleine croissance.

1º Anatomie pathologique. — Des lésions, la plupart sont en effet comparables à celles que l'on trouve chez l'adulte, au moins quand on les considère aux premiers temps de leur apparition. C'est ainsi qu'on a signalé des *ramollissements* par *thrombose ou embolie artérielle*, par *thrombose des sinus*, des *hémorragies cérébrales* en foyers centrales, corticales ou méningées, dues non pas aux anévrysmes miliaires ou à l'artério-sclérose, mais à des violences (application de forceps, asphyxie à la naissance, chute sur la tête, etc...). A côté de ces altérations communes, il en est qui sont plus particulières à l'enfant : telle *l'encéphalite aigüe, non suppurée*, dont l'existence très probable, n'est pas encore nettement établie ni surtout étroitement rattachée à une forme chronique de l'encéphalite, la *sclérose*, beaucoup mieux étudiée. L'encéphalite aiguë non suppurée paraît être surtout constituée par des foyers de ramollissement rouge dus à une phlébite ou à un thrombose. (HUTINEL et BABONNEIX). Mais quelle que soit la lésion initiale plus ou moins obscure, quand l'affection a évolué pendant quelques années, elle se transforme et par l'action qu'elle exerce sur les autres portions des centres nerveux, donne à ces dernières un aspect qui diffère totalement de celui que l'on rencontre dans les anciennes hémiplégies chez l'adulte.

Il faut distinguer d'après cela deux ordres d'altérations, les unes qui sont la représentation à l'état chronique de la lésion initiale, hémorragie, ramollissement, encéphalite, les autres qui résultent des modifications subies par le reste de l'encéphale.

a. *Lésions primitives.* — MARIE [1] admet avec COTARD, quatre lésions différentes : les *plaques jaunes,* les *kystes* et *l'infiltration celluleuse,* la *porencéphalie,* la *sclérose lobaire primitive.*

Les *plaques jaunes* présentent outre leur coloration un aspect déprimé avec atrophie de circonvolutions correspondantes. On les rapporte à de vieux foyers de ramollissement.

Les *kystes* sont formés d'une cavité de volume variable, limitée par une membrane celluleuse, de couleur blanche ou ocreuse et renfermant un liquide laiteux, louche ou limpide.

L'infiltration celluleuse dessine une sorte de tissu spongieux dont les travées sont formées de tissu conjonctif et dont les mailles plus ou moins larges renferment un liquide analogue à celui des kystes. Tandis que les plaques jaunes se voient surtout dans les parties superficielles de l'encéphale, les kystes, l'infiltration celluleuse se montrent dans sa profondeur. Parfois, cepen-

---

[1] MARIE, Dict. encyclop. des sc. méd.

dant il existe des kystes sous-piemériens et même arachnoïdiens. Les kystes et l'infiltration celluleuse sont considérés
comme les aboutissants des hémorragies cérébrales ou méningées.

La *porencéphalie* se caractérise, d'après KUNDRAT, AUDRY,
BOURNEVILLE, par des pertes de substance, de véritables trous
creusés dans l'écorce cérébrale. A un premier degré, la cavité
formée est bordée de substance nerveuse. A un degré plus avancé,
elle communique avec les ventricules cérébraux. Dans les formes
extrêmes, une grande partie des hémisphères fait défaut et le
cerveau est représenté par les ganglions centraux avec les circonvolutions inférieures et postérieures. La perte de substance
communique parfois avec la cavité arachnoïdienne, dans
d'autres cas elle en est séparée par un épais feuillet que KUNDRAT
considère comme formé par le feuillet viscéral de l'arachnoïde,
la pie-mère faisant habituellement défaut. Les parois de la cavité
porencéphalique sont constituées par un tissu scléreux ou gélati-
niforme, de couleur rouillée ou grise. Parfois on y trouve des
kystes. La cavité elle-même renferme un liquide citrin, louche
ou brun.

Les lésions porencéphaliques existent d'un côté, souvent des
deux côtés, surtout dans les cas de grandes pertes de substance.

Les circonvolutions voisines de la cavité présentent tantôt
une disposition radiée et pénètrent en s'effilant jusque dans le
fond de la solution de continuité, tantôt elles s'arrêtent au bord
par une section nette. La première apparence serait caractéristique, d'après KUNDRAT, des porencéphalies congénitales, la
seconde, de celles qui surviennent après la naissance. On tend
à croire aussi que les grandes pertes de substance se rapportent
à des lésions développées pendant la vie fœtale. BOURNEVILLE
distingue une *porencéphalie vraie* due à un trouble dans le développement, coïncidant avec d'autres anomalies, et associée
constamment à de l'idiotie ; elle répond à la forme congénitale
de KUNDRAT, et se reconnaît non seulement à la disposition
radiée des circonvolutions qui convergent vers le fond de la cavité,
mais encore aux caractères que celle-ci présente ; elle figure un
infundibulum régulier à base externe, à sommet interne en
communication avec la cavité ventriculaire, par un orifice

constant, le porus ; elle est lisse et recouverte de la pie-mère. La *pseudo-porencéphalie* de BOURNEVILLE qui répond à la forme acquise de KUNDRAT, est constituée par une cavité irrégulière, tapissée par une membrane kystique, sans communication constante avec les ventricules ; les circonvolutions voisines ne s'orientent pas dans le sens de la cavité. Les troubles psychiques sont moins marqués et moins constants que dans la porencéphalie vraie. Elle peut d'ailleurs être congénitale ainsi que je l'ai observé dans un cas publié avec GALLAVARDIN dans les Archives de médecine infantile (1901). C'est la pseudo-porencéphalie qui relève surtout des différents facteurs que nous allons exposer.

La porencéphalie reconnaît des origines multiples. Il se peut que dans quelques cas, il s'agisse d'un développement anormal du cerveau ; le plus souvent, c'est une lésion qui en a été le point de départ. AUDRY a cité plusieurs cas de porencéphalie dus à une hémorragie ou à une attrition traumatique de la substance nerveuse.

L'embolie avec ramollissement peut également provoquer une porencéphalie. On a admis, très hypothétiquement, qu'elle pouvait être causée par une encéphalite congénitale (VIRCHOW) ou une stéatose (PARROT). Quelques cas ont été rapportés à de l'encéphalite infectieuse acquise. KUNDRAT et MARIE croient que dans la majorité des cas la porencéphalie est une affection d'origine vasculaire. KUNDRAT suppose une anémie par troubles de la circulation placentaire ou par faiblesse cardiaque. Cette anémie serait suivie d'une encéphalite secondaire. MARIE se rattache plutôt à l'idée d'une thrombose. Il n'y a aucune raison d'admettre l'action d'une cause exclusive. La condition essentielle, c'est une lésion variable agissant de très bonne heure, soit pendant la vie fœtale, soit pendant les premières années, sur un cerveau très vulnérable.

La *sclérose lobaire primitive* décrite par J. SIMON, par RICHARDIÈRE se traduit par une induration avec atrophie portant sur quelques circonvolutions, sur un lobe, sur un hémisphère, parfois sur une grande partie de l'encéphale. Lorsqu'un hémisphère est atteint, son poids relativement à l'hémisphère sain peut diminuer de 400 grammes. La sclérose réduit le volume des parties touchées, sans changer leur forme, à la façon du durcissement artificiel.

Elle occupe les circonvolutions, mais envahit aussi la substance blanche, les corps opto-striés. Le vide produit par l'atrophie cérébrale est comblé par des déformations craniennes, l'aplatissement du crâne, par le rapprochement vers le cerveau de la table interne des os craniens, par un épanchement hydrocéphalique dans l'arachnoïde et les cavités ventriculaires.

Comme nous l'avons déjà dit, le début de la sclérose lobaire est mal connu. STRUMPELL admettait une lésion primitive aigue de la substance grise des circonvolutions, analogue à celle qui dans la moelle provoque la paralysie infantile. Il la désigne sous le nom de poliencéphalite par analogie avec la poliomyélite. Cliniquement, il y a dans la façon dont débutent un certain nombre d'hémiplégies spasmodiques de l'enfance, une grande ressemblance avec l'évolution de la paralysie infantile. P. MARIE, dans ses leçons, cite le cas de MŒBIUS qui a vu le frère et la sœur simultanément atteints l'un d'hémiplégie spasmodique infantile, l'autre de paralysie atrophique spinale. L'analogie se borne là, car la sclérose attaque non seulement la substance grise, mais la substance blanche. Elle consiste en une prolifération névroglique qui paraît avoir son point de départ dans les vaisseaux. Il existe en effet une périartérite marquée (JENDRASSIK et MARIE). Aussi ces auteurs inclinent-ils à croire que la sclérose est commandée soit par des thromboses, soit par des artérites infectantes. Ils semblent la considérer aussi comme une lésion progressive, en raison des corps granuleux qui se trouvent dans son voisinage, dans des cas fort anciens, témoignant ainsi de la destruction continue des éléments nerveux.

On a décrit, à côté de la sclérose lobaire atrophique, une *sclérose tubéreuse hypertrophique* (BOURNEVILLE et BRISSAUD) caractérisée par de petits noyaux d'apparence fibreuse disséminés dans les circonvolutions, les corps opto-striés et l'épendyme. Les uns en font une encéphalite scléreuse, d'autres une néoplasie de nature névroglique. Elle ne répond pas cliniquement au syndrome hémiplégie infantile et ne sera mentionnée qu'à propos du diagnostic. Il en est de même de la *méningo-encéphalite chro-*

nique, décrite par BOURNEVILLE, et qui reproduit à peu près les lésions de la paralysie générale. La pie-mère épaissie adhère à une grande étendue de la surface cérébrale. En la détachant, on emporte la substance grise et on laisse à nu la substance blanche sous forme de crêtes. On ne connaît pas nettement les débuts de cette lésion.

b. *Lésions secondaires.* — Toutes les altériatons que nous venons de mentionner sont associées à une série de lésions qui leur sont communes : l'*atrophie cérébrale* ; la *sclérose secondaire* qui existe autour des cavités porencéphaliques, des kystes, et qui s'étend parfois à une certaine distance du foyer primitif, atteignant les noyaux de la base ; l'*hydrocéphalie* avec dilatation ventriculaire destinée à combler les vides produits, et à son défaut ou concurremment les *déformations craniennes* : *l'arrêt de développement ou l'atrophie du lobe cérébelleux* du côté opposé à l'hémisphère atteint (TURNER) ; *l'arrêt de développement ou la sclérose du cordon pyramidal* considéré dans la protubérance, le bulbe du côté de l'hémisphère atteint, dans la moelle du côté opposé, déterminant de la *micromyélie* et parfois de l'*atrophie des cornes grises* d'un côté. En dehors de la sclérose pyramidale commune à l'enfant et à l'adulte, toutes les lésions secondaires donnent à l'anatomie pathologique de l'hémiplégie infantile, une physionomie particulière qui accentue encore l'originalité des lésions primitives et qui rend bien compte de la complexité des symptômes observés.

2° Etiologie. — On peut admettre des *causes prédisposantes* et des *causes déterminantes :*

a. *Causes prédisposantes.* — D'après les recherches faites, MARIE admet que l'hémiplégie spasmodique est quelquefois congénitale, (19 fois sur 160 cas réunis par WALLENBERG), qu'elle est surtout fréquente dans les trois premières années de la vie, qu'elle est rare à partir de l'âge de quatre ou cinq ans et ne peut probablement plus se développer avec ses caractères spéciaux quand l'enfant a atteint l'âge de neuf ans. A partir de cette époque, l'hémiplégie prend de plus en plus des caractèes qu'elle affecte chez l'adulte.

Le *sexe* paraît indifférent.

L'*hérédité neuro-pathologique* a été invoquée par Wuillamier, et Marie rapporte l'histoire d'une hémiplégie frappant plusieurs membres de la même famille. En fait, l'âge seul joue un rôle important, comme cause prédisposante.

b. *Causes déterminantes.* — Il règne une grande obscurité sur les causes qui provoquent les altérations cérébrales chez le *fœtus : maladies infectieuses* de la mère et en particulier la *syphilis, troubles de la circulation placentaire, émotions, traumal'smes du ventre.*

On est mieux fixé sur la pathogénie après la naissance : l'*accouchement long, laborieux,* produisant l'asphyxie avec hémorragies cérébrales ou méningées, l'*application de forceps,* les *circulaires* du cordon autour du cou, etc. Nous avons observé deux cas de ce genre.

Le *traumatisme* dans les premières années à été mentionné dans plusieurs observations : chute ou coup sur la tête.

Ce qui paraît dominer l'étiologie de l'hémiplégie cérébrale, c'est *l'infection.* Elle se montre, le plus souvent à la suite d'une maladie définie, la *scarlatine,* la *rougeole,* la *fièvre typhoïde,* etc. On l'a signalée après la *diphtérie* (3 fois sur 280 cas, Sharpes). Manicatide [1] a relevé sur 6 hémiplégies post-diphtériques 5 cas de ramollissement, 1 cas d'hémorragie cérébrale. Elle s'est montrée dans le cours de la *coqueluche,* soit sous forme d'hémorragie d'origine mécanique, soit sous celle de foyers d'encéphalite (Jarke) [2]. La *syphilis* a été relevée chez les parents d'un certain nombre d'hémiplégiques infantiles : quelques-uns ont même présenté des stigmates personnels de la maladie. L'observation la plus concluante est celle de Pic et Piéry [3] dans laquelle une hémiplégie spasmodique datant de dix ans a été notablement modifiée par le traitement spécifique. Néanmoins la syphilis ne paraît pas être une cause fréquente de l'affection (Marie). Dans la majorité des cas, l'hémiplégie débute à la façon d'une

---

[1] Manicatide, Rev. des mal. de l'Enfance, 1896.

[2] Jarke, Rev. des mal. de l'enfance, 1896.

[3] Pic et P. éry, Prov. méd., 1897.

maladie infectieuse sans caractères définis. On parle volontiers de grippe, sans que la démonstration en soit faite.

3° **Symptômes.** — Nous distinguerons trois périodes : une période initiale convulsive, plus rarement apoplectique ; une période paralytique ; une période épileptique.

A. Période initiale. — Le plus souvent, c'est en pleine santé, ou après une maladie vague, qu'éclatent brusquement des *convulsions* qui se répètent en série un certain nombre de fois, de façon à constituer un véritable état de mal avec élévation de la température, d'une durée de quelques heures à vingt-quatre heures et davantage. C'est au sortir de cette crise que la paralysie se montre. Parfois, ce n'est qu'à l'occasion d'une seconde ou d'une troisième crise séparée de la première par un intervalle de quelques jours ou quelques semaines qu'elle fait son apparition.

Parfois c'est une *apoplexie*, par exemple, dans une quinte de coqueluche, qui remplace les convulsions. L'enfant tombe et se relève avec une hémiplégie.

Plus rarement encore, c'est l'*épilepsie jacksonnienne* qui constitue le premier symptôme. Une enfant tombe sur la tête, et quelques jours après présente de l'épilepsie d'un côté suivie de paralysie.

Exceptionnellement, l'*hémiplégie se développe lentement*, insensiblement, sans convulsions, ni apoplexie.

On a signalé des cas d'*hémiplégie dès la naissance* dont le début intra-utérin ne peut être précisé.

B. Période hémiplégique. — Nous distinguerons une hémiplégie spastique, une hémiplégie avec athétose et une hémiplégie de type intermédiaire.

a. *Hémiplégique spastique.* — Au sortir des convulsions ou de l'apoplexie, l'*hémiplégie* se montre avec ses signes habituels. Elle est flasque, plus marquée au membre supérieur qu'au membre inférieur, à l'extrémité des membres qu'à la racine. La paralysie s'étend au domaine du facial inférieur et parfois de tout le facial (nous en avons observé un cas très net) ; mais la participation de la face n'est que temporaire. L'aphasie peut exister à cette période (BERNHARDT), mais disparaît toujours à une période plus avancée.

L'hémiplégie peut rester stationnaire, c'est l'exception ; le plus souvent, elle aboutit au bout de quelques mois à la *contracture spasmodique* avec exagération des réflexes tendineux et trépidation plantaire. Au membre supérieur, la contracture affecte le type flexion-adduction : le bras est accollé au tronc, l'avant-bras fléchi à angle droit, le poignet, la main, les doigts comme enroulés du côté de la face palmaire. Au membre inférieur, c'est le type extension qui domine : le pied est en équinisme, plus souvent en varus équin, le genou légèrement fléchi. BABINSKI a signalé dans l'hémiplégie cérébrale infantile, comme dans celle de l'adulte, les mouvements associés de la cuisse et du tronc. Le sujet étant couché sur le dos, les bras croisés sur la poitrine, s'il veut s'asseoir, il soulève le membre paralysé, le membre sain restant à plat sur le lit.

L'enfant marche en traînant la jambe, mais ne peut se servir de son membre supérieur. Il est rare qu'on constate des troubles de la *sensibilité,* si ce n'est d'une façon transitoire et tout à fait au début. Par contre, les *troubles trophiques* si peu marqués

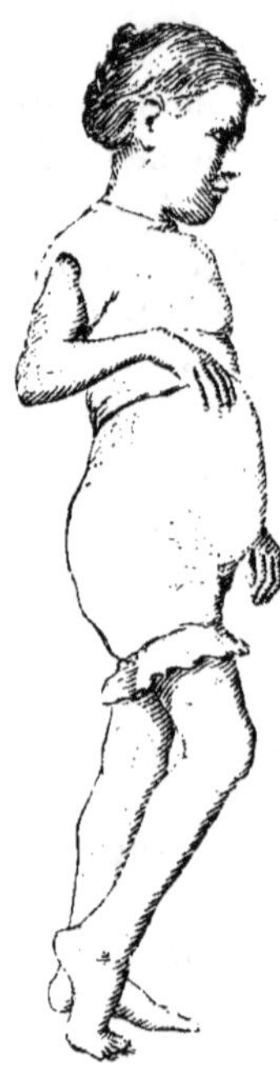

Fig. 79.
Hémiplégie spasmodique infantile.

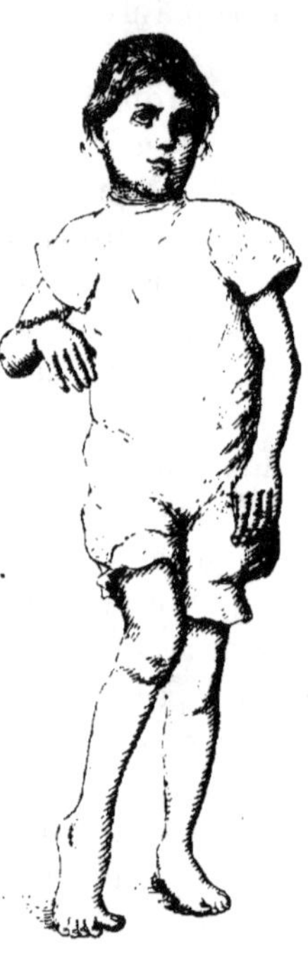

Fig. 80.
Hémiplégie spasmodique infantile.

chez l'adulte hémiplégique sont la règle dans l'hémiplégie infantile. A mesure qu'on s'éloigne du début, il y a un véritable *arrêt de développement* du côté des membres paralysés : ils sont plus courts, moins volumineux. Le tronc, la face, la calotte cranienne participent quelquefois à cette inégalité, de sorte que le sujet semble formé de la juxtaposition de deux moitiés de corps appartenant à des enfants d'âge différent. A côté des arrêts de développement, il y a de véritables atrophies musculaires qui frappent le membre supérieur du côté de la flexion, le membre inférieur dans la partie antérieure. La contractilité électrique est d'ailleurs conservée. Parfois, il existe une hypertrophie lipomateuse ou une hypertrophie vraie des muscles, dans les membres atteints d'athétose. On ne signale pas, en général, de modification de la peau ou du tissu cellulaire sous-cutané.

L'intelligence n'est pas modifiée ou très peu chez l'hémiplégique adulte. Les convulsions initiales, chez l'enfant, amènent une modification brusque des facultés, l'enfant a désappris ce qu'il savait. Peu à peu, l'intelligence revient, mais rarement au point où elle était avant la maladie. Dans un grand nombre de cas, suivant la description de BOURNEVILLE,

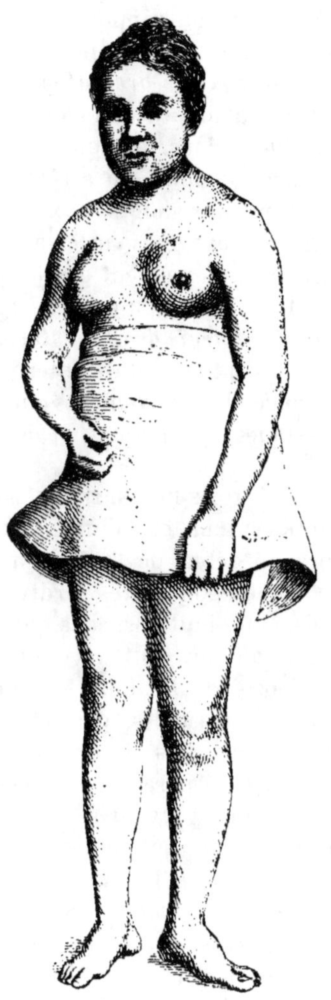

Fig. 81.

Hémiplégie infantile ancienne : arrêt de développement du corps et des membres du côté paralysé.

l'enfant reste *arriéré*, quelquefois il devient *imbécile* ou complètement *idiot*, se balançant sur sa chaise, bavant, gâteux. Il y a un certain rapport entre l'intensité de la paralysie et celle des troubles intellectuels.

b. *Hémiplégie avec athétose.* — L'hémiplégie au lieu de persister et d'aboutir à la contracture avec arrêt de développement s'améliore dans quelques cas ; les mouvements reviennent ; il n'y a ni atrophie, ni arrêt de développement. Mais bientôt se montrent aux doigts, aux orteils, des mouvements lents, involontaires, exagérés, incessants, qui constituent l'*athétose*. Ces mouvements peuvent gagner plus haut et se montrer au cou et à la face. C'est là un second type d'hémiplégie spastique.

c. *Hémiplégie de type intermédiaire.* — Entre ces deux formes, se trouvent des états intermédiaires dans lesquels se voit un mélange de mouvements anormaux, athétosiques, choréiques, ataxiques, rythmiques, et de paralysie avec contracture.

C. PÉRIODE ÉPILEPTIQUE. — L'*épilepsie hémiplégique*, suivant BOURNEVILLE et WUILLAMIER [1] peut se montrer rapidement après le début de l'affection, mais le plus souvent n'apparaît qu'à une époque très tardive, au bout de quelques années, de trois, cinq, huit ans, sans que rien la fasse prévoir.

Ces auteurs ont reconnu quelques caractères spéciaux à l'épilepsie de l'enfant hémiplégique. Les accès sont précédés d'*auras* variables, permettant aux malades de prendre leurs précautions. Les chutes sont rares. Elles ont presque toujours lieu du côté paralysé. L'accès se produit sans *cri initial*. Les convulsions peuvent rester localisées au côté paralysé et n'entraînent alors qu'une légère obnubilation. Lorsqu'elles se généralisent, elles débutent par le côté paralysé. L'accès ne s'accompagne ni d'*écume*, ni de *bave sanglante*, ni de *morsure*, ni d'*évacuations involontaires*, L'accès se termine *brusquement sans coma* consécutif. BOURNEVILLE n'a observé à sa suite ni *manifestations délirantes*, ni *impulsions*. Les *vertiges*, les *étourdissements*, les *absences* font également défaut.

---

[1] WUILLAMIER, Thèse de Paris. 1882.

Les caractères que nous venons de signaler n'existent que dans les premières années de l'épilepsie, ils s'effacent ensuite et celle-ci se rapproche de plus en plus de l'épilepsie ordinaire.

L'épilepsie de l'hémiplégie infantile présente dans l'ensemble de son évolution quelques particularités, bien mises en lumière par BOURNEVILLE. Pendant les premières années, et jusque vers l'âge de trente ans, les accès sont fréquents et se montrent par séries qui constituent un *état de mal*, moins grave que celui de l'épilepsie ordinaire, en ce sens que la température s'élève peu et que les sujets sont hébétés, mais non comateux. BOURNEVILLE désigne cette période sous le nom de *période grave*, et en effet, le patient peut succomber à ses crises. A partir de trente ans, les accès deviennent plus rares et disparaissent vers quarante ou cinquante ans.

4° Pronostic. — L'hémiplégie infantile constitue une infirmité à peu près incurable. Elle est compatible avec une très longue survie, mais expose le patient à des dangers sérieux résultant des convulsions ou de l'épilepsie. Nombre d'enfants succombent aux premières atteintes convulsives. D'autres meurent à l'occasion d'un état de mal épileptique. Après quarante ans, il ne reste plus qu'une impotence des membres et un certain état d'affaiblissement intellectuel. Chose curieuse, ces malades ne deviennent presque jamais déments. Il se produit parfois, longtemps après le début des premiers accidents une aggravation de tous les symptômes : dans une observation de BOURNEVILLE et BRICON, il se produisit dix ans après l'apparition de l'hémiplégie une accentuation des phénomènes paralytiques, de l'affaiblissement intellectuel et du bégaiement ; dans un cas de LANNOIS et PAULY, le malade eut à deux ans une hémiparésie gauche avec léger arrêt de développement, qui ne l'empêcha pas de travailler. A cinquante-cinq ans, nouvelle attaque avec hémiplégie complète.

5° Diagnostic. — Au début, la constatation d'une hémiplégie écartera l'idée de *convulsions réflexes* (indigestion, dentition, vers intestinaux). La *méningite tuberculeuse* n'a pas ce début brusque et s'accompagne d'autres symptômes, céphalée, constipation, raideur de la nuque, etc. De même, les *tumeurs céré-brales* ont une symptomatologie plus complexe.

A la période hémiplégique, on tiendra compte des caractéres spéciaux de l'hémiplégie spasmodique ou athétosique, pour écarter la *paralysie infantile à type hémiplégique* dans laquelle la contracture fait défaut, l'*hémiplégie hystérique* dont BARDOL a signalé chez l'enfant un cas remarquable, qui rappelait l'hémiplégie spasmodique, sauf l'arrêt de développement des membres. Nous croyons qu'il y a une réelle analogie entre la *maladie de Little* et la *diplégie spastique* et qu'il n'y a pas lieu de les différencier.

L'hémiplégie congénitale doit être séparée de la *paralysie obstétricale* caractérisée par sa localisation sur le membre supérieur, la position du bras en rotation interne, les troubles de la contractilité électrique. Elle se distingue de même de la *paralysie pseudo-syphilitique* de PARROT et TROISIER qui s'accompagne de tuméfaction, de crépitation au niveau des jointures, de douleurs.

Il est impossible de reconnaître, d'après les symptômes, les lésions définitives si variables de l'hémiplégie infantile. Quelles qu'elles soient, kystes, porencéphalie, sclérose, elles peuvent donner lieu au même tableau morbide. Cependant dans la *méningo-encéphalite chronique* de même que dans la *sclérose tubéreuse hypertrophique*, l'hémiplégie est moins nettement dessinée, la paralysie est plus diffuse, les troubles intellectuels sont très prononcés, la marche de la maladie est rapide, il y a une dystrophie générale qui aboutit à la mort beaucoup plus tôt que dans les autres cas d'hémiplégie. Je rappelle que des troubles intellectuels prononcés militent en faveur d'une porencéphalie vraie.

6° **Traitement.** — Au début, on traitera les convulsions par le bromure de potassium 0,50 centigrammes à 3 grammes, le chloral (50 centigrammes à 1 gramme), les inhalations d'éther, de chloroforme, le drap mouillé, le bain tiède. La lésion initiale est justiciable d'application de glace sur la tête et du traitement révulsif.

Il y a peu à espérer contre la paralysie elle-même. Les dégénérations secondaires ne peuvent guère être entravées par l'électrothérapie. Rappelons que la lésion initiale suscite autour d'elle des scléroses en état d'activité continue. Aussi, doit-on tenter, même en dehors de la période aiguë, de la révulsion sous forme de vésicatoires ou de pointes de feu à la nuque et de la médication résolutive (iodure de potassium, 25 à 50 centigrammes par jour, quinze jours par mois, onguent napolitain, en onctions à la dose de 1 à 2 grammes par jour sur la nuque, pendant les premiers temps).

L'origine spécifique de certains cas impose d'ailleurs, à titre d'essai, le traitement mixte pendant un ou deux mois. PIC et PIERY ont eu un succès plusieurs années après le début.

Dans les cas d'origine traumatique, l'intervention chirurgicale est très légitime. OUTTERSON WOOD et EDW. COTTEREL [1] ont enlevé un kyste séreux sous-arachnoïdien d'origine traumatique et guéri ainsi une hémiplégie infantile datant de deux ans.

Si on ne peut faire de traitement causal, on tentera de lutter contre la déformation des membres.

W. MITCHELL, GOWERS, OSLER ont recommandé d'exercer sur les membres contracturés des mouvements communiqués, du massage. Ils emploient aussi les bains chauds. Lorsque la contracture a abouti à la rétraction fibreuse des tendons et des muscles, avec déformation notable des extrémités, entraînant l'impotence, on aura recours à la section tendineuse suivie de redressement.

Contre l'athétose on emploiera le bromure, l'antipyrine, la suspension suivant la méthode de Motchoukousky (AUDRY), la trépanation (HORSLEY, OPPENHEIM, BROCA).

L'épilepsie de l'hémiplégie infantile relève du traitement de l'épilepsie en général. WUILLAMIER recommande particulièrement le bromure de sodium, le bromure de zinc et l'hydrothérapie. COLLINS combine l'action de l'opium et des bromures.

ARTICLE IV

MALADIE DE LITTLE

La maladie de Little constitue comme l'hémiplégie spasmo-

[1] WOOD et COTTEREL, Brit. med. Journ, 1895.

dique infantile, un groupe morbide, une sorte de cadre plutôt qu'une affection bien définie. Suivant les tendances des auteurs à multiplier les types morbides ou à opérer les synthèses, on l'a considérée comme s'appliquant exclusivement à la *rigidité congénitale* soit *généralisée*, soit *localisée aux membres inférieurs*, ou à une série de syndromes connus sous le nom *d'hémiplégie spasmodique bilatérale*, de *chorée congénitale*, *d'athétose double infantile*. Aussi le nom de maladie de *Little*, accoucheur anglais qui le premier a donné une bonne description et surtout une étiologie précise de ces divers états, convient-il mieux que celui de *rigidité spastique des nouveaux-nés* donné par LITTLE lui-même, de *paralysie spinale spastique* (ERB), de *tabes dorsal spasmodique* (CHARCOT), *d'affections spasmo-paralytiques infantiles* (RAYMOND), de *diplégies cérébrales* (FREUD, ROSENTHAL LANNOIS) [1].

1° Symptomes. — La maladie de Little comprend un certain nombre d'expressions symptomatiques pures ou associées avec prédominance de l'une d'elles. Nous admettrons trois modalités distinctes : la rigidité spasmodique, la diplégie spasmodique, l'athétose double et la chorée congénitale.

a. *Rigidité spasmodique.* — Elle est *généralisée* ou *limitée aux membres inférieurs*. Le début remonte à la naissance, mais on ne s'aperçoit souvent de l'affection qu'au bout de quelques mois, d'un an, au retard que met l'enfant à se mouvoir. C'est habituellement à partir de deux à quatre ans qu'il commence à essayer de marcher. On constate alors une *rigidité spasmodique des membres inférieurs* Les cuisses sont fortement serrées l'une contre l'autre, les jambes écartées par l'adduction des pieds qui se regardent par leurs pointes, dessinent un interstice ovalaire allongé. Tandis qu'il y a légère flexion des cuisses sur le bassin et des jambes sur les cuisses, les pieds sont en extension

---

[1] Consulter FREUD. Rev de Neurol., 1893. — ROSENTHAL, Th. de Lyon. 1892. — LANNOIS. Rev. de Méd., 1893. — J. AUDRY, *Athétose double et chorée chronique de l'Enfance*. Paris 1892; les traités de RAYMOND. MARIE BRISSAUD. le rapport d' ODDO au Congrès de pédiatrie de Marseille.

(équinisme). Pour avancer, le patient élève un des pieds en inclinant fortement le tronc du côté opposé, puis le projette en avant en le faisant passer au-dessus ou immédiatement au-devant de l'autre pied avec lequel il reste presque toujours en contact, à cause de l'accollement permanent des membres inférieurs. Ce n'est que peu à peu et à la longue que le détachement arrive à s'opérer. Si à ce phénomène s'ajoute l'accentuation intermittente de l'équinisme sous l'influence de l'excitation provoquée par la marche, il se produit un véritable sautillement, et la marche devient très difficile. Au repos, la rigidité diminue, on arrive à séparer les membres, à leur communiquer des mouvements de flexion et d'extension, sans voir disparaître complètement la raideur. Ce qui frappe alors c'est la conservation relative de la force musculaire opposée à l'impotence effective du sujet. La maladie de Little est en effet une affection *plus contracturante* que paralysante. En général les membres inférieurs sont seuls touchés ou plus gravement atteints que le reste du corps.

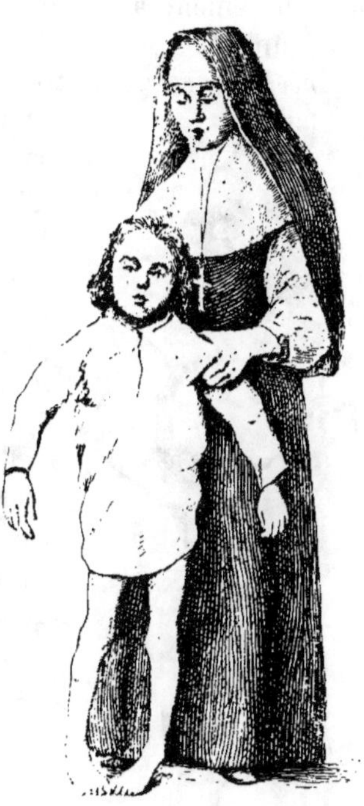

Fig. 82.

Maladie de Little.

Cependant la rigidité peut se *généraliser*. Les membres supérieurs sont serrés contre le tronc, les avant-bras à demi fléchis, en demi-pronation ou en pronation complète, les doigts touchés par la flexion ou l'extension, présentent aussi des mouvements choréiformes. Les muscles du tronc, de la nuque, manifestent leur atteinte par le renversement de la tête en arrière, le torticolis, ceux de la face par la lenteur des jeux de physionomie ou par l'immobilité du masque qui donne l'impression d'idiotisme. Le strabisme, une parole lente, trainante, saccadée, plus rarement une contracture de la mâchoire ou des troubles de la déglutition (HAUSHALTER), complètent le tableau. *Des rétractions fibro-musculaires* ne sont pas rares, particulièrement au pied et entraînent la formation de pieds bots définitifs.

L'*intelligence* peut être épargnée; souvent elle est retardée et parfois complètement arrêtée dans son développement, en même temps que le crâne présente des déformations variables.

Le *système sensitif* par contre est toujours indemne et les *troubles trophiques* font défaut. Les *réflexes tendineux* sont toujours exaltés, quelquefois masqués par la rigidité.

La rigidité spasmodique peut rester *stationnaire*. Cela est surtout vrai des cas compliqués d'idiotie. Dans les formes limitées sans participation de l'intelligence, le désordre musculaire va en *s'atténuant*, les enfants arrivent à marcher vers dix; quinze ans, quelques-uns mêmes peuvent à un moment donné prendre part à la vie commune.

Les *complications* sont rares. On voit peu de convulsions dans le cours de la maladie de Little. Parfois elles existent dans les premiers jours de la naissance, et sont alors symptomatiques d'une lésion cérébrale.

b. *Hémiplégie spasmodique bilatérale, diplégie spasmodique*. — L'hémiplégie infantile unilatérale relève dans un certain nombre de cas des mêmes causes et des mêmes lésions que la maladie de Little. Une lésion unilatérale peut donner lieu à des symptômes des deux côtés. Enfin l'hémiplégie bilatérale établit

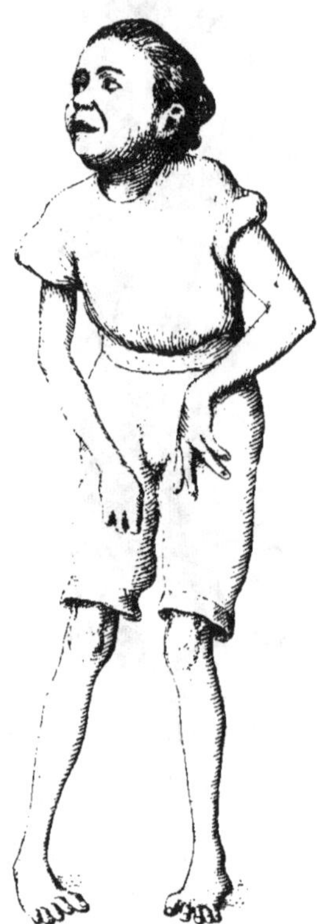

Fig. 83.

Diplégie spastique infantile avec athétose.

l'analogie symptomatique entre les deux affections. Les différences consistent dans l'association de la paralysie à la rigidité, l'amyotropie et le raccourcissement des membres par arrêt de développement, la prédominence des symptômes aux membres supérieurs, les crises épileptiques, les troubles intellectuels, l'ophtalmoplégie, le peu de tendance à l'amélioration. Parfois la diplégie spastique se complique de troubles de la mastication, de la phonation et de la déglutition qui constituent un véritable syndrome pseudo-bulbaire.

c. Athétose double et chorée congénitale. — Ces mouvements anormaux peuvent prendre un développement plus ou moins prédominant, mais ils sont toujours associés à la rigidité. L'*athétose* a un début lent, progressif. Elle frappe le plus souvent les muscles de la face qui passe alternativement par les expressions les plus variées : rire, pleurs, colère, tristesse, dédain, sans que le sujet ressente en aucune façon les émotions annoncées. La langue elle-même, dans quelques cas, est le siège de mouvements qui établissent un jeu alternatif d'entrée et de sortie de la bouche. Aux membres, ce sont surtout les extrémités qui sont animées de ces mouvements continus et lents de flexion, d'extension forcée, d'écartement des doigts qui rappellent ceux « des tentacules du poulpe ». Les mouvements diminuent de fréquence et d'intensité à mesure qu'on se rapproche de la racine des membres. Ils se généralisent quelquefois à la tête, au cou, au tronc et provoquent des torsions, des dislocations. Parfois les muscles soumis à ce régime d'entraînement subissent une véritable hypertrophie (AUDRY). Lorsque celle-ci s'étend à la langue, cet organe est constamment hors de la bouche, ce qui accentue l'apparence idiote. En fait l'intelligence est touchée dans plus de la moitié des cas. Par contre, il n'y a ni troubles de la sensibilité, ni troubles trophiques. Par là l'athétose se rapproche plus volontiers de la rigidité spasmodique que de l'hémiplégie infantile. La fréquence des convulsions l'assimile à cette dernière.

La *chorée congénitale* ne mérite guère d'être distinguée de l'athétose. Elle survient dans les mêmes conditions, se relie à elle par une série de cas intermédiaires. Elle frappe davantage la racine des membres que les extrémités, c'est une nuance qui n'efface pas leur parenté. Au reste, on a cité des cas où le mouvement anormal rappelait la *paralysie agitante*, la *sclérose en*

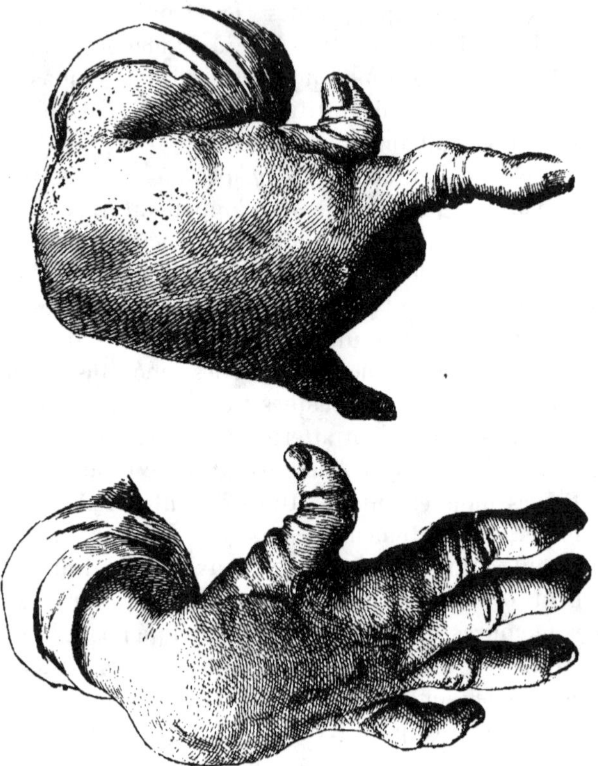

Fig. 84.
Athétose. (d'après COLLET).

plaques, et même l'*ataxie.* Dans tous ces faits, il y a un air de famille qui s'explique par une véritable communauté d'origine.

2° Étiologie. — La maladie de Little, au moins dans sa forme de rigidité spasmodique est assez fréquente. Sur 1.000 enfants malades à l'hôpital, j'en compte 4 à 5 cas.

Elle se produit dans trois circonstances bien distinctes :

α. *La naissance prématurée.*

β. *L'accouchement difficile* : l'enfant naît en état d'asphyxie soit à cause de la longueur du travail, soit par le fait de circulaires du cou. Les applications de forceps ne paraissent pas étrangères à la production de la maladie ;

γ. *Les traumatismes ou les infections* frappant le système nerveux en voie de développement dans les premiers temps qui suivent la naissance. Cliniquement, suivant FREUD, ces différents facteurs, quelque dissemblables qu'ils paraissent, produisent des lésions et des symptômes similaires.

Les causes *prédisposantes* ne sont pas nettement établies. On a signalé des cas familiaux. J'ai vu deux sœurs atteintes. L'alcoolisme ou la névropathie chez les parents ,les maladies de la mère pendant la grossesse, en particulier l'infection syphilitique (FOURNIER) doivent être incriminés.

3° Anatomie pathologique. — La maladie de Little est une affection d'origine cérébrale le plus souvent, parfois d'origine médullaire [1]. On a trouvé dans les hémisphères des traces d'anciens hématomes, des adhérences méningées, des cicatrices scléreuses ou calcaires, de la sclérose, du ramollissement, des atrophies des circonvolutions, de la porencéphalie. Les lésions initiales qui conduisent à ces altérations sont peu connues. Cependant le rôle des hémorragies sous-pie-mériennes, étalées à la surface des hémisphères près de la scissure médiane, a été bien mis en lumière par MAC NUTT dans les cas d'accouchements laborieux. Dans d'autres circonstances on observe des encéphalites, des ramollissements ischémiques. Dans les rares autopsies faites, les lésions paraissent dominer autour du lobule paracentral, ce qui explique la prédominance des symptômes au niveau des membres inférieurs. Ailleurs, les altérations cérébrales sont purement histologiques, d'après CESTAN qui admet qu'elles sont constantes, sous une forme macroscopique

---

[1] DÉJERINE a décrit un cas avec lésions exclusivement médullaires (Soc. de Biol., 1897).

ou microscopique. La constatation des lésions, d'après Rosenthal, ne permet pas de se prononcer sur la forme symptomatique
qu'affectait la maladie. Il n'y a pas de rapport précis entre ces
deux éléments. Le faisceau pyramidal a été trouvé absent
dans un cas (Schultze), faiblement développé dans un autre
(Otto), dégénéré et atrophié dans un troisième (Betcherew).
Souvent aussi il est normal, ainsi qu'il résulte des recherches
de Philippe et Cestan (Soc. de biol. 1897).

Les lésions trouvées dans les cas d'athétose double et de
chorée congénitale n'ont, pas plus que celles de la rigidité
spasmodique, de caractère fixe. On tend cependant à les rapporter à une irritation directe ou indirecte de la couche optique,
d'après les recherches expérimentales de Déjérine et Roussy.

4° Pathogénie. — Quelques auteurs sont d'accord pour faire
jouer le principal rôle dans la pathogénie de la maladie de
Little, à l'absence de développement du faisceau pyramidal
(Brissaud, van Gehuchten, Marie). Celui-ci sert de frein
aux actes réflexes médullaires, d'où la contracture quand il
fait défaut (Marie, Brissaud). D'après Van Gehuchten, il
sert de contre-poids à une action excitatrice partie de la zone
ponto-cérébelleuse et cette dernière est dès lors seule à s'exercer.

Le faisceau pyramidal n'arrive à accomplir son évolution
complète qu'à la fin de la grossesse (la myéline ne recouvre les
fibres nerveuses qu'à ce moment et même après la naissance)
(Fuchs). Dès lors, la naissance prématurée aurait pour effet
de ralentir le développement du faisceau pyramidal, en substituant à la nutrition si intense de la vie fœtale un mouvement
nutritif des plus lents, ce qui expliquerait l'apparition tardive
et les progrès insensibles des mouvements de relation. Cette
pathogénie qui repose sur un fait physiologique est très ingé-
nieuse, mais discutable. En fait, les rigidités par infection
post partum ou par *accouchement laborieux* sont considérées
comme dues à des lésions cérébrales, exceptionnellement médullaires. Pour l'accouchement avec asphyxie du nouveau-né on
a décrit des hémorragies méningées (Rosenthal), des hémorragies interstitielles, etc. Comme, d'autre part, il n'y a aucune

différence symptomatique constante entre les cas d'étiologie
différente, il est naturel d'admettre que pour les cas à naissance
prématurée, la lésion doit exister comme pour les autres. On sait
d'ailleurs que la grande majorité des enfants nés avant terme
se comporte normalement. Dès lors, ce qui caractérise le groupe
morbide considéré, c'est la lésion cérébrale ou médullaire, de
nature quelconque, qui frappe un système nerveux en voie de
développement, tantôt pendant la vie fœtale (et alors l'accouchement prématuré n'est qu'une conséquence) tantôt pendant
l'accouchement, tantôt après, dans les premiers temps de la
naissance. Et si anatomo-pathologiquement on peut concevoir
des nuances entre les aspects divers du faisceau pyramidal
considéré dans les trois groupes de faits (MARIE, BRISSAUD),
cliniquement ces nuances ne doivent pas avoir d'expression
bien nette (RAYMOND). En réalité, ce qui domine dans la maladie
de Little, c'est la prédominance de la vie médullaire affranchie
du contrôle cérébral par un arrêt de développement du frein
(faisceau pyramidal), par sa destruction (atrophie) ou excitée
par l'action exclusive des fibres cérébelleuses, ainsi que l'admet
van Gehuchten. Les autres symptômes, idiotie, athétose, ne
sont que des phénomènes contingents dus à la répartition et
à l'étendue des lésions. Leur mécanisme n'a rien de spécial. Il
y a certainement des améliorations et des quasi-guérisons signalées dans la maladie de Little. Dans ces cas, l'hypothèse de
l'arrêt de développement temporaire du faisceau pyramidal
est très admissible, mais toujours sous l'influence de la lésion
cérébrale qui, par son siège ou son peu de développement, n'aura
également exercé qu'une action temporaire d'arrêt.

5° Diagnostic. — L'idiotie, les mouvements athétosiques
n'étant que des phénomènes surajoutés, capables de masquer la
vraie caractéristique de la maladie, rigidité avec exagération
des réflexes survenue dès la naissance ou peu de temps après,
il suffira de rechercher cette dernière chez les tout jeunes enfants
à système nerveux malade. Dès lors le diagnostic se bornera
à éliminer les autres affections à rigidité spasmodique, *mal de
Pott, compression médullaire, sclérose en plaques, tétanie.*

Il existe un certain nombre de *paralysies spastiques qui frappent plusieurs membres de la même famille,* cinq dans le cas de Pélizaüs, quatre dans le cas de Sachs, trois dans le cas de Schulze. Tantôt, ils surviennent à la suite d'un accouchement laborieux (Schulze), tantôt dans la première enfance, à la suite d'une maladie infectieuse, mais parfois aussi dans la seconde enfance et en quelque sorte spontanément comme les maladies familiales classiques. Il n'y a pas de différence à établir entre les cas de la première catégorie et la maladie de Little Un accouchement laborieux a beaucoup de chances de produire des effets analogues sur trois frères ou sœurs, ils ont les mêmes prédispositions nerveuses. Quant aux cas spontanés et tardifs ils doivent rentrer dans le cadre des *paralysies familiales,* d'autant plus qu'ils présentent quelques caractères spéciaux : développement lent et progressif, pas de troubles de l'intelligence, apparition exclusive chez les garçons.

6° **Pronostic.** — Le pronostic dépend du siège et de l'étendue de la lésion cérébrale. L'arrêt de développement intellectuel, l'épilepsie, l'athétose ont à ce point de vue une signification fâcheuse. Dans les cas de rigidité pure, le pronostic est moins grave que dans la plupart des affections organiques du système nerveux. L'affection en a effet une tendance naturelle à rétrocéder, ce qui la distingue des paralysies spastiques ordinaires ou familiales. C'est une des rares neuropathies susceptibles de guérir.

7° **Traitement.** — Le traitement consiste surtout dans l'éducation patiente et méthodique des membres : mouvements rythmés communiqués d'abord, puis commandés; mouvements passifs destinés à vaincre la rigidité et dans le même but, frictions, massages, enveloppements chauds, douches de vapeur, bains prolongés. On peut leur adjoindre les sédatifs nervins, le bromure de potassium, l'antipyrine. L'électrisation est un moyen délicat. Toute excitation vive doit être proscrite, ainsi du faradisme. Le galvanisme sera appliqué sous forme de courants descendants sur la colonne vertébrale et les nerfs avec un petit nombre d'éléments. S'il y a des rétractions tendineuses, le chirurgien sera appelé à pratiquer des ténotomies ou des transplantations tendineuses. BOURNEVILLE est arrivé au moyen d'un véritable programme d'éducation appliqué à Bicêtre à tirer un certain parti des enfants frappés cérébralement, même si leur intelligence est touchée.

Dans quelques rares cas, le traitement antisyphilitique a donné des résultats (FOURNIER, BRETON).

REDARD, à l'exemple de SAYRE, a obtenu par l'excision de prépuces adhérents, la diminution de la contracture des muscles adducteurs et extenseurs de la cuisse, et celle des réflexes rotuliens.

VINCENT a préconisé un traitement systématique de la rigidité spasmodique des membres inférieurs par les sections tendineuses, le redressement des membres en position normale ou approchant de la normale, leur immobilisation dans un appareil plâtré pendant trente à quarante jours, puis le massage, les mouvements communiqués et l'électrisation. Il convient d'ailleurs d'attendre pour instituer le traitement chirurgical et mécanique, la fin de la contracture spasmodique, l'apparition des contractures permanentes, qui ne disparaissent plus par le sommeil chloroformique comme les contractures spasmodiques (REDARD).

La *section des racines postérieures* méthode de FÖRSTER trouve dans la maladie de Little son application la plus étendue. FÖRSTER de Breslau, se basant sur l'absence de contracture dans les paralysies chez les tabétiques, traite la contracture permanente dans la maladie de LITTLE par la section des racines postérieures correspondant au territoire contracturé ; la section ne porte d'ailleurs que sur une partie de ces racines, on laisse une racine intacte entre deux racines sectionnées. La contracture apparaît de suite et le traitement orthopédique joint à la rééducation redonne le mouvement au membre, sans qu'il y ait anesthésie totale ou paralysie. Ce procédé s'applique ainsi aux contractures de l'hémiplégie cérébrale infantile et du mal de Pott.

ARTICLE V

IDIOTIE

Notre but n'est pas de décrire l'idiotie dont l'étude appartient aux traités de maladies mentales. Nous tenons simplement à

17.

signaler quelques formes cliniques de ce syndrome, en rapport avec des conditions étiologiques et anatomiques bien définies. L'idiotie, dans son sens le plus large, ne se rattache à aucune lésion précise. On l'observe dans la méningite chronique, dans la méningo-encéphalite, dans la sclérose cérébrale, dans le ramollissement, les kystes, les porencéphalies, les agénésies, l'hydrocéphalie, etc. et sauf les cas où l'altération cérébrale est évidente, comme dans l'hydrocéphalie, il est difficile de faire le diagnostic anatomique de l'idiotie.

Laissant donc de côté la description générale de cette affection, nous nous bornerons à faire une courte mention de la *paralysie générale infantile* ou *juvénile*, de l'*idiotie mongolienne*, de l'*idiotie amaurotique familiale*.

1º Paralysie générale du jeune âge. — La paralysie générale du jeune âge, considérée autrefois comme exceptionnelle, a été observée avec une fréquence croissante. THIRY, dans sa thèse, en citait en 1898 69 observations. Aujourd'hui on en connaît plus de 100 cas.

La paralysie générale du jeune âge ressemble d'une façon générale à celle de l'adulte. Elle débute surtout au moment de l'adolescence et relève généralement d'une hérédité double : d'une part nerveuse, d'autre part syphilitique. L'hérédité nerveuse comprend non seulement les tares névropathiques habituelles, mais encore les vésanies, le tabès, la paralysie générale des ascendants. La syphilis est habituellement héréditaire, tardive, bien qu'on ait pu signaler des cas de méningo-encéphalite assez précoce (6 ans, dans une de nos observations). Les antécédents personnels sont variables, tantôt le sujet était normal, tantôt il était déjà entaché de manifestations mentales telles qu'imbécillité ou idiotie.

La *caractéristique* de la paralysie générale du jeune âge, c'est une démence simple, progressive, globale (GARNIER). Cependant on a observé parfois des idées de grandeur, d'un caractère spécial que BABONNEIX désigne sous le nom de petites idées de grandeur. On les note dans 14 p. 100 des cas et elles sont d'un certain intérêt, car on ne les observe guère en dehors de la paralysie générale et de la démence précoce.

Les troubles somatiques n'ont rien de particulier, si ce n'est un arrêt de développement général et sexuel, la puberté ne se dessine pas, la croissance s'arrête.

L'*évolution* est lente, dure de 3 à 5 ans. Les rémissions font défaut. La mort succède à un ictus, à la cachexie ou à une affection intercurrente, pneumonie, tuberculose.

Dans quelques cas, on a observé de la lymphocytose rachidienne.

Le *traitement* est surtout préventif.

2° Idiotie mongolienne. — Signalée par Langdon, Down, Muir, Shuttleworth, elle a été étudiée en France par Bourneville, Comby et ses élèves. Comby en quelques années a pu en rassembler 22 cas personnels.

Sur 100 idiots de toute catégorie, on observe 5 mongoliens. Le mongolisme est plus fréquent chez les garçons. Il est congénital et paraît relever d'émotions survenues dans les premiers mois de la grossesse. Il n'est ni héréditaire ni familial. Les circonvolutions cérébrales sont larges, aplaties, peu sinueuses (*lissencéphalie*). Les cellules pyramidales sont rares et atrophiées, il existe une légère prolifération. D'après Comby à qui nous empruntons ces données, le faciès est mongolien ou asiatique ; la tête est arrondie, la face lunaire, les yeux petits et obliques, la bouche ouverte. Brachy-céphalie notable. Cheveux à peu près normaux. Les fontanelles sont longtemps béantes. La langue est grosse, d'aspect scrotal. Lobule de l'oreille adhérent. Dents retardées. Nez enfoncé. Il y a souvent des végétations adénoïdes et du stertor. Des malformations diverses sont souvent associées au mongolisme, en particulier des affections congénitales du cœur.

Le développement du corps est en retard, la taille est courte, sans déformations osseuses. La colonne vertébrale est droite. La marche est tardive, les articulations sont d'une grande souplesse. L'intelligence est très faible, les sentiments affectifs et la mémoire sont conservés dans une certaine mesure. La faculté d'imitation persiste et on note un goût marqué pour la musique. La parole est tardive, l'instruction très restreinte, le mongolien ne peut apprendre que des métiers manuels très simples. Les phalangines et les phalangettes sont atrophiées. Le pronostic est grave. Beaucoup de mongoliens meurent dans l'enfance de broncho-pneumonie ou de tuberculose. Le mongolien diffère du myxœdémateux en ce qu'il est remuant, animé, son corps thyroïde est normal, la médication thyroïdienne impuissante. Le traitement est purement médico-pédagogique.

3º Idiotie amaurotique familiale. — Désignée aussi sous le nom de maladie de TAY-SACHS qui rappelle la part prise par ces deux auteurs à sa découverte, l'idiotie amaurotique familiale affecte un caractère familial des plus nets, plusieurs enfants de la même famille étant pris successivement ; elle a été observée surtout chez les juifs russes.

L'enfant reste bien portant pendant quelques mois, puis son intelligence diminue et une idiotie complète se développe rapidement. En même temps, apparaît une parésie progressive aboutissant peu à peu à une impotence complète. La paralysie d'abord flasque se complique souvent de raideurs, de contractures et d'exagération des réflexes rotuliens. Enfin la vue se perd et l'amaurose s'accompagne d'un aspect particulier de la macula : celle-ci figure une tache ovale grisâtre au centre de laquelle se trouve un point rouge sombre. Le nerf optique s'atrophie plus tard. L'enfant se cachectise et meurt vers deux ans. Comme phénomène accessoire, on a signalé l'hyperacousie, le nystagmus, le rire spasmodique et les troubles de la déglutition, ces derniers précédant de peu la mort.

Les lésions consistent en dégénérescence des cellules nerveuses du cerveau et de la moelle, sans processus inflammatoire proprement dit.

ARTICLE VI

APHASIE

Nous nous contenterons de mentionner les particularités propres à l'enfance, sans vouloir traiter ce sujet qui appartient à la pathologie commune.

Les centres du langage sont en plein développement chez l'enfant ; aussi sont-ils touchés avec une facilité remarquable par les causes pathologiques. C'est dans le jeune âge qu'on observe les *aphasies transitoires liées aux maladies infectieuses*, en particulier à la fièvre typhoïde, à la pneumonie, à l'helmintiase, aux troubles digestifs, aux émotions, aux chutes. Le plus souvent, il s'agit de troubles circulatoires ou d'actions toxiques d'un caractère également passager. Dans 6 cas observés par PAGLIANO, l'évolution favorable a été très rapide.

Lorsque l'aphasie est liée à des *lésion scérébrales*, elle est plus durable, bien que l'aphasie motrice, même dans ces conditions, tende à disparaître, en dépit de la persistance des autres troubles fonctionnels.

Ce sont les *aphasies congénitales* qui sont les plus intéressantes, en raison de leurs caractères parfois très localisés.

χ) C'est ainsi qu'on a observé (COËN, G. LÉVY [1]) un *véritable retard dans le développement du langage* chez des enfants bien constitués, sans stigmate de dégénérescence, sans trouble intellectuel ou auditif. Ce trouble de la parole se voit surtout de 3 à 10 ans. Il est curable. L'enfant comprend ce qu'on lui demande, mais quoiqu'entendant, il est muet ; d'où le nom *d'entendants muets* donné par G. LÉVY à ces sujets. On a incriminé de légers troubles de l'audition, des végétations adénoïdes du cavum, l'hystérie, l'aboulie. En fait, on n'a pu dans aucun cas vérifier l'état des centres nerveux. Le traitement purement médico-pédagogique consiste à répéter un mot devant l'enfant en lui présentant l'objet qu'il désigne et à insister pour le lui faire répéter, en articulant lentement. On éloignera le sujet du milieu familial, on le placera dans une école de perfectionnement, on traitera les lésions éventuelles des fosses nasales et des oreilles.

β) A côté de ces faits, signalons la *cécité verbale congénitale* décrite par MORGAN et surtout HINSHELWOOD, dénommée *typholexie congénitale* par VARIOT et LECOMTE. L'enfant bien qu'intelligent a beaucoup de peine à apprendre à lire. La vision et l'intelligence sont normales. L'enfant peut copier les lignes

---

[1] G. LÉVY, *Les entendants-muets*, Th. de Lyon, 1900.

d'un livre, écrire sous la dictée, faire un dessin de mémoire, calculer bien, faire des opérations de plusieurs chiffres. Il ne peut pas apprendre par cœur une page imprimée, mais retient ce qu'on lui dit ou ce qu'on lui lit, car sa mémoire est intacte. L'amélioration est lente, en général, parfois assez rapide. La cécité verbale congénitale existe surtout dans la seconde enfance et chez les garçons ; elle est plus fréquente en Angleterre. La distinction de ces cas est facile, quand on est prévenu, avec les troubles vrais de l'intelligence. Le traitement consiste en un entraînement systématique et répété de l'enfant à la lecture.

γ) Enfin on a cité des cas de *surdité verbale congénitale* (Fox), l'enfant entend, mais ne comprend pas.

Dans tous ces faits, on trouve une hérédité névropathique assez chargée et il convient d'en tenir compte pour ajouter aux tentatives d'éducation un traitement général concernant le troubles nerveux. Parfois enfin, les aphasies congénitales revêtent un *caractère familial*.

ARTICLE VII

CÉPHALÉE

La céphalée affecte dans l'enfance quelques types cliniques qui méritent d'être signalés.

1° Étiologie et pathogénie. — Dans la *première enfance*, la céphalée est un phénomène trop obscur pour avoir une grande importance séméiologique. Aussi est-ce d'une façon très approximative qu'on peut relever dans son étiologie les maladies infectieuses et toxiques qui retentissent si aisément sur le système nerveux du nourrisson, les troubles digestifs, les lésions cérébrales congénitales ou précoces, la dyspepsie, la dentition.

La *seconde enfance* confère au symptôme céphalée une très grande valeur, par ses rapports fréquents avec les localisations encéphalo-méningées de la tuberculose. C'est autour de la ménin-

gite tuberculeuse que roulent la plupart des discussions diagnostiques relatives à une céphalée. Si celle-ci est survenue brusquement et affecte une marche aiguë, on invoquera successivement
la méningite tuberculeuse, les méningites infectieuses, grippale,
typhoïde, pneumococcique, les complications méningo-cérébrales des otites. Lorsque la céphalée affecte une forme lente et
chronique, on recherchera l'existence d'une lésion chronique
des centres nerveux, tumeur, syphilis, ou d'une lésion agissant
à distance, néphrite chronique, dyspepsie, affections des fosses
nasales. Ces dernières, surtout lorsqu'elles sont oblitérantes,
provoquent parfois une véritable obtusion intellectuelle avec
effort douloureux de la pensée, qu'on a notée dans les végétations adénoïdes du pharynx nasal et dans l'hypertrophie de la
pituitaire (*aprosexie*). Dans les sinusites, il y a souvent des
névralgies rebelles ou des céphalées.

Dans l'*adolescence*, la céphalée aiguë n'a pas de signification
bien spéciale. Par contre, elle se signale par une céphalée persistante, dite *céphalée de croissance*, extrêmement rebelle et
qui a été rapportée à des causes très nombreuses. G. SÉE l'attribuait à ce qu'il appelait l'hypertrophie cardiaque de croissance ;
le cœur, en avance sur le reste de l'organisme, était volumineux
et déterminait des palpitations, de la dyspnée, de la céphalée.
Cette interprétation n'est plus guère acceptée. En réalité, la
céphalée des adolescents relève de plusieurs causes. Tantôt il
s'agit d'un trouble de la réfraction de l'œil provoqué par l'astig-
matisme, d'un trouble de l'accomodation, parfois d'une congestion rétinienne, comme j'en ai observé un cas avec DOR. De
pareilles céphalées sont justiciables d'un traitement oculaire.
Dans d'autres cas, la céphalée se produit à l'occasion du moindre
travail cérébral, et cela pendant des années, sans qu'il y ait
aucun signe de lésion encéphalique. On peut appeler cette
forme le *cerveau douloureux*. J'ai observé un fait de ce
genre chez une jeune fille qui avait une apparence très belle
et par ailleurs une santé parfaite. On a invoqué la chlorose,
la dyspepsie, le nicotisme, les troubles utéro-ovariens, l'hypothyroïdisme, la goutte, l'uricémie, l'albuminurie cyclique.

L'intoxication par les gaz délétères doit toujours être recherchée. J'ai observé deux cas de céphalée atroce et prolongée chez deux enfants suspectés de méningite. L'un avait été intoxiqué par un chauffe-bain à gaz, qui avait une légère fuite, l'autre par la filtration, à travers une gaîne de cheminée fissurée de produits de combustion d'un foyer situé à un étage au-dessous. La céphalée des repasseuses et des cuisinières rentre dans la même catégorie.

Une forme que j'ai souvent observée se caractérise par l'association de la céphalée avec une scoliose et des pieds plats. De plus, j'ai noté dans ces cas, comme dans la tuberculose latente, de l'instabilité thermique, des températures subfébriles le soir, parfois le type inverse. J'ai conclu à une tuberculose latente à forme toxique plutôt qu'infectieuse, provoquant à la fois des altérations osseuses légères, non spécifiques, suivant le mécanisme invoqué par PONCET, et des douleurs céphaliques peut-être de nature osseuse. On a signalé aussi l'hystérie et la neurasthénie, comme cause de céphalée. Je puis citer ici un cas de céphalée par neurasthénie abdominale due à une éventration, suite d'opération d'appendicite, et qui disparut par une reconstitution de la paroi.

2º Symptômes et diagnostic. — Chez le *nourrisson*, le symptôme céphalée existe vraisemblablement, mais ne peut être apprécié que difficilement. On voit que l'enfant souffre, il se plaint, il crie : parfois il est agité, sursaute, demande à être porté ; parfois il semble réclamer son lit et tombe dans une somnolence dont il sort de temps à autre en gémissant ou en poussant un cri strident. Pour localiser à la tête la douleur très évidente chez le nourrisson, on peut tenter les épreuves suivantes : promener une lumière devant ses yeux : une douleur en un point quelconque du corps ne l'empêchera pas de la regarder ; s'il a de la céphalée, il fermera plutôt les yeux. Ce signe m'a permis d'écarter dans plusieurs cas l'idée de méningite. On peut aussi dans un moment de calme, mouvoir successivement les différents membres et la tête, et reconnaître ainsi que cette dernière manœuvre provoque une réaction plus vive. Enfin, en exerçant une pression douce sur le crâne ou les fontanelles, on déterminera des cris, alors que la pression sur le tronc ou les membres sera d'un effet moins net. Le nourrisson atteint de céphalée immobilise volontiers sa tête, quand il est dans une bonne position. Par contre, quand il a un paroxysme, il remue sa tête de côté et d'autre et y porte volontiers la main, comme s'il voulait griffer ou arracher quelque chose.

Dans la *seconde enfance*, la céphalée évoque l'idée de la méningite tuberculeuse. Dans celle-ci, la douleur de tête est intense, diffuse, occupant le front, le sommet du crâne, l'occiput, elle est constrictive, continue avec paroxysmes, lancinante, avec sensation de battements céphaliques. Elle s'accompagne d'hyperesthésie sensorielle et diffuse et d'une série de symptômes associés, décrits à l'article méningite tuberculeuse. Le diagnostic n'est intéressant qu'au début, avant l'apparition des signes confirmatifs. Une céphalée survenant chez un enfant qui maigrit, qui pâlit, qui a de l'agitation nocturne, qui perd l'appétit doit être tenue pour suspecte. On éliminera successivement toutes les causes que nous avons énumérées et on complètera par la recherche des réactions tuberculeuses, cuti et ophtalmo-réaction, séro-réaction et par la ponction lombaire.

Si chez l'enfant, la céphalée fait craindre la méningite, *chez l'adolescent*, elle fait redouter la tumeur cérébrale. Et en effet, la céphalée de l'adolescent est d'une durée remarquable. On ne compte pas les cas qui durent un ou deux ans. J'ai pu en suivre, dont la céphalée, débutant vers l'âge de 10 ans, persiste encore à 30 ans, malgré le mariage et la maternité. Il est entendu que la durée dépend de la cause et du traitement que celle-ci comporte. Passagère avec les troubles oculaires ou les lésions du nez, elle est d'une évolution plus incertaine dans les autres formes que nous avons signalées. Elle est très tenace et sujette à récidive dans la neurasthénie et l'uricémie ; elle dure indéfiniment dans cette forme que j'ai appelée le cerveau douloureux ; elle est au contraire très susceptible d'amélioration dans la forme que je rattache à la tuberculose atténuée. En général, la céphalée est limitée le plus souvent à la région frontale. Elle rappelle le bandeau de plomb, est rarement lancinante. Sa marche est continue, ou subcontinue avec des exacerbations et des rémissions.

Habituellement, la céphalée fait défaut le matin et se développe peu à peu dans la journée, en rapport avec l'activité cérébrale. La lecture, l'écriture l'aggravent chez quelques-uns, sont sans influence chez d'autres. Il en est de même du repos. J'ai observé des cas où le maximum de la céphalée existait le matin au réveil et où elle disparaissait le soir. Les sujets atteints de céphalée des adolescents sont peu aptes au travail, ordinairement tout effort intellectuel est pénible. Néanmoins, l'état général est bon, il n'y a ni troubles digestifs, ni insomnie, ni troubles de la sécrétion urinaire. Dans de nombreux cas, j'ai observé l'instabilité thermique avec scoliose et pieds plats et j'ai conclu à l'existence d'une tuberculose latente. La coïncidence de la chlorose est assez commune chez la jeune fille. Cependant le traitement ferrugineux n'agit guère sur la céphalée. Le diagnostic de la céphalée des adolescents se fera d'après les caractères que nous venons d'indiquer et par l'absence des signes qui traduisent une lésion cérébrale, amblyopie, vertiges, diminution de la mémoire, vomissements, etc.

3° **Pronostic et traitement**. — Le pronostic et le traitement sont indiqués par la cause, envisagée dans chaque cas particulier. On agira sur l'appareil oculaire, nasal, auriculaire, sur les troubles digestifs, urinaires, sur l'infection, sur la fièvre, sur l'anémie, etc.

Dans les céphalées intenses et d'allure aiguë, il convient d'employer la réfrigération, la glace sur la tête, l'antipyrine, le pyramidon et surtout l'injection de morphine que j'utilise depuis longtemps contre la céphalée de la méningite tuberculeuse. Dans les céphalées de l'adolescence, en dehors des cas qui relèvent d'un trouble oculaire, on prescrira le repos intellectuel, la suppression des études, la vie au grand air pendant quelques semaines, quelques mois, parfois davantage. On observe quelquefois la sédation provoquée par le séjour au bord de la mer, mais la rechute se produit volontiers. Dans une de mes observations, la céphalée ne cédait qu'en mer et la patiente faisait

des traversées pour se soulager. Sur terre, elle recommençait à
souffrir. Quelques auteurs allemands ont cité des cas de guérison
par la ponction lombaire chez des chlorotiques affectées de
céphalée intense. J'ai eu plusieurs succès très remarquables
dans la forme que je rapporte à la tuberculose latente par le
repos au lit, l'aération permanente et la suralimentation. Les
cas heureux se modifient rapidement après quelques jours, une
ou deux semaines de ce régime. Il est inutile de persévérer au
delà d'un mois, l'amélioration est rapide quand elle doit se
produire. Elle s'accompagne toujours d'une modification de la
température qui reprend son type normal.

La céphalée qui résiste aux traitements précédents peut
être combattue par la méthode de Weir Mischell (repos au lit
prolongé, isolement), par la médication thyroïdienne, par le
régime antigoutteux et antiarthritique. Il faut savoir d'ailleurs
que les insuccès sont nombreux, particulièrement dans cette
forme que je désigne sous le nom de cerveau douloureux.

ARTICLE VIII

MYXŒDÈME

Le myxœdème de l'enfant a comme caractères communs
avec celui de l'adulte une cachexie spéciale avec tuméfction
pseudo-œdémateuse des téguments et des muqueuses superficielles ; mais de plus il s'accompagne d'un arrêt de développement portant sur le squelette et les centres nerveux. C'est
BOURNEVILLE qui a eu le grand mérite de séparer le myxœdème des autres formes de l'idiotie sous le nom *d'idiotie myxœdémateuse* et de la rapprocher des affections similaires décrites
chez l'adulte par GULL et ORD sous le nom de myxœdème, par
CHARCOT sous celui de cachexie pachydermique.

1º Étiologie et pathogénie. — Le myxœdème de l'enfant
comme celui de l'adulte, est dû à la suppression fonctionnelle

du corps thyroïde. Schiff avait établi le fait expérimentalement chez les animaux adultes, Hofmeister et Eiselsberg ont complété sa démonstration chez les animaux nouveau-nés qu'ils ont rendus myxœdémateux, et en outre nains et crétins. Cliniquement, Reverdin et Kocher chez l'adulte, Brun chez l'enfant ont vu après l'ablation du corps thyroïde, se développer la *cachexie strumiprive,* doublée chez les sujets jeunes, des phénomènes qui caractérisent l'idiotie myxœdémateuse.

Si l'affection considérée aux différents âges présente des variariations symptomatiques, elle relève d'une cause constante, l'athyroïdisme, soit que la glande fasse défaut dès la naissance, soit qu'elle subisse une atrophie précoce, ou des modifications pathologiques, qui sans la faire disparaître, entravent son fonctionnement.

Le myxœdème est *congénital* ou *acquis, spontané* ou *opératoire.*

Le *myxœdème congénital* tient le plus souvent à l'absence du corps thyroïde. On a invoqué, à ce sujet, les maladies infectieuses des générateurs, la tuberculose, la syphilis, la malaria, l'alcoolisme, la consanguinéité, les impressions morales de la mère pendant la grossesse. On peut ajouter l'hérédité similaire (Jeandeliz) qui existe dans les formes endémiques (crétinisme) et même sporadiques. A cette étiologie se rattache l'influence du goitre sans myxœdème, chez les parents ou les collatéraux. J'ai signalé (*Province médicale* 1887) une série de goitres dans une famille dont l'un des membres était atteint de goitre exophtalmique Il est vraisemblable que les goitreux transmettent une vulnérabilité spéciale du corps thyroïde qui se trouve alors touché plus facilement par les influences infectieuses ou toxiques, pathogènes de l'athyroïdisme.

Faut-il redouter l'allaitement d'un nourrisson par une femme goitreuse. Spolverini a cité des cas de myxœdème transitoire dus à des nourrices goitreuses. C'est là une généralisation trop absolue. Souvent, comme l'a fait remarquer Combe, le myxœdème congénital est masqué pendant la période d'allaitement par les produits thyroïdiens de la nourrice qui passent dans le lait. Une femme goitreuse n'est pas forcément atteinte d'athyroïdisme et nous avons observé plusieurs fois un nourrissage très convenable par des goitreuses.

Le *myxœdème acquis* se montre à des âges variables, dans tout le cours de l'enfance. On a relevé dans les antécédents des sujets la fièvre thyphoïde, la pneumonie. J'ai observé un cas développé à deux ans et demi à la suite d'une suppuration du cou extra-thyroïdienne. ROGER et GARNIER en montrant la fréquence des thyroïdites dans le cours des maladies infectieuses ont éclairé la pathogénie d'un grand nombre d'états athyroïdiques ou dysthyroïdiques. GARNIER a de plus montré l'absence de tissu colloïde dans l'hérédo-syphilis.

Le *myxœdème endémique* avec ou sans goitre observé dans certaines vallées des Alpes et des Pyrénées (crétinisme) est dû à des conditions multiples, parmi lesquelles l'eau de boisson semble jouer le rôle le plus important. La filtration ou l'ébullition arrête son action goitrigène.

Le *myxœdème opératoire* constitue la seule forme dont l'étiologie soit précise.

2° Anatomie pathologique. — Le corps thyroïde dans les cas congénitaux est remplacé par une lame de tissu conjonctif, par du tissu adipeux. Dans les formes acquises, on trouve une atrophie par sclérose avec raréfaction ou disparition des acini de la glande. J'ai observé récemment un cas de ce genre.

La tuméfaction des téguments est due à une infiltration du tissu conjonctif et du derme par une substance gélatineuse (ORD) souvent aussi à une accumulation du tissu adipeux (CHARCOT, IMMERVOL, MARFAN et GUINON, ODDO, WEILL). La mucine ou la graisse doublent non seulement la peau, mais parfois la muqueuse buccale, linguale, les cordes vocales, et peut même s'infiltrer entre les fibres musculaires. De là un certain nombre de symptômes et de troubles fonctionnels en rapport avec la distribution du myxœdème.

En général, il existe une atrophie ou une compression mécanique des vaisseaux, des nerfs de la peau, des glandes sébacées, sudoripares, des follicules pileux : de là, la dystrophie cutanée qui accompagne la tuméfaction des téguments.

En dehors de l'absence de corps thyroïde ou de son atrophie, de l'adipose ou de l'infiltration muqueuse sous-cutanée, le myxœdème infantile se révèle par un arrêt de développement intellectuel et physique. On ne connaît pas de lésions précises ni constantes des centres nerveux ou des nerfs. Quant à l'arrêt de la croissance, il relève d'une transformation des cartilages de conjugaison dont les cellules s'atrophient et dont la substance fondamentale s'épaissit et se résoud en fibrilles (HOF-MEISTER).

L'ossification périostale persiste. Les os longs sont grêles, les os plats ne se soudent que très tardivement soit au niveau du crâne, soit au niveau du bassin.

Quelques autopsies ont permis de reconnaître une hypertrophie de la glande pituitaire et un persistance du thymus. On a considéré ces anomalies comme destinées à produire une compensation de la fonction thyroïdienne absente.

3° Symptômes. — Les enfants myxœdémateux sont considérés d'une façon générale comme des *idiots*, et c'est à ce titre qu'on les présente au médecin.

On s'aperçoit dès les premiers mois qu'ils ne poussent pas, qu'ils sont apathiques, qu'ils manquent de vivacité, mais les parents se font longtemps illusion et ce n'est que vers deux, trois ans qu'ils commencent à se préoccuper sérieusement. L'enfant est très en retard, il ne parle pas, ne cherche pas à se mouvoir, sa physionomie est inerte.

Cette idiotie considérée en elle-même présente déjà quelques caractères spéciaux d'une réelle importance. Ces enfants n'ont jamais eu de convulsions. Ils n'ont pas, comme la plupart des idiots par lésion cérébrale, un désordre musculaire, tel que le strabisme, un tic, de la raideur des jambes, des mouvements anormaux des extrémités, des impulsions psychiques, accès de pleurs, de colère, de violences, d'onanisme ; ce sont des *idiots passifs* par opposition aux idiots cérébraux qui sont *actifs*.

Le myxœdémateux présente, de plus, une conformation spéciale de tout son corps qui facilite singulièrement le diagnostic. Il existe en effet une infiltration générale, un *faux œdème* très marqué, sur toute l'étendue des téguments, prédominant à la face et aux membres.

Tandis qu'il y a un arrêt général de la croissance, un état de *nanisme* prononcé. *La tête* est volumineuse, non pas comme chez l'hydrocéphale par le développement du crâne, mais au contraire par celui de la face qui est large, plus ou moins arrondie. Sur cette « pleine lune » on distingue des yeux bridés par des paupières gonflées qui interceptent une fente étroite dans son sens vertical. Le nez large, épaté, est aplati au niveau de sa racine. Les lèvres tuméfiées, violacées, renversées, circonscrivent un orifice buccal à direction transversale, toujours entr'ouvert, au fond duquel on aperçoit la langue volumineuse, entre les arcades dentaires ou débordant même le plan des lèvres. Les oreilles, déformées, forment de véritables anses.

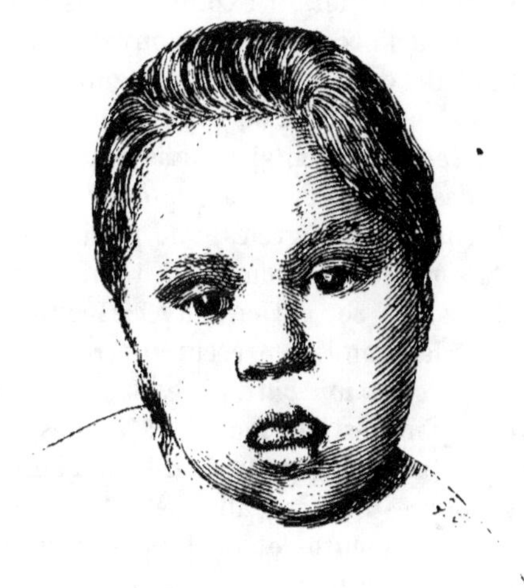

Fig. 85.

Myxœdème infantile.

Le *tronc* est court, ramassé, la colonne vertébrale devient le siège, aux approches de la puberté d'une scoliose marquée de la région dorso-lombaire ; elle se relie à la tête par un cou massif, avec double ou triple menton.

Les *membres* sont réduits de longueur, transformés comme chez les pachydermes, en colonnes trapues. Les mains et les pieds sont élargis en rames, les doigts, les orteils gros, cylindriques, en boudins, sont raides et presque impotents.

Il existe une *tuméfaction générale des téguments* qui justifie l'ensemble de ces déformations. Elle prédomine aux paupières, au nez, aux lèvres, aux régions malaires, aux creux sus-claviculaires, aux mains, aux pieds. Cette tuméfaction est résistante et ne garde pas l'empreinte du doigt comme l'œdème.

En maints endroits, on note des *rides*, des *pliessements*, au front, au-dessous du menton, au niveau des plis articulaires des membres. L'ombilic est fréquemment le siège des hernies graisseuses.

La *tuméfaction s'étend aux muqueuses,* à la langue, aux gencives qui sont boursouflées, à la muqueuse palatine qui donne l'impression d'un col utérin ramolli, jusqu'aux cordes vocales, dont la tuméfaction explique dans quelques cas, le cornage, la dyspnée à l'occasion des mouvements, le timbre strident de la voix et du cri. On observe un gonflement analogue aux grandes lèvres et à l'anus, d'où la constipation habituelle.

Les *téguments,* mal nourris et distendus mécaniquement, sont secs, desquamants. Les *ongles* sont irréguliers et cassants. Les *poils* sont petits, grêles, mal pigmentés, cassent facilement. Les *dents* sortent tardivement, à 15 mois, à 2 ans ; elles sont petites, irrégulières, se carient avec facilité. La seconde dentition comme la première présente un retard marqué.

La *circulation cutanée* est fort réduite. Les téguments sont pâles, cyanosés à la face, aux oreilles, aux extrémités. L'*anémie* est constante : la quantité d'hémoglobine est réduite ; le nombre des globules rouges s'abaisse à 3 millions (VAQUEZ), les hématies sont volumineuses et parfois pourvues de noyaux. Le *cœur* est ralenti à 60, 70 pulsations. L'urée, les phosphates diminuent dans l'*urine* : dans un de nos cas, la quantité d'urine était de 400 centimètres cubes par vingt quatre heures, celle d'urée de 6 gr. 65, celle d'acide urique, 0,16, celle d'acide phosphorique 0,48. La *température centrale* s'abaisse à 36,5, 36° et au dessous ; le myxœdémateux est très frileux. La peau est vulnérable, présente des *érythèmes*, des *eczémas*. Chez un de nos sujets, les doigts et les orteils étaient le siège d'ulcérations très anciennes qui rappelaient la maladie de MORVAN.

Le squelette est arrêté dans son développement, la *croissance* ne s'opère pas, la *puberté* fait défaut. A 10 ans, le myxœdémateux a la taille d'un enfant de 2, 3 ans. Plus tard, le *nanisme* et l'*infantilisme* s'accentuent encore davantage. La radiographie démontre l'absence de soudure des diaphyses et des épiphyses, avec persistance presque indéfinie des cartilages de conjugaison.

Chez les myœdémateux infantiles, la palpation du cou fait reconnaître l'absence ou l'atrophie du corps thyroïde et parfois comme dans le crétinisme, un goitre plus ou moins volumineux.

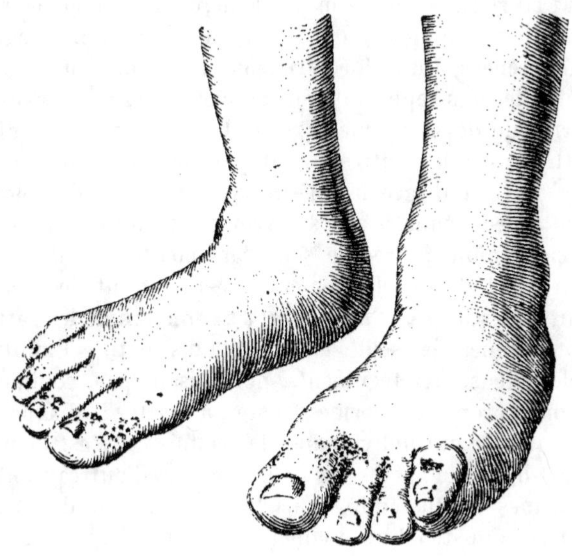

Fig. 86.

Myxœdème infantile. Infiltration plus marquée de la jambe gauche ; troubles trophiques.

4° Formes du myxœdème. — Nous distinguerons : 1° le myxœdème classique ; 2° le crétinisme ; 3° les formes frustes du myxœdème ; 4° le myxœdème opératoire.

A. MYXŒDÈMR CLASSIQUE. — Le myxœdème spontané, lorsqu'il est *précoce*, provoque l'arrêt de développement complet de la taille et de l'intelligence et donne lieu à la véritable idiotie myxœdémateuse. Lorsqu'il *survient tardivement*, il laisse subsister dans une certaine mesure, tout en les engourdissant, les facultés au point où elles étaient. Aussi les myxœdémateux

tardifs sont souvent de simples arriérés, ou bien jouissent
d'une certaine intelligence, mais sont devenus lents, paresseux,
apathiques. Le myxœdème, même tardif, arrête toujours le
développement des organes génitaux.

B. CRÉTINISME.— Dans le myxœdème, on doit ranger le crétinisme, maladie endémique, propre à certaines régions montagneuses
(Alpes, Pyrénées, Jura). Le crétinisme comprend deux catégories
de sujets : les uns rappelant tous les caractères des myxœdèmes
avec arrêt de développement général, bouffissure, atrophie du
corps thyroïde ; les autres, n'ont pas de bouffissure, ils sont
maigres, avec une face frippée, une peau ridée, de coloration
grise, un aspect sénile, le corps thyroïde est tantôt atrophié, tantôt le siège d'un goitre. Ce sont également des athyroïdiens,
avec un arrêt de développement général et intellectuel, et il
convient avec COMBE, THIBIERGE, JEANDELIZE de les rattacher
au myxœdème, le seul caractère distinctif, l'infiltration
myxœdémateuse des téguments, ne suffisant pas, comme nous
le verrons à propos des formes frustes, à écarter le diagnostic de
myxœdème. Ce qui individualise le crétinisme, c'est l'endémie,
l'étiologie hydrique, peut-être pour une part d'autres conditions
climatériques et l'hérédité, mais les crétins sont des athyroïdiens et sont justiciables du même traitement que les myxœdémateux avérés et frustes.

C. FORMES FRUSTES.—Les troubles de fonctionnement du corps
thyroïde donnent lieu à des symptômes nombreux dont il est
difficile d'établir la relation avec le myxœdème. Les succès de
l'opothérapie thyroïdienne observés, dans les affections les
plus diverses, ne suffisent pas à confondre celles-ci avec le myxœdème, même en les désignant sous le nom de formes frustes.
En fait, il faut distinguer parmi les syndromes relevant de
l'athyroïdisme : 1° ceux qui sont dus à un trouble exclusif de
la fonction thyroïdienne et qui comprennent le myxœdème avec
ses formes frustes ; 2° ceux qui sont dus à l'association d'un
athyroïdisme plus ou moins latent et d'un autre élément pathogène. Pour préciser, voici un sujet qui fait du rhumatisme
articulaire aigu, lequel, au lieu de céder à la médication classi-

que, persiste et continue à s'étendre ; on administre de l'iodothyrine, et le rhumathisme s'arrête. Dira-t-on que c'est un athyroïdien et un myxœdémateux fruste ? Non ; le sujet ne présentait avant son atteinte rhumatismale aucun signe d'athyroïdisme et son rhumatisme une fois guéri, n'en présentera pas davantage. Il a donc fallu une circonstance accidentelle, comme l'infection rhumatismale, pour dégager un athyroïdisme latent et pour montrer que chez de tels sujets le corps thyroïde est en état de méiopragie. Son fonctionnement est suffisant dans la vie habituelle, il ne suffit plus quand surgit une condition pathologique. Nous en dirons de même des cas dans lesquels l'efficacité de l'opothérapie s'est révélée dans des fractures à consolidation retardée (GAUTHIER, de CHAROLLES,) dans l'incontinence nocturne d'urine (WILLIAMS et HERTOGHE), dans certaines formes *d'ichtiose congénitale* dont j'ai démontré le premier en France l'origine thyroïdienne (RIOU, Thèse de Lyon 1908, WEILL et MOURIQUAND, Presse méd'cale, 1909).

On a plus ou moins rattaché à l'athyroïdisme, toujours en se basant sur l'efficacité de l'opothérapie thyroïdienne, de nombreux états morbides sur lesquels ont insisté surtout LÉVY et DE ROTSCHILD : certaines formes d'obésité, d'anorexie, de constipation, d'apathie physique et intellectuelle, de sénilité, de rhumatisme progressif. Pour bien établir la part respective du corps thyroïde et d'un autre élément pathogénique, je rappelle mes recherches sur le rhumatisme des goitreux. (WEILL et MOURIQUAND, Presse médicale, 1909). On ne trouve pas plus de rhumatisme chez les goitreux que chez d'autres sujets, il n'y a pas de rhumatisme athyroïdien pur ; mais chez les goitreux, le rhumatisme affecte une forme tenace, traînante, récidivante. Il y a donc deux éléments en jeu, un hypothyroïdisme latent et un rhumatisme.

Les faits que l'on range sous le vocable de *petits signes* de *l'hypothyroïdisme* sont en général complexes et indiquent un simple état de méiopragie du corps thyroïde. Il est vrai qu'entre de pareils états et le myxœdème proprement dit, on trouve une série de cas dans lesquels il est difficile de mesurer la part respective du corps thyroïde et d'autres éléments pathogènes. Dans nos observations d'ichtyose congénitale athyroï-dienne, l'ichtyose s'associait à d'autres manifestations plus net-tement myxœdémateuses. Il est donc difficile d'établir une ligne de démarcation absolue entre le myxœdème et les petits signes de l'hypothyroïdisme. Nous réserverons le nom de formes frustes du myxœdème aux faits dans lesquels l'athyroïdisme joue le rôle exclusif ou nettement prédominant.

A ce point de vue, nous pourrons distinguer, avec JEANDELIZE:
Un myxœdème atténué, dans lequel on retrouve tous les symptômes de myxœdème, mais réduits à de faibles proportions ;
Un myxœdème partiel : celui-ci comprend plusieurs va-riétés. Tantôt l'intelligence est conservée alors que l'infiltra-tion myxœdémateuse est notable (BRISSAUD). Tantôt l'intelli-gence est atteinte et le myxœdème cutané fait défaut, comme chez les crétins maigres. Tantôt, le myxœdème s'allie au développement des organes génitaux.

Dans d'autres cas, le myxœdémateux est surtout atteint de *nanisme.*

Enfin, le myxœdème peut affecter surtout la forme de l'*infan-tilisme* avec non apparition des caractères sexuels secondaires (HERTOGHE, AUSSET, BRISSAUD). Malgré la fréquence de l'in-fantilisme myxœdémateux, il ne convient pas avec HERTOGHE, AUSSET, de nier l'infantilisme type LORAIN, d'origine dystrophi-que. L'infantilisme peut être dû, en effet, à une tuberculose héré-ditaire ou du jeune âge, à la syphilis, à l'alcoolisme des parents. On sait aussi que d'autres influences que les infections et les intoxications peuvent entrer en jeu : c'est ainsi qu'on a signalé un infantilisme lié aux affections congénitales ou même acquises du cœur dans le jeune âge (nanisme mitral de GILBERT et RA-THERY) ; que GILBERT et ses élèves ont décrit un infantilisme en rapport avec la cirrhose hypertrophique du foie ; qu'il existe un infantilisme lié à des arrêts de développement du testicule et vraisemblablement d'autres glandes de l'économie.

D. MYXŒDÈME OPÉRATO RE. — Le myxœdème opératoire est souvent précédé de crises de tétanie. Parfois la tétanie, l'épi-lepsie sont les seuls symptômes qui suivent la suppression du corps thyroïde ; l'enfant meurt d'accidents convulsifs ou guérit peu à peu. Depuis les recherches de MOUSSU, VASSALE, GENERALI et GLEY, on sait que ces phénomènes aigus sont liés à l'ablation des glandules parathyroïdiens ; l'extirpation de la glande thyroïdienne proprement dite donne lieu au développement plus ou moins lent du myxœdème opératoire [1].

5º Marche et pronostic. — Le myxœdème non traité persiste indéfiniment. Le myxœdémateux, frappé dès l'enfance, meurt vers trente ou quarante ans de tuberculose pulmonaire. L'emploi de la médication thyroïdienne a permis d'en rappeler de ce pronostic sévère. On peut juger d'avance des chances qu'a le sujet de croître par l'examen radioscopique pratiqué au niveau des extrémités osseuses. L'existence de cartilages de conjugaison indique que la croissance peut reprendre.

6' Diagnostic. — Le myxœdème doit être distingué, en considération de la tuméfaction des téguments, de la *lipomatose*, de l'*éléphantiasis*, de l'*acromégalie*, de l'*œdème*.

L'arrêt du développement physique permet de le rapprocher du *rachitisme grave* et de l'*achondroplasie*.

Les troubles intellectuels l'ont pendant longtemps fait ranger dans la catégorie des *idiots*. Nous avons déjà fait la distinction de l'idiotie myxœdémateuse et de l'idiotie par lésion cérébrale. La description que nous avons faite de l'idiotie mongolienne et amaurotique familiale suffira pour éviter la confusion avec le myxœdème.

Le diagnostic est surtout difficile quand il s'agit de formes frustes du myxœdème, en particulier des formes monosymptomatiques, du nanisme, de l'infantilisme. Le traitement opothérapique devra toujours être tenté dans les cas de ce genre, pour peu qu'un trouble du corps thyroïde puisse être supposé

7' Traitement. — Le traitement est spécifique. Il consiste à fournir à l'organisme privé de la sécrétion thyroïdienne un équivalent emprunté au dehors. A cet effet, on a eu recours à divers expédients :

---

[1] Voy. JANDELIZE, *Insuffisance thyroïdienne et para athyroïdienne*, 1903.

18.

α) La *greffe thyroïdienne* (Schiff) consiste à transplanter un corps thyroïde pris sur un animal tel que le mouton ou l'homme et à le greffer chez l'homme. Il y a eu quelques tentatives faites dans ce sens, mais les résultats ont toujours été temporaires, la partie greffée se résorbant.

β) *L'injection de suc thyroïdien* (Murray) a donné d'excellents résultats, mais elle est peu pratique en raison de la difficulté qu'on a de récolter et de conserver le suc, et aussi des accidents infectieux auxquels elle expose.

γ) *L'ingestion* (Howitz-Meckensie) est le procédé de choix. On a utilisé la glande fraîche, la glande séchée, ou les produits actifs de la glande extraits industriellement. C'est à cette dernière préparation que nous donnons la préférence. Cependant, quand on peut se procurer régulièrement de la glande fraîche, il y a avantage à l'utiliser. On peut se servir de glandes de bœuf, de veau, de porc, surtout de mouton. La dose est de 3 à 5 gr. On l'emploiera hachée, en tartine ou délayée dans un bouillon tiède ; la cuisson détruit ses propriétés. Si on ne peut compter sur l'usage quotidien de la glande fraîche, on aura recours. au principe actif de la glande, la thyroïodine découverte par Baumann. La thryroïodine pure est d'un effet trop puissant ; aussi la mélange-t-on à 300 fois son poids de sucre de lait. Un des produits connus sous le nom de iodothyrine est un mélange à 1 p. 300 de lactose. Il est utilisé sous forme de comprimés de 0,25 centigrammes qui renferment 111.200 de substance active, moins d'un milligramme. Ces comprimés peuvent être réduits en poudre et mélangés à un liquide quelconque, chez les jeunes enfants. Il est bon de procéder avec lenteur, car le traitement thyroïdien donne lieu à une série d'accidents, tels que fièvre, palpitations, vomissements, diarrhée. Parfois, ce sont des syncopes et des morts brusques qu'on a eu à regretter.

On commence par une demi-pastille par jour, pour arriver à deux ou trois par jour. Combe propose pour éviter les effets accumulatifs de faire des interruptions de quelques jours (4 jours) après un traitement de 5 à 8 jours. On voit disparaître progressivement l'infiltration des téguments, l'apathie, l'hypothermie ; l'intelligence reprend, la croissance s'effectue réguliè-

rement. Au moindre signe de palpitations, d'élévation thermique
on s'arrête, pour reprendre au bout de quelques jours. Il faut
parfois des mois entiers de traitement pour arriver à la guérison.
Uns fois celle-ci obtenue, on continuera à donner une dose relativement faible, du médicament : c'est là la ration « d'entretien » qui est fixée empiriquement dans chaque cas. Si l'on
abandonne complètement le traitement thyroïdien après la guérison, la récidive est à peu près fatale. L'expérimentation a
démontré que le régime carné exagérait les effets toxiques de
l'opothérapie ; aussi convient-il de recommander le régime
végétarien et le lait.

ε) Dans quelques cas, on peut avoir recours au *thyroïdo-
éréthisme*, c'est-à-dire à l'excitation d'une portion subsistante du
corps thyroïde par l'introduction du corps étranger, tel qu'une
cheville d'ivoire. Cette méthode imaginée par PONCET, nous a
donné dans un cas une amélioration manifeste [1]. Elle ne peut
s'appliquer qu'aux cas où le corps thyroïde n'est pas complètement détruit.

8° **Prophylaxie.** — Elle consiste, dans les pays à crétins, à remplacer l'eau de boisson ou à neutraliser celle-ci par l'ébullition,
la filtration, le décantage. Les résultats obtenus en Suisse surtout sont très encourageants à cet égard.

CHAPITRE III

MALADIES DE LA MOELLE ÉPINIÈRE
DES NERFS ET DES MUSCLES

Dans ce chapitre, nous étudierons la paralysie infantile, la
maladie de Friedreich, la paraplégie spasmodique familiale,
les amyotrophies progressives primitives et les paralysies
obstétricales. Ce sont là des maladies très distinctes au
point de vue de leurs lésions et de leur évolution. Elles
se rapprochent par quelques symptômes, la paralysie, l'a-

---

[1] Voy. CAVE, *Traitement des accidents myxœdémateux par le thyroïdo-
éréthisme*, Thèse de Lyon, 1894.

myotrophie, l'absence de tout trouble intellectuel. En fait, chacune d'elles représente un véritable type morbide ; la paralysie infantile, celui de la myélite infectieuse aiguë ; la maladie de Friedreich celui des myélites chroniques familiales ; les myopathies progressives celui des affections musculaires familiales, développées dans l'enfance ou la jeunesse ; les paralysies obstétricales celui des paralysies radiculaires.

ARTICLE PREMIER

PARALYSIE INFANTILE

Le terme de la paralysie infantile a été employé dans des sens très différents qui reflètent les connaissances générales de chaque époque.

1° Historique. — Les premiers observateurs (HEINE, UNDERWOOD, RILLIET et BARTHEZ ont distingué cette affection des autres paralysies de l'enfance et l'ont désignée sous le nom de *paralysie essentielle*. DUCHENNE de Boulogne constata l'atrophie graisseuse des muscles. Les anatomo-pathologistes purs ont établi son origine médullaire (CORNIL) et particulièrement ses relations avec la lésion des cornes antérieures de la moelle (PRÉVOST et VULPIAN, L. CLARKE, CHARCOT et JOFFROY, JOFFROY et PARROT, ROGER et DAMASCHINO). Puis on aborda le chapitre de l'étiologie. PIERRET et MARIE, STRUMPELL montrèrent sa nature infectieuse. Les travaux contemporains ont apporté des données nouvelles. La paralysie infantile est contagieuse et inoculable aux animaux. La contagiosité, très obscure dans les cas sporadiques, se dessine dans les petites épidémies de famille, ou dans les grandes épidémies qui se sont développées à plusieurs reprises dans différentes régions de l'Europe et de l'Amérique (CORDIER, MEDIN, WICKMAN, KRAUSE, etc.) De plus, l'étude de ces épidémies a permis de reconnaître que la conception des anatomo-pathologistes et en particulier de l'école de la Salpêtrière, qui considérait la paralysie infantile comme une myélite systématique des cornes antérieures, était trop étroite, et que l'infection pouvait diffuser sur l'encéphale, sur les méninges, sur les nerfs périphériques.

Il s'est produit dans l'histoire de la paralysie infantile une évolution analogue à celle qu'a subie la pneumonie, qu'on représente aujourd'hui comme une septicémie pneumococcique avec localisation habituelle sur le poumon, mais susceptible aussi de faire des foyers dans les séreuses, les méninges, l'oreille, le pharynx, le tissu osseux. De même la poliomyélite antérieure n'est que l'expression la plus fréquente et la plus caractéristique de la paralysie infantile, mais elle peut s'associer dans ses formes les plus virulentes à d'autres lésions, qui compliquent singulièrement le tableau morbide, au point qu'il s'est formé deux camps parmi les auteurs : les uns comme LHERMITTE et CLAUDE séparent la paralysie infantile classique, celle qui se montre sous la forme sporadique, de la paralysie infantile épidémique, cette dernière désignée sous le nom de maladie de HEINE-MEDIN. A côté des dualistes, se placent les unicistes (NETTER) qui réunissent dans une même description toutes les formes de la paralysie infantile.

2° Étiologie. — Nous distinguerons des causes prédisposantes et des causes déterminantes.

a. *Causes prédisposantes.* — La paralysie infantile se montre surtout dans la première enfance, mais on l'observe aussi chez l'enfant grandet, chez l'adolescent et même chez l'adulte. Sur 32 cas dont nous avons pu préciser le début exact, nous en avons noté : 9 dans la première année, 10 de 1 à 2 ans, 7 de 2 à 3 ans, 3 de 4 à 5 ans, 1 à 6 ans, 2 à 9 ans.

La paralysie infantile se montre surtout en été et en automne. L'hérédité névropathique semble la favoriser.

b. *Causes déterminantes.* — La nature infectieuse de la paralysie infantile est généralement admise, mais on ne connaît pas encore l'agent pathogène. A plusieurs reprises, on a isolé des centres nerveux ou du liquide céphalo-rachidien retiré pendant la vie des micro-organismes divers, parmi lesquels le méningocoque. Mais dans les grandes épidémies observées dans ces dernières années, des recherches très nombreuses ont donné des résultats négatifs entre les mains de FLEXNER aux Etats-Unis, de WICKMAN en Suède, de KRAUSE et MEINICKE en Allemagne.

Les tentatives d'inoculation faites avec de la substance nerveuse retirée des foyers morbides, avec le sang, avec la pulpe splénique ont réussi sur les singes (LANDSTEINER et POPPER, KNOPFELMACHER), sur les lapins (KRAUSE et MEINICKE); on a même pu faire des inoculations en série. Le virus garde son activité après filtration sur les bougies de porcelaine (GAFFKY et LEVADITI, MEINICKE), de sorte qu'on peut avec NETTER le classer dans la catégorie des virus filtrants, comme celui de la rage.

Ce virus peut se transmettre par contagion.

Le fait est très vraisemblable dans les nombreuses épidémies de famille où l'affection sous la forme classique ou sous une forme plus complexe atteint plusieurs enfants de la même famille (7 dans l'observation de WILLIAM PASTEUR). La démonstration est encore plus nette dans les épidémies qui frappent des régions à population peu dense, telles que certains districts de la Suède, où les relations de localité à localité, de famille à famille sont peu nombreuses et d'un contrôle facile (WICKMAN). Déjà CORDIER, dans une des premières épidémies décrites, celle de Sainte-Foyl'Argentière, a vu deux enfants étrangers à la localité contaminée et amenés quelques heures seulement en plein foyer, présenter de la paralysie le lendemain. WICKMAN a montré que la transmission pouvait se faire par les malades atteints des formes abortives et même par les sujets sains porteurs de germes. Il y a donc lieu de prendre, au moins en cas d'épidémie, les mesures hygiéniques appropriées, et en particulier, d'exiger la déclaration de la maladie, mesure adoptée dans le Nord de l'Europe.

Que la contagion joue le principal rôle dans la propagation ou que d'autres influences entrent en jeu, il est certain que de nombreuses épidémies (plus de 60 d'après NETTER) ont été observées en diverses régions frappant en peu de temps plusieurs centaines, parfois jusqu'à un millier de personnes.

A côté de ces faits, il faut placer les cas nombreux de paralysie infantile sporadique, dans lesquels l'étiologie est plus obscure. Parfois elle succède à une maladie infectieuse définie, rougeole, scarlatine, diphtérie, mais le plus souvent elle éclate en pleine santé, soit sans cause appréciable, soit à la suite d'un traumatisme, fracture, brûlure (ZAPPERT) d'une exposition prolongée au froid, comme je l'ai observé dans deux cas, au soleil ainsi que je l'ai noté dans un fait.

Les cas sporadiques se relient aux cas épidémiques par les faits intermédiaires dans lesquels on voit comme en 1898, le nombre de poliomyélites tripler ou quadrupler, par rapport aux années précédentes sans qu'il y ait néanmoins la profusion des grandes épidémies.

3° **Anatomie pathologique**. — Dans les *cas récents*, on n'observe rien à l'œil nu, parfois un peu d'hypérémie de la moelle. Sur les coupes histologiques, on trouve un véritable foyer de ramollissement inflammatoire (ROGER et DAMASCHINO) occupant la corne antérieure. Les vaisseaux sont dilatés, leurs parois épaissies par la prolifération de leurs noyaux, les gaines lymphatiques sont infiltrées de corps granuleux. Ceux-ci se trouvent aussi dans les mailles du tissu nerveux. Les cellules nerveuses présentent de l'atrophie simple ou de la dégénérescence granulo-graisseuse. Les fibres nerveuses sont également granuleuses. Les mêmes lésions s'étendent dans les parties voisines des cordons antéro-latéraux. Dans les racines antérieures on constate des corps granuleux, la prolifération de la névroglie, la disparition des fibres nerveuses.

Les foyers de myélite existent de préférence au niveau du renflement cervical et surtout du renflement lombaire de la moelle. Ils sont uniques ou multiples. Leurs dimensions varient de **un** à plusieurs centimètres. Dans les nombreuses autopsies pratiquées en Suède par WICKMANN, en Norwège par HARBITZ et SCHEELE et concernant des cas épidémiques, les lésions sont beaucoup plus diffuses, la pie-mère est intéressée de même que l'encéphale, la protubérance, le bulbe, d'où l'association chez le même sujet de paralysie infantile avec une paralysie faciale ou oculaire, avec une hémiplégie cérébrale (MARIE). D'ailleurs, la pratique de la ponction lombaire a révélé dans un certain nombre de cas de paralysie infantile soit de l'hypersécrétion du liquide céphalo-rachidien, soit la présence de lymphocytes ou même de polynucléaires.

Dans les *cas anciens*, on trouve des foyers uniques ou multiples, hauts de un à plusieurs centimètres, occupant la corne antérieure d'un côté ou des deux côtés. La moelle est atrophiée au niveau de la lésion et même dans tout le côté correspondant (MARIE). La lésion consiste dans un épaississement scléreux des vaisseaux, une sclérose de la névroglie, la disparition ou l'atrophie des cellules des cornes antérieures.

En résumé, ancienne ou récente, la lésion occupe la substance grise de la corne antérieure et s'étend d'une façon variable dans les parties voisines de la substance blanche. Cette disposition résulterait, d'après MARIE, de l'origine vasculaire de la poliomyélite et de la distribution normale des vaisseaux. Les artères pénétrantes du sillon antérieur et les artères radiculaires antérieures se rendent en effet à l'une des cornes antérieures et envoient en outre quelques ramuscules dans la substance blanche voisine.

Dans les *nerfs périphériques* correspondant au foyer médullaire, il y a disparition de la gaine de myéline, atrophie et amincissement du cylindraxe et sclérose.

La *fibre musculaire* subit l'atrophie simple avec prolifération des noyaux du sarcolemme, en même temps qu'il se développe une sclérose avec ou sans surcharge graisseuse. On a trouvé aussi des fibres musculaires hypertrophiées (DÉJERINE).

Les *os* eux-mêmes présentent un arrêt de développement, sont raccourcis, réduits de volume, raréfiés, uniformément arrondis, dépourvus de leurs crêtes, de leurs saillies. Les *surfaces articulaires* sont déformées par la rétraction des muscles antagonistes de ceux qui sont paralysés; les *vaisseaux* des membres paralysés sont rétrécis, leur paroi amincie (VULPIAN).

4' Symptômes. — Nous distinguerons une période d'incubation, d'invasion, de paralysie, de rétrocession de la paralysie, de terminaison.

a. *Incubation.* — La paralysie infantile a une *incubation* de un à deux jours (CORDIER), lorsqu'elle est primitive et transmise par contagion. Dans les cas secondaires à une maladie infectieuse, elle éclate habituellement pendant la convalescence.

b. *Invasion.* — La paralysie peut survenir sans être précédée d'aucune réaction générale. L'enfant qui s'est couché bien por-

tant se réveille le matin avec un membre impotent ; c'est la *paralysie du matin*, de WEST. Le plus souvent, l'enfant est pris d'un
syndrôme fébrile sans caractère net. Parfois ce sont les troubles
digestifs qui dominent, comme dans l'épidémie de Wesphalie
décrite par KRAUSE et MEINIKCE. Parfois il y a simplement de la
céphalée, des frissons, de la courbature, des sueurs, avec une
température de 39 à 40°. Dans un de nos cas, l'enfant qui s'était
endormi dans un pré humide, tomba à son réveil dans un état
de somnolence fébrile qui dura 12 jours. Il est rare qu'il y ait
des convulsions. Par contre, surtout dans des formes épidémiques, on observe de l'hyperesthésie, des douleurs des membres
et de la colonne vertébrale, le signe de KERNIG et la participation des méninges est encore établie par la ponction lombaire
qui donne dans quelques cas issue à un liquide renfermant des
lymphocytes.

  c. *Paralysie.* — La paralysie marque le déclin de l'état fébrile.
Elle apparaît au deuxième ou troisième jour, exceptionnellement
se fait attendre une semaine ou plus. Cette paralysie n'est jamais
progressive. Elle occupe d'emblée ou très rapidement, au moins,
tous les muscles qu'elle doit toucher. Elle ne peut que rétrocéder.
Elle peut être *généralisée,* occuper les quatre membres qui sont
inertes, les muscles du cou et du tronc, et dans ce cas le corps
est affaissé, la tête tombante. La paralysie généralisée existe
surtout dans les épidémies, et peut aboutir à la mort. C'est dans
les mêmes circonstances qu'on observe les localisations anormales qui donnent lieu à la paralysie faciale, aux paralysies des
muscles oculaires, aux troubles de la phonation ou de la respiration, aux lésions encéphaliques proprement dites. De là le nom
de *polio-encéphalo-myélite* donné à ces faits, qui se rencontrent
aussi, mais exceptionnellement, dans les cas sporadiques. Souvent
la paralysie affecte la forme *paraplégique.* Plus rarement elle
est *monoplégique,* occupant un membre, ou *croisée,* (membre
supérieur d'un côté, membre inférieur de l'autre), exceptionnellement, elle est *hémiplégique* (DÉJERINE et HUET) [1]. La paralysie
des membres et surtout celle des membres supérieurs affecte

[1] DÉJERINE et HUET, Arch. d. Phys., 1888.

volontiers la forme radiculaire supérieure ou inférieure (Déjerine). Sur 32 cas, nous avons observé 23 fois la paralysie des
membres inférieurs, 4 fois celle des membres supérieurs, 3 fois
des paralysies combinées des membres supérieurs et inférieurs,
une fois une paralysie faciale, une fois une paralysie bulbaire.
Les paralysies des muscles du tronc sont rares, elles représentent
environ 3 % des cas. La paralysie est le plus souvent limitée à
un membre. Sur 23 cas de paralysie des membres inférieurs, je
note 5 cas de paralysie des deux membres, 13 cas de paralysie
d'un membre, 4 cas de paralysie d'un segment de membre, 1 cas
de paralysie d'un seul muscle. En général, c'est le groupe antéro-
externe de la jambe, ou le péronier, ou le triceps crural qui
sont atteints. La paralysie est *flasque,* ne s'accompagne en général ni de contracture, ni de douleurs, ni d'aucun trouble de la
sensibilité. Cependant les douleurs existent parfois assez vives,
au point de simuler une polynévrite ou un rhumatisme. Les
réflexes tendineux sont affaiblis, les sphincters sont épargnés.
La *contractibilité faradique* diminue dans les muscles paralysés. Elle disparaît pour quelques-uns du cinquième au huitième jour, et dans ce cas, les muscles sont voués à l'atrophie
(Duchenne). Ceux qui réagissent encore après le premier sep-
tenaire récupéreront leur motilité. Erb a observé que la perte
de la contractilité faradique du muscle s'accompagnait de la
*perte de la contractilité faradique et galvanique du nerf ;
quant à la contractilité galvanique du muscle,* elle subit une
courte période de diminution, mais rapidement elle augmente
en même temps qu'elle présente des changements qualitatifs
connus sous le nom de *réaction de dégénérescence.*

d. *Rétrocession de la paralysie.* — La rétrocession de la paralysie se fait rapidement ou d'une façon lente et progressive.
Le mouvement revient dans les muscles qui doivent guérir au
bout de huit jours, au plus tard au bout d'un mois. Il met souvent huit mois à un an pour être parfait. Parfois aussi il ne
débute dans certains muscles, qui doivent guérir, qu'après
quelques mois.

La paralysie abandonne les muscles du membre supérieur, du
tronc, et se fixe aux membres inférieurs où elle occupe de pré-

férence le groupe antéro-externe de la jambe ou les gastrocné-
miens. Parfois elle se localise aux membres supérieurs et frappe
surtout le deltoïde. Exceptionnellement, elle atteint les muscles
du tronc (lombaires ou sacro-spinaux).

e. *Terminaisons : atrophies et déformations.* — Tous les muscles frappés de dégénérescence s'atrophient rapidement. On en
voit qui ont déjà maigri au bout d'un mois. L'atrophie se pro-
nonce de plus en plus. Les mus-
cles restés sains entraînent les
membres dans des positions anormales par suite de leur contraction tonique, qui aboutit plus
tard à la *rétraction avec sclérose.*
De là, la production de différentes
déformations.

Les atrophies limitées produisent le *pied bot paralytique,*
généralement *équin varus* ou
valgus, qui se distingue des autres
pieds bots par la laxité des ligaments et la facilité de son redressement. A une période tardive,
la rétraction des muscles sains
peut donner à la déformation
l'apparence du pied bot par contracture.

L'*atrophie du deltoïde* entraîne, en même temps que
l'aplatissement de l'épaule, l'impotence du bras.

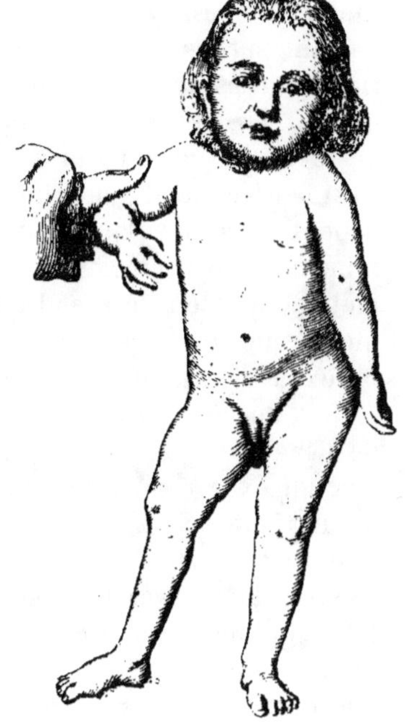

Fig. 87.
Paralysie infantile ; type brachial.

L'atrophie étendue à un grand
nombre de muscles des membres inférieurs empêche complètement la marche ou oblige à la marche sur les ischions (*culs-de-
jatte*).

On a signalé des *luxations dites congénitales de la hanche*
dues à l'atrophie des muscles pelvi-trochantériens ou *des scolioses* d'origine atrophique.

Les déformations tardives de la paralysie infantile ne sont pas dues uniquement à l'action tonique des muscles antagonistes restés sains. Il faut tenir compte des effets de la pesanteur qui n'est plus contrebalancée par les muscles périarticulaires, tenant lieu de ligaments actifs et puissants. C'est ce qu'on observe en particulier au niveau de l'articulation scapulo-humérale, quand les muscles de la ceinture scapulaire et surtout le deltoïde sont atrophiés. D'autres éléments entrent en jeu, les scléroses portant sur les muscles sains, la sclérose des ligaments périarticulaires, les déformations osseuses par arrêt de développement. Un des facteurs les plus importants dans l'appréciation des déformations et qui a été mis en lumière par DUCHENNE, c'est la nécessité d'une équilibration spéciale en vue de la station debout. C'est ainsi que le pied bot équin se complique secondairement de pied creux, la voûte plantaire se creusant pour permettre au talon de prendre contact avec le sol. C'est ainsi de même que dans les paralysies unilatérales des muscles vertébraux la concavité de la scoliose contrairement à la logique, se fait du côté paralysé, par un mouvement de compensation de l'épaule et du bassin qui se rapprochent pour prévenir la traction exagérée des muscles sains. Parfois cependant la scoliose paralytique existe dans les cas de paralysie atrophique bilatérale des gouttières vertébrales, comme l'a indiqué NOVÉ-JOSSERAND et dans ce cas, son sens est déterminé par des circonstances telles qu'une paralysie ou un arrêt de développement des membres qui rompent l'équilibre indirectement, en créant des scolioses statiques combinées aux scolioses dynamiques. Il est à remarquer enfin que la station debout est plus facile avec une paralysie portant sur tous les muscles de la jambe qui laissent au pied sa position normale qu'avec une paralysie partielle qui produira un équin ou un talus (DUCHENNE).

Les troubles trophiques, dans la paralysie infantile, peuvent atteindre les *os*, qui sont arrêtés dans leur développement, ne s'accroissent pas, présentent des déformations de leurs surfaces articulaires. Les *vaisseaux* sont rétrécis, d'où refroidissement de la peau, cyanose des parties déclives. La peau est amincie à moins d'adipose. Les réflexes tendineux sont abolis.

A cette période avancée qui est l'aboutissant définitif de la paralysie infantile, on n'observe, pas plus qu'au début, les troubles de la sensibilité, des sphincters ou de l'intelligence.

En résumé, la paralysie infantile comprend : 1º une période fébrile qui dure de quelques heures à quelques jours, correspondant à une infection générale ; 2º une période de localisation médullaire qui se traduit par une paralysie plus ou moins étendue. Elle dure de un à plusieurs mois ; 3º une période qui comprend à la fois la résolution de l'inflammation dans la plus grande étendue de la moelle et la destruction progressive des éléments nerveux au niveau de certains foyers. A cette phase répond le retour du mouvement dans la plus grande partie des muscles frappés, retour qui met souvent plusieurs mois à s'opérer et l'atrophie progressive des muscles correspondant aux éléments nerveux détruits. Cette atrophie s'opère assez rapidement (en quelques mois) et entraîne des déformations permanentes. Il se peut exceptionnellement que tous les éléments nerveux reviennent à leur intégrité fonctionnelle. Parfois aussi on a signalé dans les premières semaines du début une véritable *rechute* (DUCHENNE, BUCCELLI) [1].

5º Diagnostic. — La marche de la paralysie infantile est caractéristique.

Au début, la paralysie infantile à sa phase fébrile, se confond volontiers avec une grippe, un embarras gastrique, et s'il y a des douleurs avec un rhumatisme, une méningite. Parfois tout se borne à cette symptomatologie vague et on a affaire à des *formes abortives,* ainsi que cela a paru ressortir dans les épidémies de paralysie infantile où à côté des cas classiques, se montraient dans les mêmes familles, des mouvements fébriles sans localisation médullaire.

Dans la *paralysie obstétricale,* la paralysie survenue après un accouchement laborieux, ou à la suite d'une application de forceps, affecte le *type radiculaire* (deltoïde, sous-épineux, biceps, long supinateur). Elle s'améliore et finit par disparaître. Parfois

[1] BUCELLI. Bull. méd., 1895.

elle est définitive et se reconnaît à son origine congénitale. Il en est de même des paralysies par *hématomyélie* qui peuvent succéder à un accouchement laborieux.

La *pseudo-paralysie syphilitique* est due au décollement des épiphyses. Les membres pendent immobiles, sont tuméfiés au niveau des extrémités osseuses. Les réactions électriques sont conservées. Il y a de la sensibilité à l'occasion des mouvements communiqués. Parfois on trouve une éruption syphilitique.

Les *paralysies diphtériques* se reconnaissent aux anamnestiques, au début par le voile du palais, à l'envahissement progressif des muscles, aux troubles oculaires et à ceux de la sensibilité. J'ai cependant vu un cas de paralysie infantile consécutive à une diphtérie.

Les *paralysies consécutives aux maladies aiguës,* se traduisent par une paraplégie flasque, transitoire, sans atrophie ou bien par des symptômes de névrite.

La *myopathie progressive primitive* se reconnaît à sa marche lente, progressive, sans fièvre ; elle envahit les muscles suivant un ordre déterminé. Il en est de même des *amyotrophies précoces familiales.* d'origine musculaire (type HOFFMANN) ou névritique (type CHARCOT-MARIE).

L'*hémiplégie cérébrale infantile* donne lieu à des atrophies musculaires et des arrêts de développement des membres; elle se distingue par des phénomènes cérébraux, les attaques d'épilepsie, l'exagération des réflexes tendineux, l'unilatéralité des troubles trophiques. Au reste elle n'est souvent qu'une localisation sur l'encéphale de l'infection qui produit dans la moelle les lésions de la paralysie infantile (MARIE, STRUMPELL).

La *chorée molle ou paralytique* peut exister seule pendant un certain temps, sans association avec des mouvements anormaux. Elle affecte le type paraplégique ou monoplégique. Elle débute sans réaction fébrile, avec une certaine lenteur. En faisant faire au sujet des mouvements de précision avec la main, on reconnaît facilement qu'il est maladroit, que ses membres sont instables. En général, il survient rapidement du côté de la face ou des membres supérieurs, des mouvements anormaux. La chorée molle est une affection transitoire, sans gravité.

Le *mal de Pott* se reconnaîtra facilement à la déformation vertébrale, et à défaut de celle-ci, à la raideur du dos et aux caractères de la paraplégie qui est spastique.

Le *scorbut infantile* donne lieu à des impotences douloureuses des membres, avec gonflement en un point, et à de la gingivite hémorragique. J'ai observé un cas de ce genre, où le diagnostic de paralysie infantile avait été porté.

La *polynévrite aiguë,* rare dans l'enfance, est d'autant plus difficile à distinguer de la paralysie infantile, que les deux affections sont actionnées par les mêmes causes, se mélangent dans les mêmes épidémies (MÉDIN), chez le même sujet : on a reconnu, en effet, à côté de la névrite des lésions fines des cellules des cornes antérieures (MARINESCO, RAYMOND). Il importe néanmoins de reconnaître si l'agent toxi-infectieux a frappé les nerfs périphériques d'une façon prédominante ou exclusive, ainsi que j'en ai observé un cas [1], car le pronostic de la polynévrite est bien moins grave que celui de la paralysie infantile. La polynévrite tue quelquefois, dans la période aiguë, souvent aussi elle guérit sans laisser de traces. On tiendra compte de la marche centripète de la paralysie qui, malgré son évolution rapide, laisse un intervalle sensible entre l'invasion des différents territoires nerveux; des troubles de la sensibilité, élancements, douleurs fulgurantes, hyperesthésies, douleurs à la pression des nerfs et des muscles ; de l'atteinte fréquente des nerfs craniens, nerfs oculaires, facial, pneumogastrique, bien que la paralysie infantile puisse réaliser également ces localisations.

Il est parfois difficile de faire le diagnostic de la *méningite cérébro-spinale* et de la paralysie infantile, lorsque celle-ci s'accompagne de troubles méningés. C'est surtout dans les formes épidémiques que la question se pose. En réalité, la méningite associée à la paralysie indique une forme virulente de celle-ci.

Il est à peine utile de faire mention de la *paralysie doulou-reuse du membre supérieur,* affection passagère qui succède à

---

[1] WEILL et REGAUD, *Un cas de polynévrite infectieuse aiguë.* Congrès de Bordeaux, 1895.

une traction un peu énergique du bras et qui relève soit d'une commotion du plexus brachial (BÉZY), soit d'une suggestion (BRUNON), soit surtout d'une luxation légère de la tête du radius (BROCA).

La *myatonie congénitale* ou maladie d'OPPENHEIM dont MISSEREY, (Thèse de Lyon, 1908), a réuni 22 cas, se traduit par une impotence limitée aux membres inférieurs ou étendue dans les cas graves aux membres supérieurs, au tronc, au cou avec intégrité constante des muscles de la face, de la déglutition, de la phonation. La paralysie est flasque, avec abolition des réflexes tendineux, diminution de l'excitabilité électrique, sans trouble de la sensibilité, des sphincters et de l'intelligence. La paralysie est incomplète, les excitations provoquent de petits mouvements de défense. Il n'y a pas d'atrophie véritable. Les deux autopsies publiées signalent un état grêle des muscles, de la lipomatose, un arrêt de développement des nerfs, dans un cas une sclérose thyroïdienne. La myatonie est congénitale et tend à disparaître avec l'âge.

Le *diagnostic des déformations* intéresse surtout le chirurgien et l'orthopédiste. Le *pied bot paralytique* se distingue du *pied bot congénital* par la laxité des ligaments, l'arrêt de développement du membre. Dans la *luxation paralytique de la hanche* il y a atrophie des muscles fessiers. La *scoliose paralytique* reste longtemps souple, se corrige facilement par la suspension, sa courbure est unique, les courbures de compensation faisant défaut, le thorax se déplace notablement vers la convexité.

Il est important aussi de faire le diagnostic du muscle ou du groupe de muscles paralysés. C'est ainsi que d'après DUCHENNE la *paralysie des muscles abdominaux* se traduit par une flexion du bassin en avant avec ensellure lombaire (attitude de la femme enceinte) pour porter en avant le centre de gravité qui est tiraillé en arrière par les muscles vertébraux. Dans la *paralysie des muscles vertébraux*, tout le tronc se porte en arrière, l'ensellure lombaire disparaît (attitude du cake-walk) pour reporter en arrière le centre de gravité qui est projeté en avant par les muscles abdominaux. Dans le *pied creux talus* par atrophie du triceps crural, le pied tend à se fléchir sur la jambe.

Les fléchisseurs de l'avant-pied sur l'arrière-pied se contractent pour ramener la pointe du pied en bas. Il faut donc respecter leur action.

6° Pronostic. — Les épidémies de paralysie infantile ont démontré la réalité de la mort pendant la période infectieuse, avant toute paralysie; de même elle a été observée après l'apparition de la paralysie, quand celle-ci affecte les centres bulbaires. La mortalité a varié entre 12 et 22 %. C'est dans les mêmes conditions qu'on a observé des guérisons complètes et des formes abortives. La gravité augmente en raison inverse de l'âge.

La paralysie infantile ne tue pas en général, mais entraîne des lésions incurables.

L'électrisation permet de reconnaître de bonne heure les muscles voués à l'atrophie. La contractibilité faradique, dans ce cas, disparaît vers le huitième jour. La paralysie infantile prédispose dans l'avenir à la *paralysie spinale de l'adulte* et à l'*atrophie musculaire*, type ARAN-DUCHENNE.

7° Traitement. — Le traitement comprend la prophylaxie et la thérapeutique proprement dite.

A. PROPHYLAXIE. — La prophylaxie consiste à isoler le paralytique à la période de début, des autres enfants.

B. THÉRAPEUTIQUE. — La thérapeutique diffère suivant qu'elle s'adresse à la période d'infection, à la période de localisation médullaire ou à la période de résolution.

a. *Période d'infection générale.* — En l'absence habituelle de diagnostic, le traitement est purement symptomatique, quinine, antipyrine, etc.

b. *Période de localisation médullaire.* — On peut concevoir la découverte prochaine d'un sérum spécifique, basé sur la connaissance du virus de la paralysie infantile. En attendant, tenant compte des cas dans lesquels on a trouvé des éléments leucocytaires dans le liquide céphalo-rachidien, il est rationnel de faire une médication calquée sur celle de la méningite, ponction lombaire, frictions avec une pommade au collargol, sans aller jusqu'à l'injection d'un sérum anti-meningococcique, laquelle ne serait pas justifiée actuellement. Il faut laisser la moelle dans des conditions de repos aussi complet que possible : immobilité, absence de toute médication excitante, telle qu'électricité, massage. La médication vaso-constrictive au moyen d'extrait d'ergot (HAMMOND) est très douteuse comme effet. KRAUSE et MEINIKE, frappés par la fréquence des lésions intestinales dans l'épidémie de Wesphalie, conseillent les purgatifs et la diète. On prescrira du calomel à doses réfractées, 1 centigr. 3 fois par jour, ou à doses massives, 10 à 20 centigrammes, en une fois.

La révulsion paraît indiquée, mais elle est d'une application difficile, en raison de l'âge du sujet et des inconvénients qu'elle présente dans une région soumise à des pressions continuelles. Aussi faut-il se contenter de badigeonnages à la teinture d'iode et d'enveloppements avec du coton et de la toile cirée.

c. *Période de résolution*. — La rétrocession de la paralysie indique la fin de la période infectieuse et la constitution définitive de foyers médullaires dégénérés.

On n'a pas encore trouvé le moyen de combattre cette évolution. L'étude électrique des muscles ou l'observation de la paralysie atrophique permet de localiser la lésion dans le renflement cervical ou lombaire. On peut tenter une révulsion plus active et plus limitée qu'au début au moyen de vésicatoires volants ou de pointes de feu, appliqués dans la région intéressée. On peut aussi faire de la galvanisation médullaire avec de faibles courants (2 à 5 milliampères) avec le courant descendant (ONIMUS) ou successivement avec les deux pôles (ERB).

Il faut savoir cependant qu'il est dangereux de faire de l'électrisation avant le second mois de l'affection, car il peut y avoir des rechutes (DUCHENNE, BUCCELLI). En fait, le traitement se réduit à combattre les effets périphériques de la lésion médullaire, en s'attaquant aux muscles, aux nerfs, au tissu osseux, aux troubles circulatoires et aux déformations consécutives.

Pour la *paralysie musculaire*, on emploiera la faradisation à interruptions lentes, appliquée directement, ou la galvanisation, le pôle positif stabile appliqué avec une électrode large sur le point intéressé de la colonne vertébrale et le pôle négatif, labile, avec électrode petite, promené sur les nerfs et les muscles. Le courant peut être porté de 5 à 20 milliampères. Les séances seront courtes, 5 à 10 minutes, renouvelées tous les jours ou tous les deux jours, interrompues de temps à autre. L'électrisation doit être employée longtemps, pendant des années. En général, les muscles présentant la réaction de dégénérescence sont voués à l'atrophie quoi qu'on fasse, l'électrisation ne peut que modifier la circulation et la nutrition générale des autres tissus.

Mais à côté des muscles dégénérés, il en est d'autres qui présentent des réactions de dégénérescence partielle, qui peuvent rester paralysés pendant des mois et des années (DUCHENNE) et qui sont améliorés même par une électrisation tardive. Enfin, certains muscles à réaction électrique normale restent impotents très longtemps et sont rapidement restaurés par l'électricité.

On peut seconder l'action électrique par des frictions, du massage, de la gymnastique suédoise, des bains chauds, tous procédés favorables à la circulation et à la nutrition des membres.

L'arrêt de développement des os est en partie prévenu par la faradisation (DUCHENNE) et par l'emploi de la stase veineuse artificielle ou méthode de BIER préconisée par HELFERICH et SCHULLER. L'immersion dans l'eau chaude pure ou salée une demi-heure par jour, agit dans le même sens. Il convient aussi de protéger par un enveloppement méthodique les membres paralysés dont la peau est froide, mince et qui s'ulcère sous l'influence des pressions continues subies au niveau des déformations.

Les *déformations* doivent être également l'objet d'une thérapeutique soigneuse. Dès le début il faut placer les muscles paralysés en position raccourcie, et maintenir la position normale des membres au moyen d'attelles, de bandes, de chaussures orthopédiques, d'appareils à traction élastique. On combattra les déformations à distance telles que les scolioses statiques, en allongeant artificiellement le membre raccourci, ou en en maintenant par une écharpe le membre supérieur ballant.

Plus tard, en cas de rétraction scléreuse des muscles et des tendons, on pratiquera le redressement forcé et la ténotomie. Si deux segments du membre inférieur sont ballants, on pourra être amené à pratiquer l'arthrodèse du genou, de façon à créer une rigidité artificielle.

Nicoladini et Drobuik ont suturé le tendon d'un muscle paralysé au tendon d'un muscle sain ou à ce muscle lui-même. Lange réunit par un fil de soie un muscle sain au point d'attache d'un muscle paralysé. Ces interventions ne donnent pas de résultats durables (Broca, Kirmisson) et ne doivent pas être tentées dans la première année.

Signalons, enfin, l'opération de Spitzi, de Gratz, qui suture une partie d'un nerf sain à un nerf correspondant à des muscles atrophiés.

ARTICLE II

MALADIE DE FRIEDREICH

Cette affection appelée encore *ataxie héréditaire ou infantile*, a été désignée par Brousse sous le nom de maladie de Friedreich, du nom de l'auteur qui le premier l'a décrite. C'est le type des maladies familiales qui comprennent encore l'hérédo-ataxie cérébelleuse de Marie, la paralysie spasmodique familiale, les amyotrophies familiales.

1° **Étiologie.** — Elle survient chez des sujets jeunes, à la fin de la seconde enfance, parfois plus tôt, rarement après l'adolescence. C'est une affection familiale qui se montre dans les familles nombreuses et atteint plusieurs frères et sœurs, quelquefois des proches. Elle se transmet rarement des parents aux enfants, sauf en ce qui concerne certaines formes tardives qu'on a différenciées sous le nom *d'hérédo ataxie cérébelleuse* (Marie). La syphilis ne joue aucun rôle, les maladies infectieuses constituent parfois des causes occasionnelles.

2° **Symptômes.** — La maladie de Friedreich rappelle à la fois le tabes, les affections cérébelleuses, la sclérose en plaques et la chorée. Le patient, en même temps qu'il projette ses jambes à la façon de l'ataxique, titube comme un cérébelleux ; sa tête présente quelques mouvements oscillatoires de négation ou d'affirmation, à l'instar de ce qui se passe dans la sclérose en plaques ; ses bras sont animés de gesticulations choréiques ou dessinent des attitudes athétosiques. Il marche les pieds écartés, la tête baissée, les yeux fixés sur le sol, comme pour multiplier les garanties de l'équilibre. Il a même quelque chose du paraplégique, car sa démarche est lourde. Les différents signes d'asynergie cérébelleuse décrits par BABINSKI, s'observent chez lui. Dans la simple station debout, il est instable, éprouve le besoin de changer de place, présente quelques mouvements choréiques ou tremblés. Ceux-ci existent même au repos. Quand il veut saisir un objet, il exécute le mouvement avec une certaine lenteur, sa main « plane » au-dessus de lui avant de l'atteindre.

A ces phénomènes si complexes viennent s'en ajouter d'autres d'aspect contradictoire. Les yeux présentent du nystagmus, la parole est lente, embarrassée ; par contre, les réflexes tendineux son abolis, il n'y a pas de troubles de la sensibilité, sauf, parfois au début, des douleurs fulgurantes : pas d'anesthésie, pas de retard de la sensation, pas de perte du sens musculaire, pas de signe de Romberg, pas de signe d'Argyl Robertson, pas de troubles de la vue, pas de troubles de la vessie ou du rectum, pas de troubles trophiques, du côté de la peau ou des muscles. DÉJERINE a cependant signalé l'atrophie musculaire. On observe assez souvent un arrêt de développement des membres inférieurs, de l'infantilisme et presque toujours une *scoliose rachidienne* et un *pied bot* spécial équin ou varus équin, avec saillie et tassement des os du tarse, extension forcée des premières phalanges, surtout de celle du pouce qui naît à angle droit de l'extrémité du pied et flexion des deux dernières phalanges. La *main bote*, d'observation plus rare, est à peu près analogue au pied bot comme déformation.

Dans quelques cas, comme pour charger le tableau morbide, certains symptômes se surajoutent ou prédominent : douleurs fulgurantes (BRISSAUD [1], MARIE [2]), troubles de la sensibilité, amyotrophies (DÉJERINE [3]), athétose généralisée (LETULLE et VAQUEZ [4], CHAUFFARD [5]), une sensation de fatigue continue qui aggrave l'impotence (BRISSAUD).

3º Marche. — L'affection évolue lentement. Au début, il y a une simple maladresse des jambes. Elles sont lourdes, buttent souvent. Peu à peu, l'ataxie se dessine et au bout de quelques années entrave complètement la marche. Elle peut progresser et s'étendre aux membres supérieurs. Le patient reste couché, se fait charrier dans un fauteuil roulant ou une voiture. On voit quelquefois les malades progresser à « quatre pattes » en traînant leurs membres inférieurs.

L'état général est longtemps satisfaisant. C'est habituellement une pneumonie, une maladie infectieuse, une tuberculose qui emporte le malade.

4º Pronostic. — On n'a jamais guéri ni arrêté dans son développement l'ataxie héréditaire.

5º Diagnostic. — La *maladie de Duchenne* survient tardivement, sous l'influence habituelle de la syphilis. Elle ne s'accompagne ni de nystagmus, ni de troubles de la parole et coïncide toujours avec des altérations de la sensibilité.

La *sclérose en plaques* infantile n'est souvent qu'une sclérose cérébrale. Elle se différencie par l'exagération des réflexes tendineux.

La *maladie de Little* survient en cas d'accouchement prématuré ou laborieux, se montre de bonne heure, s'accompagne de rigidité spasmodique des membres. La *chorée* et *l'athétose congénitales* n'en sont que des variantes.

L'*hérédo-ataxie cérébelleuse* décrite par MARIE rappelle par ses

[1] BRISSAUD, *Leçons sur les maladies nerveuses*, 1893.
[2] MARIE, *Maladies de la moelle*.
[3] DÉJERINE, Soc. de Biol., 1891.
[4] LETULLE et VAQUEZ. Ibid.
[5] CHAUFFARD, Sem. méd., 1893.

principaux traits la maladie de Friedreich dont la différencient
les troubles de la vision (atrophie du nerf optique, dissociation
du réflexe pupillaire à la lumière et à l'accomodation), l'exagération des réflexes rotuliens et l'absence de troubles trophiques.
Elle survient tardivement et paraît due à une atrophie du cervelet, sans lésion médullaire.

6° Traitement. — Le traitement ne peut être que symptomatique, l'affection étant due à un arrêt de développement des
cordons postérieurs de la moelle. On utilisera les lotions, les
douches, les préparations phosphorées, les injections sous-cutanées de phosphate de soude, pour lutter contre l'asthénie musculaire. L'amaigrissement des muscles sera prévenu par le massage, les frictions, l'électrisation, les mouvements communiqués.
On ordonnera des exercices quotidiens, des sorties avec des aides
ou en voiture. En cas de douleurs on prescrira les sédatifs nervins, antipyrine, exalgine, acétanilide, et la suspension comme
chez les ataxiques.

7° A atomie pathologique et pathogénique. — La moelle
présente une atrophie notable, qui porte sur les parties postérieures, cordons et substance grise. Parfois le canal épendy-
maire est déformé. La lésion occupe, d'après la plupart des
autopsies (FRIEDREICH, SMITH, PITT, RUTTIMEYER, LETULLE et
VIQUEZ, BLOCK et MARINESCO, DÉJERINE, AUSCHER, etc.), les
faisceaux de Goll, de Burdach (cordons postérieurs), les cordons
de GOWERS, les cordons cérébelleux direct, pyramidal croisé
(constituant en grande partie le faisceau latéral) ; enfin la colonne
vésiculaire de Clark est intéressée dans le processus. A côté
de ces lésions, il faut signaler l'intégrité du bulbe et du cervelet,
bien que dans quelques cas ces divers segments aient été légèrement intéressés. Les racines postérieures et les ganglions spi-
naux sont souvent altérés et on a même signalé des lésions
atrophiques des nerfs périphériques. Ce qui caractériserait encore mieux la lésion de l'ataxie héréditaire que l'intégrité des
racines et des nerfs, ce serait, d'après DÉJERINE et LETULLE,
la sclérose purement névroglique de la moelle, sans prolifération

conjonctive, sans altération vasculaire. C'est une gliose, analogue à celle que Chaslin a décrite dans l'épilepsie. Elle occupe exclusivement les cordons postérieurs, alors que les cordons latéraux sont envahis par une sclérose banale, d'origine vasculaire. La lésion de ces derniers serait donc surajoutée, et peut-être pourrait-on essayer de l'enrayer par la révulsion et le traitement ioduré. La gliose des cordons postérieurs équivalant à un arrêt de développement de ces faisceaux, fait bien comprendre le caractère héréditaire et familial de l'affection. C'est une anomalie évolutive, ce n'est pas une inflammation. Marie n'admet pas l'interprétation de Déjerine et Letulle. La sclérose est banale, vasculaire. D'ailleurs Déjerine lui-même est revenu sur sa première opinion, et considère que la sclérose névroglique est une lésion secondaire, subordonnée à la dégénérescence des éléments nerveux. Dans l'hérédo-ataxie cérébelleuse, on note l'atrophie du cervelet. L'intégrité de la moelle considérée comme caractéristique n'est pas constante. Entre la maladie de Friedreich et celle de Marie existent des intermédiaires et on peut admettre avec Raymond que toutes ces affections ne sont que des variantes d'un même processus.

ARTICLE III

PARAPLÉGIE SPASMODIQUE FAMILIALE

La sclérose combinée des faisceaux médullaires et cérebelleux qui s'associe aux maladies de Friedreich et de Marie peut donner naissance à un syndrôme qui se rapproche de la paralysie spastique et qui présente également un caractère familial (Strumpell). Tantôt il s'agit de paralysie spastique analogue à celle qui existe dans la maladie de Little ou dans la compression médullaire, sans adjonction de troubles sensitifs, trophiques ou d'équilibration. Tantôt le syndrôme spastique se combine à des phénomènes d'atrophie musculaire, de titubation, de troubles de la parole, de tremblement, de façon à rappeler la sclérose latérale amyotrophique, l'ataxie héréditaire, ou la sclérose en plaques. Cette dernière affection est rare chez l'enfant et P. Marie tend même à la confondre avec la paraplégie spasmodique familiale. Dans celle-ci, la sclérose quoique souvent étendue aux autres faisceaux médullaires occupe d'une façon prédominante les faisceaux pyramidaux. Son étude est intéressante, parce qu'elle représente un type de paraplégie spastique non seulement familiale, mais *progressive*, alors que les autres formes de ce syndrôme, maladie de Little, compression médullaire, sont susceptibles de s'améliorer.

ARTICLE IV

AMYOTROPHIES PROGRESSIVES PRIMITIVES

Les amyotrophies primitives sont caractérisées par une atrophie musculaire progressive avec intégrité des nerfs périphériques et des centres nerveux. Elles comprennent, suivant les localisations prédominantes de l'atrophie, un certain nombre de types morbides qu'on a beaucoup multipliés et dont les principaux sont : 1° La *paralysie pseudo-hypertrophique de* Duchenne ; 2° La *forme infantile* de Duchenne ou *type facio scapulo-huméral* de Landouzy-Déjerine ; 3° La *forme juvénile* d'Erb. Nous citerons différents types d'atrophies musculaires familiales dans lesquels la lésion musculaire s'associe à des lésions du système nerveux central et périphérique. Nous y ajouterons, à titre de maladie similaire, la myatonie congénitale ou maladie d'Oppenheim, la myotonie ou maladie de Thomsen, la myoplégie périodique.

1° Étiologie. — Tantôt l'amyotrophie existe à l'*état individuel* survenant chez un sujet sans antécédents héréditaires.

Le plus souvent, c'est une maladie *héréditaire* et *familiale* se transmettant des parents ou des grands parents aux enfants (Duchenne, Landouzy et Déjerine, Marie et Guinon, etc.). Le cas le plus fréquent est celui de la coexistence de la même maladie chez plusieurs frères en même temps que chez les oncles.

Des lésions organiques de la moelle ont été observées chez des parents dont les enfants étaient atteints de myopathie progressive.

Les garçons sont plus prédisposés que les filles. L'affection débute à toutes les périodes de l'enfance, mais la paralysie pseudo-hypertrophique se développe en général dans la première enfance, le type facio-scapulo-huméral dans la deuxième, le type d'ERB à l'adolescence.

2° Anatomie pathologique, pathogénie. — La lésion est purement musculaire, disent LANDOUZY et DÉJERINE.

LÉPINE admet un trouble fonctionnel de la moelle analogue à celui qui produit les atrophies d'origine articulaire.

PILLIET suppose une influence trophique d'origine cérébrale.

RAYMOND croit qu'il y a des transitions entre l'amyotrophie et la myélopathie (cas de CH. MARIE, SEELIGMULLER, STRUMPELL).

Le muscle se présente sous deux aspects : tantôt il est diminué de volume, dur, rouge pâle, tantôt augmenté de volume, mou, tirant sur le jaune. Dans le premier cas, il s'agit d'une sclérose interfibrillaire et interfasciculaire, dans le second d'une infiltration graisseuse entre les fibres. La fibre elle-même est atrophiée, diminuée de diamètre dans le sens de sa largeur, envahie à ses deux extrémités par le tendon qui semble se prolonger dans le muscle (ROTH). Plus rarement, il y a myosite (multiplication des noyaux du sarcolemme) ou dégénérescence granulo-graisseuse. A côté des fibres atrophiées, on trouve aussi de rares fibres hypertrophiées (LANDOUZY et DÉJERINE, EULENBOURG).

Il n'existe de lésions ni des nerfs [1], ni de la moelle (LANDOUZY et DÉJERINE, BLOCK et MARINESCO).

Toutefois à côté de la myopathie pure, il existe une série d'observations relatives à des amyotrophies familiales et progressives, dans lesquelles on a noté des lésions musculaires.

---

[1] GOMBAULT, se servant de la méthode de PAL, a observé des altérations du cylindraxe des nerfs intramusculaires.

nerveuses et médullaires. Leur grand nombre, leurs variétés, ne permettent pas d'en faire un classement satisfaisant. Beaucoup de cas peuvent servir d'intermédiaires entre les types myopathiques, névritiques ou myélopathiques de l'atrophie musculaire.

Signalons cependant 1° l'*amyotrophie spinale progressive de la première enfance*, décrite par WERDNIG et HOFFMANN et dans laquelle les cellules des cornes antérieures se détruisent sur une grande hauteur de la moelle; 2° les *amyotrophies du type Charcot-Marie*, caractérisées par une lésion médullaire dans laquelle on retrouve à la fois la localisation du tabes et celle de l'atrophie musculaire progressive (MARINESCO), sclérose des cordons postérieurs et atrophie des cellules des cornes antérieures ; de plus une névrite périphérique interstitielle avec intégrité des racines antérieures, et les lésions musculaires habituelles; 3° les *amyotrophies du type Déjerine-Sottas*, remarquables par une atrophie simple des muscles, une augmentation de volume des nerfs périphériques, sensible pendant la vie, et due à une névrite interstitielle hypertrophique, plus marquée et plus ancienne à la périphérie qu'au niveau des racines rachidiennes également touchées, enfin par les lésions médullaires qui rappellent celles du tabes.

3° Symptômes. — Nous décrirons successivement la myopathie pseudo-hypertrophique, le type LANDOUZY-DÉJERINE, le type juvénile ou d'ERB, d'autres types moins bien définis et les caractères généraux des myopathies.

A. MYOPATHIE PSEUDO-HYPERTROPHIQUE. — La maladie se développe dans la première enfance.

Elle est ascendante, débute par les membres inférieurs, gagne les muscles du bassin, le tronc, les membres supérieurs.

Elle se traduit par un affaiblissement musculaire qui fait contraste avec le développement apparent des muscles (pseudo-hypertrophie). L'enfant qui a des mollets énormes, parfois de l'hypertrophie des fessiers, et exceptionnellement de la plupart des muscles des membres inférieurs, présente de la parésie progressive qui va jusqu'à la paralysie. Dans la position couchée, on constate qu'il ne peut soulever ses jambes au-dessus du plan du lit, qu'il ne fléchit son membre qu'en prenant un point d'appui sur la plante du pied, que les mouvements de flexion et d'extension du tronc se font au moyen de manœuvres spéciales. Dans la station debout, il écarte les jambes, présente de l'ensellure lombaire et marche avec du déhanchement. S'il est étendu, pour se relever, il prend avec ses mains des points d'appui sur les jambes et relève le tronc en le repoussant en arrière avec les membres supérieurs qu'il déplace de bas en haut le long des membres inférieurs, « comme s'il grimpait après ceux-ci. »

En général l'hypertrophie reste limitée aux membres inférieurs, où elle tend même à disparaître à une période avancée. Les membres supérieurs sont atrophiés dès qu'ils sont envahis.

Il est rare que l'atrophie envahisse les muscles de la face. Elle ne s'étend jamais aux muscles oculaires, aux muscles de l'articulation, de la déglutition, de la phonation, de la respiration. Aussi l'affection dure-t-elle longtemps, d'autant qu'il y a souvent de rémissions. Tardivement, il se fait dans les muscles lésés, surtout au niveau des membres inférieurs, des rétractions fibreuses qui créent de l'équinisme, parfois des flexions permanentes de la jambe ou l'abduction des cuisses. De pareilles lésions contribuent à entraver la marche. L'intelligence, qui est habituellement intacte dans les myopathies, peut subir dans cette forme un arrêt de développement. DUCHENNE a signalé l'obtusion fréquente de l'intelligence. PILLIET et ANTON ont rapporté des cas semblables.

B. TYPE LANDOUZY-DÉJERINE. — Ce type de la myopathie, décrit par DUCHENNE dans le cadre de l'atrophie musculaire d'origine myélopathique, a été définitivement classé par LANDOUZY et DÉJERINE [1] dans les myopathies primitives. MENUT [2], élève de LÉPINE, en a réuni 36 observations.

Le début se fait dans la seconde enfance, parfois dans la première.

---

[1] LANDOUZY et DÉJERINE, Rev. de méd., 1885.
[2] MENUT, Th. de Lyon, 1890.

Cette forme se distingue de la précédente en ce qu'il n'y a jamais d'hypertrophie ou de pseudo-hypertrophie.

L'évolution se fait en trois temps comprenant une période faciale, scapulo-humérale et de généralisation.

a. *Période faciale.* — La physionomie est triste, atone ; la face ressemble à un masque, le malade a l'air bêta.

Le front est uni, ne se ride pas. Les paupières n'arrivent pas à se rejoindre, même pendant le sommeil. Les lèvres sont grosses, parfois renversées en ectropion. La bouche ressemble à un museau. Le rire s'accompagne d'un élargissement de la fente labiale (atrophie des zygomatiques). L'acte de siffler, de souffler, de faire la moue, fait encore mieux ressortir l'impotence musculaire.

b. *Période scapulo - humérale.* — La face est seule atteinte jusque vers douze à treize ans. A ce moment, l'atrophie s'étend aux muscles de l'épaule et du bras : trapèze, rhomboïde, grand dentelé, pectoraux, biceps, brachial antérieur, triceps. Les omoplates se détachent du

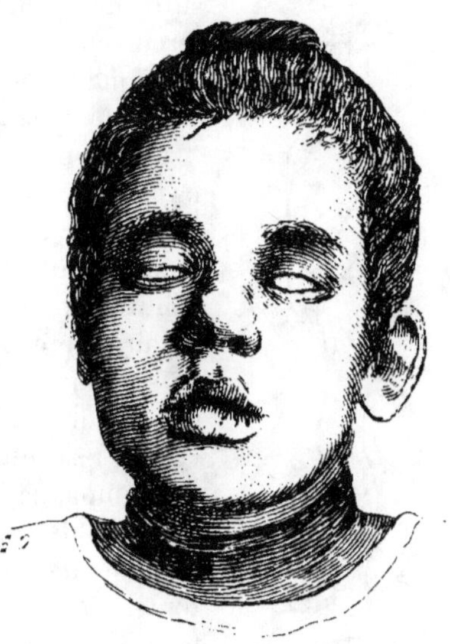

Fig. 88.

Myopathie ; type Landouzy-Déjerine : aspect de la face.

tronc en forme d'ailes, en même temps que leur angle supérieur s'élève. Le long supinateur et les radiaux sont parfois envahis. L'atrophie atteint rarement les sus et sous-épineux et le sous-scapulaire.

c. *Période de généralisation.* — La deuxième période peut rester stationnaire. Le plus souvent, après une longue rémission, l'atrophie se généralise aux muscles abdominaux, sacro-lombaires, aux muscles du cou, à ceux des membres inférieurs.

En général les muscles des mains et des pieds sont respectés.
A l'envahissement de ces muscles correspondent des impotences
et des déformations analogues à celles que nous avons déjà
signalées plus haut.

L'évolution est lente et se prolonge pendant vingt, trente et
quarante ans. La mort n'arrive pas du fait de l'affection myopathique, mais par suite de complications intercurrentes (tuberculose pulmonaire) ou de cachexie.

C. Type scapulo-huméral ou forme juvénile d'Erb. — Cette forme se montre dans l'adolescence, débute par la ceinture scapulaire, s'étend au tronc, au bassin, aux membres inférieurs, surtout aux mollets.

Elle respecte la face et s'accompagne d'hypertrophie ou de pseudo-hypertrophie au niveau du deltoïde, du triceps, des jumeaux. Le thorax est souvent déformé, le sternum enfoncé dessine une gouttière, les côtes prennent une direction verticale. Ce sont les seules divergences qu'elle présente avec la forme précédente dont elle partage les symptômes et l'évolution.

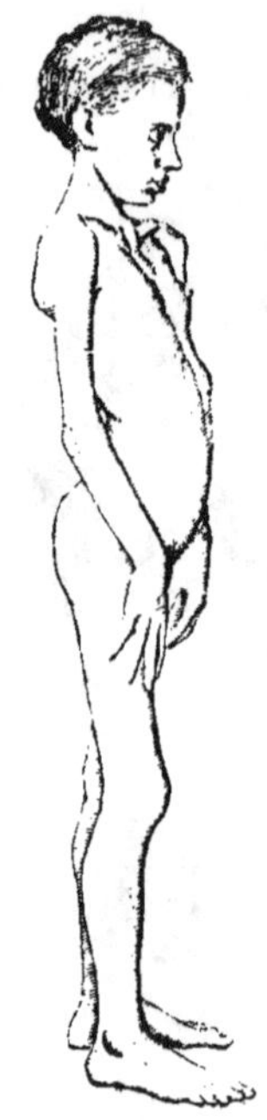

Fig. 89.

Myopathie progressive ; atrophie généralisée : cordon lombaire.

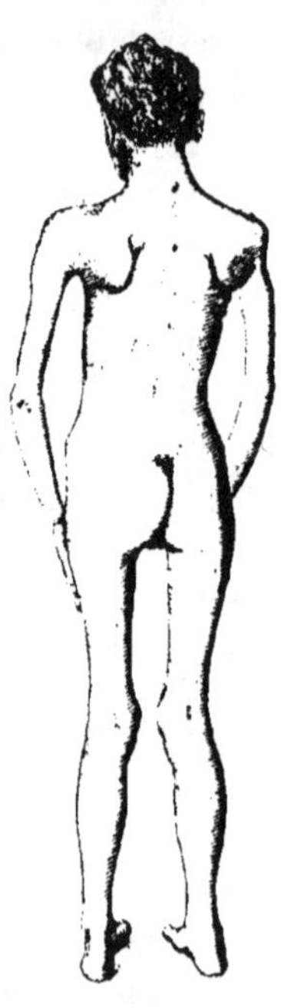

Fig. 90.

Myopathie progressive ; atrophie généralisée ; détachement des omoplates.

D. Types divers. — On a multiplié comme à plaisir les formes des myopathies. C'est ainsi que Zimmerlin a décrit un type dans lequel *l'atrophie débute par les muscles du tronc et n'intéresse que tardivement ceux de l'épaule.*

LEYDEN-MÖBIUS ont tracé une forme à *début par les membres inférieurs sans hypertrophie.* J'ai observé un cas de ce genre.

EICHORST et BROSSARD [1] rapportent des observations d'*atrophie familiale débutant par les membres inférieurs et produisant une griffe des orteils* (atrophie des interosseux). Il n'y pas lieu de considérer l'hypertrophie comme un élément caractéristique.

MARIE et GUINON ont observé deux cas du type LANDOUZY-DÉJERINE avec *hypertrophie de certains muscles.*

FLANDRE, chez trois frères, a vu l'un atteint de la *forme pseudo-hypertrophique,* l'autre de la *forme facio-scapulo-humérale,* le troisième, de la *forme scapulo-faciale.*

WERDNIG et HOFFMANN ont décrit sous le nom d'*amyotrophie spinale de la première enfance,* une affection congénitale ou parue dans la première année, évoluant rapidement en quelques mois, quelques années, ne dépassant pas la seconde enfance, comme les autres myopathies, tuant généralement par l'atteinte des muscles respiratoires. Le début de l'amyotrophie se fait plutôt au centre, autour du bassin, des épaules, du cou, du tronc, pour se répandre de là sur les différents segments des membres. Il peut y avoir de l'adipose musculaire, des contractions fibrillaires, de la réaction de dégénérescence. Sa caractéristique est d'évoluer rapidement, de frapper la première enfance et de s'accompagner de lésions médullaires, localisées aux cornes antérieures. De là quelques caractères communs avec les amyotrophies spinales, abolition des réflexes rotuliens, flaccidité, réaction de dégénérescence. Le diagnostic doit être fait avec la paralysie infantile.

CHARCOT et MARIE ont représenté un autre type familial, qui survient plus tardivement, a une évolution très longue, s'accompagne de lésions des nerfs et de la moelle et donne lieu à une *athrophie musculaire débutant par les extrémités, mains, pieds,* et *respectant la racine des membres,* la *face* et le *tronc.* Il y a un contraste saisissant entre l'atrophie des mains et des avant-bras d'une part, du pied et de la jambe d'autre part, et l'intégrité

[1] BROSSARD. Th. de Paris, 1896.

du bras et de la cuisse, du tronc. Comme signes particuliers, on note les douleurs, parfois à type fulgurant, des anesthésies, des crampes musculaires, des contractions fibrillaires, la main en griffe, les pieds tombants, se plaçant en varus ou en valgus, la démarche du steppeur, l'instabilité dans la station debout, des troubles trophiques, adipose, cyanose de la peau.

Déjerine et Sottas ont fait connaître des faits dans lesquels se remarquent à côté des symptômes myopathiques des manifestations qui rappellent celles du tabes : ataxie des mouvements des membres, signe de Romberg, myosis, signe d'Argyil Robertson, douleurs fulgurantes, plaques d'anesthésie, retard de la sensation de piqûre, abolition des réflexes tendineux. Comme autres caractères, notons, le début de l'atrophie par les extrémités, sa marche centripète, la main en griffe, le pied en équinisme, l'atrophie des muscles du facial inférieur, des contractions fibrillaires, une cypho-scoliose constante, l'augmentation de volume des nerfs périphériques, perceptible pendant la vie. Aussi Déjerine et Sottas ont-ils désigné cette affection sous le nom de *névrite interstitielle, hypertrophique et progressive de l'enfance.* Quelques auteurs ont rapproché cette affection de la maladie de Charcot Marie.

E. Caractères généraux des myopathies. — Nous avons rapproché dans notre description les myopathies atrophiques progressives pures et celles qui sont liées à des lésions névro-médullaires (types Werdnig-Hoffmann, Charcot-Marie, Déjerine et Sottas. Elles ont de commun leur caractère familial, leur évolution progressive, leur existence simultanée dans les mêmes familles, comme si elles représentaient des équivalents. Les différences symptomatiques qui les séparent ont amené quelques auteurs à les décrire comme affections distinctes. Quoiqu'il en soit, nous allons exposer les caractères généraux des myopathies, considérées dans leurs formes pures.

L'atrophie ne s'étend qu'exceptionnellement aux muscles oculaires, masticateurs, de la déglutition, de la phonation, de la respiration. Elle ne prend jamais le type cervical supérieur, ou bulbaire. L'intelligence est habituellement intacte.

Elle ne s'accompagne d'aucun trouble de la sensibilité sub-jective ou objective, d'aucun trouble trophique autre que celui qui atteint les muscles : pas d'arrêt de développement des membres, pas de troubles de la circulation, pas d'altérations cutanées. sinon le développement du pannicule graisseux.

Les sphincters sont intacts.

Les réflexes tendineux peuvent persister, mais sont souvent abolis.

Certains muscles, le biceps par exemple, présentent de la rétraction (LANDOUZY et DÉJERINE). Celle-ci existe aussi au niveau des extrémités inférieures et crée une griffe des orteils et de l'équinisme.

Il n'y a pas de tremblements fibrillaires.

Les muscles atrophiés réagissent de moins en moins à l'exci-tation électrique, mais n'offrent jamais la réaction de dégéné-rescence.

L'excitabilité mécanique diminue comme l'excitabilité éiec-trique. Les muscles en état de contraction donnent à la palpa-tion l'impression de boules saillantes qui sont dues à la persis-tance de fibres épargnées au milieu de fibres atrophiées.

Les extrémités (mains, pieds), sont le plus souvent épargnées.

Les myopathies sont habituellement familiales : EICHORST en a observé pendant six générations. Quelles que soient les formes symptomatiques observées, et qu'on a singulièrement multi-pliées, il est rationnel de les rapprocher et de les rapporter à un même processus évolutif.

4º Diagnostic. — Les formes *qui débutent par les membres inférieurs* peuvent être confondues avec un *simple retard dans la marche*, avec la *maladie de Little* ou *paraplégie rigide*.

Le début facial peut faire songer à l'*idiotie*, à la *diplégie faciale*.

Dans le *type de Erb*, la confusion peut être faite avec les *paralysies radiculaires*.

Quand la pseudo-hypertrophie est étendue, on la distinguera aisément de la *polysarcie*.

L'atrophie musculaire reconnue, on doit la différencier de l'*atrophie* qui succède à une cause locale, *arthrite, névrite*, de celle qui est *myélopathique*. Dans la *paralysie infantile* l'évolution, l'arrêt de développement des membres sont des éléments certains de diagnostic. L'*atrophie musculaire progressive myélopathique* débute rarement dans l'enfance. Elle frappe d'abord les extrémités, a une extension centripète, s'accompagne de mouvements fibrillaires, envahit les muscles des fonctions organiques. La *polynévrite* se généralise rapidement, s'accompagne de troubles de la sensibilité et rétrocède souvent. Nous avons déjà indiqué les caractères distinctifs des myopathies et des atrophies musculaires familiales avec lésions des nerfs et de la moelle.

5° Pronostic. — Les myopathies ont une marche progressive, mais très lente, suspendue parfois par des rémissions de plusieurs années. L'intégrité constante des muscles de la zone bulbaire, l'absence de troubles trophiques cutanés ou osseux, l'intégrité des sphincters, expliquent la survie qui peut se prolonger jusqu'au seuil de la vieillesse. Toutefois, il peut survenir à un moment donné une impotence complète qui condamne le sujet à l'immobilité.

6° Traitement. — Le traitement a été peu efficace jusqu'à présent. On a appliqué le massage, l'hydrothérapie, la gymnastique orthopédique, les toniques, les bains de mer. DUCHENNE recommandait la faradisation localisée. LÉPINE a eu par ce procédé une amélioration considérable [1]. LADAME a eu aussi une amélioration au moyen du procédé de WATTEVILLE (galvanofaradisation). MENUT propose la franklinisation. MAGALISTER a employé le thymus de mouton frais dans l'idée que certains principes destinés à la croissance des muscles, manquent dans le sang. On a utilisé aussi d'autres extraits de glandes à sécrétion interne, corps thyroïde, hypophyse.

ARTICLE V

MYATONIE CONGÉNITALE OU MALADIE D'OPPENHEIM

La myatonie congénitale, décrite par OPPENHEIM en 1900, se caractérise par une atonie musculaire allant jusqu'à l'impo-

______
[1] LECLERC et FRAN, Rev. de méd., 1890.

tence complète, la flaccidité, le relâchement des ligaments articulaires, la disparition des réflexes tendineux avec conservation des réflexes cutanés, la diminution ou la disparition de la contractilité faradique et galvanique des nerfs et des muscles. il n'existe ni atrophie véritable, ni surcharge graisseuse des muscles, aucun trouble trophique de la peau, pas de troubles de la sensibilité et des sphincters, pas de troubles de l'intelligence. Habituellement l'atonie est limitée ou prédominante aux membres inférieurs. Dans les cas intenses, elle s'étend aux membres supérieurs, aux muscles du tronc, de la respiration. La face, les yeux, la phonation sont habituellement respectés.

La myatonie congénitale a une marche *régressive* et nullement progressive. Elle occupe dès la naissance tout le territoire intéressé. Elle tend à diminuer et doit sans doute guérir, car on n'en observe plus guère d'exemples dans la seconde enfance. Il est vrai que beaucoup de myatoniques meurent dans la première année de broncho-pneumonie, favorisée par l'immobilité et l'inertie des muscles respiratoires.

L'autopsie la plus complète, celle de BAUDOIN a révélé de la sclérose du corps thyroïde, de la sclérose musculaire, un arrêt de développement des nerfs et des cellules des cornes antérieures. Peut-être s'agit-il d'une affection liée à de l'hypothyroïdisme. Actuellement, la maladie d'OPPENHEIM ne doit être envisagée que comme un syndrôme clinique provisoire doit la caractéristique est de se présenter avec les traits diamétralement opposés à la maladie de Little. Elle est assez rare. MISSEREY (Thèse de Lyon, 1908) n'a pu en réunir que 22 cas.

ARTICLE VI

MYOTONIE CONGÉNITALE, MALADIE DE THOMSEN

Cette affection a été décrite par THOMSEN qui en était atteint avec plusieurs membres de sa famille.

Elle se traduit par une raideur spasmodique au début des mouvements volontaires. Si l'enfant veut marcher, ses jambes sont d'abord raides, il avance sur la pointe des pieds ; après quelques instants, la marche devient normale. S'il ferme la main, il ne peut la rouvrir qu'après quelques efforts. La myotonie se généralise à la plupart des muscles striés, membres, face, nuque ; elle peut occuper les muscles oculaires, ceux de l'articulation, de la déglutition, de la mastication ; elle peut rester limitée parfois à quelques muscles des membres, gêner simplement la marche ou les travaux manuels. Le système musculaire à fibres lisses reste indemne.

Les muscles atteints de myotonie sont durs et hypertrophiés, donnant à l'enfant une apparence athlétique, et cependant la force musculaire, sans être anéantie comme dans la pseudo-hypertrophie musculaire, est plutôt affaiblie, et le sujet se fatigue rapidement.

La myotonie s'accompagne de réactions électriques spéciales (ERB) : par des modifications de l'excitabilité électrique des nerfs ; hyperexcitabilité faradique des muscles. A l'excitation galvanique, tétanisation ou contractions vermiculaires ; égalité de contraction à la fermeture des deux pôles.

L'excitation mécanique des muscles produit une dépression au lieu d'un bourrelet ; puis le nœud se forme et se prolonge au-delà des limites normales.

L'excitation prolongée des tendons produit la tétanisation des muscles.

La myotonie ne s'accompagne ni de troubles de la sensibilité ni de troubles trophiques. Cependant LANNOIS a signalé, la coexistence de la myotonie et de la myopathie atrophique.

La myotonie est comme cette dernière une affection familiale, sans lésion du système nerveux, bien qu'on observe souvent chez les myotoniques de la névropathie, de la tristesse, de l'apathie. La lésion musculaire, d'après SCHIEFFERDECKER, consiste en une myosite parenchymateuse atténuée. Les faisceaux de fibrilles musculaires ou colonnettes de KÖLLIKER sont hypertrophiées et creusées de vacuoles ; en même temps le protoplasma interfasciculaire se développe et ses noyaux se multiplient. La myotonie est une affection chronique, à développement lent, mais progressif, sans gravité *quoad vitam*. Elle ne devient sou-

vent apparente que dans la seconde enfance, parfois à l'adolescence, à l'occasion des fatigues ou d'une maladie infectieuse.
On ne connaît pas de thérapeutique efficace de cette affection,
contre laquelle on a tenté l'électrisation, le massage, la gymnastique, les bains prolongés.

A côté de la maladie de THOMSEN, je puis cit r un fait
inédit relatif à une *myotomie congénitale* dans laquelle la
contracture tonique des muscles, se produisait non pas au
début du mouvement volontaire, mais après un exercice de
quelque durée, marche, écriture, jeu de piano, etc... La
contracture disparaissait par le repos et ne reparaissait
qu'avec une nouvelle fatigue musculaire.

ARTICLE VII

MYOPLÉGIE OU PARALYSIE PÉRIODIQUE FAMILIALE

Cette affection, décrite par CHAKHNOVITCH et WESTPHAL, se
traduit par des accès de paralysie flasque avec perte de l'excitabilité idio-musculaire et électrique, fait unique, dit WESTPHAL.
Les réflexes sont diminués ; il n'y a pas de troubles de la sensibilité ou de l'intelligence.

L'accès débute par les membres inférieurs et se généralise
rapidement, sans toucher aux muscles oculaires et faciaux.
La paralysie est complète ou incomplète, flasque, et prédomine
aux membres inférieurs.

L'accès dure de quelques heures à quelques jours. Il est favorisé par le sommeil et l'immobilité. A l'état de veille, il est
annoncé par des fourmillements, de la lourdeur articulaire.
Les accès sont séparés par des intervalles variables. Au début
ils sont rares, puis se rapprochent, puis se raréfient à nouveau.
Il peut s'écouler des semaines et des mois entre deux accès.
Dans l'intervalle des accès la santé est parfaite. Les biopsies
ont permis de reconnaître une hypertrophie des fibres musculaires avec raréfaction des fibrilles et vacuolisation (GOLDFLAM).
Le diagnostic ne se pose qu'à propos des paralysies paludéennes

ou hystériques. Le myoplégie est une affection familiale à hérédité *similaire*. Elle débute entre 10 et 25 ans. La faradisation abrège la durée de l'accès.

ARTICLE VIII

PARALYSIES OBSTÉTRICALES

Les paralysies obstétricales sont des paralysies du type périphérique, congénitales, provoquées par l'accouchement spontané ou terminé par une intervention. Nous distinguerons les paralysies faciales, les paralysies du membre supérieur, celles du membre inférieur [2].

§ 1. — PARALYSIES FACIALES

1° Étiologie. — La paralysie faciale obstétricale est assez rarement observée. Elle est due le plus souvent à la compression du nerf facial ou de la branche temporo-faciale du nerf (MAGNE) par les cuillers du forceps dans la région parotidienne ou en avant de celle-ci. Plus rarement, la compression est exercée par une saillie d'un bassin rétréci (promontoire, pubis) ou par une bride amniotique (GEYLE). Cette paralysie faciale obstétricale est rare.

2° Symptômes. — La paralysie est peu appréciable au repos. Elle s'accuse par la déformation classique du visage à l'occasion des cris. L'œil reste ouvert. La succion est gênée, il faut parfois alimenter l'enfant à la cuiller. Il n'y a pas habituellement de déviation de la langue ni du voile du palais. L'excitabilité électrique des nerfs et des muscles est en général conservée.

3° Diaglnostic. — On a cité des cas d'hémiplégie congénitale avec paraysie faciale du type central (ROSENTHAL). L'œil se ferme dans ce cas. Dans la paralysie obstétricale, il y a souvent

---

[1] MAGALISTER, *Brit. méd.* I., 1893.
n [2] VOY, ROULLAND, *A propos de quelques faits de paralysie des nouveaus*, Th. de Paris, 1887.

des dépressions ou des contusions dans la région d'où le facial
émerge. Plus tard, on peut avoir à distinguer la paralysie obstétricale des paralysies faciales acquises. (BÉZY)

*La paralysie faciale congénitale est parfois indépendante de
l'application de forceps ou d'un accouchement laborieux.* On
observe, dans ces conditions, trois catégories de faits. 1° Tantôt
la paralysie est durable, et on la retrouve au bout de quelques
mois ou de quelques années, sans association aucune : tels étaient
un cas personnel et 3 cas présentés par COMBY, à la société
médicale des hôpitaux (1901). 2° Tantôt la paralysie faciale
est accompagnée d'ophtalmoplégie, de strabisme (HEUBNER,
LAGRANGE, CABANNES [1]) ; il s'agit alors de paralysies nucléaires
(HEUBNER). La paralysie faciale nucléaire peut être bilatérale ;
dans ce cas le masque est immobile, le front lisse, le visage
sans rides. Les paralysies congénitales durables sont souvent
partielles, épargnant le domaine du facial inférieur et s'accompagnent parfois de troubles sensitifs et vaso-moteurs.

3° Tantôt enfin, il s'agit d'une agénésie des diverses parties
constituantes de l'oreille et de la partie correspondante du nerf
facial, ainsi que cela ressort du cas de MARFAN et DELILLE (Soc.
méd. des hôpitaux, 1901), et depuis des observations de SARI-
GUES et HELLER, LEVY et de ROTSCHILD (Soc. méd. des hôpit.
1903). Dans tous ces faits on observe des anomalies auriculaires :
pavillon incomplet, à l'état de moignon ou absent, atrophie
du conduit auditif, etc.

La *paralysie faciale acquise* peut être confondue avec une
paralysie obstétricale durable. On la reconnaîtra à son apparition tardive, à ses causes qui sont les mêmes qu'aux autres
périodes de la vie. Cependant, elle peut dépendre d'une paralysie
infantile (ainsi que je l'ai observée dans un cas), d'une polynévrite infectieuse. Parmi les causes habituelles de la paralysie
acquise dans le jeune âge, signalons l'otite simple, la carie du
rocher dont nous avons rapporté un cas avec PÉHU chez un
enfant de treize mois (Lyon médical, 1902).

---

[1] Cf.. *La revue générale sur la paralysie faciale congénitale*, Arch. de
méd. inf. 1901.

4° Pronostic. — La *paralysie faciale obstétricale* est bénigne. Elle guérit en quelques jours ou quelques semaines. Exceptionnellement, elle persiste. J'ai vu un cas de ce genre chez un enfant de huit ans, qui présentait de la rétraction et du tic du côté paralysé. Dans les cas incurables, il y a eu attrition du nerf et dégénérescence secondaire.

Le pronostic des *paralysies faciales congénitales non obstétricales* est en général très grave. L'affection ne rétrocède pas. La paralysie faciale d'origine nucléaire ne s'accompagne pas de contracture secondaire et de tics. La paralysie périphérique d'origine obstétricale ou acquise, lorqu'elle est définitive, donne lieu au contraire à la rétraction de la moitié paralysée du visage, à un rétrécissement de l'orifice palpébral et à des contractions musculaires spontanées.

L'exploration électrique peut dans tous les cas éclairer rapidement le pronostic.

Dans les paralysies faciales congénitales ou précoces, les inconvénients de l'épiphora sont peu sensibles, la sécrétion lacrymale étant peu marquée (COMBY).

5° Traitement. — Le traitement se bornera, si la paralysie est curable, à de l'électrisation. Celle-ci sera proscrite dans les formes définitives, car elle favorise l'apparition de la contracture secondaire.

§ 2. — PARALYSIES DU MEMBRE SUPÉRIEUR

La paralysie du membre supérieur est le type le plus communément observé des paralysies obstétricales.

1° Étiologie. — Les paralysies obstétricales du membre supérieur sont rares. FOCHIER n'en a pas observé sur plusieurs milliers d'accouchement. HUTINEL et VOISIN rapportent, d'après GUILLEMOT, 12 cas dans des présentations de siège traitées par la même sage-femme. On peut donc incriminer à bon droit la brutalité des manœuvres dans l'accouchement. Dans la thèse de CIBERT [1] (Lyon 1897), nous trouvons 76 cas rapportés.

[1] CIBERT, *Des paralysies radiculaires obstétricales du plexus brachial*, Th. de Lyon, 1897.

Les paralysies obstétricales du membre supérieur surviennent :

χ) *Dans les accouchements spontanés* (DAUCHEZ[1], 16 cas). L'accouchement est laborieux, le bassin rétréci, ou bien la présentation se fait par la face. On admet dans ces cas que les racines du plexus brachial sont comprimées par la clavicule, par le pubis de la mère ou bien tiraillées par la torsion du cou.

β) *Dans les accouchements provoqués* : c'est le cas le plus fréquent. Elles surviennent surtout dans les *présentations du siège*. La tête dernière, fixée solidement, est difficile à dégager. Ce sont les tractions inclinées qui léseraient les racines (FIEUX). ROULLAND admet que les doigts en fourche, placés sur la nuque, compriment les côtés du cou, au point dit d'ERB.

γ) *Dans les présentations céphaliques,* le mécanisme varie : compression du point d'Erb par le bec des cuillers du forceps ; manœuvre du doigt introduit en crochet dans l'aisselle pour dégager les épaules arrêtées à la vulve ; compression du cou par les circulaires du cordon ; tiraillement des racines par traction, dans l'abaissement exagéré de l'épaule ou dans l'élévation forcée du bras (DUVAL et GUILLAIN). Les rares autopsies pratiquées confirment cette dernière interprétation, en révélant des arrachements du plexus et même des lésions médullaires par tiraillement.

2º Symptômes. — Les symptômes varient suivant que la paralysie radiculaire est supérieure, totale ou inférieure.

a. *Paralysie radiculaire supérieure.* — Le type le plus fréquemment observé est la paralysie supérieure, type radiculaire DUCHENNE-ERB. La lésion porte sur les 5ᵉ et 6ᵉ racines cervicales. Les muscles intéressés sont le deltoïde, le biceps, le brachial antérieur, le long supinateur. On s'aperçoit rapidement que le bras pend immobile le long du tronc, l'humérus en rotation interne, l'avant-bras en pronation, le coude écarté égèrement du tronc. Les doigts continuent à bouger. Les extenseurs de l'avant-bras gardent leur fonction. Les troubles de la sensibilité sont rares et se traduisent par une bande d'anesthésie, située sur la face

---

[1] DAUCHEZ, Ann. de gynécologie, 1891.

externe du membre supérieur depuis le pouce jusqu'à l'épaule.

b. *Paralysie radiculaire totale.* — La paralysie radiculaire totale est exceptionnelle. Elle exige de violents traumatismes. Aux troubles signalés plus haut, s'ajoutent une paralysie flasque des muscles de l'avant-bras, de l'anesthésie de l'avant-bras et

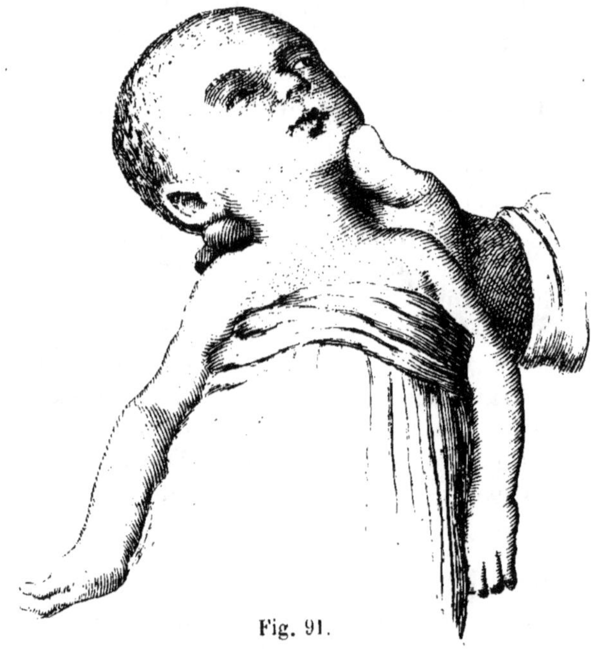

Fig. 91.

Paralysie obstétricale du plexus brachial.

de la main, parfois des troubles oculo-pupillaires, myosis, rétrécissement de la fente palpébrale (DÉJERINE-KLUMPKE).

c. *Paralysie radiculaire inférieure,* — La paralysie radiculaire inférieure, type KLUMPKE est encore plus rare que la précédente. Correspondant aux lésions des septième et huitième racines cervicales et de la première dorsale, elle relève de violences qui entraînent habituellement l'arrachement des racines supérieures, pour créer la paralysie totale. Elle se traduit par la paralysie des territoires innervés par le médian et le cubital

fléchisseurs de la main, par une bande d'anesthésie de la face
interne de la main et de l'avant-bras et par l'intégrité des
muscles du bras et de l'épaule.

3° Marche, pronostic. — La paralysie radiculaire supérieure rétrocède souvent. On a cependant cité des cas incurables.
La paralysie radiculaire inférieure est d'un pronostic plus
sévère. Il faut tenir compte de la violence exercée. Le tiraillement simple guérit. L'attrition ou l'arrachement donnent une
infirmité définitive. Les paralysies radiculaires succédant à une
présentation de la tête sont moins graves que celles qui relèvent
des manœuvres plus violentes employées dans les présentations
du siège ou de l'épaule. Les lésions secondaires, très intenses,
peuvent retentir sur le système nerveux central et provoquer
des arrêts de développement. Dans un cas de RAYMOND, on constata au bout de quatre ans une atrophie du cordon antéro-
latéral de la moelle et d'un hémisphère cérébelleux. Dans un cas
de TURENNE (Arch. de méd. inf. 1903), un enfant venu à la suite
d'un accouchement laborieux, présente une paralysie des quatre
membres et du cou, qui disparaît au bout d'une semaine, laissant
subsister une paralysie du plexus brachial. Un frère de cet
enfant était né avec une paralysie radiculaire du plexus brachial.

Parfois la paralysie n'occupe que peu de muscles (deltoïde).
Parfois elle disparaît dans les uns et persiste dans les autres.

La recherche de la contractibilité électrique permet de prévoir
l'avenir de la paralysie. La réaction de dégénérescence indique
une lésion grave.

La paralysie permanente aboutit à l'atropie musculaire
masquée parfois par une adipose sous-cutanée (d'ASTROS). Le
membre se refroidit, se cyanose, les doigts sont ankylosés,
sclérosés (GUILLEMOT). Il y a arrêt de développement du système vasculaire (d'ASTROS), du squelette scapulaire et huméral
(RAYMOND et HUET), du membre tout entier (NADAUD). Des
déformations secondaires surviennent par suite de la contraction tonique, plus tard de la rétraction des antagonistes. Celle
du sous-scapulaire provoque parfois une luxation sous-acro-
miale de la tête humérale.

4° Diagnostic. — La paralysie observée immédiatement après l'accouchement doit être distinguée des pseudo-paralysies obstétricales par fracture ou luxation. Celles-ci n'affectent pas le type d'Erb, sont douloureuses et facilement reconnues par la radiographie. Gangolphe (Soc. de chirurgie de Lyon 1898) a cité un cas de paralysie du radial consécutive à une fracture de l'humérus avec cal comprimant. La libération du nerf fit cesser le trouble moteur.

La *pseudo-paralysie syphilitique* de Parrot survient de un à trois mois après l'accouchement. Il y a décollement des épiphyses, gonflement, douleur, manifestations cutanées de la syphilis. L'épreuve radiographique est décisive.

La *paralysie obstétricale d'origine centrale* présente le type hémiplégique, parfois monoplégique. Il y a souvent du coma, des convulsions. Elle est due généralement à des hémorragies méningées, cérébrales ou médullaires, particulièrement au niveau du renflement cervical (Couvelaire). Ces hémorragies sont d'ailleurs préparées par des lésions vasculaires antérieures (Charrin et Léri), dues à des infections ou à des intoxications intra-utérines. Elles provoquent des paralysies diffuses, tuent rapidement au bout de quelques jours, exceptionnellement se terminent par de la paralysie spastique.

La paralysie obstétricale observée tardivement peut être confondue avec une *paralysie infantile* (type scapulo-huméral). Le diagnostic rétrospectif est souvent difficile. La paralysie infantile ne frappe souvent que le deltoïde, la paralysie obstétricale compromet, en outre, le biceps, le brachial antérieur et le long supinateur.

De même on devra parfois distinguer la paralysie obstétricale définitive de la *myopathie à type scapulo numéral.*

5° Traitement. — Le seul procédé efficace est l'électrisation. Duchenne employait le faradisme. Erb, Onimus, Joffroy recommandent les courants continus : pôle positif au point d'Erb, pôle négatif promené sur les muscles. Les courants doivent être faibles : 5 à 15 milliampères ; les séances courtes.

On se sert aussi de la méthode unipolaire : large électrode

positive sur un point quelconque du corps ; électrode négative petite, promenée sur les nerfs et les muscles paralysés. Comme adjuvants, frictions, massage. Le traitement doit être institué de suite et prolongé très longtemps, si l'affection résiste.

KENNEDY (Brit. méd. J. 1903) a fait dans trois cas l'excision de la cicatrice des nerfs du plexus et suturé les troncs nerveux sectionnés. Le résultat fut heureux dans un cas récent (deux mois après la naissance), insignifiant dans les deux autres (neuf mois et quatorze ans après la naissance.)

§ 3. — PARALYSIES OBSTÉTRICALES DES MEMBRES INFÉRIEURS

Ces paralysies sont exceptionnelles ; elles sont dues à des hémorragies des méninges rachidiennes ou de la moelle (SCHULTZE), provoquées par des tiraillements sur le tronc ou le siège. Il y a paralysie des membres inférieurs, associée à des contractures, de l'opisthotonos. Ces lésions, souvent rapidement mortelles, sont parfois le point de départ d'une maladie de Little (RAYMOND).

Je puis cependant citer une observation personnelle inédite relative à une affection congénitale intéressant la 3e et la 4e racines sacrées. L'accouchement quoique long (30 heures) se fit spontanément. Cette fille âgée aujourd'hui de 12 ans a toujours présenté une incontinence urinaire diurne et nocturne due à une anesthésie vésicale , celle-ci supprimant le besoin d'uriner, la vessie se remplit et on la sent facilement près de l'ombilic. La malade peut uriner, si elle le veut, mais elle l'oublie souvent et la rétention s'accompagne de regorgement urinaire. Ce phénomène a été observé par ses parents dès les premières années, et ne s'est jamais modifié. L'introduction de la sonde ne provoque aucune sensation. De plus, il y a anesthésie de la partie interne des fesses, plus étendue à droite qu'à gauche. Il n'y a pas de trouble de la motilité ni d'anesthésie du côté des membres inférieurs. La sensibilité anale est peu touchée. Le syndrôme correspond bien à la lésion de la 4ᵉ et surtout de la 3ᵉ racine sacrée, d'après Déjerine et Raymond.

CHAPITRE IV

NÉVROSES

Le système nerveux de l'enfant, par le fait qu'il est à la période de développement, présente vis-à-vis des causes d'excitation, dynamiques, chimiques, mécaniques, infectieuses, une susceptibilité particulière qui varie, dans son expression, suivant la période de l'enfance que l'on considère. Une même cause provoquera chez le nourrisson un état convulsif, dans la seconde enfance une chorée, à la fin de l'enfance des phénomènes hystériques. Même chez l'enfant, le concours d'une prédisposition est nécessaire pour entraîner la perturbation du système nerveux, à moins qu'il ne s'agisse de lésions grossières ou fines capables de modifier, par elles-mêmes, le fonctionnement des éléments nerveux. Le sommeil paraît jouer un certain rôle comme cause provocatrice des crises nerveuses chez les enfants : c'est ainsi que nous voyons se produire pendant la nuit les terreurs nocturnes, l'incontinence urinaire, les accès de laryngite striduleuse, les accès d'asthme.

Nous décrirons dans ce chapitre la chorée de Sydenham, les convulsions, l'épilepsie, l'hystérie, les terreurs nocturnes, la tétanie, le spasme de la glotte, l'incontinence nocturne d'urine, l'onanisme. Nous décrirons à côté du spasme de la glotte l'hypertrophie du thymus, bien qu'elle ne se rattache pas aux névroses, mais à cause de ses rapports avec cette affection.

ARTICLE PREMIER

CHORÉE DE SYDENHAM

La chorée de Sydenham est une névrose de la seconde enfance, qui se traduit par des troubles de la plupart des fonctions du système nerveux, mais surtout par des désordres musculaires très caractéristiques.

1° Étiologie. — Nous distinguerons des causes prédisposantes et des causes occasionnelles.

a. *Causes prédisposantes.* — La chorée est une affection de la seconde enfance. Nous avons observé 156 cas de chorée uniquement chez les filles. Elles se répartissent ainsi suivant l'âge :

3 ans	1	cas.
5 »	4	»
6 »	8	»
7 »	8	»
8 »	16	»
9 »	26	»
10 »	25	»
11 »	21	»
12 »	23	»
13 »	12	»
14 »	11	»
15 »	1	»

Le plus grand nombre, 111 cas, correspond à la période de 8 à 12 ans. Au dessous de 8 ans, nous comptons 21 cas, de 12 à 15 ans 24 cas.

La chorée est plus fréquente chez les filles : 397 filles pour 177 garçons (WEST).

La prédisposition est créée par des *influences héréditaires*. L'hérédité similaire est rare, mais on retrouve chez les acsendants l'hystérie, l'épilepsie, etc.

La chorée a été considérée par quelques auteurs comme une *manifestation rhumatismale* (G. SÉE, ROGER). BONNAUD [1] sur 235 cas, n'a trouvé que 30 chorées liées au rhumatisme. Sur 79 cas nous n'en avons observé que 11, chez lesquels il y avait eu des arthropathies rhumatismales. Il est vrai que la nature rhumatismale d'une chorée peut être admise en l'absence de

[1] BONNAUD, Th. de Lyon, 1890.

manifestations articulaires, s'il existe une endocardite chronique ou des nodules sous-cutanés de MEYNET. Nous avons vu 15
endocardites sur 79 cas de chorée dont 11 avec rhumatisme des
jointures, ce qui nous donne 11 cas de chorée associé au rhumatisme et 4 cas de chorée rhumatismale probable. Le rhumatisme chez les parents prédispose les enfants à la chorée. En
réunissant les cas de rhumatisme personnel et familial, nous
arrivons à établir que la chorée est rhumatismale, dans plus
d'un tiers de cas. La chorée peut précéder le rhumatisme de
plusieurs années, en sorte que la proportion reconnue des cas
de chorée rhumatismale est plutôt au-dessous de la réalité. On
sait d'ailleurs la parenté qui a été établie par l'école de la Salpêtrière entre le rhumatisme et les névroses en général.

La prédisposition peut être assez puissante pour faire éclater
a chorée sans le concours d'aucune circonstance adjuvante.

b. *Causes occasionnelles.* — Dans la moitié des cas, nous
avons observé des causes occasionnelles : frayeur, chute, maladies
infectieuses, imitation. Lorsqu'il s'agit d'une frayeur ou d'un
traumatisme, il y a toujours un intervalle de quelques jours
entre l'accident et les premiers symptômes de la chorée (*période
d'incubation*). Parmi les maladies infectieuses, la *scarlatine*
mérite une mention spéciale comme cause occasionnelle de la
chorée. Le *rhumatisme* qui agit à titre de cause prédisposante,
par le fait du terrain spécial sur lequel il évolue, agit non moins
puissamment comme cause déterminante, lorsqu'il se développe
à l'état de maladie infectieuse. Dans une de nos observations,
un enfant présentait tous les ans au printemps une atteinte de
rhumatisme de quelques semaines, suivie d'une chorée qui
durait quelques mois. L'*anémie,* la *chlorose,* l'*inanition* paraissent également favoriser le développement de la chorée.

2° **Symptômes**. — Nous distinguerons des troubles moteurs,
des troubles intellectuels et sensitifs.

a. *Troubles moteurs.* — Le phénomène le plus apparent
consiste en mouvements arythmiques, sans but apparent, se
produisant au repos comme à l'occasion des mouvements volontaires qu'ils contrarient. La figure grimace, les commissures

labiales sont déviées brusquement, la langue projetée, les yeux se ferment et se rouvrent successivement, parfois il y a émission brusque de sons qui rappellent le hoquet ou l'aboiement, la tête se dévie brusquement de côté et d'autre, les épaules se soulèvent, les bras s'écartent et se rapprochent du tronc, les doigts bougent irrégulièrement, les membres inférieurs subissent dans leurs différents segments des mouvements de flexion et d'extension qui font que, dans la station debout, le patient plie sur lui-même ou pirouette sur son axe. Tous ces mouvements ont une certaine brusquerie, mais ils sont plus lents que les tremblements et les tics convulsifs.

Les mouvements choréiques peuvent arriver d'emblée à leur apogée. Le plus souvent, peu marqués au début, ils subissent une phase d'augmentation qui dure quelques jours, parfois deux ou trois semaines. Ils débutent habituellement par un côté, de préférence à gauche, et gardent souvent une prédominance unilatérale. Ils disparaissent pendant le sommeil, diminuent par l'isolement et le repos au lit, augmentent en public et par la préoccupation de les retenir.

Les mouvements choréiques entraînent, lorsqu'ils sont intenses, de véritables troubles fonctionnels. L'*alimentation* se fait difficilement. La *préhension des aliments,* la *mastication,* la *déglutition* sont gênés par des mouvements contrariants. La *parole* elle-même est compromise. Certains choréiques bredouillent. Les travaux manuels qui exigent quelque délicatesse ne peuvent s'accomplir. De même la *station* et la *marche* sont gênées ou empêchées.

b. *Troubles intellectuels.* — Il s'en faut que la chorée ne touche que le système musculaire. Toutes les sphères de l'activité nerveuse sont atteintes. Avant la période des mouvements incoordonnés, on peut observer, et cela est surtout facile à vérifier à propos des récidives, que le sommeil est agité. L'enfant rêve, a des cauchemars, se réveille en sursaut, a parfois des terreurs. Son caractère change : il devient triste, morose, irascible, méchant, taquin, violent. Il n'est pas rare de voir un enfant habituellement doux, battre ses frères ou ses domestiques dans la période qui précède la chorée. L'intelligence n'échappe pas à la perturbation du système nerveux. La mémoire diminue. L'attention devient impossible. L'enfant a une grande mobilité d'esprit.

Parfois les troubles psychiques prennent un grand développement, au point que le tableau rappelle celui de la *manie aiguë*. L'enfant pousse des cris, vocifère, s'agite en tous sens, paraît en proie à des hallucinations. Les mouvements choréiques persistent, ou après une première apparition, s'effacent. Ils se montrent aussi tardivement, ce qui rend le diagnostic plus difficile. J'ai eu l'occasion d'observer plusieurs cas de ce genre. Leur évolution n'a pas différé de celle d'une chorée ordinaire. Ils ont toujours abouti à la guérison dans un délai de quelques jours. Généralement, la chorée musculaire pure succède à l'agitation maniaque. Habituellement la température ne s'élève pas, l'état général reste bon. Le diagnostic se fait d'après l'âge du malade et aussi par la coexistence de petits signes de chorée musculaire, observés aux mains et surtout à la langue qui est particulièrement instable.

Il faut distinguer la manie choréique simple d'une autre forme d'agitation avec état typhique, fièvre, finalement stupeur et coma, qui aboutit à la mort et qui s'accompagne de lésions congestives et œdémateuses des centres nerveux.

Exceptionnellement, le trouble psychique prend la forme d'une *mélancolie anxieuse*.

c. Troubles sensitifs — Dans la sphère sensitive, on observe des douleurs des membres, sans aucun phénomène inflammatoire. Elles sont surtout significatives dans les cas de chorée récidivance, car elles précèdent de longtemps les troubles de la mobilité. Ce sont des douleurs vagues, analogues à de la courbature, qui ne s'accompagnent d'aucun trouble fonctionnel. Elles sont interprétées comme douleurs de croissance, ou comme manifestations rhumatismales. Je les désignerai sous le nom de *douleurs choréiques des membres*. Pendant la période choréique proprement dite, on observe de la sensibilité des grosses jointures qui sont douloureuses à la pression, de la rachialgie, des points douloureux le long de la colonne (TRIBOULET), des stigmates hystériques, ovarie (MARIE), anesthésies, rétrécissement du champ visuel. Parfois la compression de certaines zones suspend les mouvements choréiques. Les réflexes tendineux sont atténués ou abolis dans les chorées d'une certaine intensité. Dans les hémichorées, l'abolition peut être bilatérale ou unilatérale (ODDO, Congrès de Paris, 1900). J'ai montré que le réflexe plantaire est souvent diminué et que la recherche du réflexe rotulien provoque parfois une contraction tonique de la jambe.[1]

3° Évolution. — La chorée débute par de l'insomnie ou de l'agitation pendant le sommeil, du changement dans le caractère, puis surviennent de la maladresse dans les mouvements. L'enfant laisse tomber ce qu'il tient, il mange d'une façon malpropre ; puis paraissent quelques tics, quelques grimaces et enfin les mouvements incoordonnés augmentent d'intensité et d'étendue, et la période d'état est constituée. Les *petits symptômes* précurseurs de la chorée peuvent durer quelques jours ou quelques semaines. Parfois ils font défaut et le désordre musculaire apparaît d'emblée.

La durée moyenne de la chorée est de un à trois mois. La période des troubles fonctionnels est assez courte. Il est rare, qu'après quinze jours de traitement, le patient ne puisse s'alimenter et marcher. Rarement aussi, la guérison est franche. L'enfant continue à être agité, à avoir quelques tics, à faire de temps à autre des grimaces.

La durée de la chorée peut être beaucoup plus longue. Il en est qui deviennent *chroniques*. J'ai observé 6 cas de cette catégorie. Moussous, de Bordeaux, (Revue des maladie de l'enfance, 1901) a signalé des faits analogues. Ce sont des enfants instables, inattentifs, intelligents, mais incapables de faire un travail régulier. Ils présentent de plus des mouvements choréiques, généralement modérés, mais qui durent pendant des années et finissent par guérir définitivement. Revus 4 ou 5 ans après la cessation de leurs mouvements, ils n'ont pas présenté de nouvelles atteintes choréiques. L'interprétation de cette forme chronique de la chorée est difficile. Il est vraisemblable que le mouve-

[1] NICOLLET. Th. de Lyon 1900.

ment anormal est entretenu par une cause permanente d'irritation des centres nerveux, qu'il s'agisse d'une infection chronique latente, telle que la réalisent certaines modalités de la tuberculose et de la syphilis, plus souvent encore de ce trouble fonctionnel des centres nerveux qu'on qualifie de dégénérescence, qui peut être transmis héréditairement ou acquis à la suite de lésions infectieuses des centres nerveux survenues dans les premiers temps de la vie. La dégénérescence comporte, outre les mouvements choréiques, des stigmates physiques, asymétrie, arrêts de développement partiels, anomalies morphologiques de l'oreille, des yeux, etc., et des stigmates psychiques qui se traduisent par l'émotivité, l'instabilité, les impulsions, la mobilité de caractère et à un plus haut degré par les phobies et les obsessions. Mais il est difficile au début d'une chorée chronique de faire la part de la dégénérescence, car la chorée classique de Sydenham se signale elle aussi par des troubles psychiques analogues à ceux de la dégénérescence.

Brissaud, dans ses leçons sur les maladies nerveuses 1899, a décrit sous le nom de *chorée variable des dégénérés,* un chorée chronique associée à des stigmates de dégénérescence, mais présentant cette particularité que les mouvements anormaux sont inconstants d'un jour à l'autre, même d'un moment à l'autre ; ils disparaissent plusieurs jours de suite et reparaissent tout d'un coup lorsqu'on croit la névrose guérie.

On a cherché à établir une distinction entre la chorée de Sydenham et la chorée des dégénérés variable ou constante, en faisant ressortir, dans c tte dernière, l'influence passagère de la volonté sur le mouvement choréique. La volonté peut l'arrêter un moment, mais il reprend rapidement. Ce caractère, je l'ai recherché et trouvé dans la chorée de Sydenham, il n'a pas une valeur absolue.

En fait, cliniquement et d'après la seule observation du syndrôme, il est impossible de différencier la chorée simple de la chorée chronique. Mais si on tient compte de la notion pathogénique, la chorée chronique, même curable, doit être considérée comme symptomatique et exclue du cadre de la chorée de Sydenham.

Il en est tout autrement des *chorée récidivantes*. Sur 140 cas de chorée, j'ai observé 37 cas de récidive (Thèse de LABRAZET, Lyon, 1906).

            18 ont récidivé   2 fois.
             6 —   —   3 —
             6 —   —   4 —
             2 —   —   5 —
             3 —   —   6 —
             1 —   —   7 —
             1 —   —   12 —

L'âge des malades a varié de 5 à 14 ans. L'intervalle des atteintes varie de quelques mois à quelques années. La durée des récidives est quelquefois écourtée, comme l'avait indiqué G. SÉE. Souvent aussi elle est allongée et atteint plusieurs mois. Parfois encore les atteintes sont d'égale durée.

Les troubles moteurs varient d'intensité à chaque récidive ; ils s'affaiblissent ou s'exagèrent, ils changent de siège, ou restent fixes. Dans une de mes observations, une chorée de Sydenham récidiva sous forme de chorée électrique.

Le plus souvent, les chorées récidivantes ne présentent pas de signes de dégénérescence ni d'état psychique spécial. Cependant une d'elles, celle qui fit 12 récidives, était parfois mélancolique.

Les récidives surviennent spontanément ou sont provoquées par les causes occasionnelles classiques. Il ne semble pas que ni des antécédents plus chargés ni des marques de prédisposition appréciables se révèlent chez les sujets à atteintes choréiques multiples. Il est à remarquer aussi que les récidives, si fréquentes qu'elles soient, sont toujours séparées par des intervalles de temps sensibles et qu'elles n'ont rien de commun avec la chorée variable et la chorée chronique.

4° **Formes.** — La chorée peut être *légère, moyenne, intense, paralytique ou molle, et électrique.*

a. *Chorée légère.* — La chorée légère n'est souvent que le reliquat d'une chorée ordinaire, parfois aussi elle la précède. Dans d'autres cas elle persiste, sans se transformer, à l'état de réduction de la chorée. Il faut examiner soigneusement l'enfant pour la découvrir. L'enfant ne peut supporter longtemps le regard sans s'impatienter ; il bouge la tête, a quelques mouvements d'élévation de l'épaule, fait des grimaces qui ne se reproduisent jamais au même endroit. En faisant étendre les mains, on provoque quelques déplacements. La langue en particulier ne peut rester immobile. Ces chorées légères, étudiées sous le nom de *chorées latentes* par mon élève MOSNIER (Thèse de Lyon, 1907) sont très tenaces, récidivent facilement, et s'accompagnent habituellement d'antécédents héréditaires très chargés.

b. *Chorée moyenne.* — Elle répond à la description que nous avons faite. Elle est souvent précédée ou suivie de la forme légère.

c. *Chorée intense.* — Dans cette forme, les mouvements sont incessants, étendus ; le malade se jette de côté et d'autre, heurte les murs, les bois de lit, de sa tête, de son corps, se contusionne; l'agitation a quelque chose de démoniaque.

Ce désordre musculaire peut durer plusieurs jours, le sommeil fait défaut, l'alimentation est impossible. On est contraint à prendre certaines précautions, camisolage, capitonnage des parois, et c'est dans ces cas qu'il convient de faire un traitement intensif, à action immédiate, injections sous-cutanées d'apomorphine, chloral à hautes doses, voire même anesthésie chloroformique.

d. *Chorée molle.* — La chorée peut s'accompagner de *paralysies* (chorée molle) [1]. La paralysie précède, accompagne ou suit la chorée, il est rare qu'elle la remplace complètement et ne s'associe pas à de petits signes choréiques observés aux mains ou à la langue. La paralysie survient lentement, sans fièvre. Elle est flasque, sans trouble de la sensibilité ni de la nutrition. RAYMOND a cependant observé un cas d'atrophie consécutive. Elle est limitée aux membres inférieurs ; dans ce cas, les membres supérieurs sont atteints de chorée vulgaire. Elle peut aussi se généraliser, et alors le diagnostic est difficile. La chorée molle guérit dans le même temps que la chorée classique.

e. *Chorée électrique.* — La chorée, au lieu de se traduire par

[1] OLIVE, Th. de Paris, 1883.

des mouvements arythmiques, peut donner lieu à des secousses rythmiques, brusques, comme électriques ; c'est la *maladie de Bergeron*[1]. Les secousses sont limitées à la tête et aux membres supérieurs, parfois elles se généralisent. La maladie de BERGERON peut précéder le développement de la chorée vulgaire. On a rapproché la chorée électrique de la maladie des tics, et du paramyoclonus multiplex. GRANCHER les rattache tous trois à l'hystérie. Il est vraisemblable que la chorée électrique qui est un équivalent de la chorée ordinaire puisse revêtir comme celle-ci un caractère de ténacité qui justifie de pareilles assimilations. Mais il est beaucoup de chorées électriques, et celles que j'ai vues sont de ce nombre, qui évoluent comme la chorée de Sydenham, durent quelques semaines, se transforment en mouvements choréiques ordinaires, et ressortissent à la pathogénie de la chorée.

Il n'y a d'ailleurs aucun rapport entre la maladie de Bergeron et la *chorée électrique de Dubini*, maladie infectieuse, mortelle, des centres nerveux.

La chorée de Sydenham ne comprend pas les *chorées symptomatiques*, qu'elles soient d'origine cérébrale, ou cérébro-spinale (PIERRET)[2], telles que l'hémichorée symptomatique de RAYMOND, la chorée congénitale, les chorées mortelles liées à des lésions diffuses des centres nerveux (PIERRET).

5° Complications. — Nous hésitons à ranger sous ce titre les *endocardites* que nous avons vues à l'étiologie coïncider 15 fois sur 79 cas avec la chorée et que nous rapportons, comme la chorée elle-même, à une infection rhumatismale concomitante. La chorée s'accompagne parfois de souffles inorganiques qui sont dus à l'anémie, plus rarement de palpitations et d'arythmies d'un caractère variable et passager que l'on a décrites sous le nom de *chorée du cœur* (OLLIVIER et FAVIER) et qui s'observent dans les chorées intenses.

[1] Cf. les thèses de BERLAN (Paris, 1880), de GUERLIN (Paris, 1881), la thèse d'agrégat. de LANNOIS, 1886, un mémoire de BÉZY (Bull. de la Soc. de méd. de Toulouse, 1892).
[2] Cf. FOUCHERAND, Th. de Lyon, 1883.

La chorée aboutit parfois à un état typhique grave avec hyper-thermie, délire et gesticulations continues, que CHARCOT a qualifié *d'état de mal choréique* et qui se termine par la mort au bout de quelques jours. Il s'agit de faits qui relèvent d'une infection diffuse des centres nerveux plutôt que d'une chorée de SYDE-NHAM. De même, on ne saurait mettre au compte de la chorée le *rhumatisme cérébral* qui chez l'enfant se traduit souvent par des mouvements choréiques associés aux autres symptômes de cette affection. La chorée de SYDENHAM produit parfois des troubles de l'articulation aboutissant à une véritable *mutité* passagère, à une *impotence des muscles de la déglutition* qui conduisent à de l'inanition. Les gesticulations intenses peuvent amener des lésions traumatiques, des contusions, des écorchures, qui se compliquent d'infections secondaires. Exceptionnel-lement, le trouble de la déglutition peut créer une broncho-pneumonie alimentaire.

Les maladies infectieuses survenant au cours d'une chorée n'exercent une influence favorable que si la chorée est à son déclin (G. SÉE). PERNIN (Thèse de Lyon, 1904) a montré que la fièvre thyphoïde exagère habituellement les mouvements anor-maux.

6° Pathogénie. — Il faut distinguer la chorée symptoma-tique de la chorée névrose. La première est instructive en ce qu'elle démontre que l'excitation des fibres motrices provoquée en un *point quelconque* du système nerveux par de petites lésions jouant le rôle d'épines est capable de faire naître le mouvement choréique. Elle montre aussi les rapports très naturels qui exis-tent entre le mouvement choréique, le tic et la paralysie : une même lésion, située dans la capsule interne, et chevauchant le faisceau moteur, imprime à celui-ci suivant les cas une action stimulante, qui se traduira par de l'hémichorée ou une action inhibitrice qui se manifestera par une hémiplégie, souvent l'une succèdera à l'autre.

Il n'y a donc rien d'étonnant à ce que la chorée de Sydenham présente un mélange d'éléments paralytiques et de mouvements involontaires, ni même que l'élément paralytique puisse prédo-

miner dans quelques cas. Nous en dirons de même de la secousse
électrique. Telle encéphalopathie infectieuse laissera à sa suite
un tic en même temps qu'une paralysie limitée, par exemple un
strabisme. La secousse électrique est une sorte du tic généralisé
et a droit de domicile dans l'affection choréique au même
titre que la paralysie et le mouvement incoordonné. Les distinc-
tions nosologiques faites au nom d'un symptôme sont conçues
à un point de vue trop étroit. Il convient d'envisager l'ensemble
des conditions étiologiques, pathogéniques et évolutives pour
édifier les types morbides.

Dans ce sens, nous ne séparons nullement les chorées paralytiques et électriques de la chorée de Sydenham, dont elles représentent une pure variété dans l'expression du symptôme, mais
avec laquelle elles s'identifient pour tous leurs autres caractères.
Ce qu'il faut vraiment distinguer, c'est la cause du trouble nerveux, et suivant qu'il s'agit d'une lésion comme en réalisent
souvent les encéphalopathies ou d'une simple modification dynamique des centres nerveux, on aura à faire à des chorées symptomatiques plus ou moins tenaces ou à la simple chorée de
Sydenham, affection temporaire. C'est qu'en effet, l'excitation
des centres nerveux, peut dépendre d'un choc, d'une émotion,
d'une légère atteinte infectieuse, sans suite organique. On ne
peut dire qu'il existe un centre choréique. Il est probable que le
système nerveux central tout entier est mis à contribution. Il
est certain que l'encéphale est particulièrement touché, ainsi
qu'en témoignent les modifications du caractère et de l'intelligence.

Quelle est la nature exacte du trouble fonctionnel qui dans
les centres nerveux engendre la chorée. On a admis qu'il s'agissait de manifestations rhumatismales et infectieuses. On a rapproché la chorée de l'hystérie (MARIE, CHARCOT, DEBOVE, DÉJE-
RINE, PERRET). L'hystérie et la chorée, dit MARIE, sont deux
branches d'un même arbre qui s'envoient des rameaux. JOFFROY
en fait une maladie d'évolution : les arthropathies seraient d'origine nerveuse, les lésions cardiaques seraient dues à des troubles
trophiques.

Voici comment je comprends la chorée. Elle constitue une

réaction spéciale du système nerveux de la seconde enfance. La même circonstance, frayeur, infection, provoquera dans le premier âge des convulsions, de six à treize ans la chorée, plus tard de l'hystérie. Que l'ébranlement nerveux soit produit par une émotion, un traumatisme, la suggestion (imitation), une scarlatine, un rhumatisme, les centres nerveux réagiront dans la seconde enfance suivant le type chorée, comme ils réagissent dans la première enfance suivant le type éclampsie. Pour provoquer l'un ou l'autre de ces états pathologiques ou encore une attaque d'hystérie, il faut une prédisposition héréditaire ou acquise. C'est là qu'interviennent le rhumatisme, les névroses des ascendants, c'est par là que la chorée rentre dans la famille névropathique. On comprend de cette façon qu'il y ait des associations de chorée et d'hystérie, le système nerveux réagissant suivant les deux modes dans certains cas, à une période avancée de l'enfance. Il y a juxtaposition de deux ordres de manifestations nerveuses et non subordination de l'une à l'autre. Dans les cas où la prédisposition est faible, le syndrome choréique s'efface rapidement, Si elle est très marquée, la chorée récidive ou passe à l'état chronique. Il est intéressant de suivre l'histoire des choréiques depuis leur naissance. On assiste alors à la transformation de la névrose changeant de forme aux différents âges. Cette manière de concevoir la chorée a comme conclusion de faire du choréique un sujet à système nerveux susceptible et exposé dans l'avenir à d'autres manifestations.

6· Diagnostic. — La chorée classique est d'un diagnostic facile. On la distingue sans peine des *chorées symptomatiques*, dans lesquelles interviennent d'autres symptômes, paralysies, arrêt du développement de l'intelligence. Le *tic convulsif* est systématisé et reproduit la caricature d'un geste. Il s'accompagne d'exclamations ordurières. Cependant la maladie de Bergeron se rapproche du tic. La chorée paralytique rappelle la paralysie infantile ou un mal de Pott.

7· Pronostic. — Le choréique est un taré au point de vue nerveux.

La chorée par elle-même n'est pas grave. Dans ses formes récidivantes ou chroniques, elle constitue une véritable infirmité et entrave l'éducation des enfants. La chorée tue exceptionnellement et encore la mort n'arrive-t-elle que chez l'adolescent ou l'adulte (CHARCOT). La chorée grave ne tue pas l'enfant, mais elle l'expose quelquefois par les troubles de la déglutition à contracter des pneumonies mortelles dues à la pénétration des aliments dans les bronches.

8' Traitement. — Il n'y a pas lieu de faire une médication causale, antirhumatismale par exemple, la chorée étant une sorte de trouble banal du système nerveux, constante dans sa forme malgré la variété des causes occasionnelles. Il faut agir contre tous les éléments qui entretiennent la susceptibilité du système nerveux, l'anémie, la débilitation, la fatigue cérébrale (interruption des études). Le choréique doit éviter de vivre dans une collectivité où il est en butte aux railleries et aux blessures d' mour-propre. Il séjournera au grand air et sera soumis à des exercices régulateurs, mouvements rythmés, exercices gymnastiques.

La thérapeutique de la chorée varie suivant l'intensité et la marche des symptômes.

Dans les *chorées moyennes* on s'adressera à *l'antipyrine* à la dose de 2 à 4 grammes par jour. Les mouvements diminuent au bout de huit jours et s'arrêtent au bout du vingtième jour. Cette médication proposée par LEGROUX a aujourd'hui de nombreux partisans. L'antipyrine longtemps administrée produit de la pâleur et de la dépression des forces. Je lui associe d'habitude quelque gouttes de liqueur de Fowler, le drap mouillé, et en cas d'insomnie, le soir au coucher un hypnotique tel que le chloral (1 gramme), le sulfonal 40 à 60 centigrammes.

JOFFROY a proposé l'emploi systématique du *chloral* à la dose de 3 à 4 grammes par jour, dont une forte dose au moment du coucher. Il ajoute le drap mouillé appliqué 2 fois par jour, pendant une demi-heure.

Ce n'est qu'en cas d'intolérance qu'on tentera l'emploi d'agents plus infidèles, tels que le *bromure de potassium*, 2 à 3 grammes par jour ; l'*opium* et la *belladone* que quelques auteurs ont administrés à doses progressivement croissantes, jusqu'à arriver aux chiffres de 10 à 20 centigrammes d'extrait de belladone ; le *sulfate d'ésérine*, le *chlorydrate d'hyoscine*, 1 à 2 milligrammes (MAGNAN).

Si la *chorée est tenace* et résiste à l'antipyrine et au chloral, on recourra à des médications plus actives, mais seulement après l'insuccès des précédentes. Il faut rejeter complètement le traitement de TROUSSEAU, repris par HAMMOND, et qui consiste à administrer à des enfants de six à dix ans des *doses de sulfate de strychnine* qui vont progressivement de 5 milligrammes par jour à 6 centigrammes et provoquent des phénomènes de strychnisme.

C'est dans ces cas qu'on peut avoir recours à la méthode arsenicale. Vulgarisé en France par GUERSANT et ARAN, ce traitement a été systématisé par les travaux récents de SIREDEY, MARFAN et COMBY. Son principe est d'arriver progressivement à de hautes doses. On a utilisé soit l'*acide arsénieux*, sous forme de liqueur de Boudin (solution au 1000e), l'*arséniate de soude* sous forme de solution au 1000e ou de liqueur de Pearson (0,05 centigrammes p. 30 gr. d'eau) l'arsenite de potasse sous forme de liqueur de Fowler (à 1 p. 100). PERROUD avait déjà préconisé la liqueur de Fowler, mais les derniers travaux ont surtout mis en lumière l'action de la liqueur de Boudin. COMBY, par exemple, l'administre de la façon suivante : 10 grammes de liqueur de Boudin le premier jour ; augmenter de 5 grammes par jour, jusqu'à atteindre 30 et 40 grammes ; puis diminuer de 5 grammes par jour, jusqu'à 0. L'ensemble du traitement dure environ quinze jours. Ce traitement exige, pour être toléré, le repos au lit, une diète lactée rigoureuse, et la dilution du médicament. La dose quotidienne de liqueur de Boudin est additionnée de 150 grammes de julep gommeux et chaque cuiller de julep étendue dans une tasse de lait. Malgré cela, on n'évite pas les accidents arsénicaux, tout au moins les vomissements [1], c'est ce qui ressort de la plupart de mes observations.

[1] Voy. la Thèse de LEVY, Lyon. 1899 : *Du traitement de la chorée de Sydenham par l'arsenic associé aux corps gras.*

J'ai substitué aux médications précédentes un traitement par l'arsenic à hautes doses associé au beurre. On prend la quantité d'acide arsénieux qui sera administrée dans le cours du traitement, soit 0,18 centigrammes. On l'additionne de 3 gr. 60 de chlorure de sodium ou de lactose, on aura un mélange d'un poids de 3 gr. 78 qui facilitera les divisions ultérieures en atténuant l'erreur inhérente à de petites pesées : 0,10 centigrammes de ce mélange correspondent à peu près à 0,005 milligrammes d'acide arsénieux. Le mélange devra être uniforme. Les doses du principe actif sont successivement 0 gr. 005, 0 gr. 010, 0 gr. 015, 0 gr. 020, 0 gr. 025, 0 gr. 030, 0 gr. 035, 0 gr. 040 : on pèsera successivement 0,10 centigrammes, 0,20 centigrammes, 0,30 centigrammes du mélange ; arrivé à 0,40 ou 0,50 centigrammes, on redescendra jusqu'à 0, en diminuant chaque jour de 0,10 centigrammes du mélange, c'est-à-dire de 5 milligrammes d'acide arsénieux. Chaque dose est triturée dans 10 grammes de beurre frais. Le beurre arsénical ainsi préparé est étalé sur du pain, qui est pris facilement par l'enfant. La dose est donnée en une fois, pendant le principal repas ou vers la fin. Il y a inconvénient, au point de vue de la tolérance, à le prendre à jeun. Il n'y a pas d'autre précaution à prendre, lorsqu'on applique cette médication : l'enfant peut rester debout, jouer, manger à son ordinaire. C'est là une première supériorité sur la médication arsénicale habituelle ; une autre, c'est que jamais nous n'avons observé ni vomissements, ni accidents d'aucune sorte. Quant aux effets produits sur la chorée, ils sont les mêmes que ceux obtenus avec les autres préparations arsénicales, disparition des mouvements à la fin du traitement. Je donnais au début du beurre arsénical tous les deux jours, je le donne maintenant tous les jours. Il est à remarquer que l'acide arsénieux seul doit être associé au beurre ; l'arsénite de potasse et l'arséniate de soude ne donnent pas les mêmes résultats. Cette méthode est basée sur les expériences de CHAPUIS qui a montré que l'arsenic associé aux corps gras s'absorbait par les chylifères à l'exclusion des veines et ne produisait que lentement ses effets physiologiques. Il est probable qu'il y a aussi une réaction chimique exercée entre le beurre et l'arsenic, car la tolérance n'est pas la même pour le beurre mélangé d'un sel arsénical. Quoi qu'il en soit, cette méthode mérite d'être appliquée, elle est aussi efficace que les autres modes d'alimentation de l'arsenic à hautes doses, beaucoup moins dangereuse et plus pratique, puisqu'elle n'exige aucun changement dans le régime de l'enfant.

La découverte des composés arsénicaux en combinaison organique a naturellement été utilisée pour le traitement de la chorée. Le cacodylate de soude, préconisé par GARAND de Saint-Etienne, a été employé par divers auteurs, RENAUT, LANNOIS, WEILL, etc. DETCHEFF (Th. de Lyon 1901) recommande l'injection sous-cutanée quotidienne de doses qui sont : 6 centigrammes au-dessous de dix ans ; 8 centigrammes de dix à quinze ans, 10 centigrammes au-dessus de quinze ans. Nous conseillons de commencer par 2 centigrammes et de s'arrêter à 6 ou 8 centigrammes par jour. On peut continuer les injections sans inconvénient jusqu'à cessation des mouvements choréiques.

L'*arrhénal* a également été utilisé, en ingestion, ses effets sont à peu près les mêmes.

C'est dans les *cas rebelles* aussi qu'on peut utiliser la *médication vomitive*. GILLETTE donnait des doses croissantes de tartre stibié, jusqu'à 50 et 75 centigrammes par jour pendant plusieurs périodes de trois jours séparées par des suspensions de quelques jours. Il vaut mieux avoir recours aux injections sous-cutanées d'apomorphine, 5 milligrammes à 15 milligrammes par jour. Le vomissement est immédiat et suivi d'une période de sommeil avec calme. J'ai obtenu ainsi une guérison rapide d'une chorée grave qui avait résisté aux autres moyens. BÉZY considère le tartre stibié comme spécialement indiqué dans la chorée électrique et en fait presque un médicament spécifique. J'ai vu des chorées électriques céder à l'antipyrine et à l'arsenic.

Dans les cas de *chorée intense*, avec agitation continuelle, déplacements incessants du corps, impossibilité de s'alimenter, insomnie, la situation est menaçante; dans ces cas on usera des injections d'apomorphine, et si les mouvements persistent, on abordera les hautes doses de sédatifs : antipyrine, chloral,

bromure, opium, qu'on administre jusqu'à atteindre plusieurs
fois la dose habituelle.

ARTICLE II

CONVULSIONS

Les convulsions se montrent chez les enfants en bas âge dans
des conditions qui seraient incapables de les provoquer plus
tard. C'est en ce sens que certaines convulsions peuvent être
dites *primitives, idiopathiques* ou *essentielles*.

1° Étiologie. — Nous distinguerons des *causes prédisposantes* et des *causes occasionnelles* :

A. CAUSES PRÉDISPOSANTES.— Elles sont relatives à l'âge et
aux antécédents du sujet.

a. *Age*. — C'est dans les six premiers mois de la vie qu'on
voit le plus grand nombre de convulsions. Elles sont encore fréquentes jusqu'à deux ans, puis deviennent rares et disparaissent
vers six ou sept ans.

b. *Hérédité*. — L'hérédité est parfois *similaire*. On cite par-
tout l'observation de BOUCHUT. J. B. a eu dix frères ou sœurs
sujets aux convulsions. Elle-même en a eu jusqu'à l'âge de sept
ans. Mariée, elle a eu dix enfants en quinze ans et de ces dix enfants, un seul, le neuvième, mort à neuf mois, n'a pas présenté
d'éclampsie. ROBERTS HARRIS [1] a observé 37 cas d'éclampsie
dans 13 familles possédant 59 enfants. Ceux-ci ont donné une
seconde génération dont l'auteur a pu suivre 31 membres jusqu'à l'âge adulte. De ces 31 sujets, 20 avaient eu des convulsions dans l'enfance.

L'*hérédité de transformation* est plus souvent observée que la
précédente. CARRIER, dans ses leçons sur l'épilepsie, cite une
relation d'ECCHEVERRIA, qui a vu 136 épileptiques mariés et

---

[1] Cité par de MONTGOLFIER, *Contribution à l'étude des convulsions de
l'enfance*, Th. de Lyon, 1883.

ayant engendré 233 enfants. Sur ce nombre, 195 sont morts en bas âge, tous dans les convulsions. Celles-ci sont d'autant plus précoces qu'ils sont venus au monde à un âge plus avancé de la mère (CARRIER). JULES SIMON[1] a insisté sur l'*irritabilité céré-brale* des enfants, très favorable à l'éclampsie, lorsqu'ils sont issus de parents hystériques, fous ou déments.

On a incriminé la *consanguinéité*, l'*alcoolisme* des parents, l'*alcoolisme aigu pendant la conception*, la *syphilis* des parents même non transmise aux enfants (FOURNIER, d'ESPINE), *les émotions et les maladies pendant la grossesse*. Des animaux rendus artificiellement épileptiques ont engendré des petits, sujets à des convulsions. (BROWN-SÉQUARD).

c. *Conditions personnelles du sujet.* — Les antécédents personnels du patient exercent sur le développement des convusions, une influence réelle, mais difficile à interpréter. En Allemagne, on attribue au *rachitisme* la valeur d'une cause efficiente de l'éclampsie, soit qu'il provoque de la congestion cérébrale, soit qu'il aboutisse à de la compression cérébrale dans le décubitus dorsal, par refoulement de l'occiput. En France, on tend au contraire à considérer que le rachitisme et l'éclampsie coïncident souvent, parce qu'ils sont liés à une cause commune qui les domine tous deux, l'auto-intoxication d'origine intestinale.

Les maladies dystrophiantes, *syphilis, tuberculose, scrofule, paludisme, dyspepsie gastro intestinale,* jouent un rôle certain, dont il faut laisser une part notable à l'infection ou à l'intoxication des centres nerveux.

B. CAUSES OCCASIONNELLES. — Nous les énumérerons par ordre d'importance.

a. *Affections du tube digestif.* — Une simple *indigestion*, due à la surcharge de l'estomac par un lait pur ou altéré, par un aliment grossiers (fruits crus) suffit à provoquer la crise, celle-ci s'arrête après le vomissement. J'ai vu un enfant de trois ans, pris d'une convulsion, à la suite de l'ingestion d'un peu de cidre altéré. L'excitation réflexe du tube digestif provoque par-

____

Julse SIMON, Progrès médical, 1882.

fois l'éclampsie ; on a vu des convulsions céder à la suite de *l'expulsion d'ascarides,* de *l'ablation d'un polype du rectum* (DEMME). La *dentition* ne doit pas être dédaignée, comme on le fait souvent, dans l'étiologie des convulsions. Elle crée parfois une susceptibilité nerveuse réelle en même temps que des troubles digestifs qui se donnent la main pour produire l'éclampsie. C'est surtout le *catarrhe gastro intestinal aigu* qui favorise la convulsion. On la voit aussi chez les *athrepsiques* et dans le cours des *troubles digestifs à évolution lente.* Dans tous ces cas, c'est l'infection ou l'intoxication qui interviennent, peut-être aussi les *lésions hépatiques,* souvent combinées aux troubles digestifs.

b. *Affections cutanées.* — D'autres surfaces sensibles sont, mais plus rarement que l'intestin, le point de départ de l'accès convulsif. On en a cité à la suite de *brûlures de la peau,* d'applications de *vésicatoire* (J. SIMON), de *piqûres par une épingle* oubliée dans les langes.

c. *Troubles nerveux.* — Les *émotions,* les *terreurs,* les *chutes sur la tête* conduisent au même résultat. Il s'écoule parfois un intervalle d'un ou plusieurs jours entre le traumatisme et l'apparition des crises. Les convulsions unilatérales doivent faire craindre une *contusion* ou une *hémorragie cérébrale.*

On a observé l'éclampsie chez des enfants dont la nourrice venait d'éprouver une émotion violente.

Toutes les *lésions aiguës ou chroniques des méninges* ou *des centres nerveux* provoquent l'éclampsie dite symptomatique.

d. *Maladies infectieuses.* — C'est dans les fièvres à début brusque qu'éclate volontiers la crise consultive : *angine simple, pneumonie, scarlatine, variole, rougeole, fièvre intermittente.* Dans cette dernière, l'accès ne coïncide pas avec le frisson, comme le prétendait TROUSSEAU, mais avec le stade de chaleur (BOHN). L'éclampsie du début des maladies infectieuses n'est souvent qu'un symptôme passager, sans grande gravité. Lorsqu'elle survient dans le cours ou la convalescence de l'affection, elle doit faire craindre une lésion des centres nerveux. L'*otite moyenne suppurée* primitive ou associée à une maladie infectieuse conduit à l'éclampsie, qu'on rapporte volontiers à des accidents méningés, alors qu'elle cède à l'écoulement du pus. Dans les maladies générales, c'est l'élément toxi-infectieux qui joue le rôle principal dans le développement des convulsions, mais la *chaleur* elle-même y prend part. Richet et Langlois ont montré, en effet, qu'une même substance convulsivante, comme la cocaïne, agit d'autant plus chez l'animal, qu'on a au préalable élevé sa température.

e. *Intoxications.* — L'*alcool* est très convulsivant chez les jeunes sujets. Nombreux sont les nourrissons rendus éclamptiques par l'alcoolisme de la nourrice. D'Espine rapporte le cas de Combe relatif à un enfant nourri au sein qui présentait des convulsions périodiques le lundi et le jeudi de chaque semaine. La nourrice avait ses jours de sortie les dimanche et mercredi et buvait de l'eau-de-vie ces jours. On a démontré le passage de l'alcool en nature dans le lait de la nourrice, d'où le précepte de supprimer aux nourrices les boissons alcooliques, et de ne pas abuser de la bière qui passe pour galactogène.

Binz, Demme ont cité des cas d'éclampsie dus à l'usage de la *santonine*, de l'*opium*, des *préparations saturnines*, employées même à l'extérieur, de l'*acide phénique*, de l'*iodoforme*, du *bromoforme*, de l'*extrait de fougère mâle*.

f. *Affections des voies respiratoires et circulatoires.* — Les affections des voies respiratoires agissent de plusieurs façons, soit par toxi-infection, soit par lésion des centres nerveux, soit par asphyxie, soit par action réflexe.

Nous avons déjà cité des faits qui se rapportent aux deux premiers mécanismes, pneumonie, broncho-pneumonie, en faisant la distinction des convulsions précoces et tardives.

Il n'est pas rare que l'asphyxie ajoute ses effets à ceux qui relèvent des facteurs précités : ainsi de la période terminale de la broncho-pneumonie.

Par contre l'asphyxie agit à peu près exclusivement dans le *croup*, la *laryngite striduleuse*, le *laryngo-spasme*, les *quintes de coqueluche*, les *tentatives maladroites d'intubation*, les *crises de cyanose dans les maladies congénitales du cœur*.

Parfois c'est une simple action réflexe qui provoque les crises : ainsi on a cité des cas de *corps étrangers des voies respiratoires* se traduisant exclusivement par des convulsions. Souvent aussi ils déterminent de la suffocation.

g. Maladies des voies urinaires. — En dehors de quelques cas exceptionnels où la convulsion aurait été provoquée par des *calculs rénaux et vésicaux*, c'est la *néphrite* qui en est la cause habituelle, en particulier la *néphrite scarlatineuse*.

2° Pathogénie. — Macroscopiquement, le cerveau du nouveau-né est mou, ses circonvolutions mal dessinées sont pâles et se distinguent à peine de la substance blanche, sa consistance générale est gélatineuse. D'après FLECHSIG, les fibres du faisceau pyramidal ne sont recouvertes de myéline que vers le cinquième mois de la vie extra-utérine. Encore sont-elles plus ténues que les autres fibres d'après HERVOUET et CESTAN qui ne reconnaissent leur développement complet que vers quatre ans. La pénurie en myéline rend la conductibilité de ces fibres difficile (BETCHEREW). Elle est confirmée par SCHLOSSBERGER qui a trouvé plus d'eau et moins de graisse dans les cerveaux des nourrissons.

Quelque intéressantes que soient ces constatations, elles ajoutent peu à la simple observation du fonctionnement des centres nerveux chez le nourrisson. Il suffit de jeter un coup d'œil sur un bébé, pour reconnaître la grande prédominance des actes réflexes, et l'insuffisance du frein cérébral. Il est évident que des causes occasionnelles suffisantes pour faire naître la convulsion chez le nouveau-né, n'agiront plus ultérieurement et que, à conditions égales de prédisposition héréditaire ou acquise, le système nerveux du nourrisson réagira suivant le type éclamptique, alors qu'à la même occasion le système nerveux d'un enfant plus âgé réagira suivant une autre formule. FÉRÉ admet l'identité de l'éclampsie infantile et de l'épilepsie. C'est là une opinion très discutable. Beaucoup d'éclamptiques infantiles ne deviennent pas épileptiques. Quand ils aboutissent à l'épilepsie, c'est que leur éclampsie était symptomatique d'une lésion cérébrale, qui se traduit par un ensemble de stigmates sur lesquels je reviendrai à propos de l'épilepsie. Mais chez beaucoup de sujets, l'éclampsie n'est qu'un accident passager de la première enfance, et à ce titre, elle mérite de garder la place que lui a assignée la tradition clinique.

On a récemment invoqué, pour l'éclampsie comme pour la tétanie, *l'insuffisance parathyroïdienne*. Si cette opinion se confirmait même partiellement, elle appuierait la distinction que nous maintenons entre l'éclampsie et l'épilepsie.

Fonctionnellement, les hémisphères ne se comportent pas comme chez l'adulte. SOLTMANN cautérise ou enlève certaines zones de l'écorce chez les jeunes animaux sans produire de troubles du mouvement. L'écorce est inexcitable. ALBERTONI n'a jamais pu produire d'accès convulsif complet chez le chien avant le vingt-deuxième jour. En résumé, le développement des hémisphères est incomplet, au moment de la naissance, mais cet état n'est que temporaire, et il faut admettre que pendant les deux premières années la substance cérébrale, quoique achevée, garde quelques-unes des propriétés qu'elle avait à la naissance. Elles consistent surtout dans l'abaissement de l'action frénatrice exercée par les centres supérieurs (SOLTMANN) et la prédominance de la vie réflexe.

L'hérédité névropathique, le rachitisme ne font qu'accentuer cette tendance.

Il n'existe pas de centre convulsif proprement dit. La région de l'isthme paraît jouer le rôle prédominant (NOTHNAGEL), mais toute la substance grise de l'axe cérébro-spinal est mise à contribution (FRANK et PITRES).

Il n'y a aucune distinction à faire au point de vue du mécanisme de la convulsion entre l'épilepsie et l'éclampsie. La cellule nerveuse qui accumule la force nerveuse, perd la propriété de la contenir et la laisse échapper, sous forme de décharge, sous l'influence d'excitations variées (H. JACKSON). Tantôt ce sont de simples excitations sensitives (ascarides), tantôt elles sont produites par des substances toxiques (alcool, troubles digestifs avec auto-intoxications), tantôt par l'échauffement brusque du sang (début des pyrexies), tantôt par une asphyxie rapide (croup, coqueluche) ou lente (broncho-pneumonie), tantôt par une action directe sur les centres nerveux, émotion, chute sur la tête. Dans tous ces cas la susceptibilité extrême des centres nerveux réagit d'une façon disproportionnée avec la cause.

3° Symptômes. — L'accès est parfois précédé de *prodromes :* l'enfant est agité, surexcité, sursaute. THIEMISCH a noté de l'hyperexcitabilité galvanique, d'ESPINE de l'exagération du réflexe rotulien. J'ai observé à côté de ce dernier signe, l'extension du gros orteil par attouchement du bord interne du pied (signe de Babinski). Bien qu'il soit variable dans les premiers mois de la vie, il a une réelle signification à la fin de la première année. Les symptômes rappellent l'accès épileptique avec cette différence que la succession des périodes tonique et clonique est moins nette et que souvent les deux ordres de contractions se combinent. Nous distinguerons un accès complet et incomplet.

a. *Accès complet.* — Le regard devient brusquement fixe, la figure pâlit, l'enfant perd connaissance. Les yeux sont portés en haut, derrière la paupière supérieure et plafonnent, ou bien ils sont tirés alternativement en dedans et en dehors. Des secousses répétées parcourent les muscles de la face, tiraillant les commissures labiales de façon à produire un rictus intermittent, abaissant et relevant les paupières. Les mâchoires sont serrées (trismus) ou opèrent des mouvements de diduction. Les dents frottent et grincent. La langue projetée en avant, mais souvent contenue, se blesse et il s'écoule de la bouche une écume blanchâtre parfois teintée de sang. La tête est renversée en arrière, rigide, ou bien accompagne de ses secousses latérales ou antéropostérieures les grimacements de la face. Les membres supérieurs sont agités par des oscillations rythmiques dans leur ensemble, en même temps que leurs divers segments manœuvrent les uns sur les autres. Parfois, tandis qu'il y a des secousses d'ensemble, il y a des rigidités partielles, flexion permanente de l'avant-bras et surtout des doigts. Mêmes phénomènes, mais moins accentués aux membres inférieurs.

Les muscles du tronc sont plus rarement atteints. Il y a tantôt de la rigidité en extension, tantôt du clonisme des muscles respirateurs, et leurs contractions violentes donnent à la respiration un caractère brusque et bruyant.

L'enfant ne tarde pas à se cyanoser. La teinte pâle du début fait place à une coloration violacée autour des lèvres, des ailes du nez, des extrémités.

La figure est chaude, couverte de sueurs, les extrémités froides, le pouls accéléré, petit.

Les veines du cou se gonflent, les fontanelles se tendent, parfois il y a émission involontaire d'urine et de matières fécales.

L'accès dure quelques minutes, parfois il se prolonge une ou plusieurs heures. La détente survient, les secousses s'espacent et l'enfant tombe dans une somnolence profonde, interrompue par quelques tressaillements. La sensibilité est abolie et parfois même la sensibilité réflexe.

Il est rare qu'il n'y ait qu'un accès. Souvent la crise reprend après un intervalle de quelques heures, et la répétition peut s'opérer pendant plusieurs jours de suite. Dans les cas légers, tout peut se borner à une ou deux crises ; dans les cas intenses, elles reviennent jusqu'à 20 et 30 fois par jour, constituant un véritable *état de mal* avec élévation de la température.

Parfois, les convulsions n'existent au début que d'un côté et se généralisent à la fin de l'accès ou dans les accès suivants.

Plusieurs accès réunis constituent une *attaque*.

La terminaison de l'attaque ou de l'accès simple est annoncée par un sommeil profond, prolongé, au sortir duquel l'enfant est brisé, mais sans autre souvenir de sa crise.

b. *Accès incomplet.* — L'accès est court, se borne à quelques grimaces, quelques secousses de la tête et des bras.

Parfois, il se réduit à une simple fixité du regard avec dilatation de la pupille et pâleur du visage.

Dans d'autres cas, ce sont des secousses, comme électriques, dans les membres, ou bien des raideurs passagères de la nuque et du dos. Plus le sujet est jeune, plus la convulsion affecte la forme tonique. Elle s'accompagne parfois de trismus et d'opisthotonos et rappelle le tétanos.

4° Complications. — L'éclampsie est souvent associée au *laryngo-spasme* et à la *tétanie*. Le laryngo-spasme est un événement sérieux dans le cours de l'éclampsie, il peut aboutir à la mort. Quant à la tétanie, elle est généralement la première en date, dans les formes mixtes ; elle est compliquée d'éclampsie, plutôt qu'elle ne complique celle-ci.

Les convulsions répétées élèvent la température, provoquent des troubles circulatoires qui se traduisent par la congestion des centres nerveux, des hémorragies cérébrales ou méningées, des ecchymoses pleuro-pulmonaires dues à l'asphyxie. Les anciens auteurs insistaient sur ces conséquences mécaniques de l'éclampsie et rattachaient à celle-ci un certain nombre de paralysies, de tics, de spasmes, d'arrêts de développement intellectuels. On tend aujourd'hui à rapporter ces phénomènes à des lésions, petits foyers d'encéphalite infectieuse, dont l'éclampsie n'aurait été que le premier symptôme.

5° Marche. — L'accès éclate brusquement en pleine santé, ou bien il est annoncé par quelques phénomènes nerveux. Le sujet est irritable, dort mal, est triste, a des tressautements brusques. L'accès est court ou prolongé, isolé ou répété. La durée peut être de plusieurs jours.

6° Terminaisons. — Les accès légers ou moyens se terminent habituellement par la guérison. La mort ne survient que dans les formes graves, soit par épuisement à la fin d'un état de mal, soit par asphyxie lente, soit dans le cours d'une laryngospasme.

7° Diagnostic. — Nous distinguerons le diagnostic symptomatique et celui de la cause :

a. *Diagnostic symptomatique.* — Il n'y a aucune difficulté à reconnaître un accès d'éclampsie, à moins qu'il ne s'agisse d'une forme fruste. Ce diagnostic se borne à distinguer l'éclampsie essentielle des *convulsions symptomatiques.* Les caractères tirés de l'examen pendant l'accès n'ont en général pas grande valeur. Lorsque les convulsions restent unilatérales dans plusieurs accès consécutifs, il s'agit, en général, d'une lésion cérébrale ; mais les convulsions symptomatiques s'étendent souvent aux deux côtés du corps et une hémi-convulsion peut être essentielle

(Henoch). D'Espine, dans son rapport au congrès de Toulouse, cite plusieurs cas de convulsions unilatérales dues à des indigestions, à des lombrics, à un corps étranger de l'oreille. L'apyrexie n'est pas davantage exclusive d'une éclampsie symptomatique. On a observé des tumeurs cérébrales qui, dans les premiers temps de leur évolution, se sont révélées uniquement par de l'éclampsie du type essentiel. Cela n'a d'ailleurs rien que de naturel, l'excitabilité du système nerveux infantile est mise en jeu aussi bien par une lésion nerveuse agissant directement ou à distance que par un trouble digestif ou un mouvement fébrile. La réaction se fait de la même façon et la spécificité de la cause n'est révélée, dans ce cas, que par la répétition des accès et l'adjonction d'autres symptômes.

Les phénomènes constatés entre les accès ont une plus grande valeur diagnostique. Les formes toniques, quelque peu durables de la convulsion simulent le *tétanos* ou la *tétanie*, surtout lorsque la raideur envahit l'extrémité des membres. La tétanie s'associe d'ailleurs volontiers à l'éclampsie. Il faut enfin distinguer l'éclampsie pure de celle qui se complique de *spasme de la glotte*. La raideur de la nuque, les vomissements, la constipation, le faciès grincheux se rapportent à la *méningite tuberculeuse*. Dans ces cas, on se basera sur le signe de Kernig, la ponction lombaire, l'état de la fontanelle. Ce dernier signe n'a pas une valeur absolue ; on voit assez souvent, chez des sujets normaux, des fontanelles sans battements. Leur absence devrait signifier théoriquement exagération de tension du liquide céphalo-rachidien.

Une hémiplégie succédant à l'accès est liée à une *encéphalite aiguë*.

Dans la *paralysie infantile*, on observe une impotence plus ou moins étendue des muscles.

Dans les *tumeurs cérébrales*, il persiste de la céphalée, des troubles sensoriels, des vertiges, des vomissements.

L'épilepsie infantile ressemble d'une façon frappante à l'éclampsie, d'autant qu'après avoir produit dans le jeune âge quelques accès convulsifs, elle reste souvent latente pendant de nombreuses années, et ce n'est que dans la seconde enfance qu'elle reparaît avec une physionomie mieux caractérisée, vertiges, absences entre les accès, troubles intellectuels, incontinence nocturne d'urine. Il faut donc être réservé à l'égard des enfants issus d'épileptiques, qui dans le jeune âge, sans cause appréciable, ont présenté de l'éclampsie. D'autre part, il ne convient pas d'invoquer ces faits, pour confondre l'épilepsie et l'éclampsie. De ce que beaucoup d'épileptiques ont eu dans la première enfance des convulsions, il ne faut pas conclure que tous les éclamptiques seront plus tard des comitiaux.

L'hystérie infantile peut simuler l'éclampsie, particulièrement dans cet état que J. SIMON appelle *irritation cérébrale*, et qui se caractérise par une grande mobilité de caractère, des terreurs nocturnes, des convulsions répétées. CHAUMIER, de TOURS, a insisté sur les rapports de l'éclampsie et de l'hystérie ; il a été jusqu'à faire des convulsions un stigmate de l'hystérie infantile. Cette opinion ne se base que sur des faits exceptionnels.

b. *Diagnostic de la cause.* — L'accès éclamptique n'entraîne pas par lui-même de haute élévation thermique. Une fièvre intense fera rechercher une maladie infectieuse ou une pneumonie. Dans ce cas, l'accès sera isolé ou ne se répétera que peu.

Dans les accès apyrétiques, on recherchera le trouble digestif, indigestion, constipation. La cause disparue, les convulsions ont peu de tendance à reparaître.

S'il y a de l'albuminurie, s'il s'agit d'un enfant ayant eu récemment une scarlatine, c'est d'éclampsie urémique qu'il s'agit, et cette dernière donne lieu à des accès répétés jusqu'à ce que le traitement ait agi contre l'affection causale.

8° Pronostic. — L'éclampsie est plus bénigne dans les deux premières années, que dans la période qui les suit. Il faut faire une exception pour l'éclampsie des nouveau-nés, généralement symptomatique de lésions graves des centres nerveux dues à un accouchement laborieux, et qui aboutit le plus souvent à la mort. L'éclampsie ordinaire se termine habituellement par la guérison, mais constitue pour l'avenir une tare nerveuse. Beaucoup d'épileptiques, d'hystériques et même de choréiques ont eu des convulsions dans l'enfance. Il en est de même des arriérés et des enfants anormaux.

La terminaison par la mort est rare et ne se voit guère qu'à l'occasion des maladies mortelles par elles-mêmes (bronchopenumonie). Dans les formes les plus graves d'éclampsie, attaques répétées, élévation de température, coma profond, abolition du réflexe cornéen, la survie a été observée.

L'éclampsie initiale des fièvres, l'éclampsie réflexe, par auto-intoxication digestive est plus bénigne que l'éclampsie urémique ou des maladies pulmonaires.

Les convulsions laissent souvent à leur suite du *strabisme,* particulièrement de l'*hypermétropie avec déviation convergente* (Moussous). Il est vraisemblable que convulsions et strabisme, relèvent de la même cause.

9' Traitement. — Nous étudierons successivement : le traitement prophylactique, le traitement causal, le traitement de l'accès, le traitement entre les accès.

a. *Traitement prophylactique.* — L'enfant nerveux ou qui a déjà eu de l'éclampsie, doit être soustrait à toutes les causes d'excitation cérébrale : émotion, frayeur, écarts de régime, constipation, vésicatoire, etc.

b. *Traitement causal.* — En cas d'*indigestion,* donner un vomitif, débarrasser l'intestin par un lavement, ou administrer un purgatif, huile de ricin, calomel, s'il y a du tympanisme abdominal ou de la constipation. En cas d'*helminthiase,* prescrire la santonine.

Au *début d'une affection fébrile,* si la température est élevée, employer les affusions froides, le drap mouillé, le bain frais ou froid de 25° à 30°.

Si on soupçonne le *paludisme,* sulfate de quinine.

Dans les *convulsions urémiques,* diète lactée ; si le lait n'est pas toléré, lavements de lait, purgation ou lavement purgatif, ventouses scarifiées sur les reins, saignée si l'âge de l'enfant n'est pas une contre-indication.

Si l'enfant est *rachitique,* on emploiera la médication appropriée.

c. *Traitement de l'accès.* — Pendant l'accès, le traitement classique consiste à faire inhaler du chloroforme, à petites doses renouvelées plusieurs fois par jour, même chez des enfants âgés de quelques mois (HENOCH). Je rappelle que des travaux récents ont montré l'action délétère exercée par le chloroforme sur le foie et qu'il faut être très réservé à l'égard de cette substance. Aussi vaut-il mieux avoir recours à l'éther, dont il faut des doses beaucoup plus fortes, et au lavement d'hydrate de chloral à la dose de 20 à 50 centigrammes.

Le bain tiède prolongé ou le drap mouillé ont été employés avec succès. On a aussi conseillé la compression des carotides (TROUSSEAU), ce moyen est peu en faveur. La compression doit s'exercer du côté opposé aux convulsions, lorsque celles-ci sont unilatérales, alternativement des deux côtés, lorsqu'elles sont généralisés. On a cité des cas d'arrêt brusque ou rapide de l'éclampsie par l'emploi de ce procédé. L'application d'un sac de glace sur la tête est un moyen adjuvant qui prévient la congestion cérébrale. On a conseillé encore les injections de *sérum physiologique* (25 à 70 gr.) deux à trois fois par jour (MAROIS) ; les *inhalations d'oxygène*. MARFAN recommande les *tractions rythmées de la langue* en cas d'apnée par laryngospasme ou la titillation de l'épiglotte, d'après le procédé de VOGEL.

d. *Traitement entre les accès.* — Les remèdes employés pour prévenir le retour des accès sont par ordre d'importance :

L'hydrate de chloral, 20 centigrammes à 1 gramme suivant l'âge et par doses fractionnées ; en lavement, on donne d'un coup 20 à 50 centigrammes ; le *bromure de potassium* ou de sodium : doses, 50 centigrammes à 3 grammes par jour ; *antipyrine*, mêmes doses. Il ne faut pas craindre d'employer des doses un peu fortes de bromure. J'ai atteint sans inconvénient une dose de 1 gramme de bromure par jour, chez des enfants de deux à trois mois, avec convulsions persistantes.

On peut associer ces divers médicaments, en même temps qu'on donnera des bains tièdes ou le drap mouillé, renouvelés plusieurs fois dans la journée.

Nous ne conseillons pas les autres médicaments dits antispasmodiques, oxyde de zinc, valériane, musc, assa fœtida, qui n'ont pas grande activité, ni l'opium ou la belladone, plutôt nuisibles.

Préserver l'enfant des manœuvres de l'entourage, de l'application de coton et de toile cirée aux membres, de l'application de moutarde pendant la période de somnolence.

ARTICLE III

ÉPILEPSIE

L'épilepsie, considérée dans le jeune âge, et par conséquent au début de son évolution, se présente souvent avec des caractères, qui sans être l'apanage exclusif de l'enfance, n'en constituent pas moins des modalités symptomatiques d'une physionomie particulière.

1º Définition. — Il n'est pas plus facile chez l'enfant que chez l'adulte de délimiter le cadre de l'épilepsie. La connaissance des épilepsies symptomatiques a révélé qu'une lésion grossière des centres nerveux était susceptible de provoquer des manifestations analogues à celles de l'épilepsie dite essentielle. De là, une tendance naturelle des auteurs à rechercher les moindres altérations nerveuses, dans tous les cas d'épilepsie, et à établir une relation entre ces altérations et les troubles fonctionnels. D'autre part, l'action pathogène de certaines substances toxiques (absinthe par exemple), a posé la question des épilepsies liées à un trouble chimique de la nutrition, à un processus d'auto-intoxication. Il n'est pas douteux, d'après les recherches de TRIPIER et surtout de PIERRET, que l'intoxication ne joue un rôle dans le rappel de phénomènes paralytiques ou convulsifs dus à une lésion ancienne, arrivée à l'état de latence ; qu'elle ne doive être prise en sérieuse considération lorsqu'il s'agit d'expliquer le pourquoi de l'apparition d'un accès à tel moment plutôt qu'à tel autre, la violence et la succession rapide de certains accès comparées à leur caractère discret et transitoire, chez le même sujet, placé dans d'autres circonstances.

Enfin, des lésions siégeant à distance des centres nerveux, telles qu'elles ont été réalisées expérimentalement par BROWN-SÉQUARD, sont capables de provoquer l'épilepsie. C'est ainsi qu'on a vu celle-ci en rapport avec des cicatrices portant sur les nerfs périphériques, des dégénérescences des cellules de la moelle (CHRISTIANI), des lésions du sympathique (ALEXANDER), des lésions du pneumogastrique (JABOULAY, CHIPAULT). L'excitation permanente partie du foyer malade entretient dans le cerveau une anomalie fonctionnelle, qui aboutit à l'épilepsie : on peut considérer celle-ci comme symptomatique. Cependant, dans certains cas, l'excision d'une cicatrice nerveuse (MAGNAN), n'a pas empêché l'épilepsie de persister. L'épilepsie expérimentale par lésion nerveuse se transmet héréditairement (BROWN-SÉQUARD). C'est une nouvelle démonstration de la difficulté à distinguer l'épilepsie essentielle et symptomatique.

En dépit de toutes les tentatives faites pour démembrer l'épilepsie dite essentielle, celle-ci a encore, à l'heure actuelle, sa place marquée en pathologie nerveuse. Il est des épileptiques sans lésion des centres nerveux, ne présentant aucun processus dyscrasique ou infectieux, susceptible d'actionner l'encéphale, et pour lesquels on invoque la dégénérescence, une évolution anormale des centres nerveux, se traduisant physiquement par un certain nombre de malformations apparentes, asymétrie cranienne, faciale, anomalies de l'oreille, inégalité des membres, syndactilies, etc., fonctionnellement par des modifications de l'activité psychique et une excitabilité exagérée des centres nerveux. Cette dégénérescence qui est loin de s'associer constamment à des stigmates (TATY), peut être le fait d'une hérédité nerveuse ou de lésions acquises dans le jeune âge. Comme nous le verrons à propos de l'étiologie, il n'est pas douteux que des maladies infectieuses qui ont touché, même légèrement, les centres nerveux, en créant soit des lésions proprement dites, soit des œdèmes passagers, soit des intoxications transitoires, ne puissent, quand elles s'exercent, dans les premiers temps de la vie, copier dans leur mode d'action, les procédés si mystérieux de l'hérédité. L'hérédité elle-même comprend des facteurs divers : tantôt il s'agit des lésions intra-utérines, analogues à celles qui surviennent après la naissance, mais exerçant une action bien plus puissante sur l'intégrité et le développement des centres nerveux, tantôt il s'agit d'une anomalie de développement primitive, dont la signification, bien obscure encore, a été éclairée cependant par les expériences de CHARRIN. Cet auteur a montré, en effet, qu'un organe lésé chez la mère abandonnait à la circulation des produits qui se fixaient électivement sur les organes similaires du fœtus et les altéraient. L'hérédité elle-même, comprise dans son sens le plus étroit, est donc capable de réaliser des effets qui se rapprochent dans une certaine mesure, de ceux que nous voyons provoqués par les différents facteurs pathogènes considérés après la naissance. Par là même on entrevoit une certaine unité dans la maladie épileptique, mais cette unité ne s'applique guère qu'à la pathogénie. Les variétés cliniques n'en subsistent pas moins, sans qu'on puisse préciser encore les causes profondes qui justifient leurs différences symptomatiques et évolutives, leur retentissement si variable sur l'ensemble des fonctions cérébrales, et en particulier sur les fonctions psychiques.

Quoi qu'il en soit, et en nous plaçant sur le terrain clinique, nous comprendrons sous le nom d'épilepsie, le désordre cérébral, dont l'expression la plus habituelle est la convulsion, mais qui peut se manifester sous bien d'autres formes, lorsque ce désordre est lié à une dégénérescence des centres nerveux héréditaire ou acquise.

2° **Anatomie pathologique.** — Il n'y a pas de formule anatomo-pathologique qui traduise cette dégénérescence. CHASLIN a décrit une sclérose hyperplasique de la névroglie à la surface de l'écorce cérébrale, sans lésions des vaisseaux ni des cellules nerveuses. Cette sclérose est diffuse ou répartie en plaques au niveau des zones psycho-motrices, de la corne d'Ammon, de la protubérance, du bulbe.

Cette lésion a été retrouvée par un certain nombre d'auteurs qui ont été amenés à dire que l'épilepsie pouvait être diagnostiquée anatomiquement (BLEULER, WEBER). Mais d'une part, elle est inconstante, d'autre part, elle a été considérée comme une altération secondaire, due aux modifications circulatoires et nutritives de la substance cérébrale, sous l'influence des attaques épileptiques.

On peut considérer de même, comme secondaire, la dégénérescence des cellules nerveuses, qui se voit surtout dans les cas d'épilepsie avec démence, la congestion méningo-cérébrale qu'on trouve chez les sujets morts en état de mal.

Les stigmates de dégénérescence, asymétrie cranienne, rétrécissement du trou occipital, rétrécissement du canal cervical, ne peuvent être considérés comme cause de l'épilepsie. Ils sont comparables aux anomalies de développement qu'on trouve à la suite de grosses lésions cérébrales, par exemple, dans l'hémiplégie cérébrale infantile, et constituent de simples effets de la dégénérescence.

De même, il n'y a pas à s'arrêter aux lésions ectopiques (moelle, sympathique, pneumogastrique, nerfs périphériques), qui faussent par action à distance le mécanisme du fonctionnement cérébral et impriment aux centres nerveux un mode d'activité spéciale à l'épilepsie.

Depuis les expériences de Hitzig, Fritsch, Frank et Pitres, on tend à considérer l'écorce cérébrale, et surtout la zone psycho-motrice, comme le centre de la convulsion. Ce sont les cellules nerveuses corticales qui en constituent les véritables instruments, et c'est dans leur substance qu'il faudrait découvrir la lésion pathognomonique de l'épilepsie. Jusqu'ici, les recherches à ce sujet n'ont pas abouti. La dégénérescence est purement fonctionnelle et non anatomique.

3° Étiologie. — L'étiologie fait bien ressortir, lorsqu'on l'envisage dans l'épilepsie infantile, l'incertitude de la définition et le danger des classifications trop nettes. En suivant depuis la première enfance un certain nombre d'épileptiques (j'ai pu faire cette recherche dans 36 cas), je suis arrivé à distinguer plusieurs groupes d'épileptiques :

1er *groupe*. — L'épilepsie a été précédée dans la première enfance d'accès éclamptiques qui ont cédé ; après une rémission de plusieurs années, l'épilepsie proprement dite apparaît. Cette évolution a été notée cinq fois. L'intervalle écoulé entre l'accident initial et le mal comitial a varié de deux ans à onze ans. Dans tous ces cas, l'épilepsie n'était pas pure, mais associée à des troubles de l'intelligence (intelligence lente, débile) ou à des paralysies qui témoignaient d'une lésion cérébrale et par conséquent reléguaient ces cas dans le cadre des épilepsies symptomatiques.

2e *groupe*. — Il n'y a pas d'intervalle entre les crises initiales et les crises épileptiques proprement dites. Je possède 31 cas de cette catégorie, mais ils diffèrent bien les uns des autres, suivant que la crise initiale a eu lieu dans la première ou la seconde enfance.

α) La *crise initiale a lieu au-dessous de deux ans.* — Dans 10 cas de cette espèce, je note cinq fois des lésions cérébrales évidentes se traduisant par de l'hémiplégie, de l'idiotie, de la faiblesse intellectuelle.

β) La *crise initiale se montre de deux à cinq ans.* — Dans 6 cas, qui se rattachent à ce groupe, je note deux fois des lésions cérébrales (idiotie, hémiplégie).

γ) La *crise initiale se montre de six à neuf ans.* — Sur les 8 cas de cette catégorie, je ne trouve qu'une lésion cérébrale appréciable (épilepsie jacksonienne).

δ) La *crise initiale se montre de dix à treize ans.* — Sur 7 cas de ce groupe, on ne trouve pas un seul symptôme de lésion cérébrale, ni paralysie, ni trouble intellectuel.

La conclusion à tirer de ces faits est que l'épilepsie essentielle se montre à la période moyenne et avancée de l'enfance, de six à treize ans ; avant six ans, elle se relie habituellement à une lésion plus ou moins nette des centres nerveux.

Cependant, l'épilepsie essentielle peut se montrer dès la première enfance (5 cas au-dessous de deux ans) ou au commencement de la seconde enfance (4 cas de deux à cinq ans) ; dans ces conditions, l'affection, considérée d'abord comme une éclampsie, doit être rattachée à l'épilepsie : les crises, en effet, ne s'arrêtent pas, les rémissions ne dépassent pas la durée de celles de l'épilepsie ordinaire, il y a continuité entre la prétendue éclampsie et l'épilepsie.

L'épilepsie symptomatique se rattache à une lésion développée dans la première enfance : sur 13 cas d'épilepsie symptomatique, la lésion cérébrale s'est montrée dix fois au-dessous de deux ans, deux fois de deux à cinq ans, une fois à sept ans.

L'épilepsie symptomatique est reliée à la crise initiale par une série d'épisodes convulsifs qui ne permettent pas de faire de distinction nosographique entre les premiers accès et les derniers (8 fois sur 13 cas), ou bien au contraire entre la crise initiale, éclamptique et l'épilepsie proprement dite, il s'écoule un intervalle de plusieurs années qui les différencie nettement.

Après ces considérations relatives à l'âge, nous allons passer plus rapidement sur les autres données de l'étiologie.

Tous les auteurs ont fait ressortir la fréquence de l'*hérédité similaire* ou de *transformation*. L'hérédité similaire saute parfois une génération (hérédité en retour). L'hérédité de transformation est réalisée par l'existence chez les générateurs d'affections nerveuses variées, hystérie, folie, chorée, migraine, etc., de maladies diathésiques, d'alcoolisme ; on a même signalé l'ivresse au moment de la conception. TROUSSEAU a insisté sur la consanguinéité ; LHOTE (Th. de Lyon, 1900) a fait ressortir le rôle de la tuberculose. L'hérédo-syphilis a été signalée par FOURNIER et ERLENMEYER, soit qu'elle s'accompagne de lésions cérébrales évidentes, soit qu'elle crée la dégénérescence. L'*infection* a été mise en lumière par PIERRET, MARIE, LEMOINE, qui ont constaté à la suite des maladies générales des premières années, la persistance de petits foyers plus ou moins disséminés jouant le rôle d'épines et créant les *cérébraux* (LASÈGUE), les *convulsifs* (PIERRET).

Le *traumatisme cranien* joue un rôle analogue. Dans un cas, j'ai vu un enfant qu'on avait laissé tomber sur la tête à 5 mois, présenter des convulsions immédiates qui se répétèrent tous les deux ou trois mois d'abord, et qui, vers l'âge de six ans, devinrent quotidiennes.

L'épilepsie peut être provoquée par des lésions placées en dehors du système nerveux. Sans parler de l'influence problématique des vers intestinaux, du phimosis, nous signalerons les affections de l'oreille et du nez. HACK, FRÄNKEL ont décrit l'épilepsie d'origine nasale, dont LANNOIS a rapporté un cas très net. Il y a donc lieu de faire une place à l'*épilepsie réflexe*.

Les causes *provocatrices des accès* sont : le *sommeil*, la plupart des crises débutent la nuit (Lasègue), les *frayeurs,* les *émotions.* Dans une de mes observations, l'épilepsie se développa à la suite d'une tentative de viol.

Dans un autre cas, l'accès se produisait à la fin du repas et s'accompagnait de vomissements. Le régime, sans supprimer les crises, en réduisait le nombre. Dans une autre observation, l'accès se produisait le matin au lever, lors de la première miction. L'enfant âgé de 8 ans, laissait tomber son vase, puis présentait du vertige, ou une crise convulsive, ou des salutations qui duraient pendant une heure.

4° Symptômes. — Toutes les formes de l'épilepsie s'observent chez les enfants, cependant les combinaisons habituelles diffèrent de celles qui existent chez l'adulte.

Tantôt les crises convulsives éclatent dès la première enfance, et se répètent, d'abord espacées, puis se rapprochant au moment de la seconde dentition.

Tantôt, dans le cours des premières années, se montre une éclampsie passagère ; la maladie semble s'arrêter pendant plusieurs années, et elle reprend dans le cours ou à la fin de la seconde enfance, sous forme d'épilepsie classique.

Parfois, dans l'intervalle qui sépare les deux périodes convulsives initiale et terminale, apparaissent des vertiges, des absences.

Le plus souvent, ce n'est que de sept à quinze ans qu'apparaît l'attaque convulsive. Mais dans les années qui précèdent, l'enfant présente des accès de *petit mal.*

La *grande attaque,* que nous décrirons brièvement, s'annonce par une *aura,* qui peut être motrice, sensitive, sensorielle, psychique (contraction des muscles des extrémités, hallucinations, douleur, etc.). Subitement, l'enfant pâlit, pousse un cri et tombe sans connaissance, en proie à une convulsion tonique qui l'immobilise dans un état de raideur générale, avec extension de la tête, plafonnement des yeux, constriction de la mâchoire. La cyanose envahit la face et les extrémités, les traits se tuméfient, une écume parfois sanglante se montre autour des lèvres (l'attaque nocturne se reconnaît rétrospectivement aux tâches humides de l'oreiller), il se produit de l'incontinence urinaire, parfois fécale. Au bout d'un temps qui varie de quelques secondes, à vingt, trente secondes, survient la convulsion clonique, avec ses gesticulations violentes qui agitent la tête, la face, les yeux, les mâchoires, les membres, durant une à quelques minutes. La cyanose diminue, la figure se couvre de sueurs, peu à peu l'enfant tombe dans un sommeil profond avec ronflement. Il en sort au bout d'une à quelques heures, avec une sensation de lassitude, de malaise, presque de courbature, qui se dissipe peu à peu. Il n'a pas le souvenir de sa crise, si ce n'est de l'aura qui l'a précédée. Le sommeil et la dépression consécutive sont moins marqués chez l'enfant que chez l'adulte.

Dans le *petit mal*, l'enfant pâlit, prend l'air étonné, le regard fixe ; au bout de quelques secondes, il revient à lui et continue à s'occuper, comme si de rien n'était, c'est l'*absence*. Ces phénomènes se reproduisent plusieurs par jour et surviennent par séries. Il y a toujours un élément convulsif plus ou moins discret associé à l'absence : raideur de la main, contraction du gosier, marmottement des lèvres, etc. Dans le *vertige*, l'enfant tombe sans connaissance, on croit à de la maladresse, parce que les convulsions font défaut ou se bornent à quelque phénomène difficile à analyser. Parfois aussi on confond le vertige avec la *syncope*. C'est un fait que j'ai vérifié à plusieurs reprises, entr'autres chez une fille de 12 ans, qui avait de fréquentes pertes de connaissance, sans convulsions, et ne pouvait plus fréquenter ses camarades. Le traitement bromuré fit disparaître ces accidents.

Dans quelques cas, l'élément convulsif existe seul et revêt une forme fruste : *spasme glottique, incontinence nocturne d'urine*, dont on méconnaît le caractère, parce que ces affections existent aussi indépendamment de l'épilepsie. Dans l'énurésis épileptique aussi bien que dans les formes convulsives de l'épilepsie nocturne, le diagnostic doit s'appuyer sur l'agitation du patient dans le cours de certaines nuits, la fatigue au réveil, l'existence de taches sur l'oreiller dues à l'écoulement de la salive ; en attirant l'attention des parents sur ce point, on reconnaît que ces taches sont assez fréquentes. Parfois

aussi il existe au réveil des morsures de la langue, dont la signification est bien connue. Elles peuvent se borner à de simples
érosions qui sont qualifiées d'aphtes. L'incontinence d'urine
peut être diurne et en apparence sans association d'élément
convulsif ou psychique. Dans une de mes observations, une fille
de 13 ans, perdait plusieurs fois son urine par jour. En réalité
chaque miction involontaire s'accompagnait d'une absence qui
passait inaperçue. Quand elle écrivait à ce moment, elle ne s'in-
terrompait pas, mais faisait des fautes ou des répétitions qui ne
se produisaient pas à l'état normal.

Ailleurs ce sont des mouvements systématisés qui remplacent
l'attaque : *salutations convulsives* ou *tic de* Salaam ; *épilepsie
procursive*.

Les *salutations* peuvent se borner à un simple balancement de
la tête ou s'associer à une série de flexions et d'extensions très
accusées de la tête et du tronc. Elles se répètent parfois pendant
un temps très long, une heure dans un de mes cas. Elles précèdent
souvent les crises convulsives avec lesquelles elles peuvent d'ailleurs alterner.

La *forme procursive* se traduit par une course rapide, impulsive, qui se termine brusquement au bout de quelques
secondes ou d'un temps plus long. La crise peut se borner là ;
mais souvent la course précède une crise convulsive ou délirante ; elle peut aussi se montrer à la fin d'une crise convulsive.
Quand elle est pure, elle se transforme peu à peu en épilepsie
vraie.

Dans d'autres circonstances tout se à borne une *aura* : l'enfant
présente une secousse d'un bras, une sensation douloureuse à
l'épigastre, une peur subite, mais l'accès ne suit pas.

Il est rare que *l'épilepsie psychique* se montre chez l'enfant au
même degré que chez l'adulte. Le caractère est anormal, quin-
teux, mobile : l'enfant est instable, a des colères violentes ou
des accès de dépression. Parfois l'intelligence se développe mal.
Dans l'épilepsie liée à de grosses lésions cérébrales et dont les
convulsions débutent dans la première enfance ou au commencement de la seconde enfance, l'enfant est souvent un arriéré ou
un imbécile.

5° Diagnostic. — Il est impossible d'affirmer la nature épileptique de certaines convulsions infantiles, même si elles se produisent en pleine santé, à moins qu'elles ne se répètent indéfiniment ou qu'elles ne soient suivies d'accès de petit mal.

Plus tard le diagnostic sera fait avec l'*hystérie*. On ajoute moins d'importance qu'autrefois aux signes de *dégénérescence*, à l'asymétrie faciale (LASÈGUE). Cependant TEISSIER[1] considère comme caractéristique de l'épilepsie vraie un indice céphalique dépassant 83. Il existe des formes d'épilepsie liées à une lésion grossière du cerveau entraînant l'idiotie ou l'hémiplégie. Nous en avons parlé à propos de la maladie de Little et de l'hémiplégie infantile. L'existence d'une *incontinence urinaire* doit toujours faire penser à la possibilité de l'épilepsie, qu'elle accompagne parfois dans ses crises nocturnes ; on recherchera la morsure de la langue, les ecchymoses conjonctivales ou du cou, la bave sur l'oreiller.

Le petit mal peut être confondu avec le *tic simple* ou une *chorée* au début.

Il est bon d'être prévenu de ces formes un peu étranges, telles que les salutations, l'épilepsie procursive, les chutes à apparence syncopale. Elles peuvent se montrer longtemps en dehors de toute convulsion. Elles ont comme caractère commun leur apparition paroxystique, leur soudaineté, l'amnésie consécutive.

Au moment des accès, il y a parfois un peu d'excitation cérébrale avant et de la torpeur passagère après. Mais on ne voit qu'exceptionnellement se développer, en rapport avec les attaques ou remplaçant celles-ci, des accès de *manie* qui durent plusieurs jours ou des *impulsions violentes*. On a cependant cité des enfants *vagabonds* rappelant les adultes automates ambulatoires, des *cleptomanes*, même des *incendiaires*. AUDRY a vu un enfant, au début d'une crise de manie furieuse, essayer d'en étrangler un autre. J'ai observé un enfant de 5 ans qui parlait de se tuer. STETTINER (Th. de Paris, 1904) a réuni un certain nombre de faits analogues.

---

[1] TEISSIER, Congrès des Sociétés savantes, 1897.

Le *somnambulisme* est assez fréquent chez les enfants épileptiques.

6° Évolution. — L'épilepsie est une maladie chronique avec paroxysmes intermittents, qui reviennent à des intervalles variables. Tantôt ils sont très rares, tantôt ils se rapprochent, parfois ils aboutissent à l'*état de mal* qui se traduit par des convulsions subintrantes, une élévation progressive de la température et qui se termine souvent par la mort. Entre les accès subsistent une série d'anomalies, modifications du caractère, de l'intelligence, désordres physiques, arrêts de développement que nous avons déjà décrits.

Nous avons signalé le début de l'épilepsie tantôt précoce, tantôt dans la seconde enfance, et cette chronologie différente des premiers accès indique une forme différente de l'épilepsie, la forme précoce étant souvent symptomatique d'une lésion cérébrale, la forme tardive relevant de l'épilepsie dite essentielle.

Dans la forme à début précoce, tantôt les accès se suivent dès la première enfance, tantôt il y a une phase de guérison apparente qui succède aux premiers accès jusqu'à l'apparition des convulsions nouvelles dans la seconde enfance.

L'épilepsie convulsive est souvent nocturne et ne devient diurne que tardivement. Les premiers symptômes de l'épilepsie se traduisent souvent chez l'enfant par des vertiges, des absences, des salutations et ce n'est que plus tard que le grand mal apparaît. L'adolescence est souvent une cause d'aggravation, surtout chez les filles. Enfin l'épileptique infantile peut verser dans la démence.

De même la mort par état de mal ou par syncope est exceptionnelle chez l'enfant épileptique, qui peut cependant succomber à un traumatisme accidentel à l'occasion d'un accès.

7° Pronostic. — Le pronostic est sérieux. En dehors des accidents mécaniques liés à l'attaque, l'épilepsie est une maladie progressive qui aboutit souvent à l'imbécillité ou à la démence. Les troubles intellectuels sont surtout à craindre dans le petit mal et si l'affection débute de bonne heure. Au reste, l'épilepsie infantile est par elle-même l'indice d'une hérédité chargée qui manifeste ses effets d'une façon précoce ou d'une lésion, qui, agissant sur le système nerveux pendant la période de développement, trouble profondément ses fonctions. La mort peut survenir par l'état de mal, par syncope, par asphyxie. L'épilepsie infantile est plus grave que celle de l'adulte, elle mène plus rapidement et plus sûrement à la démence. Il n'en est pas de même de l'épilepsie symptomatique chez l'enfant. Le bromure de potassium enraie les accès convulsifs, mais a moins d'action sur les vertiges et les absences.

8° Traitement. — Le traitement comprend la prophylaxie et la thérapeutique proprement dite.

a. *Prophylaxie*. — La prophylaxie a pour but de diminuer l'action de tous les excitants du système nerveux. On prescrira une vie calme, à la campagne, sans effort physique ou moral. Les études seront modérées et on conseillera une carrière paisible. Si les crises sont rares, nocturnes, on permettra l'accès de l'école. Le désœuvrement doit être évité aussi bien que le surmenage. On combattra toutes les causes de congestion céphalique : atmosphères confinées et chaudes, promenades au soleil, repas copieux, ingestion d'alcool, de vin, de boissons chaudes stimulantes, telles que thé, café. Il faut surtout proscrire l'alcool qui agit à plus faible dose chez l'épileptique que chez le sujet normal. Le choix des aliments ne sera pas systématique. On a conseillé le régime lacté, lacto-végétarien, déchloruré. Le régime lacté ne peut être que d'un usage transitoire, à l'occasion de malaises aigus. Le régime lacto-végétarien ou hypoazoté a son origine dans une conception trop exclusive concernant le rôle de l'auto-intoxication dans la pathogénie de l'épilepsie. Il s'est montré inefficace dans les recherches faites par NORERO, J. et R. VOISIN sur 8 enfants épileptiques.

En réalité, on donnera peu de viande, mais on ne la supprimera pas dans l'alimentation, qui comprendra du lait, des œufs, des féculents, des légumineuses, des légumes verts, des fruits, des corps sucrés, des corps gras.

Le régime déchloruré n'a de valeur que dans ses rapports avec le traitement bromuré.

Toutes les fonctions d'élimination seront surveillées, chez l'épileptique non traité, à plus forte raison traité par le bromure. On donnera des bains fréquents suivis de frictions cutanées on préviendra la constipation par des lavements ou des laxatifs, on favorisera la diurèse par des boissons abondantes, par l'emploi des eaux d'Evian, de Vittel, de Contrexéville.

Au moment de l'adolescence et même antérieurement, il convient de surveiller les fonctions génitales. L'enfant épileptique est porté à l'onanisme qui exerce sur lui une influence néfaste.

b. *Traitement proprement dit.* — On traite habituellement l'épilepsie par les bromures alcalins, bromure de potassium seul ou associé aux bromures de sodium et d'ammonium. Il faut bien savoir qu'on ne guérit pas l'épilepsie, que les bromures diminuent l'excitabilité des centres nerveux, mais qu'on ne peut facilement en interrompre l'administration, sous peine de voir revenir les accidents convulsifs et parfois sous une forme grave, comme l'état de mal. Le bromure est une « muselière » qui doit être placée à demeure fixe. D'autre part, il faut arriver à d'assez hautes doses pour faire disparaître les crises. La bromuration sera donc intense et prolongée, ce qui amène fatalement aux accidents du bromisme : dépression des forces, torpeur, somnolence, haleine fétide, inappétence, dyspepsie putride, acné, ulcérations cutanées, pyodermites surtout chez les sujets jeunes. Il faut tenir compte aussi de ce fait que la crise convulsive, lorsqu'elle se montre à des intervalles un peu espacés, constitue une vraie détente. L'épileptique irritable, en proie à un malaise général, en est soulagé. CHARCOT avait déjà montré que les convulsions « rentrées » se transforment et font apparaître le petit mal, les absences, le vertige. PIERRET insiste beaucoup sur les dangers de cette substitution, qui est très défavorable aux fonctions psychiques et intellectuelles. STRÜMPELL exprime une opinion semblable et admet même que la bromuration prolongée n'est pas étrangère à certains cas de mort dans l'épilepsie.

Pour ma part, je suis moins pessimiste. La bromuration bien surveillée est en général bien tolérée chez l'enfant, placé dans de bonnes conditions hygiéniques. Il ne faut pas confondre les idiots épileptiques ou les épileptiques débiles, à grosses lésions cérébrales, à développement incomplet, avec les épileptiques de bonne apparence, sans tare organique visible. C'est dans cette dernière catégorie qu'il ne faut pas craindre d'employer le bromure, et même à dose un peu forte. L'élimination du brome se fait mieux que chez l'adulte, le bromisme est beaucoup plus rare. Il ne faut pas toujours attribuer au bromure les équivalents psychiques ou le petit mal. Les absences, le vertige sont fréquents chez des enfants qui n'ont jamais pris de médicament. Chez quelques-uns, la crise convulsive se montre tard et a été précédée pendant de longues années d'accidents rappelant plus ou moins le petit mal. Chez ces enfants qui sont généralement instables, agités, indociles, violents, impulsifs, le bromure améliore le caractère. L'intelligence n'en souffre nullement du moins dans la période qui s'étend jusqu'à l'adolescence, et les études paraissent facilitées. Je n'ai pas observé, dans une pratique déjà longue, d'altération appréciable de la mémoire, chez des enfants que j'ai pu suivre pendant 5 ou 6 ans. Il y a donc lieu de tenir compte des objections présentées par des maîtres aussi autorisés que STRÜMPELL et PIERRET, mais sans renoncer pour cela aux grands avantages de la médication bromurée, quitte à mieux préciser ses indications et à en surveiller plus soigneusement les effets.

J'emploie d'habitude un mélange des trois bromures, sous la forme suivante :

Bromure de potassium.	10 gr.
Bromure de sodium.	} āā 5 —
Bromure d'ammonium	
Benzoate de soude	3 —
Eau	600 —

Chaque cuiller à soupe renferme 0,50 cgr. de bromure. Le benzoate de soude apporte une action antiseptique.

On dilue chaque cuiller dans une eau gazeuse, par exemple,

de la limonade gazeuse, et on la donne au commencement d'un repas. D'autres auteurs, la donnent après le repas.

La dose entière sera donnée en une ou deux fois, de façon à produire un effet massif.

Les nourrissons supportent admirablement le bromure. Des enfants de 2 ou 3 mois éclamptiques en toléraient 1 gr. et même davantage. D'habitude, ce n'est guère qu'après 2 ans, que se montre l'épilepsie liée à une lésion cérébrale, et après 6 ou 7 ans, qu'apparaît l'épilepsie non symptomatique. On procèdera dans les deux cas d'une façon progressive. On commencera par 1 gramme par jour et on augmentera d'une cuiller à soupe par jour. chaque fois qu'il y aura une nouvelle crise. A 6 ans, la dose nécessaire variera entre 3 et 6 grammes ; mais on peut dépasser ce chiffre s'il y a lieu.

Je crois d'ailleurs qu'il est inutile dans la progression que l'on suit de chercher à provoquer certains phénomènes physiologiques, dilatation pupillaire avec diminution de la réaction à la lumière et à l'accommodation (GILLES DE LA TOURETTE).

Point n'est besoin d'en arriver jusque là si la sédation des phénomènes pathologiques se dessine.

Le bromure doit être administré pendant longtemps et même après la cessation des crises, il faut le continuer pendant un ou deux ans. On diminue peu à peu les doses, à cette période, pour arriver à la suppression. Il faut se garder d'une suppression brusque qui expose au retour des accidents, parfois à des convulsions subintrantes.

La continuité du traitement bromuré a des inconvénients, au premier rang desquels se place l'intoxication bromique. RICHET et TOULOUSE ont proposé de combiner le bromuration et le régime déchloruré, qui permet de réduire à 1 ou 2 grammes la dose de bromure, tout en lui gardant son efficacité. L'explication de ce fait est que le chlorure de sodium se substitue au bromure combiné aux éléments organiques et le fait éliminer. La combinaison bromo-organique est beaucoup plus stable, partant plus efficace, lorsqu'on n'ingère pas de sel. Ce résultat a été confirmé par beaucoup d'observateurs, en particulier par HALLÉ et BABONNEIX chez des enfants ; je l'ai également vérifié. Mais il faut reconnaître, que ce régime ne peut être utilisé que temporairement, les patients finissent par ne plus manger. Aussi me rallierai-je volontiers à la pratique de JULES et ROGER VOISIN qui prescrivent :

Pendant 10 jours :   un repas ordinaire avec une dose moyenne de bromure.
Les 10 jours suivants :   un repas ordinaire avec une dose forte de bromure.
Les 10 derniers jours :   un repas sans sel ; pas de bromure.

De cette façon, la forte dose de la seconde décade du mois, prolonge ses effets pendant la 3ᵉ décade, le bromure restant fixé en partie sur les éléments anatomiques, par le fait du régime déchloruré. La saturation est arrêtée dans le système nerveux, les organes de digestion et d'absorption sont ménagés. D'ailleurs la suppression brusque du bromure combinée au régime déchloruré ne provoque pas le retour offensif de l'épilepsie.

S'il se produit des accidents d'intolérance gastro-intestinale, il faut, quelle que soit la méthode employée, supprimer le bromure, donner un purgatif et prescrire le régime lacté. Il faut toujours se préoccuper de ces troubles digestifs et pour cela, on associera au bromure des antiseptiques intestinaux, tels que le benzonaphtol, et de temps à autres un régime réduisant les putréfactions intestinales, comme celui des féculents.

Un autre inconvénient de la continuité du traitement bromuré, c'est l'accoutumance. On essaie de le prévenir par l'emploi de doses oscillantes. CHARCOT donnait des doses croissantes et décroissantes, alternant de semaine en semaine, sans interruption véritable. R. et J. VOISIN dans le traitement exposé ci-dessus ont également visé ce but.

Il faut tenir compte des cas individuels pour l'emploi des divers procédés.

Si les attaques convulsives sont très rares, on peut se borner au régime lacto-végétarien, à une hygiène soigneuse. Si on se décide dans ces cas, à donner du bromure, on pourra le prescrire à doses modérées et avec des interruptions.

En cas de crises fréquentes, le bromure sera administré, suivant les règles exposées ci-dessus.

Parfois le bromure n'agit pas, malgré de fortes doses long-temps employées. On pourra tenter dans ce cas le procédé de FLECHSIG : opium à dose progressive pendant 6 semaines ; suppression brusque de l'opium et bromure à fortes doses pendant 2 mois. Cette méthode consiste à faire agir le bromure sur un organisme préalablement thébaïsé. Son action serait plus efficace, dans ce cas. Cette méthode a été très discutée, et paraît avoir peu de partisans.

BETCHEREW combine l'emploi du bromure et de l'adonis vernalis qui active la circulation et favorise la diurèse.

Le bromure est parfois mal toléré, soit qu'il détermine des troubles gastriques immédiats, soit qu'il y ait une véritable répugnance de la part du patient à le prendre ; on peut tenter dans ce cas, de l'administrer en lavements. Dans d'autres cas le bromure, quel que soit son mode d'administration, conduit rapidement à des accidents de bromisme. Dans une de mes observations, un enfant présentait à chaque tentative de bro-muration des ulcérations profondes des membres inférieurs. On aura recours successivement à la méthode de TOULOUSE (bromure à petites doses et régime déchloruré), à la méthode de J. et R. VOISIN, au régime lacto-végétarien, au régime lacté, aux bains, aux douches, au massage. D'une façon générale, l'épileptique doit absorber peu de viande, de vin, de café et de thé. Il faut s'assurer du bon fonctionnement de son tube diges-tif, de ses reins, de sa peau.

Il est des cas où on est obligé de renoncer au bromure, même quand il est toléré, parce que la suppression des crises produit un malaise nerveux, une irritabilité très grande, accompagnée des symptômes du petit mal. C'est dans ce cas que PIERRET conseille la belladone pour faire réapparaître les décharges convulsives qui détendent les centres nerveux et sont moins préjudiciables aux facultés cérébrales.

On a conseillé l'oxyde de zinc, l'extrait de valériane. La poudre d'HERPIN est un mélange de ces deux substances et de belladone. BOURNEVILLE conseillait le bromure de camphre dans les vertiges. On a aussi utilisé le bromure d'éthyle en inhalation.

Wood associait au bromure l'antipyrine qu'on pourrait employer seul.

Il va de soi que si on peut combattre directement la cause de l'épilepsie, déformation cranienne d'origine traumatique, lésion syphilitique héréditaire, épilepsie réflexe due à une affection nasale, à une cicatrice d'un nerf, il faut commencer le traitement par la suppression de la cause locale présumée.

Les traitements électrique et chirurgical de l'épilepsie, trépanation, sympathicotomie, n'ont pas donné de résultats assez nets, pour que nous en fassions plus ample mention.

ARTICLE IV

HYSTÉRIE

L'hystérie est une névrose susceptible de produire des troubles dans toutes les fonctions du système nerveux, motrice, sensitive, psychique, vaso-motrice, trophique, thermique, etc. Ces troubles sont tantôt généralisés à une grande étendue du système nerveux et dans ce cas passagers, ainsi de l'hystérie convulsive ; ou localisées à un département restreint, mais sont alors plus durables : la contracture permanente est un exemple de cette catégorie de cas. L'élément psychique joue un grand rôle dans les manifestations hystériques, mais il n'est pas démontré qu'une simple excitation sensitive n'arrive à les produire, comme dans les hystéries symptomatiques. Il ne peut être question de passer en revue les symptômes et les formes de l'hystérie, nous nous bornerons à signaler les particularités qui appartiennent à l'hystérie infantile.

1° **Étiologie.** — L'étiologie comprend des *causes prédisposantes* et des *causes occasionnelles* :

a. *Causes prédisposantes.* — L'hystérie se montre à toutes les périodes de l'enfance, si on admet la nature hystérique de toutes les manifestations nerveuses passagères qui précèdent dans les premières années l'apparition de symptômes franchement hystériques. C'est ainsi qu'OLLIVIER et surtout CHAUMIER tiennent pour hystériques les convulsions, les accidents nerveux dits de dentition de la première enfance. Simple question d'interprétation. J'applique à l'hystérie les considérations exposées à propos de l'éclampsie et de la chorée. Je ne crois pas qu'il y ait lieu de confondre ces divers états, ni d'établir entre eux une ligne de démarcation absolue. Un organisme jeune réagit vis-à-vis des excitants divers qui impressionnent le système nerveux suivant le mode convulsif pur : éclampsie, spasme de la glotte. Dans la seconde enfance, à partir de quatre ou cinq ans, les mêmes facteurs provoquent plus volontiers la chorée avec ses troubles complexes, incoordination motrice, psychique. A la fin de l'enfance, à partir de dix ans, c'est surtout l'hystérie qui entre en jeu. Ce qui établit l'étiquette correspondante à chacune de ces séries, ce n'est pas le terrain, car il est le même : l'hérédité similaire ou de transformation, les maladies infectieuses, les intoxications ou les auto-intoxications se retrouvent dans les trois ordres de faits ; ce n'est pas non plus la spécificité de la cause occasionnelle, une même cause, traumatisme, émotion, produisant chez l'un l'éclampsie, chez l'autre la maladie de Sydenham, chez un troisième la grande crise hystérique ; c'est l'âge, c'est la tendance temporaire du système nerveux à répondre aux excitants suivant un mode spécial, en rapport avec la phase du développement général des centres nerveux dans laquelle ceux-ci sont surpris par le facteur pathogène. C'est de ce point de vue que l'étude de l'hystérie infantile doit être envisagée. Il y a évidemment des formes symptomatiques similaires chez l'enfant et l'adolescent, il y a des hystéries infantiles incontestables, il y a des chorées tardives. Mais l'hystérie, rare dans les premières années, se dessine surtout à la fin de l'enfance. BEZY [1] l'a observée de cinq à huit ans, mais surtout de huit à quinze ans. C'est à cette période que nous trouvons ces associations de chorée de Sydenham et de stigmates hystériques qui ont fait considérer par quelques auteurs la cho-

---

[1] BEZY, *Rapport sur l'hystérie infantile*, Congrès des médecins aliénistes et neurologiques de Toulouse, 1897.

rée comme étant de nature hystérique, alors qu'il s'agit de réactions mixtes survenant à l'âge limite. La barrière qu'oppose l'âge aux accidents hystériques proprement dits, n'est pas infranchissable. VIBERT a signalé un cas d'hystérie à un an, COMBY à deux ans, mais ce sont des exceptions. PITRES, sur 100 cas, en a observé 2 seulement de six à dix ans, et 16 de onze à quinze ans. BATAULT, sur 292 cas, en a noté 10 de trois à dix ans, 44 de dix à quinze ans.

En exposant cette façon de comprendre l'hystérie, qui tient compte des changements notables et des complications fonctionnelles, de plus en plus marquées que subit le système nerveux à mesure qu'il se développe, j'ai laissé volontairement de côté l'élément psychique si intimement associé à l'hystérie de l'adulte, qu'on en a fait une véritable caractéristique. BABINSKI, cherchant une définition de l'hystérie, n'accorde le titre d'hystériques qu'aux accidents qui peuvent être reproduits par suggestion avec une exactitude rigoureuse chez certains sujets et qui disparaissent sous l'influence exclusive de la persuasion. Ce facteur psychique est forcément variable aux différents âges. La suggestion, l'imitation sont physiologiques chez l'enfant.

L'hystérie infantile est une exagération anormale de l'une et de l'autre. Il est souvent difficile de trouver une mesure qui permette d'apprécier exactement l'anomalie. Si on prenait à la lettre certaines doctrines, tous les enfants seraient hystériques ; pour d'autres, il n'y en aurait point. Le grand inconvénient d'une définition de l'hystérie est de supposer que cette névrose peut être envisagé en dehors de l'organisme. Elle est étroitement liée, dans son expression clinique, à la phase du développement du système nerveux dont elle traduit le trouble fonctionnel, et sur le terrain psychique même, elle doit être envisagée différemment chez un jeune enfant, chez un enfant grandet, chez un adolescent, chez un adulte, les opérations psychiques n'étant pas les mêmes, chez les uns et les autres, pas plus à l'état pathologique qu'à l'état physiologique.

L'influence de l'âge étant ainsi définie, l'étiologie de l'hystérie est commune à l'enfant et à l'adulte. L'*hérédité* similaire ou de transformation se retrouve dans la plupart des cas, au point que

Charcot et son école admettent que la prédisposition héréditaire est le seul facteur efficace de l'hystérie. L'arthritisme, l'alcoolisme, la scrofule, la tuberculose des ascendants entrent également en ligne de compte.

Il existe aussi des prédispositions personnelles : troubles digestifs, rachitisme, éducation mal comprise, surmenage précoce physique ou intellectuel.

b. *Causes occasionnelles.* — Ces causes sont communes à tous les âges. Le traumatisme, et surtout le traumatisme céphalique, comme j'en ai observé deux cas ; les émotions, frayeur, jalousie, phénomène fréquent chez les enfants, sont les facteurs habituels que l'on note dans les observations. Il est des enfants qui prennent des crises à la suite de récits effrayants. D'autres ont l'obsession de l'obscurité. Nous avons vu à plusieurs reprises des enfants gais et dispos une grande partie de la journée devenir tristes et préoccupés à l'approche de la nuit. Dans un de ces cas, l'enfant âgé de 8 ans simulait des douleurs la nuit pour rester avec ses parents. Un autre restait une grande partie de la nuit sans dormir et faisait son sommeil le matin. Dans ces cas, le meilleur procédé de traitement consiste à faire coucher l'enfant avec une grande personne. Les obsessions des parents aboutissent parfois à réaliser chez l'enfant des syndrômes complexes. Dans une famille, où les parents étaient hantés de la crainte de la méningite pour leur unique enfant, celui-ci présenta des accidents à forme méningitique qui reproduisaient la plupart des symptômes dont on avait parlé devant lui. Rien de plus funeste pour l'enfant que les descriptions des maladies faites constamment en sa présence. Nous en dirons autant des préoccupations incessantes exprimées par les parents touchant les précautions à prendre contre le froid, le chaud, les chutes, les écorchures qui s'infectent, l'approche d'autres enfants qui peuvent présenter des maladies contagieuses, etc... J'ai vu une fillette de 3 ans, qui avait fait une chute insignifiante et qui réclamait à grands cris du sublimé. Un autre enfant qui ne buvait que de l'eau bouillie depuis sa naissance, prit par inadvertence, dans une maison amie, de l'eau ordinaire. A peine avait-il bu, qu'il se met à ressentir des phénomènes d'angoisse et d'agitation qui durèrent

plusieurs jours. Il est difficile de faire en cas d'accidents hystériques de l'enfant, la part de l'hérédité et celle de la culture. Dans
un autre sens, des parents qui ont des systèmes d'éducation « à
la dure » développent aussi l'hystérie chez l'enfant. Cela se voit
parfois à propos de l'incontinence urinaire, que dans certaines
familles on veut arrêter par des corrections. Je puis relater le
cas d'un enfant atteint de pieds plats qui refusait de marcher,
de jouer avec ses camarades et que ses parents rudoyaient et
persécutaient. Il en était arrivé à ne plus parler, à présenter un
masque mélancolique, et à prendre la nuit des accès d'agitation
presque convulsive. Un traitement orthopédique eut raison de
ces accidents. Des enfants de 2 ou 3 ans livrés à une domestique
qui les bat, deviennent également mélancoliques, et reprennent
leur développement normal dès qu'on a éloigné le persécuteur.
Un de nos malades prenait des convulsions incomplètes depuis
l'âge de vingt mois jusqu'à quatre ans, quand il voyait qu'on
s'occupait trop de sa sœur, qu'il essayait de battre. L'imitation
très développée chez l'enfant donne lieu à de véritables épidémies, dont les exemples ne sont pas rares. PIERRET a observé
un cas de crampe des écrivains chez un enfant dont le père
était atteint de la même affection (com. orale). Les maladies
infectieuses jouent le même rôle que chez l'adulte, mais développent parfois un syndrome rappelant plus ou moins la méningite.
L'helmintiase a été signalée maintes fois ; dans un de nos cas,
un enfant de 4 ans présentait une agitation maniaque depuis
plusieurs jours : elle céda à l'expulsion de deux ascaris.

2° Symptômes. — L'hystérie simulant beaucoup de syndromes
il faudrait disposer de signes caractéristiques pour reconnaître
l'hystérie à travers les formes si variées qu'elle est susceptible de
revêtir. Chez l'adulte ou l'adolescent, cela est possible. Chez
l'enfant, les stigmates, anesthésies, hyperesthésies, points hysté-
rogènes, rétrécissement concentrique du champ visuel n'existent
pas ou sont d'une observation trop difficile. Aussi n'y-a-t-il dans
nombre de descriptions que des indications vagues. Ce sont des
enfants à l'esprit mobile, au caractère capricieux, très égoïstes,
désirant appeler l'attention, fût-ce au prix d'actes bizarres, de

mensonges, de simulations. Ils sont variables, passent par des alternatives d'excitation et de dépression. Ils rappellent en petit les sujets atteints de dégénérescence dont ils diffèrent cependant par leur mobilité, par leur tendance à subir les suggestions venues du dehors. Peu à peu la névropathie se précise. Ils sont sujets à l'insomnie, aux rêves, aux cauchemars, ont des terreurs nocturnes, parlent la nuit, manifestent quelques accidents somnambuliques. L'incontinence nocturne d'urine n'est pas rare. Le jour, ils terminent leur accès de colère par un spasme incomplet du larynx. Ce sont les enfants qui retiennent leur respiration et que les mères font revenir, avec un peu d'eau froide jetée à la figure, sans consulter le médecin.

De temps en temps, l'élément convulsif s'accentue, c'est un bégaiement transitoire, un hoquet, un tic. Souvent la cause échappe parce qu'on ne tient pas assez compte d'un facteur que j'ai souvent vérifié : c'est l'émotion à l'occasion d'un rêve.

Enfin l'hystérie légitime se dessine, tantôt mono-symptomatique, tantôt sous forme de paroxysme généralisé. A la première appartiennent la *toux spasmodique* avec sa répétition monotone, le *hoquet*, le *bégaiement*, le *mutisme*, les *tics*, les *vomissements nerveux* dont j'ai vu de nombreux exemples sans stigmates, guérissant rapidement dès leur arrivée à l'hôpital ; l'*anorexie* qui se montre à la fin de l'enfance et qui s'accompagne souvent d'un délire d'indignité, d'un amaigrissement notable, d'une cyanose avec refroidissement des extrémités ; le *méningisme* à l'occasion des maladies infectieuses ; toutes les *imitations inconscientes : pseudo-coxalgie, pseudo-mal de Pott, pseudo-hémiplégie infantile, pseudo-tabes spasmodique, l'astasie-abasie*, que j'ai observée dans un cas où une seule séance de suggestion à l'état de veille suffit pour faire disparaître une impotence qui datait d'un an, le *torticolis spasmodique*, la *scoliose*, le *tremblement*.

Tous ces symptômes, et je ne signale que les plus communs, se développent souvent à la suite d'une excitation purement locale : chute, douleurs de croissance, émotion, imitation, etc.

Quelque localisé qu'il paraisse, le trouble hystérique rayonne. Sans retrouver les grandes diffusions observées chez l'adulte, on reconnaît l'anesthésie ou l'hyperesthésie de la peau, des muscles, superposées aux manifestations profondes de la coxalgie, du spasme œsophagien, etc.

L'attaque convulsive se montre de bonne heure, mais sous une forme d'autant plus élémentaire qu'elle apparaît chez des sujets plus jeunes. Certaines éclampsies des premières années doivent être rattachées à l'hystérie aussi bien qu'à l'épilepsie. Certains spasmes de la glotte sont assimilables à la constriction hystérique du pharynx. A partir de cinq à six ans on reconnaît déjà les convulsions sans perte de connaissance avec sensation de boule, mais les grandes contortions, les attitudes passionnelles font défaut. Souvent, la convulsion reproduit le type de l'épilepsie pure ou symptomatique, il y a des *vertiges,* des *absences.*

Le *délire* associé ou non aux convulsions, s'accompagne d'hallucinations. Il survient par accès, généralement temporaires.

A la fin de l'enfance, quand s'établit la menstruation, le paroxysme hystérique se complète et reproduit les quatre phases établies par CHARCOT et son école : phase épileptique, clownisme, attitudes passionnelles, délire. Mais nous sommes à ce moment dans la pathologie commune.

3° Diagnostic. — Il faut distinguer *l'état mental* du jeune hystérique d'avec celui des dégénérés.

Les *hystéries mono symptomatiques* comportent, dans chaque cas particulier, un diagnostic différentiel avec les maladies reproduites. On se reportera à l'énumération faite précédemment en tenant compte des conditions d'apparition des accidents, à la suite d'une émotion, de la rapidité avec laquelle ils surviennent, des données antérieures relatives à la nervosité de l'enfant.

Enfin, les crises convulsives doivent être distinguées de *l'éclampsie* et de *l'épilepsie.*

D'une façon générale on se basera sur la marche, la répétition, les phénomènes paroxystiques, la conservation de la santé, l'inversion de la formule des phosphates (GILLES DE LA TOURETTE). WEILL-HALLÉ (*Le développement de l'hystérie dans l'enfance,* Thèse de Paris, 1904) a montré qu'on trouve chez l'enfant atteint d'hystérie, mais aussi de toute autre névrose, une diminution des éléments fixes de l'urine, de l'acide phosphorique, de l'urée, une augmentation de l'acide urique, des composés xanthiques, de l'urobiline. Il s'agit d'un ralentissement de la nutrition commun à tous les neuro-arthritiques. CLAUDE et BLANCHETIÈRE ont signalé les variations étendues du coefficient azoturique. A une période avancée, on pourra reconnaître l'existence de stigmates. Ceux-ci n'ont d'ailleurs pas chez l'enfant la ténacité qu'on observe chez l'adulte. Au reste, on peut observer chez l'enfant comme chez l'adulte des stigmates, l'hémihyperesthésie des tuberculeux par exemple que j'ai décrite il y a longtemps, et qui ne s'accompagne pas de manifestations hystériques proprement dites.

4° Pronostic. — L'hystérie infantile ne tient pas, dit CHARCOT, à condition qu'elle soit traitée de bonne heure.

5° Traitement. — L'hérédité, facteur important de l'hystérie, est souvent aggravée après la naissance par les conditions spéciales, qui entourent l'enfant dans une famille névropathique. Il faut de bonne heure le soustraire à cette seconde hérédité et lui assurer une éducation équilibrée. L'isolement doit être pratiqué rigoureusement si l'enfant présente une forme grave et durable de l'hystérie. Le séjour à l'hôpital suffit parfois, de même que le simple déplacement de l'enfant hors de sa famille.

Les jeunes névropathes seront soumis à une hygiène sévère, portant aussi bien sur leurs fonctions psychiques que physiques. Dès le début, il faut régler leurs études, leurs lectures, leurs distractions. On doit éviter tout ce qui les anime ou qui les excite vivement, modifier leur caractère par une discipline soutenue, régulariser et fortifier les fonctions organiques par la vie au grand air, à la campagne, les pratiques hydrothérapiques.

Le traitement proprement dit n'a rien de spécial chez l'enfant. La suggestion réussit souvent, l'enfant est très accessible à cette influence. Elle doit s'exercer à l'état de veille. L'hypnotisme est rejeté par la plupart des auteurs, comme dangereux.

ARTICLE V

TERREURS NOCTURNES

Les terreurs nocturnes sont de véritables crises délirantes d'un caractère spécial qui se produisent la nuit chez les enfants.

1° Étiologie. — L'étiologie comprend des *causes prédisposantes* et des *causes occasionnelles :*

a. *Causes prédisposantes.* — Le facteur constant paraît être le sommeil nocturne. La crise est exceptionnelle dans le sommeil diurne. On sait d'ailleurs que beaucoup d'accidents d'ordre nerveux se produisent de préférence la nuit, incontinence urinaire, laryngite striduleuse, épilepsie.

La terreur nocturne survient dans les premières heures du sommeil, à cette période où la cérébration inconsciente et l'activité réflexe de la moelle sont à leur maximum.

Les terreurs nocturnes sont fréquentes surtout de deux à six ans, ce qui enlève à la dentition le rôle important que certains auteurs lui attribuent.

Nous retrouvons les mêmes facteurs que nous avons signalés à propos des autres névroses. Il s'agit de sujets prédisposés.

b. *Causes occasionnelles.* — Tantôt la susceptibilité des centres nerveux, aidée du sommeil, suffit (STEINER), c'est la forme vraiment essentielle.

Tantôt elle est mise en jeu par un facteur accidentel, troubles digestifs (WEST, DEBACKER, MOIZARD), vers intestinaux, absorption de vin ou d'alcool, troubles respiratoires, en particulier les végétations adénoïdes du pharynx qui amènent la nuit des dyspnées paroxystiques.

La terreur nocturne représente parfois le premier symptôme d'une lésion cérébrale (sclérose, tumeur), plus souvent de l'hystérie ou de l'épilepsie infantiles.

Dans tous les cas, les émotions ressenties pendant le jour,

qu'elles proviennent d'un spectacle, d'un récit, d'une lecture terrifiante, jouent un rôle provocateur dont la prophylaxie doit tenir compte.

2° **Symptômes.** — Dans les premières heures de son sommeil l'enfant se réveille brusquement, en proie à une hallucination terrifiante portant surtout la vision ; il voit un animal, des voleurs, des cadavres, etc. Il se débat, crie, laisse échapper des mots qui se rapportent à son délire, ne reconnaît personne de son entourage. La scène dure quelques minutes, parfois une demi-heure, une heure, l'enfant se rendort, et ne se réveille que le lendemain, un peu fatigué, sans souvenir de ce qui s'est passé.

Tantôt les accès reviennent régulièrement tous les soirs à la même heure, pendant une ou deux semaines, constituant des séries, qui se renouvellent à de longs intervalles ; tantôt les accès, dès le début, sont espacés et ne reviennent qu'irrégulièrement.

Il est rare qu'ils s'étendent sur un grand nombre d'années.

3° **Diagnostic.** — Il importe surtout de rechercher la cause occasionnelle et de distinguer les cas symptomatiques d'un trouble digestif, par exemple, de ceux qui sont liés à l'épilepsie.

4° **Pronostic.** — Le pronostic est en général bénin, mais les terreurs nocturnes indiquent toujours, quelle que soit leur cause, une tendance névropathique. Nous les considérons comme des équivalents de l'éclampsie ou de l'énurésis nocturne.

5° **Traitement.** — Le traitement comporte les mêmes indications que celui des autres névroses : lutter contre la prédisposition héréditaire par une éducation et une hygiène appropriées ; éviter les circonstances émotionnantes pour l'enfant ; combattre les troubles dyspeptiques, les affections de l'arrière-gorge, ne laisser manger que peu le soir. Si la crise se reproduit régulièrement, donner du bromure de potassium ou de sodium, à la dose de 0,25 à 1 gramme, avant le coucher ; un bain tiède de un quart d'heure est un bon adjuvant.

ARTICLE VI

TÉTANIE

La tétanie est caractérisée par des accès de contracture paroxystique, douloureuse, siégeant aux extrémités, mais susceptible, dans certain cas, de s'étendre à un grand nombre de muscles.

1° Étiologie. — Nous examinerons l'influence de l'âge, du sexe, de l'hérédité, des conditions physiologiques, hygiéniques, des climats, des saisons, des conditions pathologiques, des causes occasionnelles, des conditions d'épidémicité.

a. *Age.* — La tétanie est fréquente chez le nourrisson, surtout dans la période qui s'étend du quatrième au treizième mois (ESCHERICH). Elle mérite d'être individualisée à cet âge sous le nom de *tétanie du nourrisson.* Elle va diminuant à la fin de la seconde année et dans la troisième, et reparaît plus tard chez l'adolescent et même l'adulte.

b. *Sexe.* — La tétanie du nourrisson frappe indifféremment les deux sexes. Dans l'adolescence, elle atteint dans certaines régions (Vienne) les sujets de 16 à 25 ans, ouvriers tailleurs ou cordonniers. Plus tard, elle touche de préférence les femmes à l'occasion de la grossesse ou de l'allaitement.

c. *Hérédité.* — Le terrain névropathique se retrouve dans la tétanie comme dans les autres névroses de l'enfant. On a signalé l'hérédité similaire et collatérale, plusieurs enfants d'une même famille se trouvant atteints (Loos). J'ai vu un enfant atteint de tétanie, devenir plus tard épileptique.

d. *Conditions physiologiques.* — On a incriminé la *dentition,* *l'allaitement* (TROUSSEAU), la *menstruation,* la *grossesse,* la *race.* La tétanie est plus fréquente en Allemagne et en Angleterre qu'en France ; cette différence dans la répartition tient peut-être au climat.

e. *Conditions hygiéniques*. — La tétanie se montre surtout dans la classe pauvre. Elle est favorisée par l'encombrement, le défaut d'aération, l'humidité (CASSEL).

f. *Climats, saisons*. — C'est dans les climats froids et pendant les saisons froides que se montre la tétanie. On l'a observée aussi au printemps. Son maximum de fréquence est en février, mars et avril. Elle disparaît en été (KASSOWITZ).

g. *Conditions pathologiques*. — *L'allaitement artificiel* semble être une condition fréquente de la tétanie du nourrisson. GREGOR a montré que le lait de vache provoque souvent de l'hyperexcitabilité neuro-musculaire qui disparaît par l'allaitement au sein. Parfois, la tétanie est précédée de *troubles digestifs aigus* ou *chroniques*. Ceux-ci sont quelquefois peu développés, latents, et c'est à l'occasion d'une exacerbation que la tétanie se montre. C'est surtout la diarrhée et particulièrement la diarrhée intense qui la provoque. Parfois ce sont des vomissement copieux qu'on a observés de préférence chez l'adulte atteint de dilatation de l'estomac. Les *vers intestinaux* ont été incriminés par TONNELÉ, IMBERT-GOURBEYRE, RILLIET et BARTHEZ. IMBERT-GOURBEYRE a vu une tétanie céder à l'expulsion des vers intestinaux.

Les *maladies infectieuses* constituent, à côté des troubles digestifs, la cause la plus commune de tétanie. Les plus importantes sont celles qui s'accompagnent de diarrhée, fièvre typhoïde, choléra (TROUSSEAU) ; mais la rougeole, la scarlatine, la variole (RILLIET et BARTHEZ) la grippe, (ODDO), sont également pathogènes. La tétanie survient soit au début, ou dans le cours de la maladie, soit surtout pendant la convalescence. J'ai vu un enfant qui avait déjà présenté autrefois de la tétanie classique, pris, pendant la période d'invasion d'une rougeole, de crampes abdomianles violentes, intermittentes, qui rappelaient, sauf la localisation, ses anciennes crises.

Le *rachitisme* est un terrain favorable à la tétanie comme au spasme de la glotte. Certains auteurs (KASSOWITZ) ont fait du rachitisme la cause unique et constante de la tétanie.

h. *Causes occasionnelles*. — En dehors des indigestions, des crises diarrhéiques, on a signalé le *refroidissement* (TROUSSEAU, LASÈGUE), les émotions, les chutes, les coups (RILLIET et BARTHEZ)

i. *Épidémies.* — La tétanie se montre parfois sous forme de petites épidémies familiales (Loos), ou d'épidémies plus grandes dans les hôpitaux. Oddo [1] qui a réuni la plupart de celles qui avaient été observées invoque, pour les expliquer, des conditions communes aux sujets frappés : encombrement, épidémie de fièvre thyphoïde, de choléra.

2° Symptômes. — Nous décrirons l'accès classique, les localisations anormales, la tétanie extensive.

a. *Accès.* — Tantôt l'enfant est pris brusquement par une douleur violente qui, lorsqu'elle survient la nuit, interrompt le sommeil, tantôt il y a quelques prodromes, douleurs, fourmillements dans les membres, raideur de l'avant-bras et du bras, puis la crise éclate.

La main se dispose comme celle de l'accoucheur (Trousseau) qui va faire la version, la première phalange un peu fléchie, les autres étendues, rapprochées, le pouce recouvert par le médius et l'index

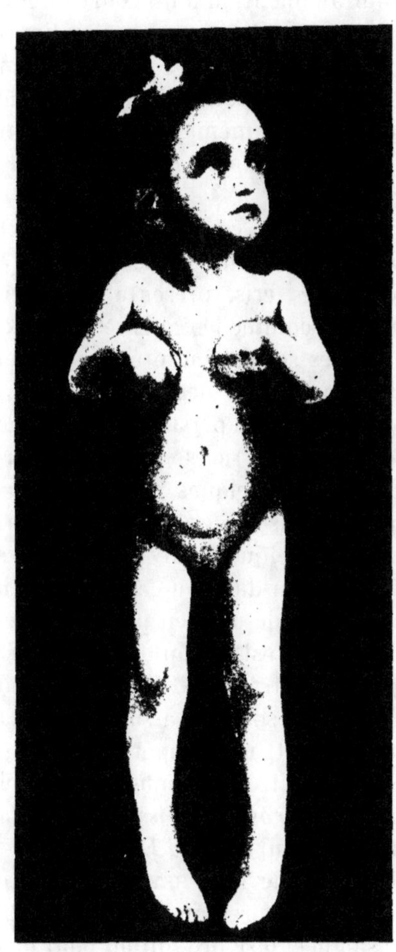

Fig. 92.

Tétanie : contracture des extrémités.

Parfois c'est le type flexion ou abduction qui domine, mais c'est

[1] Oddo, *De la tétanie chez l'enfant*, Rev. d. méd., 1893.

là une exception. En général, les deux mains se prennent simultanément ou à un court intervalle.

La contracture peut rester limitée aux mains. Le plus souvent, elle envahit les orteils qui présentent le type flexion, le gros orteil est souvent rapproché des autres ou même recouvert par eux ; en même temps, la contracture des muscles postérieurs de la jambe donne au pied la position équin ou varus équin.

L'accès de contracture des extrémités dure de quelques minutes à quelques heures. En général, l'enfant se plaint, pousse des cris, présente des sueurs, parfois un mouvement fébrile et comme je l'ai observé deux fois, des épistaxis.

L'accès se termine progressivement, mais souvent laisse à sa suite un certain degré de raideur, de contracture légère non douloureuse qui persiste entre les accès.

Ceux-ci sont rares ou fréquents, reviennent plusieurs fois par jour. Dans quelques cas, la contracture persiste pendant des heures. L'ensemble des accès comprend l'*attaque* dont la durée varie de quelques jours à quelques semaines et même quelques mois. J'ai vu dans un cas, se produire en cinq mois neuf accès, les derniers de plus en plus rapprochés.

La tétanie est surtout caractérisée par la contracture paroxystique des extrémités. A côté de ce symptôme, il en est d'autres qui lui sont souvent associés, mais auxquels on a voulu reconnaître à tort une importance égale. Ils relèvent tous de l'hyperexcitabilité neuro-musculaire : tels sont les *signes de Trousseau, de Chwostek-Weiss* ou *signe du facial, l'hyperexcitabilité électrique* ou *signe d'Erb*.

Le *signe* de Trousseau consiste dans ce fait que si on applique un lien circulaire autour du bras comme pour pratiquer une saignée, il se produit au bout de deux à quatre minutes, une contracture tétanique de la main qui dure pendant toute la durée de la constriction et disparaît dès qu'on enlève le lien.

Pour rechercher le *signe* de Chwostek, on percute avec le doigt ou le marteau à percussion sur le milieu de la ligne qui va de l'apophyse zygomatique à la commissure labiale. Il se produit alors une contraction rapide des muscles de la commissure labiale, de l'aile du nez et de la partie médiane du muscle frontal. Dans les cas intenses une simple frôlement suffit. Le signe de WEISS apparaît quand on percute ou qu'on frôle les branches supérieures du facial à l'angle externe de l'orbite : il se produit alors une secousse brusque de l'orbiculaire palpébral, du frontal et du sourcilier. On accolle généralement les deux noms de CHWOSTEK-WEISS. Or le signe de CHWOSTEK, si on veut bien le contrôler, se vérifie très souvent en dehors de la tétanie. L'ébranlement communiqué par le marteau à percussion se propage tout autour du point percuté, chez nombre de sujets. Il n'a pas toute la valeur qu'on lui attribue. Le signe de WEISS, au contraire, se réalise beaucoup moins aisément.

Le pincement ou la percussion directe des muscles des membres produit la contraction idio-musculaire.

On voit aussi des contractions fibrillaires se produire à l'état spontané.

L'excitabilité électrique des nerfs et des muscles est également augmentée (ERB), plus pour le courant galvanique que pour le courant faradique.

Cette hyperexcitabilité s'étend au système nerveux central. Le plus souvent, mais non toujours (ODDO), on observe de l'exagération des réflexes tendineux et de la trépidation plantaire, et, comme je l'ai noté, le signe de Babinski.

De même, l'encéphale présente une grande susceptibilité. Le sommeil est agité, et il y a parfois de la tendance aux convulsions ou au laryngo-spasme. Parfois, on note une exagération de la sécrétion du liquide céphalo-rachidien avec une légère lymphocytose ; c'est ce que nous avons pu vérifier chez un nourrisson mort de tétanie.

Certains auteurs (ESCHERICH), se basant sur l'association fréquente du laryngo-spasme, du signe de Trousseau, du signe de Chwostek-Weiss, avec la contracture des extrémités, ont considéré ces divers phénomènes comme des équivalents du symptôme capital et ont fondé la doctrine de la *tétanie latente*. Il est vraisemblable que les différences notables dans la fréquence de la tétanie observée en Autriche et en France s'expliquent par la façon de comprendre la tétanie, et que pour ceux qui admettent la tétanie latente, le nombre des cas observés doit s'élever singulièrement. Jusqu'ici il ne semble pas que cette opinion s'impose. Les signes de tétanie latente existent fréquemment sans être associés à de la contracture des extrémités et d'autre part, une véritable tétanie peut évoluer, quoique rarement, sans signes de tétanie latente (ODDO). En l'absence de toute preuve spécifique imposant le diagnostic de tétanie, on doit réserver ce nom au seul syndrome accompagné de contracture intermittente des extrémités.

Du fait que la tétanie s'accompagne parfois de convulsions, précoces, tardives ou à la période d'état, il ne s'en suit pas davantage que l'éclampsie doive faire partie constituante de la tétanie. C'est un symptôme surajouté, qui témoigne d'une excitation nullement spécifique des centres nerveux.

La tétanie présente encore quelques symptômes accessoires qui méritent une simple mention : la douleur vive, crampoïde pendant l'accès ; dans l'intervalle des accès, la douleur provoquée par les mouvements communiqués ou spontanés, s'il persiste de la contracture ; parfois de l'arthralgie, de l'œdème avec ou sans coloration de la peau, limité aux extrémités; quelques troubles vaso-moteurs, rougeur ou cyanose. ODDO a signalé la phosphaturie avec inversion de la formule des phosphates (prédominance des phosphates terreux sur les phosphates alcalins), l'indicanurie. EWALD, chez l'adulte, a retiré de l'urine une peptotoxine analogue à celle que BOUVERET et DEVIC ont trouvée dans l'estomac. J'ai injecté dans la veine de l'oreille d'un lapin 18 centimètres cubes d'urine filtrée, secrétée pendant un accès tétanique. Il y eut pendant plusieurs heures parésie du train postérieur, dyspnée, tachycardie, exagération des réflexes. L'animal se rétablit rapidement.

L'état général reste bon dans les formes limitées, il y a un léger mouvement fébrile et quelquefois après l'accès une température basse.

b. *Localisations anormales.* — La contracture, au lieu de siéger aux extrémités, peut occuper d'autres régions ; ainsi les *muscles de la glotte* sont souvent pris en même temps que ceux des mains, 28 fois sur 72 (LEES), 65 fois sur 69 (ESCHERICH). Le laryngo-spasme se montre au plus fort de l'accès, ou dans l'intervalle des accès. Il accompagne surtout les formes intenses, et est fréquent dans les deux premières années.

Parfois, la localisation anormale est le seul symptôme. J'ai vu des crampes des *muscles de l'abdomen* remplacer la tétanie vraie. On a signalé la *crampe du sterno-mastoidien,* du *sphincter vésical* (TROUSSEAU, ODDO.)

c. *Tétanie extensive*. — Dans quelques cas, la contracture se généralise, occupe successivement les muscles de la racine des membres, de la nuque, de la face. La tête est renversée en ar-

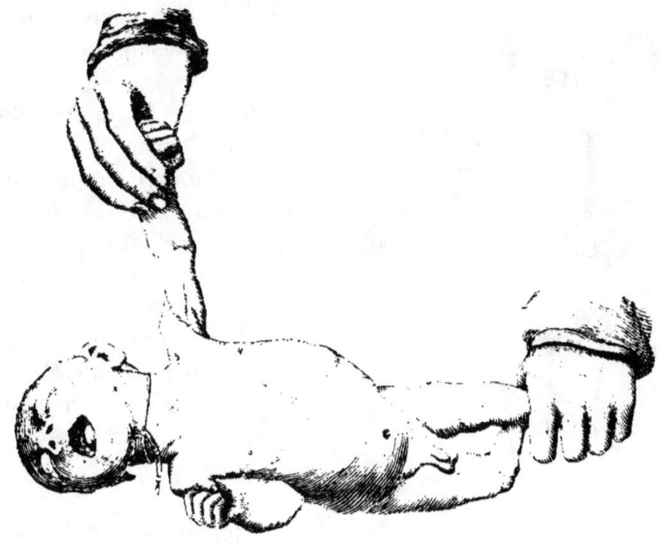

Fig. 93.

Tétanie généralisée.

rière, le tronc est en opisthotonos, les mâchoires serrées par un véritable trismus. Parfois les muscles de la respiration sont contractés, et l'asphyxie ne tarde pas à se prononcer. C'est dans ces cas que la température s'élève, que les accès se répètent, qu'il se dessine un *état de mal tétanique*, et que la mort survient. Cette forme est exceptionnelle chez l'enfant.

3° Complications. — La principale est l'éclampsie, qui se montre à la suite des accès intenses ou alterne même avec la contracture. Les convulsions peuvent aboutir à la mort.

4° Terminaisons. — Chez l'adulte, la mort est assez fréquente. Chez l'enfant, elle est l'exception, et quand elle survient, c'est à l'occasion d'un spasme du larynx ou de convulsions. Le laryngo-spasme est plutôt un symptôme, une localisation anormale qu'une complication, bien qu'au point de vue pronostique, il puisse être considéré comme tel.

5° Formes de la maladie. — Nous distinguerons une *forme limitée* et *une forme généralisée*.

La *forme généralisée* se voit surtout chez l'adulte.

La *forme limitée* comprend des variétés suivant que la tétanie occupe les extrémités (*forme commune*) ou des muscles d'une autre région : sterno-mastoïdien, muscles abdominaux, etc. (*forme anormale*).

6° Marche et durée. — Au point de vue de la marche, la tétanie procède par accès *uniques* ou *récidivants*. Des récidives peuvent se produire plusieurs années de suite.

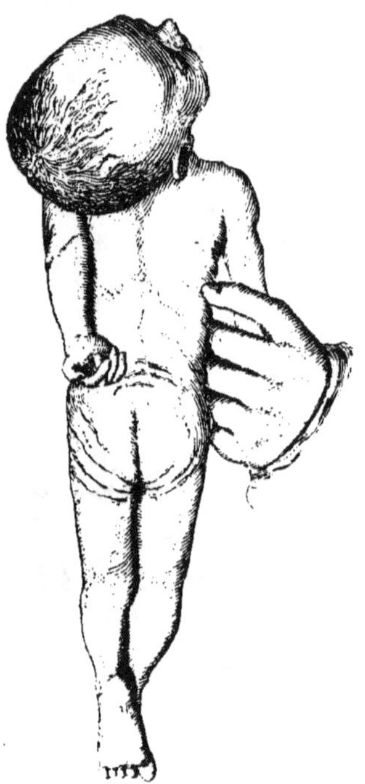
Fig. 94.
Tétanie généralisée; opisthotonos.

Au point de vue de la durée, elle est *courte* (un ou deux accès), *moyenne* (quelques semaines), *prolongée* (quelques mois).

7° Anatomie pathologique. — Les lésions sont des plus variables. Les anciens observateurs n'avaient trouvé que de la congestion du cerveau et des méninges. On a observé de la névrite périphérique (STASE, NIEMEYER, SCHULZ) ; de la poliomyélite du renflement cervical (WEISS, BONOME et CERVESATO, SZABO). LOOS n'a eu que des résultats négatifs. Plus récemment, dans des cas de tétanie strumiprive ou gastrique, on a observé des lésions fines des vaisseaux et des éléments nerveux du système central analogues aux lésions expérimentales produites par l'ablation des glandes parathyroïdes.

8° Pathogénie. — Les études anatomiques faites dans l'épilepsie et la chorée symptomatique ont contribué à élucider la pathogénie de l'épilepsie et de la chorée névroses. On a fait pour la tétanie une tentative semblable. Il existe des états tétaniques ou tétaniformes liés à des lésions cérébrales (tumeurs) ou médullaires (poliomyélite).

KASSOWITZ invoque la congestion cérébrale, fréquente dans le rachitisme et en particulier dans le cranio-tabes, pour faire de la tétanie un symptôme rachitique. Les faits n'autorisent pas une semblable manière de voir.

D'autres auteurs, frappés de la rareté des lésions, ont voulu absorber la tétanie au profit d'une autre névrose. RAYMOND en fait une manifestation de l'*hystérie,* en raison de l'association fréquente de la tétanie avec des stigmates hystériques. Nous avons déjà fait remarquer à propos de la chorée que l'existence simultanée d'une chorée de Sydenham et de phénomènes hystériques ne permettait pas d'établir une relation de cause à effet entre les deux ordres de faits. Une même cause, attaque de rhumatisme par exemple, qui provoque chez un enfant prédisposé de sept à huit ans l'éclosion d'une chorée pure, fera paraître plus tard chez le même, devenu adolescent, une réaction plus complexe dans laquelle s'intriqueront des manifestations à la fois hystériques et choréiques. La même remarque peut s'appliquer à la tétanie. On peut d'ailleurs admettre qu'il existe une tétanie symptomatique de l'hystérie, comme il en est une liée à des lésions des centres nerveux.

FINKELSTEIN et JAPHA constatant le rôle du lait de vache, riche en chaux, dans la genèse de la tétanie, incriminent la rétention calcique. Les sels de chaux augmenteraient l'excitabilité galvanique des nerfs (STÖLTZNER). Cette hypothèse est encore très discutée.

La tétanie paraît surtout commandée par des troubles digestifs ou une maladie infectieuse. BOUVERET et DEVIC ont isolé dans la tétanie grave de l'adulte, liée à la maladie de Reichmann, une pepto-toxine qui reproduit expérimentalement le symptôme tétanique. Chez l'enfant, on n'a pas encore isolé de substance semblable, et c'est par analogie qu'on admet le rôle de l'auto-intoxication par troubles digestifs. ESCHERICH a insisté sur le rôle de l'encombrement et les troubles de la nutrition résultant de la vie confinée dans les milieux humides, mal aérés et obscurs. Dans tous les cas, l'apparition d'une tétanie grave à la suite de l'extirpation du corps thyroïde (SCHIFF), et surtout des glandes parathyroïdiennes démontre suffisamment l'existence d'une tétanie par auto-intoxication. Les lésions trouvées dans les glandes parathyroïdiennes de sujets morts de tétanie par ESCHERICH et ses élèves ont posé la question de l'origine parathyroïdienne de toutes les tétanies. C'est là une généralisation qui n'est pas encore démontrée.

8° Diagnostic. — Il semble que le diagnostic de la tétanie soit facile, en raison des caractères si saisissants qu'elle présente : contracture douloureuse avec paroxysmes, survenant brusquement, siégeant aux extrémités, avec tendance à la rechute.

Or, on s'est basé sur un certain nombre de symptômes associés à la tétanie, pour étendre indéfiniment son domaine. C'est ainsi qu'Escherich admet une *tétanie latente* caractérisée par l'hyperexcitabilité neuro-musculaire, mécanique et galvanique.

Or l'hyperexcitabilité neuro-musculaire, quoique associée à la tétanie, existe dans d'autres affections. GREGOR [1] a constaté l'hyperexcitabilité galvanique chez deux nourrissons dyspeptiques ; elle disparaissait par la diète hydrique ou l'allaitement maternel, et reparaissait avec l'allaitement artificiel. THIEMICH

---

[1] Voy. d'ESPINE, *Rapport sur les convulsions*, Congrès de Toulouse.

a observé l'hyperexcitabilité galvanique chez beaucoup d'éclamptiques et attribue également un rôle important à l'alimentation. SCHLIESINGER a constaté le signe du facial dans la tuberculose, l'hystérie, la maladie de Basedow. On ne peut donc admettre l'équivalence de l'hyperexcitabilité neuro-musculaire avec la contracture des extrémités.

HOCHSINGER a décrit chez les jeunes nourrissons une tendance à la contracture qu'il qualifie de *myotonie*.

La myotonie existe à l'état physiologique dans les premières semaines après la naissance ; elle s'exagère sous l'influence d'affections gastro-intestinales, de maladies toxi-infectieuses, de dermatoses, de la syphilis et se traduit alors, à un premier degré, par le *phénomène du poing* qui survient quand on comprime les nerfs du plexus brachial ; à un second degré par des contractures symétriques et permanentes en flexion des mains et des pieds et par une raideur des fléchisseurs et des adducteurs des membres ; à un troisième degré par des contractures des muscles du dos, de la nuque, et parfois de la face. La myotonie n'apparaît guère après trois ou quatre mois. Elle est persistante, dure des semaines entières, s'établit lentement, se montre plutôt en été, n'a aucune tendance à la rechute, ne s'accompagne jamais ni d'hyperexcitabilité neuro-musculaire, ni de spasme de la glotte. On doit donc avec HOCHSINGER la distinguer de la tétanie, malgré la tentative synthétique faite par SAINT-ANGE ROGER.

De même, il faut séparer de la tétanie les faits groupés par ESCHERICH sous le nom de *pseudo-tétanos* et qui comprennent des cas de tétanie extensive, de tétanos vrai d'origine interne, de spasmes hystériques et de spasmes myotoniques à la suite d'affections graves.

La tétanie ne doit pas être confondue avec le *spasme de la glotte* avec lequel elle coexiste fréquemment, mais qui s'en montre souvent indépendant.

Elle ne doit pas davantage être rapprochée de l'*éclampsie* qui peut présenter chez les jeunes nourrissons des formes à prédominance tonique, mais qui, dans la majorité des cas, s'en distingue d'une façon évidente.

Le *tétanos* vrai est rare dans l'enfance. On en connaît une forme spéciale chez le nouveau-né. L'affection débute par le trismus et se généralise.

Il existe des *tétanies symptomatiques*. RILLIET et BARTHEZ LEGENDRE ont décrit dans certains cas d'hémorragie méningée une contracture des extrémités, permanente, avec convulsions oculaires et fièvre. J'ai observé chez un enfant d'un an, *idiot*, des spasmes intermittents des mains et des pieds, se répétant indéfiniment sans douleur et sans fièvre. La ponction lombaire pourra éclairer le diagnostic dans ces cas.

L'*extirpation du corps thyroïde* (SCHIFF) peut produire une tétanie chronique et progressive, coïncidant avec une cachexie spéciale.

L'*hystérie* a pu provoquer par imitation une épidémie de tétanie dont un exemple a été observé par J. SIMON à Gentilly. Il n'est pas jusqu'au *rhumatisme musculaire* qui ne puisse simuler la tétanie. J'ai observé deux cas de rhumatisme limité aux muscles des jambes sans participation des jointures avec douleurs et contracture. L'un d'eux se termina par une péricardie diffuse.

Le diagnostic est en général facile pour la tétanie des extrémités, très délicat, lorsqu'il s'agit d'une localisation anormale de la contracture. La marche paroxystique, la douleur crampoïde, les signes de l'hyperexcitabilité neuro-musculaire, l'existence d'une tétanie commune antérieure, constituent des signes d'une grande probabilité.

9º Pronostic. — Le pronostic est en général bénin chez l'enfant, à moins que la tétanie n'éclate dans le cours d'une maladie infectieuse ou d'une dyspepsie gastro-intestinale grave. Il est rare que la tétanie se généralise Aussi n'est-ce jamais dans l'état de mal tétanique que meurent les enfants, mais quelquefois à la suite de convulsions prolongées ou à l'occasion d'un spasme du larynx.

10º Traitement. — Il se divise en *traitement prophylactique* et *traitement proprement dit.*

A. TRAITEMENT PROPHYLACTIQUE. — Les troubles digestifs
constituant une prédisposition puissante à la tétanie, il est
important d'observer chez les nourrissons tous les préceptes de
l'hygiène alimentaire (allaitement naturel, tétées espacées, etc).
Cette règle sera encore plus rigoureusement appliquée si l'enfant
présente quelques traces de rachitisme. BOUVERET et DEVIC ont
montré le rôle important de l'alcool dans la formation de la
pepto-toxine tétanisante. La nourrice sera donc surveillée à ce
point de vue. Si l'enfant est plus âgé, on supprimera le vin, en
particulier les vins toniques qu'on prescrit trop souvent encore
chez les enfants débiles. La maladie ayant paru, l'enfant
sera l'objet de certaines précautions *hygiéniques* : alimentation
restreinte et adaptée à l'âge ; éviter le froid, les émotions,
les efforts, les jeux violents ; envelopper les membres de coton.

B. TRAITEMENT PROPREMENT DIT. — Le traitement proprement dit comporte des indications entre les accès, pendant les
accès, pour les symptômes associés.

a. *Entre les accès.* — Bromure de potassium ou de sodium
50 centigrammes à 2 grammes par jour ; antipyrine aux mêmes
doses ; hydrate de chloral, 25 centigrammes à 1 gramme par
jour. NETTER a employé avec succès le chlorure de calcium
0,50 cgr. à 2 gr. par jour, dans la tétanie, l'éclampsie, le laryngo-
spasme.

S'il y a de la susceptibilité nerveuse, de l'agitation, bains
tièdes à 33°, de dix à quinze minutes de durée répétés, suivant
les cas, plusieurs fois dans la journée.

b. *Pendant l'accès.* — Si la douleur est vive, si l'accès se
prolonge, fomentations chaudes, bain tiède prolongé, au besoin
lavement de morphine avec la seringue de Condamin, ou dose
forte d'antipyrine, 50 centigrammes à 1 gramme.

S'il y a tendance à la généralisation, au laryngo-spasme ou
aux convulsions, inhalations de chloroforme, glace sur la tête.

c. *Symptômes associés.* — S'il y a de la diarrhée abondante,
fétide, donner du sous-nitrate de bismuth avec du benzo-
naphtol. En cas de constipation, calomel, lavements, lavage
intestinal.

Si ce sont les phénomènes gastriques qui dominent combattre, les vomissements avec de la glace. S'il y a hyperacidité, bicarbonate de soude, eau de chaux. En cas de fermentations stomacales (vomissemnts renvois, putrides), laver l'estomac.

Malgré les espérances qu'a fait naître la connaissance de la tétanie consécutive à l'ablation des parathyroïdes en faveur d'une opothérapie parathyroïdienne, celle-ci n'est pas encore au point et ne semble pas avoir donné de résultats appréciables.

ARTICLE VII

SPASME DE LA GLOTTE

Le spasme de la glotte est une affection spéciale des nourrissons, caractérisée par des accès intermittents de convulsions des muscles adducteurs des cordes locales et souvent du diaphragme et des muscles thoraciques. Elle porte plusieurs noms : *asthme de Kopp* ou *asthme thymique, convulsion interne, phréno-glottisme, spasme de la glotte.*

1° Symptômes. — L'enfant paraît en bonne santé ; il ne présente aucune trace de maladie des voies respiratoires. Tout d'un coup, avec ou sans cause occasionnelle, la respiration s'arrête, L'enfant angoissé est d'abord pâle, puis il se cyanose et se raidit. Après quelques secondes la respiration reprend. L'inspiration est sifflante, stridente ; le filet d'air qui pénètre à travers la glotte rétrécie fait vibrer ses lèvres. Plusieurs inspirations de ce genre, séparées par des expirations plus courtes, se succèdent ; l'accès est fini, il survient une détente générale, la respiration reprend son type normal.

Il y a un certain nombre de variations dans les caractères de l'accès. A un premier degré, tout se borne à une série d'inspirations et d'expirations stridentes, sans apnée. A un degré de plus, l'apnée se produit et la crise se termine comme cela a été indiqué précédemment.

A un degré plus avancé, l'apnée se prolonge et peut se terminer par la mort.

Le spasme de la glotte peut être pur ; cependant, on a noté fréquemment l'association de symptômes de tétanie et d'éclampsie. Les convulsions peuvent se montrer au début de l'accès ; généralement elles surviennent à la fin et le compliquent d'une façon très-fâcheuse. Dans les régions où la tétanie est fréquente, le spasme de la glotte n'est le plus souvent qu'une localisation laryngée de cette névrose (ESCHERICH).

Pendant l'accès, on peut observer tous les symptômes de l'arrêt de la circulation pulmonaire : engorgement du cœur droit, turgescence du système veineux, cyanose, congestions des méninges et des centres nerveux vérifiées à l'autopsie ; et en opposition avec cet état du système veineux, la diminution de la circulation artérielle, la petitesse du pouls qui est accéléré, le refroidissement des extrémités.

2° Marche. — L'accès dure quelques secondes, parfois quelques minutes, avec des alternatives se succédant du spasme et de la reprise respiratoire. Les accès sont rarement isolés. Ils se produisent pendant plusieurs semaines, en se rapprochant d'abord, s'espaçant ensuite si la terminaison est heureuse.

Pendant la période d'état, il peut y avoir de nombreux accès dans le même jour (20 à 30). Dans ces conditions, toutes les tentatives d'alimentation, la moindre émotion suffisent pour ramener l'accès. L'enfant tombe parfois dans un véritable marasme.

La terminaison la plus fréquente est la guérison. Elle survient au bout de quelques semaines ou de quelques mois, laissant à sa suite une susceptibilité marquée de la glotte. La mort se produit de différentes façons : brusquement par syncope ; rapidement par un accès éclamptique intense. Parfois le spasme cède, mais l'asphyxie persiste, par suite de l'aspiration de la langue qui se porte en arrière et maintient l'occlusion des voies respiratoires (HENOCH). Dans d'autres cas, si l'accès se produit au moment où l'enfant s'alimente, des parcelles alimentaires peuvent pénétrer dans les voies respiratoires et créer une broncho-pneumonie. Enfin, l'inanition relative provoquée par le spasme, les troubles digestifs concomitants, les congestions méningo-cérébrales dues à la suffocation peuvent contribuer à amener un véritable marasme.

3° Étiologie et pathogénie. — On distingue des causes prédisposantes et des causes occasionnelles :

a. *Causes prédisposantes.* — Le laryngo-spasme est une maladie de la première enfance. Parmi les sujets que nous avons observés aucun n'avait dépassé un an, 4 avaient moins de six mois.

Le spasme de la glotte est surtout fréquent en hiver. ESCHERICH sur 412 cas en a noté 362 de novembre à avril. L'affection est incomparablement plus fréquente dans les pays froids et brumeux (Angleterre, Allemagne) qu'en France.

Les antécédents héréditaires névropathiques sont allégués par quelques auteurs, mais leur influence n'a guère été précisée.

b. *Causes occasionnelles.* — Le *rachitisme* a été incriminé comme une cause à peu près constante par les auteurs allemands qui ont l'occasion d'observer de nombreux cas de spasme de la glotte (KASSOWITZ, ELSÄSSER, LOOS, HOCHSINGER).

Bien que la coïncidence soit fréquente, on ne peut considérer le spasme de la glotte comme une manifestation rachitique, car il se présente dans les premiers mois, parfois dans les premiers jours de la vie, alors qu'il ne peut être question de rachitisme.

L'influence des troubles digestifs est admise communément. REHN [1] a publié 5 cas d'enfants âgés de quatre à cinq mois, atteints de spasme de la glotte, qu'il a suffi de mettre au sein, pour faire disparaître les accidents laryngés. Voici un fait des plus caractéristiques que je lui emprunte. Un enfant de trois mois, nourri au lait de vache depuis sa naissance, présente de légers accès de laryngo-spasme. Ceux-ci deviennent graves à quatre mois et s'accompagnent d'éclampsie. L'enfant est mis au sein, tous les accidents disparaissent. A cinq mois reprise du lait de vache : à six mois retour de crises fréquentes. A six mois et demi on redonne le sein, les accès disparaissent définitivement.

Les *végétations adénoïdes du pharynx nasal* donnent lieu à des phénomènes de laryngisme bien connus. Chez les nourrissons,

----

[1] REHN, cité par d'ESPINE, *loc. cit.*

elles déterminent la nuit du ronflement, de l'agitation et des réveils avec suffocation. Le jour, les accès de laryngisme se produisent à l'occasion de la tétée, qui est par ce fait souvent interrompue. Ce sont là les formes marquées de l'adénoïdisme pharyngé. Mais il existe aussi des cas, et la plupart des spasmes que j'ai observés rentrent dans cette catégorie, où la seule manifestation observée est le spasme du larynx, sans ronflement, sans signes d'obstruction nasale. Il s'agit de petites végétations qui ne sont pas oblitérantes et dont l'excision produit une sédation rapide de l'affection spasmodique [1].

La *tétanie* a été considérée par ESCHERICH comme devant absorber à son profit le spasme de la glotte qui ne serait qu'une localisation laryngée de cette affection.

Il est vraisemblable que dans les pays où on observe comme en Autriche beaucoup de tétanies et beaucoup de spasmes de la glotte, les deux affections se confondent souvent. Il n'est pas douteux que la tétanie classique se complique parfois de spasmes de la glotte. On ne peut nier non plus, que cette affection se montre indépendamment de la tétanie, c'est ce qui ressort de la plupart des travaux français et de mes propres observations.

La conclusion qui se présente naturellement est que le spasme de la glotte n'est qu'un symptôme, qui relève de causes très variables.

Tantôt il représente un accès de tétanie, tantôt il constitue un équivalent de l'éclampsie, car certains spasmes de la glotte débutent par des convulsions. On ne peut mettre à profit, en faveur de cette doctrine, l'éclampsie terminale de l'accès, qui s'explique naturellement par l'excitation asphyxique des centres nerveux. Tantôt ce sont de petites végétations adénoïdes du pharynx nasal qu'il faut incriminer, tantôt les troubles digestifs. Si on voulait maintenir l'entité du spasme essentiel, c'est dans ce dernier groupe de faits qu'il faudrait le placer. Mais ce serait là une conception étroite et artificielle, car la spécialisation de la cause n'entraîne pas celle des effets : il est impossible symptomatiquement de distinguer les différentes variétés de spasme.

[1] LIBERGE, *Le spasme glottique*, Th. de Lyon, 1903.

Il faut se borner à donner le nom de spasme essentiel du larynx aux accès de laryngisme qui sont indépendants d'une affection des voies respiratoires proprement dites.

De plus, je crois qu'il faut tenir compte dans cette manière d'envisager le spasme de la glotte, de l'âge du sujet. Qu'on soumette aux mêmes conditions pathogènes des nourrissons et de grands enfants, les résultats seront différents. La convulsion des muscles de la glotte obéit aux mêmes lois que l'éclampsie. Elle se réalise chez les jeunes enfants, sous l'influence de causes qui agissent avec trop peu d'activité pour la faire naître dans la seconde enfance. C'est ainsi que la coqueluche des nourrissons dessine souvent des spasmes du larynx, qui remplacent la quinte, ou signalent son début, parfois sa terminaison, sans qu'il vienne à l'esprit de décrire la coqueluche comme une des causes du spasme essentiel. L'énanthème laryngé de la rougeole peut donner lieu également à des accès de laryngite striduleuse, parfois aussi à de véritables spasmes, rappelant le spasme essentiel. Ces modalités symptomatiques, sans disparaître complètement, se font de plus en plus rares à mesure que l'enfant avance en âge. Pour provoquer l'accès dans la seconde enfance, il faut en général une cause puissante : un corps étranger du larynx, un croup, une laryngite, une compression des nerfs laryngés, etc.

Nous retrouvons ici les mêmes considérations que nous avons exposées à propos de l'éclampsie et de l'épilepsie. Il n'y a pas de différence essentielle au point de vue symptomatique, entre l'une et l'autre. Pour faire de l'épilepsie, il faut une cause de perturbation profonde des centres nerveux ; pour créer une éclampsie, il suffit d'une influence passagère agissant superficiellement. Pour faire du laryngisme dans la seconde enfance ou l'adolescence, il faut une action massive exercée sur le larynx ou ses nerfs. Pour créer le spasme de la glotte du nourrisson, il suffit d'un trouble digestif, de végétations discrètes du pharynx, d'une tétanie légère, voire même latente, suivant l'expression des Allemands. Ce qui établit la confusion des idées, c'est que le laryngo-spasme de l'adulte peut exister chez l'enfant, au même titre que l'épilepsie peut commencer par l'éclampsie. Une cause convulsivante capable de créer le laryngisme ou la crise convulsive chez l'adulte est à plus forte raison efficace chez l'enfant. Mais ce qui fait l'originalité du nourrisson vis-à-vis du spasme de la glotte et de l'éclampsie, c'est qu'il peut les faire naître avec des facteurs qui deviennent insignifiants à tout autre âge.

4° Diagnostic. — D'après cela, le premier élément de diagnostic est l'âge. Au delà de *deux ou trois ans*, on recherchera une affection des voies respiratoires : laryngite striduleuse, croup, corps étranger du larynx, broncho-pneumonie, adénopathie trachéo-bronchique, rougeole, coqueluche.

Le diagnostic est beaucoup plus difficile chez les nourrissons : on tiendra compte des symptômes collatéraux, raucité de la voix, toux, signes d'auscultation, persistance de troubles fonctionnels entre les accès.

Le spasme du larynx lui-même présente suivant les cas des caractères variables. Le *spasme symptomatique* n'est pas clonique comme le *spasme essentiel*. La contraction des muscles du larynx dure un certain temps et produit, en dehors des accès de suffocation, des phénomènes de cornage. Il est vrai que parfois le spasme essentiel se prolonge et dans quelques cas a dû nécessiter l'intubation. Il est difficile pour le spasme de la glotte comme pour l'éclampsie, de faire du caractère tonique de la convulsion un signe négatif absolu.

On a signalé quelques cas d'*hypertrophie du thymus* comme pouvant se compliquer de spasme glottique. Or, dans ces cas, tantôt il s'agit de dyspnée continue avec asphyxie, tantôt de mort subite, tantôt de véritables laryngo-spasmes qui se terminent par la mort ; nous renvoyons à l'article suivant, pour leur étude plus complète.

Le diagnostic de spasme établi, il faut en rechercher la cause. J'insiste encore sur ce fait que dans la plupart de mes observations, j'ai pu enlever avec la pince des fragments de végétations du pharynx, et que la guérison a été obtenue après quelques séances opératoires.

On fera une enquête sur l'alimentation, sur les troubles digestifs, sur les signes de tétanie latente, sur les réflexes tendineux qui permettront de prévoir l'imminence de l'éclampsie.

5° Pronostic. — Les formes pures sont plus bénignes que les formes associées.

Dans quelques cas le spasme est une affection insignifiante, quand il survient chez les enfants qui, dans le cours d'une colère ou d'une crise de larmes, « retiennent leur respiration ».

L'affection est plus bénigne chez les filles que chez les garçons.

Les formes subintrantes sont particulièrement menaçantes

La mort subite chez les nourrissons est due vraisemblablement au spasme du larynx (RILLIET et BARTHEZ, MARFAN).

6° Traitement. — Suivant les opinions théoriques sur la nature du spasme, le traitement s'adressera au rachitisme ou aux troubles digestifs.

L'assimilation du laryngo-spasme à la tétanie comporte, comme pour cette dernière affection, l'emploi de l'opothérapie parathyroïdienne. On sait, en effet, qu'ESCHERICH attribue la tétanie et ses différentes formes symptomatiques à une insuffisance parathyroïdienne.

KASSOWITZ recommande le phosphore, HENOCH l'huile de foie de morue, le fer, les bains de malt et de sel.

En France, COMBY, MARFAN, prescrivent l'allaitement naturel, le règlement des tétées, ou l'allaitement artificiel d'après les préceptes actuels. Combattre les fermentations digestives par les évacuants, calomel, huile de ricin, lavages de l'intestin ; par les antiseptiques, benzo-naphtol, acide chlorhydrique. D'après l'opinion exprimée par nous, dans le cours de ce chapitre, le traitement s'adressera surtout aux végétations adénoïdes du pharynx. Leur ablation nous a toujours donné des guérisons rapides.

La susceptibilité du système nerveux exige le repos, l'absence de contrariétés, les sédatifs : bains tièdes répétés, bromure, chloral, antipyrine, musc, etc. HENOCH préconise la morphine.

Contre l'accès lui-même, le temps manque pour agir ; aspersion d'eau froide, inhalations d'éther ou de chloroforme. Si la langue est refoulée, la remettre en place. En cas de mort apparente, respiration artificielle, traction rythmée de la langue.

Si les accès sont graves, on est autorisé à faire l'intubation.

Barbier et Ulmann, Bruch ont ainsi évité la mort de leur malade. J'ai également pratiqué une intubation dans un cas de spasme prolongé.

ARTICLE VIII

HYPERTROPHIE DU THYMUS

L'hypertrophie du thymus, bien que ne relevant en aucune façon des névroses, a sa place toute marquée à côté du spasme glottique, qu'on lui a pendant longtemps attribué. Kopp en effet avait décrit sous le nom *d'asthme thymique,* depuis appelé aussi *asthme de Kopp,* un syndrome qui se rapprochait singulièrement du laryngo-spasme. Battu en brèche par les recherches anatomiques de Friedleben et les observations cliniques d'Hérard, le rôle de thymus fut complètement perdu de vue, jusqu'au jour où la découverte des sécrétions internes, attira de nouveau l'attention sur les glandes non munies d'un canal excréteur. Les faits cliniques et anatomiques, établis sans parti pris, les recherches physiologiques qui les complétèrent, ont permis de restituer en pathologie, au thymus, une place qui pendant longtemps resta inoccupée.

Nous ne mentionnerons, pour nous conformer à l'esprit de ce précis, que les détails intéressant directement la clinique.

1º Symptômes. — L'hypertrophie du thymus donne lieu à trois espèces d'accidents : la mort subite, la mort par asphyxie, le laryngo-spasme.

a. *Mort subite.* — Tantôt c'est un enfant bien portant, qui sans aucun prodrome, meurt subitement : telle est l'observation de Pott, relative à un garçon de dix mois. Tantôt c'est un nourrisson qu'on trouve mort dans son lit, à côté de la nourrice ou de la mère, sans qu'on ait assisté à ses derniers moments ; on incrimine volontiers le voisin de lit. Tantôt c'est en renversant la tête en arrière, que l'enfant meurt brusquement. On a noté aussi la mort subite, à l'occasion d'un examen de la gorge, de l'incision d'un abcès rétro-pharyngien, d'une ponction pleurale,

d'une anesthésie chirurgicale. Dans tous ces cas, la vérification
a permis de reconnaître une hypertrophie du thymus.

b. *Mort par asphyxie*. — Un bel exemple de cette terminaison
a été publié par Marfan. Un enfant de deux mois et demi, qui
depuis quelques jours dépérissait, est pris de suffocation. On
constate à l'entrée de la cyanose, de l'abattement, de la respiration poussée comme dans la broncho-pneumonie. L'asphyxie
augmente, l'enfant meurt et on constate une hypertrophie du
thymus avec aplatissement de la trachée à l'union de la portion
cervicale et de la portion thoracique.

Très démonstrative aussi est l'observation de Siegel : un enfant de deux ans et demi présente depuis un mois des accès de
suffocation avec cyanose et tirage costal ; trachéotomie ; on est
obligé d'appliquer une longue canule trachéale. Pour éviter une
action prolongée de celle-ci, Siegel se décide à une intervention
et au lieu d'un néoplasme qu'il attendait, il trouve un thymus
hypertrophié qu'il fixe au-devant du sternum ; depuis respiration
libre et guérison.

König chez un enfant de deux mois atteint d'accès dyspnéiques, crut aussi à une compression de la trachée par une tumeur.
L'incision mit à jour un thymus volumineux qu'on excisa
pareillement. Guérison consécutive.

Dans une observation de Rabé, un enfant de deux mois et
demi est pris de dyspnée subite, avec accélération énorme
des mouvements respiratoires, tirage limité aux hypochondres ;
cri dur et éclatant ; asphyxie progressive ; trachée rétrécie à
l'union des portions cervicale et thoracique par un thymus volumineux.

Le nombre de ces observations s'est multiplié beaucoup
depuis que l'attention a été attirée sur ce point. La dyspnée est
continue, s'accompagne de tirage, parfois de cornage, avec redou-
blements paroxystiques. La dyspnée augmente par l'extension
de la tête, la position couchée, l'examen du gosier. Parfois, il
existe un véritable stridor congénital que Hochsinger rattache
constamment à l'hypertrophie du thymus.

Les signes physiques sont inconstants : on a signalé la voussure du manubrium, une matité triangulaire au même niveau,

une ombre radioscopique (Hochsinger), une tumeur sus-sternale au moment de l'expiration, disparaissant à l'inspiration (Rehn), la saillie en bloc de la région sternale supérieure au moment de l'expiration (Méry et Parturier) la disparition du stridor par l'enfoncement du doigt derrière la région sternale (d'Œlsnitz et Prat), l'exagération de la dilatation des veines du cou.

L'introduction d'un tube court dans le larynx n'arrête pas la dyspnée, celle d'un tube long peut la modifier. L'auscultation de la poitrine révèle un bruit soufflant diffus. Avec le sthétoscope on localise son maximum au niveau de la région trachéale. Les paroxysmes s'expliquent par des congestions intermittentes du thymus.

c. Laryngo-spasme. — Tout enfant qui meurt de laryngospasme doit être soupçonné atteint d'hypertrophie du thymus.

Le plus souvent, il y a plusieurs attaques antérieures, comme dans une observation de Lange, parfois c'est le premier accès qui tue. La suffocation est le seul symptôme, ou bien il s'y joint des convulsions. Elle peut être instantanée ou durer quelques heures, comme dans une observation d'Avellis où pendant deux heures, on perçut une respiration stridente.

Nous avons publié récemment à la société de pédiatrie une observation de ce genre.

2° Étiologie, pathogénie. — Les explications sur le mode d'action de l'hypertrophie du thymus n'ont pas manqué. On a invoqué : la compression de la trachée, vérifiée dans quelques cas, la compression des nerfs et des vaisseaux du cou (Hoffmann), une dyscrasie thymique, produite soit par l'exagération de la sécrétion thymique (Shleva, Bonnet, Ghika), soit par la suppression de sa fonction anti-toxique (Ganghofner), aboutissant dans tous les cas à une excitabilité anormale des centres nerveux, particulièrement ceux de la respiration et de la circulation, d'où syncope, dyspnée, laryngo-spasme. Les lésions observées dans les thymus hypertrophiés sont variables : souvent, la structure se rapproche de la normale. Le poids du thymus hypertrophié varie entre 20 et 50 grammes. On a cité des poids de plus de 100 grammes. Le poids normal varie entre 7 et 15 grammes.

Paltauf a proposé une interprétation qui semble avoir été acceptée en Allemagne (Pott, Escherich) etc. L'hypertrophie du thymus ne serait qu'un des éléments d'un trouble général de l'économie, qu'il désigne sous le nom d'*état lymphatico-chlorotique* et qui se traduit par des adénopathies multiples, de l'hypertrophie des amygdales. des follicules de la base de la langue, du thymus, de la rate et des lésions rachitiques des os. C'est une affection familiale, observée chez les enfants bouffis et pâles. Elle provoque une auto-intoxication avec retentissement sur le système nerveux, aboutissant aux mêmes effets que la dyscrasie thymique.

Dans un rapport présenté au Congrès de pédiatrie française en 1910 sur la physiologie du thymus, nous avons dû rapprocher le thymus, d'après sa structure, des tissus lymphoïdes plutôt que des organes glandulaires. Le thymus ne présente, en effet, les caractères d'une glande que dans les trois premiers mois de la vie embryonnaire. Cette glande, à la naissance, est réduite à l'état d'une carcasse qui est envahie par les lymphocytes, il ne reste de l'ancien épithelium que des éléments atrophiés ou dégénérés. Pour admettre que ces derniers fussent capables de fournir une sécrétion interne dont l'excès, le défaut ou les modifications pathologiques aboutiraient à la mort subite, il faudrait trouver dans les gros thymus, constatés à l'autopsie, une multiplication d'éléments épitheliaux régénérés semblables à ceux de la période embryonnaire ou s'en rapprochant. Or, la structure des gros thymus ne diffère pas, en général, de celle des thymus normaux, c'est-à-dire qu'elle représente un tissu lymphoïde qui a comme caractères particuliers, de réagir avec une facilité remarquable, vis-à-vis de toutes les influences qui s'exercent sur les tissus similaires, ganglions lymphatiques, amygdales, etc., telles que infection, intoxication, inanition, suralimentation. Le status lymphaticus de Paltauf peut être interprété dans ce sens : une infection ou une intoxication latente crée à la fois du rachitisme, de l'hypertrophie de tous les tissus lymphatiques et du thymus, qui ne sont que des lésions réactionnelles et ne présentent pas une entité définie. Dès lors, la mort subite doit être envisagée comme la conséquence d'une action mécanique (compression des nerfs et des vaisseaux du médiastin), ou d'une action toxi-infectieuse, indépendante du thymus et des lésions des tissus lymphatiques, s'exerçant sur les centres nerveux ou le cœur.

3° Pronostic. — Quoi qu'il en soit, il ressort des faits précédents, que la mort subite ou rapide est associée souvent à une hypertrophie du thymus. BONNET [1] dans une revue de la question, a recherché cette lésion dans tous les cas publiés de mort subite chez les enfants.

Sur 19 morts subites, HERRICH et KOPP ont troupé dix fois un thymus hypertrophié.

Sur 15 morts subites, VIBERT mentionne quatre cas d'hypertrophie du thymus. POTT dans six cas de spasme glottique mortel, a trouvé six fois l'hypertrophie du thymus.

Dans un autre sens, FARRET pèse les thymus de dix cadavres d'enfants. Il en trouve trois hypertrophiés : deux appartenaient à des enfants morts subitement, le troisième à un enfant mort de convulsions.

4° Diagnostic. — Le diagnostic se base sur l'ensemble des signes que nous avons exposés. En cas de mort subite chez un enfant, il convient de rechercher la lésion à l'autopsie. C'est ainsi que dans plusieurs cas de mort suspecte (SOCQUET, PERRIN DE LA TOUCHE), l'autopsie médico-légale mit les inculpés hors de cause.

Dans les formes dyspnéiques à paroxysmes, le diagnostic se fera avec le croup, la laryngite sous-glottique, l'abcès péripharyngien, l'adénopathie trachéo-bronchique, les corps étrangers des voies respiratoires. Lorsqu'il y a du stridor congénital, on distinguera les cas bénins sans hypertrophie du thymus de ceux qui sont liés à cette lésion.

[1] BONNET, Prov. méd.. 1899. Voy. aussi MARVY, Th. de Lyon, 1903.

Les accès de laryngospasme avec convulsions peuvent se rattacher à l'hypertrophie du thymus, comme nous l'avons observé dans un cas, contrairement à l'opinion de beaucoup d'auteurs.

5° Traitement. — Le traitement médical ne peut qu'être palliatif.

Le tubage avec un tube long n'est qu'un expédient transitoire. L'expérimentation (PARISOT et LUCIEN, REGAUD et CRÉMIEU) a permis de provoquer une atrophie rapide du thymus par les rayons X.

L'intervention chirurgicale est devenue d'une application générale (LENORMANT, VEAU). Les succès sont nombreux. On pratique en général la résection partielle du thymus qui suffit à diminuer la compression des organes dans l'espace critique de GRAWITZ. On peut aussi supprimer la compression par une mobilisation du plastron sternal.

ARTICLE IX

INCONTINENCE NOCTURNE D'URINE, ÉNURÉSIS

Le terme incontinence d'urine s'applique à l'écoulement goutte à goutte de l'urine, par exemple dans les cas de regorgement par rétention. Dans l'énurésis nocturne l'écoulement se fait comme dans une mictioa physiologique, peut-être avec plus de brusquerie et de vigueur. Il serait donc préférable d'adopter avec ROCHET [1] le nom *miction involontaire nocturne.*

1° Symptômes. — La miction involontaire nocturne ainsi comprise se produit généralement dans le premier sommeil. Elle est précédée de quelque agitation. L'enfant remue, mais ne se réveille pas. Elle peut se répéter deux, trois fois la nuit, dans les cas d'une certaine intensité, mais c'est la miction du premier sommeil, de celui qui est le plus profond, qui est la

---

[1] ROCHET et JOURDANET, *Les incontinences nocturnes de l'enfant,* Revue générale in Gaz. hôp., 1897.

plus constante ; c'est celle qui disparaît la dernière, lorsque l'amélioration se produit. Parfois la miction s'accompagne d'un rêve, parfois elle réveille le sujet, mais le plus souvent, il reste endormi et ne se souvient de rien au réveil.

Dans la période d'état de l'affection, l'énurésis se reproduit toutes les nuits. Parfois aussi, elle procède par séries de plusieurs nuits consécutives, séparées par des répits de même durée ou de durée irrégulière. C'est surtout lorsque l'affection est à son début ou qu'elle tend à s'améliorer que les intermittences se produisent. D'ailleurs, les maladies intercurrentes fébriles et infectieuses exercent souvent une action d'arrêt passagère sur l'énurésis. Il est vrai que j'ai vu aussi celle-ci débuter à la suite d'une scarlatine, d'une fièvre typhoïde. En réveillant les enfants plusieurs fois par nuit, et en les faisant uriner, on peut prévenir dans un certain nombre de cas, la miction involontaire ; mais ce résultat n'est pas constant, ce qui semble indiquer que la réplétion de la vessie n'est pas le seul facteur qui intervienne.

L'énurésis nocturne s'accompagne parfois de perte des urines pendant le jour. Tantôt, l'enfant a un besoin pressant d'uriner qu'il ne peut retenir ; tantôt, il perd quelques gouttes d'urine sans s'en apercevoir. Plus souvent, il existe de la pollakiurie diurne ; l'enfant urine toutes les deux heures, toutes les heures. Dans beaucoup de cas la miction est tout à fait normale le jour.

Beaucoup plus rarement, l'énurésis nocturne s'accompagne d'incontinence fécale, la nuit seule, ou bien la nuit et le jour.

2° Étiologie. — On doit distinguer des causes générales et locales. Dans chacun de ces groupes, il faut séparer les causes prédisposantes et les causes occasionnelles.

a. *Causes générales prédisposantes.* — L'énurésis est plus fréquente chez les garçons que chez les filles. Elle se montre dès la première enfance, ou bien à trois, quatre ans, neuf ans, onze ans. Elle disparaît assez souvent à l'adolescence, mais parfois persiste chez l'adulte. Chez la femme, le mariage, la grossesse favorisent sa disparition.

L'énurésis se montre surtout en rapport avec la névropathie (Guinon [1]). On trouve dans les ascendants, de l'hystérie, de la chorée, de l'épilepsie, de l'alcoolisme. Les parents ont parfois présenté de l'énurésis dans leur enfance. Dans quelques cas, plusieurs enfants de la même famille sont atteints. L'enfant énurésique a pu présenter antérieurement des convulsions, des terreurs nocturnes, il est strabique, a des stigmates de dégénérescence. Prosper Merklen a insisté sur les rapports de l'énurésis nocturne avec la débilité motrice d'inhibition, c'est-à-dire l'impossibilité de réaliser la résolution volontaire d'un muscle et d'en inhiber l'état de tonicité exagérée. La vessie serait dans cet état de tonicité exagérée chez certains énurétiques, atteints d'hypogénésie du système pyramidal. Cependant, toute apparence nerveuse peut faire défaut. Il convient d'analyser soigneusement la miction nocturne lorsqu'elle se présente chez un épileptique ou un fils d'épileptique. Elle peut constituer en effet le symptôme dominant ou même exclusif du mal comitial ; nous en reparlerons à propos du diagnostic. Signalons enfin l'action qu'on a attribuée, dans quelques cas, à l'obstruction nasale et en particulier aux végétations adénoïdes du pharynx nasal, qui exerceraient sur le système nerveux une influence perturbatrice, directe ou par l'intermédiaire de l'asphyxie.

b. *Causes générales occasionnelles.* — Dans de nombreux cas, l'énurésis apparaît spontanément, mais parfois elle succède à une émotion, un traumatisme, une maladie infectieuse, une chorée.

c. *Causes locales prédisposantes.* — Il faut toujours rechercher chez les énurésiques, une circonstance locale capable d'expliquer le fonctionnement anormal de la vessie. C'est ainsi qu'on a pu incriminer le diabète, l'albuminurie, l'uricémie, un calcul de la vessie, une urine trop abondante comme dans le diabète vrai ou insipide, une excitation provoquée par un phimosis, une coarctation congénitale du méat, la présence d'oxyures, la vulvite, la balanite, un polype du rectum.

Parfois les anomalies ou les lésions locales sont d'une appréciation plus difficile. En passant une bougie à boule dans

---

[1] Guinon, *Névroses urinaires de l'enfant*, Thèse de Paris, 1889.

l'urètre, tantôt on n'a aucune difficulté à pénétrer dans la vessie, la région membraneuse n'oppose aucun obstacle, et dans ce cas Guyon admet une atonie du sphincter vésical. Cette donnée est confirmée d'ailleurs par les recherches de von Dittel qui a observé dans quelques cas un développement incomplet des muscles de la vessie et surtout de son sphincter. Tantôt, au contraire, la sonde ne peut traverser la région membraneuse, en raison d'un spasme du sphincter signalé par Civiale, depuis par Rochet et Jourdanet, et que j'ai moi-même observé. Il est à remarquer que chez de pareils sujets, la miction volontaire s'accomplit normalement, ce qui pourrait faire supposer que le spasme est l'effet du cathétérisme. Cependant, Rochet et Jourdanet ont obtenu deux guérisons par le passage de la sonde.

Il faut tenir compte, dans l'examen des causes locales, des caractères de la miction pendant le jour. C'est ainsi que certains énurésiques ont de la pollakiurie diurne, leur vessie est irritable. Si on y injecte de petites quantités de liquide, celui-ci est repoussé immédiatement.

Freud a observé dans quelques cas de ce genre de l'hypertonie des membres inférieurs, une sorte de contracture des adducteurs de la cuisse et des extenseurs de la jambe. P. Merklen a noté une impossibilité de relacher les muscles qui affectent un état cataleptoïde et une exagération des réflexes tendineux.

Parfois enfin, on observe un phénomène inverse. Un enfant que j'ai pu minutieusement suivre, n'avait à peu près pas besoin d'uriner. Il fallait que sa mère l'invitât 3 ou 4 fois par jour à vider sa vessie. Cet enfant présentait parfois une émission involontaire d'urine, le jour, mais par gouttes, suivant le procédé de l'incontinence vraie. La nuit, au contraire, il avait de vraies mictions involontaires. Dans les cas de ce genre, c'est l'atonie ou l'anesthésie qui domine, dans les cas précédents, c'est au contraire l'hyperesthésie ou l'hypertonie.

Il importe que pour chaque cas, on recherche la formule exacte du fonctionnement diurne de la vessie, car suivant les résultats trouvés, on dirigera le traitement dans un sens ou l'autre.

Dans quelques cas, on observe une inversion quantitative de

la sécrétion urinaire. Dans plusieurs de mes observations, je relève que l'urine de la nuit représente les deux tiers de la quantité des vingt-quatre heures, avec augmentation de l'urée et des phosphates. Ce fait n'est d'ailleurs pas constant, de même aussi qu'il y a nombre de cas, où la recherche de toute cause locale est négative.

d. *Causes locales occasionnelles.* — L'énurésis nocturne est favorisée par les repas copieux du soir, l'ingestion de boissons abondantes ou diurétiques (café, thé), d'épices, de condiments, etc.

3º Pathogénie. — La vessie est un réservoir contractile soumis à deux actions antagonistes, celle du muscle du corps vésical, qui est expulseur, celle du sphincter vésical qui retient l'urine. Ces deux groupes musculaires sont constitués par des fibres lisses, leur contraction est involontaire. Ils sont doublés chacun d'un appareil musculaire de renforcement à fibres striées et à contraction volontaire ; le muscle du corps vésical par les muscles de la paroi abdominale, le sphincter vésical par le sphincter urétral, muscle de WILSON ou de GUTHRIE; ce dernier permet le refoulement de l'urine même en cas de besoin pressant.

La vessie présente une sensibilité obscure; par contre la région membraneuse de l'urètre est douée d'une sensibilité exquise, elle joue le rôle d'une véritable sonnette d'alarme lorsque l'urine prend contact avec elle. Il se produit à ce moment une impulsion mictionnelle qui n'est réfrénée que par l'intervention de la volonté.

L'innervation motrice et sensitive prend sa source dans trois centres échelonnés de bas en haut : les ganglions du plexus hypogastrique (GOLTZ et EWALD)[1], la moelle sacro-lombaire, l'encéphale.

Il serait très intéressant de pouvoir présenter une formule physiologique de l'énurésis nocturne, mais les faits cliniques ne se prêtent pas à une analyse d'une telle précision. Ce qui domine

---

[1] GOLTZ et EWALD, cités par DOYON et MORAT, Traité de physiologie.

la question de la pathogénie, c'est d'une part la prédilection marquée de la maladie pour les enfants, et en particulier pour des sujets de souche névropathique, c'est d'autre part l'existence très fréquente d'une cause d'irritation locale ou d'une anomalie dans le fonctionnement diurne de la vessie. Le sommeil, qui est la condition immédiate de l'acte mictionnel involontaire, dégage en quelque sorte la névrose urinaire des influences multiples qui la masquent pendant l'état de veille. On peut envisager son action à deux points de vue : ou bien, il exalte les actes réflexes qui ont pour effet d'exciter la contraction de la vessie, en supprimant l'influence frénatrice de l'encéphale, ou bien il fait intervenir ce dernier qui commande en quelque sorte la miction, comme s'il s'agissait d'un acte volontaire. On ne peut guère admettre l'existence d'une énurésis paralytique, car on a maintes fois vérifié la façon dont l'urine s'écoulait : ce n'est jamais goutte à goutte, mais toujours sous forme d'un jet lancé avec brusquerie ; en sorte que si l'atonie peut jouer un rôle, ce n'est guère qu'en diminuant la résistance du sphincter aux efforts expulsifs de la vessie, et c'est encore à une excitation vésicale, favorisée ou non par l'état du sphincter qu'il faut revenir. Si on veut bien envisager tous les symptômes associés à la miction involontaire nocturne, ses relations étroites avec le sommeil et surtout le sommeil profond des premières heures, l'amnésie complète au réveil, les caractères de l'émission d'urine qui rappellent la miction volontaire, on est tenté de faire de ce symptôme un véritable acte somnambulique, et de considérer l'énuresis comme un fait de *somnambulisme vésical.*

Le somnambulisme, dans ses formes atténuées, est fréquent dans l'enfance. Beaucoup de jeunes sujets parlent, se déplacent, s'assoient sur leur séant, et ces manifestations, qui ne vont jamais jusqu'au grand somnambulisme, disparaissent en général à la fin de l'enfance et de la puberté. Le terrain infantile, surtout lorsqu'il a été préparé par les névroses des ascendants, se prête donc admirablement à la réalisation pendant le sommeil d'actes qui rappellent ceux qui sont accomplis volontairement dans l'état de veille. Ce sont les circonstances locales que nous avons mentionnées à l'étiologie, peut-être aussi la prédisposition spéciale créée par le développement des voies urinaires, qui décident de la décharge somnambulique sur la vessie. La notion du somnambulisme vésical met bien en relief la complexité de l'énurésis nocturne, l'élément psychique constamment associé aux défectuosités des voies urinaires ; elle rend compte de l'évolution même de la maladie qui s'atténue et disparaît à la fin de l'enfance.

4° Diagnostic. — Il peut sembler superflu de chercher à faire le diagnostic de la miction involontaire nocturne. Cependant, il y a des enfants qui redoutent de se lever par paresse ou par peur. J'ai observé un garçon de onze ans, atteint d'onanisme, à qui on attachait les bras et que l'on veillait la nuit, pour l'empêcher de satisfaire son impulsion. Il restait éveillé et urinait au lit par vengeance.

Il faut toujours songer à la possibilité d'une énurésis épileptique. On voit, en effet, des sujets qui guéris de leur infirmité, deviennent des comitiaux. On peut admettre dans ce cas une transformation de la névrose, mais parfois l'énurésis représente déjà une modalité de l'épilepsie. La crise épileptique aura été courte, avortée et aura passé inaperçue. On reconnaîtra l'énurésis épileptique à ce qu'elle se produit plus volontiers le matin, et qu'on trouvera l'oreiller de l'enfant maculé par un peu de salive.

Parfois, on sera en présence d'un cas exceptionnel comme celui que signalent CATHELIN et RATHERY, dans la *Clinique infantile* de 1903, où il y avait un abouchement d'un des uretères au delà du sphincter vésical, de sorte que l'enfant perdait de l'urine jour et nuit, tout en ayant dans la vessie une provision d'urine provenant de l'uretère normal. NOVÉ-JOSSERAND a observé une incontinence continue chez une fille atteinte d'épispadias et d'agénésie du sphincter urétral,

VIOLET a signalé (*Lyon médical* 1909) une incontinence par insuffisance congénitale du sphincter. L'incontinence a d'abord été nocturne et diurne, puis à l'âge de 18 ans, est devenue purement diurne. A 20 ans, on place un pessaire en berceau destiné à tendre la paroi vaginale antérieure et à rapprocher les deux parois, supérieure et inférieure de l'urèthre. L'incontinence fut guérie. D'ailleurs, chez la femme beaucoup d'incontinences dans la position debout ou lors des efforts, sont liées à des cystocèles au début ou à des lésions sphinctériennes par traumatisme obstétrical et sont guéries par l'application d'un pessaire approprié.

J'ai observé une fillette qui sans présenter aucun symptôme se rapportant à une névrose ou à une affection médullaire, perd de temps à autre de l'urine goutte à goutte, par exemple, quand elle n'a pas uriné depuis deux ou trois heures. Il semble qu'il y ait dans ce cas une véritable incontinence par regorgement, car si on lui dit d'uriner toutes les heures, l'incontiennce diurne s'arrête.

Dans une autre de mes observations l'incontinence diurne et nocturne s'accompagne de réplétion de la vessie dont on sent le fond au niveau de l'ombilic. Il existe aussi de l'anesthésie vésicale et fessière. Il s'agit dans ce cas d'une paralysie congénitale de la 3e et de la 4e racine du plexus sacré (Cf. l'article paralysies radiculaires.)

Parfois on présente au médecin un enfant qui perd ses urines le jour seulement, alors que l'énurésis nocturne fait défaut. Ces faits doivent être soigneusement distingués de la miction involontaire nocturne. Il s'agit habituellement de spasmes de la vessie provoquées par une excitation qui ne s'exerce qu'en état de veille. C'est ainsi que j'ai pu reconnaître chez deux enfants l'existence d'un pied plat, chez un troisième l'existence d'un pied creux. C'était la marche seule et les douleurs qu'elle provoquait qui agissaient sur la vessie. L'enfant au repos ne perdait jamais ses urines et d'ailleurs, l'application d'une chaussure spéciale eut raison de l'incontinence dans les deux cas de pied plat. DEBOVE et RÉMOND avaient déjà indiqué un phénomène analogue en décrivant la polyurie par sciatique.

Le diagnostic doit chercher à vérifier dans l'énurésis nocturne les anomalies que peuvent présenter la vessie et l'urètre, spasme, atonie du col, irritabilité vésicale, anesthésie, etc. Je rappelle que dans une de mes observations, l'enfant atteint d'énurésis vraie la nuit, avait de temps en temps de l'incontinence goutte à goutte le jour et n'éprouvait pas le besoin d'uriner.

5° Pronostic. — L'énurésis nocturne guérit généralement au moment de l'adolescence ; cependant, il est des cas où il se prolonge jusque l'âge adulte.

Parfois, il cède à la suite d'une maladie infectieuse intercurrente.

Quand il existe une cause locale facilement appréciable, polype, calcul, etc., le traitement en a habituellement raison Cependant, dans quelques cas, l'habitude mictionnelle nocturne est prise, et de même qu'une épilepsie peut survivre à une lésion nerveuse périphérique, modifiée par le traitement, de même l'énurésis nocturne peut s'émanciper de sa cause.

Il faut d'ailleurs se souvenir que l'élément psychique joue un rôle considérable dans cette affection, et que les succès obtenus par les diverses médications employées, ne sont pas toujours définitifs.

6° Traitement. — Le traitement devra tenir compte des deux éléments qui concourent à créer l'énurésis nocturne, l'élément psychique et le désordre local. L'analyse minutieuse de ce dernier révèle les caractères hyperesthésique ou hypoesthésique, hypertonique ou atonique du trouble vésical ; il rendra compte de la présence ou de l'absence d'un calcul, d'un polype, de toute cause capable d'agir sur la vessie. On peut donc diviser le traitement en traitement s'adressant à l'élément purement nerveux et en traitement dirigé contre le trouble de la fonction vésicale, ce dernier pouvant être général ou local.

a. *Traitement psychique.* — Ce traitement comprend l'emploi des moyens hydrothérapiques, lotions, drap mouillé, douches, immersion du siège dans l'eau froide au moment du coucher, en même temps que des procédés de suggestion, corrections, appels à l'amour-propre. L'éloignement du milieu familial, l'isolement sont à tenter. Il est probable que la suggestion intervient dans beaucoup de procédés thérapeutiques.

b. *Traitement proprement dit.* — Ce traitement vise la modification de l'innervation vésicale, soit par la suppression des causes, soit par une action directe ou indirecte exercée sur elle.

Quelle que soit la modalité du trouble fonctionnel, qu'il

s'agisse d'excitabilité exagérée ou d'atonie, il convient au préalable, de traiter toutes les causes locales énumérées à l'étiologie, polype, phimosis, vulvite, oxyures, calcul urinaire, diabète, etc. JAMBRON a eu des succès en donnant de l'acide phosphorique à des enfants dont l'urine était alcaline.

On peut aussi conseiller, comme moyen adjuvant dans tous les cas, de réveiller l'enfant une ou plusieurs fois par nuit, et de le faire uriner, mais ce n'est là qu'un procédé palliatif, et encore n'est-il pas très fidèle.

En l'absence de toute lésion locale, on instituera une médication, qui variera suivant le sens du trouble fonctionnel.

S'il existe une *irritabilité exagérée* de la vessie, on recommandera l'abstention de boissons abondantes et diurétiques, café, thé, etc. Le repas du soir sera peu copieux et plutôt végétarien,

Les enveloppements chauds de la région périvésicale, un lavement d'eau de 45 à 50°, au moment du coucher, une forte dose de bicarbonate de soude au même moment, pour diminuer l'acidité urinaire, constitueront des moyens adjuvants de la médication sédative.

MENDELSOHN conseille d'exhausser le pied du lit à une certaine hauteur au-dessus du niveau de la tête. La déclivité de la partie supérieure du corps serait sans inconvénient chez l'enfant et retarderait de beaucoup le contact de l'urine avec la région membraneuse, point de départ du réflexe mictionnel.

On a prescrit, dans un but analogue, divers médicaments, l'*opium*, le *chloral*, le *bromure de potassium*, l'*antipyrine*, l'*extrait de belladone*. Ce dernier médicament a été surtout préconisé par TROUSSEAU qui en règle l'emploi de la façon suivante : commencer par 0,01 centigramme d'extrait tous les soirs au moment du coucher ; augmenter de 1 centigramme tous les quatre ou cinq jours, de façon à arriver aux doses de 10, 15 et même 20 centigrammes, prises en une fois, au moment du coucher, si la tolérance s'établit. L'énurésis cède à ce moment, et il faut maintenir cette dose maximale, pendant des semaines et même deux ou trois mois. On diminue ensuite progressivement les doses. Cette médication est présentée par TROUSSEAU, comme l'arme thérapeutique la plus puissante contre l'énurésis nocturne.

Williams a préconisé la médication thyroïdienne qui lui a donné 24 succès ou améliorations sur 25 cas. Comby a échoué dans 3 cas avec cette méthode.

L'*antipyrine* a été employée avec succès par Perret et Devic [1], à la dose de 2 à 3 grammes pris en deux fois, au moment du dîner et du coucher. Bouchut a préconisé le *bromure de potassium* à la dose de 3 à 4 grammes par jour. J'ai eu deux succès avec cette médication, mais en portant les doses à 8 ou 10 grammes par jour, et cela, sans aucun inconvénient.

On a combattu localement l'hyperexcitabilité vésicale par la *dilatation graduelle de la vessie*, au moyen d'injections intra-vésicales. Haven, de Boston, injecte de l'eau bouillie ou de l'eau boriquée faible, tiède, jusqu'à ce que l'envie d'uriner apparaisse. Le malade doit garder le liquide le plus longtemps possible, dix à quinze minutes, dans les débuts, davantage dans les séances ultérieures. Il augmente la quantité du liquide progressivement et arrive à injecter 500 à 600 grammes en une fois. La durée du traitement est de trois à cinq mois. Haven a eu ainsi deux succès. J'ai employé cette méthode sans résultat.

Rochet et Jourdanet ont eu deux guérisons en passant tous les jours dans l'urètre une bougie Béniqué, de façon à amener une légère dilatation du col urétral : ils supposent qu'il s'agit d'un spasme du col.

On a employé, dans le même esprit, des instillations de cocaïne dans la région du col.

Si l'on se trouve en présence d'*atonie du col* c'est aux névrotoniques qu'il faudra s'adresser. Les médicaments utilisés dans ce but sont la *strychnine*, l'*ergotine*, le *rhus aromaticus*.

La *strychnine* a été recommandée par Trousseau qui donne en commençant 2 doses de 2 milligrammes et demi chaque de sulfate de strychnine, par jour. Il augmente de 2 milligrammes. et demi tous les deux jours, et en cas de tolérance, arrive aux doses de 5 à 6 centigrammes par jour. Nous n'oserions, malgré l'autorité de Trousseau, tenter un pareil traitement.

Le *rhus aromaticus* se donne sous forme d'extrait fluide, à la

---

[1] Perret et Devic, De *l'antipyrine dans certaines affections de l'enfance*, Thèse de Lyon, 1890.

dose de 10 à 60 gouttes par jour. J'ai employé ce remède sans succès.

L'*ergot de seigle* est administré en prises de 0,10 centigrammes de poudre, 3 à 4 fois par jour. L'*ergotine* peut être injectée localement dans la région périanale.

On a encore eu recours localement aux *cautérisations du col* avec le *nitrate d'argent*, le *sulfate de cuivre* et surtout à l'*électrisation*. Guyon introduit dans la région membraneuse de l'urètre une olive métallique terminant une bougie qui est revêtue d'un manchon isolant. L'olive communique avec le pôle négatif d'un appareil d'induction, le pôle positif est placé sur le pubis. Le courant induit est à interruptions lentes. On fait une séance tous les jours ou tous les deux jours, pendant deux à trois minutes.

L'électrisation a été employée par différents auteurs avec des modes variables (Weber, Seeligmuller, Steavenson, Bordier). Steavenson place un des pôles au-dessus du pubis ; l'autre est promené sur le périnée au niveau de la région membraneuse, sur les régions abdominales, antéro-latérale et lombaire. Il se sert de courants induits ou galvaniques. Cette méthode a l'avantage d'éviter l'introduction d'une sonde dans l'urètre.

Bordier emploi la méthode de Guyon, en substituant au courant faradique des courants statiques de haute tension, dits courants de Morton. Albert Weill se sert de courants galvaniques intenses.

On a cherché enfin à modifier localement l'innervation vésicale. Deux procédés ont été employés à cet effet. Albarran et Cathelin ont imaginé des *injections épidurales*, poussées par l'orifice supérieur du canal sacré, en dehors de la dure-mère rachidienne. Ils se servent de sérum physiologique, à la dose de 15 à 20 centimètres cubes pour une injection. Ils ont ainsi obtenu trois guérisons rapides. Kapsammer a noté 25 guérisons après une ou plusieurs injections, mais des insuccès dans l'énurésis organique (cystite, ataxie et pyélite), et dans les névroses génitales (pertes séminales), Strauss a eu des succès même dans l'énurésis par affection organique. Le second procédé, proposé par Jaboulay, a pour but d'agir sur le plexus hypogastrique, dans la cavité pelvienne. Il consiste à injecter lentement dans l'espace retro-rectal 100 grammes de sérum physiologique. Il suffit d'enfoncer presque verticalement l'aiguille d'une seringue de Roux à la pointe du coccyx ou un peu à côté d'elle. Un doigt introduit dans le rectum permet de suivre le trajet de l'aiguille et d'éviter la perforation. Dans un cas, Jaboulay eut un succès définitif avec 2 injections de 100 grammes de sérum. Dans un second cas, le même résultat fut obtenu avec 4 injections, 2 de 100 grammes, 2 de 200 grammes. Depuis cette méthode semble avoir eu des succès nombreux.

Quel que soit le traitement adopté, il faut attendre un long temps avant d'en affirmer l'efficacité. Les récidives ne sont pas rares, et il faut toujours se préoccuper de l'élément psychique qui joue un rôle important dans les échecs et probablement aussi dans les succès.

ARTICLE X

ONANISME

L'onanisme dépend de *causes variables.* Tantôt il y a des *irritations locales*, phimosis, adhérences préputiales, vulvite, oxyures, calcul vésical, qui provoquent du prurit. Tantôt il traduit l'*éveil des organes génitaux*, à la fin de l'enfance, stimulé par l'imitation dans les collectivités d'enfants, par la vue des images ou les lectures obscènes. Tantôt enfin, il représente un *acte automatique,* une *impulsion* ou un *tic* et constitue une véritable tare nerveuse. Tous les aliénistes ont signalé la fréquence de la masturbation chez les enfants idiots, épileptiques. Mais en dehors de ces conditions pathologiques bien définies, l'onanisme peut être pendant longtemps la seule manifestation d'une dégénérescence qui évoluera plus tard. Lasègue a rapporté des cas de nourrissons de moins de deux ans, se livrant à l'onanisme, et il compare ces faits au suçotage des doigts si répandu chez les jeunes enfants. J'ai observé un cas d'onanisme intense chez une fillette que sa mère aliénée avait prise en haine et que son père ne savait où placer, car elle était trop intelligente pour rester dans une institulon d'arriérées et dans les écoles ordinaires on ne voulait par la garder. L'onanisme prend parfois en effet une forme grave. J'ai observé plusieurs cas d'onanisme impulsif très caractéristique : deux se rapportent à des enfants de six et huit ans, une fillette et un garçon, qui plusieurs fois par jour et devant les parents se livraient à la masturbation. L'affection remontait à l'âge de deux ou trois ans. Les deux me furent présentés avec un ceinture de chasteté. Tous deux étaient intelligents, étudiaient facilement, mais on les renvoyait de toutes les écoles, de toutes les pensions. L'un d'eux fut placé dans un institut pédagogique pour enfants arriérés, mais ne voulut pas y demeurer, froissé dans son amour-propre.

Deux autres cas se rapportent à une jeune fille de dix-huit ans et un jeune homme de vingt ans qui, depuis leur enfance, étaient atteints d'onanisme prononcé. Le garçon était hébété et la fille lypémaniaque.

Dans un autre cas, un garçon de quatorze ans, à qui on mettait la nuit une camisole de force, se vengeait de cette coercition, en urinant volontairement au lit.

Je possède encore une observation relative à une jeune fille qui se masturbait depuis l'âge de six ans, d'une façon impulsive. Elle n'eut de sensation voluptueuse que vers douze ans. A partir de ce moment, chaque manœuvre d'onanisme était suivie d'un profond désespoir, avec mélancolie passagère, et elle eut des idées de suicide.

Parfois l'onanisme revêt une forme anormale. Dans une de mes observations, l'enfant exerçait des attouchements sur ses bourses, sans toucher la verge : dans une autre, un petit garçon exerçait des frottements avec un doigt dans le conduit auditif et présentait au bout de quelques instants des mouvements du bassin.

Parfois l'onanisme s'allie au priapisme. Un petit garçon de deux ans, chaque fois qu'il en avait l'occasion, frottait son abdoment contre les objets envronnants et avait des érections qui duraient près d'une demi-heure et pendant lesquelles il cherchait à embrasser les personnes de son entourage. Il est vrai que le priapisme peut exister sans onanisme. Un garçon de cinq ans a depuis l'âge de six mois des érections le matin au réveil, le soir, au coucher, dans la journée chaque fois qu'il va à la selle, ou qu'il est excité par un jeu, par une course. Il a eu des accès d'asthme, présente des tics et de temps à autre de l'énurésis nocturne ; pendant ses érections, il est plus caressant que d'habitude.

On a pendant longtemps accusé l'onanisme de provoquer des perturbations nerveuses graves. Il faut plutôt y voir un stigmate de la dégénérescence.

L'onanisme provoqué par l'imitation, par les causes d'irritation locale, s'amende facilement, celui de la puberté cède au premier coït. Ce n'est que sur les terrains névropathiques qu'il persiste.

L'onanisme exerce cependant une action anémiante et dépressive, qui favorise les infections et particulièrement la tuberculose. Il aggrave les maladies nerveuses coexistantes et en particulier l'épilepsie.

L'onaniste habituel est généralement un neurasthénique qu'on peut soupçonner à ses yeux cernés, ses pupilles dilatées, sa figure souvent sans expression, son indolence, sa pâleur.

Le traitement varie avec la cause : guérison des lésions locales ; surveillance ; chemises à coulisse prenant les membres inférieurs tout entiers la nuit ; hydrothérapie. Dans les formes graves, il faut séparer l'enfant de sa famille ; les moyens de coercition ne réussissent pas en général. Dans les formes légères, souvent accidentelles, dues à l'imitation ou à une excitation passagère, la persuasion unie à une surveillance bienveillante suffit. Le coït, dans ces formes, est un des meilleurs traitements, lorsqu'il s'agit de garçons adolescents.

ARTICLE XI

TICS

Le tic est constitué par un mouvement involontaire brusque, d'apparence intentionnelle, sujet à répétition, susceptible d'occuper tous les muscles du corps.

1° Symptômes. — Le tic de la face se traduit par du clignement des paupières, le froncement du sourcil, l'abaissement intermittent du cuir chevelu, l'écartement des narines avec bruit de reniflement, un spasme des lèvres qui détermine un véritable rictus, parfois un hémispasme, l'habitude de se manger les lèvres, parfois il y a un grimacement continuel. Le strabisme relève parfois du tic de même que le nystagmus. On peut ranger dans les tics le suçotage des doigts si fréquent chez le nourrisson et qui peut persister de longues années, de même que l'habitude de se ronger les ongles, de sentir ses doigts, de porter constamment les doigts dans le nez ou la bouche. Les muscles du cou sont souvent intéressés ; ils déterminent des mouvements de salutation de la tête, de dénégation, de flexion latérale, de flexion oblique, de haussement des épaules. Le tic du cou s'associe parfois au torticolis, surtout à cette forme intermittente du torticolis qu'on a désignée sous le nom de torticolis d'habitude (CRUCHET). Il est d'ailleurs difficile de limiter le champ du tic. Les mouvements de salutation existent dans l'épilepsie (spasme nutans), chez les idiots, il y a des tics symptomatiques de lésions du système nerveux. Chez les nourrissons on observe parfois des mouvements de la tête en tous sens, soit au moment de s'endormir, soit pendant le sommeil, en même temps l'enfant fredonne ou émet des sons cadencés. Il est des bébés, habitués à être bercés, qui déplacent tout leur corps alternativement d'un côté ou de l'autre pour s'endormir et continuent ces mouvements pendant une partie de leur sommeil.

Dans d'autres cas, c'est à l'état de veille que se produisent ces mouvements de la tête en même temps que se montre du nystagmus. Ces mouvements alternatifs et répétés du corps et surtout de la tête se montrant exclusivement chez les nourrissons, semblent correspondre au développement des fonctions musculaires et sont peut-être provoquées par des conditions spéciales : le bercement, l'habitude d'endormir en chantant, l'obscurité. Ces phénomènes disparaissent peu à peu et ne s'étendent guère au delà de l'âge du nourrisson. Entre ces symptômes et les tics proprement dits, existent une série de cas intermédiaires qui établissent la transition.

Le tic s'étend au tronc où il produit des mouvements balancés et aux membres. Au membre supérieur, on observe des gesticulations, comme pour se gratter ou pour enlever un corps étranger. Aux membres inférieurs, le tic produit des tressautements brusques, des flexions inattendues de la cuisse sur la jambe, des sauts.

Le tic peut frapper d'autres régions, déterminer du bégaiement intermittent, du bredouillement, des bruits de déglutitions, du gloussement, du hoquet. Certaines toux à secousses uniques, répétées sans relache pendant des heures, rentrent dans la description du tic.

Le tic est le plus souvent localisé, parfois il se déplace sous l'influence du traitement et va occuper successivement la face, puis les membres. Parfois il se généralise et revêt une forme spéciale que GUINON et GILLES DE LA TOURETTE ont décrite sous le nom de *maladie des tics*. Elle se caractérise outre les mouvements par des exclamations simples ou d'un caractère ordurier (coprolalie) ou par la répétition du mot entendu (écholalie).

Les tics ne s'accompagnent pas de troubles généraux de la santé, de troubles de la sensibilité ou trophiques, mais s'associent souvent à un état mental particulier caractérisé par l'instabilité des idées, des sentiments, des phobies, des tendances impulsives.

Le tic se présente sous forme de crises pendant lesquelles les mouvements se répètent avec fréquence. Elles durent une ou plusieurs heures et coïncident avec les périodes d'excitation dues aux repas, aux études, aux contrariétés. Le tic diminue par le repos, l'isolement, la distraction et disparaît pendant le sommeil.

Les crises se répétant constituent l'attaque qui dure quelques semaines, quelques mois, parfois davantage. Le tic récidive facilement, en changeant de siège ou en revenant à sa localisation première. Le tic, souvent partiel, a une tendance à se diffuser, Disparu en un point, il se représente volontiers ailleurs. Il peut guérir chez l'enfant traité de bonne heure, mais tend à revenir.

2° Étiologie. — Elle est celle de toutes les névroses : neuro-arthristisme, hérédité similaire ou de transformation, imitation, causes occasionnelles variables. Certains tics sont spéciaux

aux nourrissons, d'autres se développent au début de la seconde enfance. L'imitation peut les faire naître, de même qu'un milieu de névropathes.

3° Diagnostic. — Le tic sera distingué de la chorée simple, électrique, des crampes fonctionnelles, du tic douloureux. En particulier, la chorée se termine souvent par la persistance de tics limités.

4° Pronostic. — Le tic est une véritable tare nerveuse, mais moins tenace chez l'enfant que chez l'adolescent ou l'adulte.

5° Traitement. — On appliquera l'hygiène habituelle des névropathes, l'hydrothérapie, et on aura surtout recours à une gymnastique méthodique. Le but poursuivi est de créer dans le cerveau de l'enfant l'image du mouvement rythmique.

La méthode de BRISSAUD-MEIGE (immobilisation des mouvements et mouvements d'immobilisation) consiste à agir par l'exercice sur les muscles atteints de tic. Dans le tic des paupières, par exemple, on commande à l'enfant d'ouvrir et de fermer lentement et alternativement les yeux, puis de les tenir un moment ouverts ou fermés, sans bouger. On fait ainsi, plusieurs fois par jour, des séances de cinq à dix minutes.

Dans la méthode de PITRES et CRUCHET, ce ne sont pas seulement les centres correspondants aux muscles excités qu'on cherche à éduquer, mais toute la région psychomotrice. L'image du rythme est suggérée à l'enfant par des mouvmeents rythmiques d'inspiration et d'expiration que l'enfant accomplit en se tenant immobile contre un mur, par des exercices de récitation, de chant, de mouvements d'abaissement et d'élévation des membres.

On a tenté encore l'isolement, la suggestion à l'état de veille ou par le sommeil provoqué.

LIVRE IX

MALADIES DE LA PEAU

Nous limiterons l'étude des maladies de la peau à la première enfance, laissant de côté toutes les dermatoses, qui sont du ressort de la spécialité, même quand elles débutent dans l'enfance ou ne faisant qu'une brève mention de quelques-unes d'entre elles quand le jeune âge leur imprime des particularités dignes d'être relevées. Il faut faire une distinction radicale entre la peau du nourrisson et celle de l'enfant grandet. Le nourrisson d'une façon générale se caractérise par l'insuffisante protection de ses barrières épithéliales. De même que la gastro-entérite du bébé, que ses bronchites et ses broncho-pneumonies atteignent, en comparaison de ce qu'on observe dans la seconde enfance, un haut degré de fréquence et de gravité qui ont amené naturellement les auteurs à leur accorder une description particulière, de même les téguments du nourrisson présentent une vulnérabilité qui crée pour eux une prédisposition puissante à contracter toute une série d'affections, de nature habituellement infectieuse, qu'on retrouve de moins en moins à mesure qu'on s'éloigne de la naissance. Il suffit de comparer deux salles affectées à des nourrissons malades ou à des enfants grandets. Chez les premiers, on notera couramment nombre de manifestations érythémateuses, ulcéreuses, pyodermiques, qui deviennent l'exception chez les seconds ; et on est parfaitement autorisé, pour la peau comme pour l'intestin, à considérer d'une façon séparée, la première et la seconde enfance.

La peau du nourrisson est revêtue d'un épiderme corné, mince, fragile, pauvre en enduit sébacé. La défense est mal assurée à la surface. Dans la profondeur, la protection des tissus n'est pas comparable à celle des autres âges. Aussi est-elle presque fatalement, dans les collectivités d'enfants malades, la proie des germes répandus dans l'atmosphère, dans les poussières, dans le linge, ou propagées par les mains des infirmiers et des médecins.

La susceptibilité des téguments chez le nourrisson ne s'exerce pas que vis-à-vis des causes d'agression d'origine externe. Tous les poisons, qu'ils proviennent d'infections ou de fermenmentations gastro-intestinales, qu'ils relèvent d'une dycrasie constitutionnelle, d'anomalies dans les mutations chimiques des éléments organiques, anomalies qui se rattachent à l'hérédité, sont capables, lorsqu'ils s'éliminent par la peau, de signaler leur passage par des lésions irritatives. Elles n'appartiennent pas en propre à la première enfance, mais elles revêtent à cet âge un caractère de fréquence, d'intensité, de diffusion qui leur constitue en fait une place à part dans l'étude des dermatoses.

Nous distinguerons des affections cutanées *d'origine exogène* et *endogène*. Dans le premier groupe nous décrirons des maladies *infectieuses et parasitaires*. Le genre toxi-infectieux comprendra les *érythèmes*, les affections pustuleuses, *impetigo*, *ecthyma*, les *abcès multiples de la peau*, les *gangrènes disséminées de la peau*; le genre parasitaire comprendra l'étude de la *gale* et de la *phtiriase*.

Les affections cutanées *d'origine endogène* forment un genre dont nous ne décrirons que les espèces suivantes : *séborrhée, urticaire, urticaire pigmentée, strophulus, prurigo d'Hebra, eczéma, pemphigus, dermatite herpétiforme*.

Dans le cours des descriptions particulières, nous aurons souvent l'occasion de faire le diagnostic si important au point de vue prophylactique et thérapeutique, entre les maladies cutanées d'origine exogène ou endogène. Pour ne pas nous exposer à des redites, nous allons décrire les caractères généraux des unes et des autres.

α) Les *manifestations d'origine exogène* débutent par des lieux d'élection qui varient pour chacune d'elles, mais qui sont commandées par des conditions locales ayant pour effet de diminuer la résistance et la vitalité des tissus. C'est ainsi que les érythèmes feront leur invasion au niveau des fesses, de la région

périanale, soumises au contact des matiéres fécales, des urines ;
de l'occiput et du talon, parties exposées à des pressions mécaniques ; l'impétigo débute souvent à la face autour des orifices
naturels.

L'extension des maladies infectieuses de la peau, se fait soit de
proche .en proche, en partant des foyers primitifs, soit à distance de ceux-ci par des transports accidentels (mains, linges,
etc), mais on reconnaît toujours l'existence d'un ou de plusieurs
foyers primitifs, plus développés.

Les foyers secondaires sont en rapport de continuité ou de
contiguité avec les précédents.

Lorsqu'ils se sont formés loin d'eux. on peut toujours observer
qu'ils ont paru après coup et que les lésions considérées dans
des régions différentes ne sont pas de la même fournée. Au contraire, dans la même région, les différents éléments de l'éruption éclatent simultanément ou se succèdent dans un bref
délai par une extension visible et apparente du processus
infectieux.

Les lésions progressent de la surface à la profondeur. Les
abcès, les pustules d'ecthyma surviennent souvent dans une
région qui a déjà été et qui est encore le siège d'un érythème,
de productions pustuleuses superficielles, d'ulcérations.

Les lésions d'origine exogène s'associent souvent les unes aux
autres, et font de véritables échanges de complications.

β) Les *manifestations cutanées d'origine endogène* ont également des lieux d'élection, mais qui obéissent à d'autres lois qua
ceux des dermites infectieuses. Ce ne sont pas les régions macérées,
irritées chimiquement ou mécaniquement, qui fixent l'agent
pathogène. L'eczéma occupe souvent la face, dans ses régions
latérales, l'aisselle, le pli de l'aine, la face interne des bras,
régions à peau fine, à glandes sudoripares nombreuses. Lorsque
les dermatoses d'origine endogène se diffusent, c'est parfois d'un
jet. leurs éléments occupant simultanément des régions distantes
n'ayant entre elles aucun rapport de continuité, de contiguité
de fonction, de circulation, d'innervation : ainsi du strophulus,
de l'urticaire. Lorsque des poussées successives se produisent,
elles peuvent renouveler les éléments éruptifs d'une même

région, qui présente alors, en contact réciproque, des lésions anciennes et récentes.

Les éruptions d'origine endogène vont de la profondeur à la superficie. La région dermique et la couche de Malpighi paraissent toujours intéressées, pour peu que la lésion soit profonde, en même temps que la couche cornée. Cette démonstration a surtout été faite pour les éruptions infectieuses d'origine endogène. Par exemple, UNNA a comparé deux pustules à staphylocoques, l'une d'origine externe se rapportant à l'impétigo, l'autre d'origine interne. Dans la première, les staphylocoques ne se trouvent ni dans la couche de Malpighi, ni dans les vaisseaux sanguins du derme contigu ; l'exsudat de la vésicule est rapidement purulent, la couche de Malpighi est intacte. Dans la seconde, les staphylocoques siègent dans les papilles du derme, dans leurs vaisseaux, dans la couche de Malpighi : celle-ci est nécrosée, l'exsudat de la pustule est d'abord séreux et ne devient purulent que secondairement.

γ) Les *éruptions d'origine endogène* se compliquent secondairement de *lésions d'origine externe* ; ces complications sont fréquentes, mais localisées ordinairement à la région atteinte par le processus endogène, dont elles copient le mode d'extension.

Les maladies de peau d'origine exogène et endogène sont souvent mêlées en proportion variable et créent des tableaux complexes d'une interprétation difficile. Il importe cependant de faire leur part réciproque, pour guider leur prophylaxie et leur thérapeutique.

CHAPITRE PREMIER

MALADIES DE LA PEAU D'ORIGINE EXOGÈNE
MALADIES INFECTIEUSES

Les maladies de peau d'origine exogène peuvent être ramenées, si on fait abstraction des maladies parasitaires proprement dites, à des dermites infectieuses, diffuses ou nodulaires, présentant des évolutions variées, aiguë, subaiguë, chronique, se perpétuant souvent par auto-inoculation, et susceptibles, dans certains cas de provoquer des phénomènes de généralisations viscérales par un véritable processus septicémique. Nous avons déjà énuméré les différentes espèces qu'elles ont permis de grouper.

ARTICLE PREMIER

ÉRYTHÈMES

Les érythèmes sont d'observation fréquente en pathologie infantile. Les uns sont *symptomatiques d'infections ou d intoxications :* érythèmes des fièvres, de la diphtérie, érythèmes thérapeutiques ou consécutifs aux injections de sérum, érythèmes liés aux dermatoses. Ils ont été décrits à propos de chaque maladie pathogène. D'autres sont *primitifs*, mais ne présentent aucune particularité spéciale à l'enfance : érythèmes noueux, polymorphes ; nous les laisserons de côté.

Enfin, il existe chez l'enfant et surtout chez le nouveau-né et le nourrisson, des *érythèmes qui leur appartiennent en propre* et qui méritent une brève description.

1° Symptômes et étiologie. — Les érythèmes des nourrissons sont constitués par une rougeur plus ou moins diffuse des téguments sans gonflement appréciable. Ils siègent généralement au niveau des fesses, du périnée, des bourses ou de la vulve, des plis de l'aine, de la racine des cuisses. Ils sont en rapport avec les troubles gastro-intestinaux, avec la diarrhée, mais parfois aussi coïncident evec des selles normales. Ils sont entretenus par l'action irritante de l'urine, et des selles normales ou pathologiques, car il suffit parfois de changer l'enfant plusieurs fois par jour et de le tenir au sec pour modifier le tégument.

L'érythème pelvi-crural se voit surtout chez des enfants chétifs, athrepsiques, mal tenus, mal nourris, souffrant de troubles digestifs. Cependant on l'observe aussi chez des nourrissons de bonne apparence, et entourés de soins hygiéniques.

Dans les formes moyennes, tout se borne à de la rougeur, les

fesses sont embisées [1], suivant l'expression populaire ; pour peu
que l'affection dure, il se produit des érosions, tantôt précédées
de vésicules, tantôt dues au simple décollement d'un épiderme
plus ou moins macéré. Enfin, dans quelques cas, on voit apparaître des papules, disséminées, groupées ou cohérentes, que
PARROT attribuait à la syphilis, mais qui ne sont autre chose
que le résultat de la prolifération du derme au niveau des érosions. JACQUET qui les a bien étudiées, les désigne sous le nom
d'*érythème papuleux post-érosif ou syphiloïde post-érosive,*
SEVESTRE sous celui d'*érythème lenticulaire.* Leur similitude est
grande avec certaines érptions syphilitiques. Cependant, leur
siège exclusif au niveau des fesses, des ischions, de la région
péri-anale, leur association avec un érythème diffus et des
érosions simples, la coloration rouge et non cuivrée de toutes
ces lésions, l'intégrité des autres régions cutanées et muqueuses
rendent le diagnostic facile.

Dans quelque cas, l'érythème pelvi-crural se complique d'ulcérations torpides, siègeant surtout au niveau des points de
compression, ischion, ou de macération, périnée, bourse.

On peut trouver d'ailleurs, accidentellement, toutes les lésions
d'infection secondaire : pustules, furoncles, ecthyma, abcès
sous-cutanés, gangrène.

L'érythème que nous venons de décrire s'observe encore dans
d'autres régions : au niveau du *talon* dont la rougeur coïncide
souvent avec celle de la région fessière; au niveau de l'*occiput*
qui est également un siège de prédilection de la dermite simple
et d'où elle rayonne souvent sur la nuque et les parties voisines.
Les ulcérations ne sont pas rares au talon ou à l'occiput. En ce
dernier point, on voit souvent des pustules ou des abcès.

En été, nous avons observé des érythèmes sur *le devant de la
poitrine et du cou,* en même temps qu'une éruption miliaire en
activité ou prête à se dessécher. Cet érythème s'accompagne parfois de pustules, de productions papuleuses, de noyaux suppurés.
C'est évidemment la sudation exagérée qui par son action sur
les téguments, a joué le rôle de cause occasionnelle de l'érythème

---

[1] Semblables aux téguments qui ont subi l'action de la bise.

et de la pyodermite. L. PERRIN a décrit ces faits sous le nom de *pyodermites sudorales.*

2° Pathogénie. — Nous croyons que l'érythème doit être attribué à une infection véritable des téguments, infection atténuée, en surface, mais capable de se compliquer de manifestations plus profondes.

On trouve toujours une cause locale qui favorise soit la multiplication des germes, soit la diminution de résistance des téguments. Au niveau de l'occiput, c'est le cuir chevelu, avec ses sécrétions sébacées, son défaut habituel de propreté, son atmosphère confinée par les cheveux qui ajoutent leurs effets favorisants à ceux de la compression mécanique ; au niveau des fesses c'est la macération et l'irritation chimique ; au niveau du talon, c'est la compression prédominante jointe à une circulation languissante. Il faut tenir grand compte de toutes ces conditions locales, dans la pathogénie de l'érythème; mais elles ne suffisent pas à l'expliquer tout entier. Certains érythèmes sont tenaces, d'autres récidivent avec une grande facilité, alors qu'aucun phénomène nouveau favorisant (diarrhée, relâchement dans les soins de l'enfant) ne s'est produit. D'autres enfin se montrent chez des enfants bien tenus et bien portants.

La nature infectieuse de ces érythèmes rend parfaitement compte de toutes ces particularités. Certains enfants ont une susceptibilité très grande vis-à-vis des germes pathogènes : de là les érythèmes sans troubles généraux de la santé, sans cause d'irritation locale, de là les érythèmes tenaces ou récidivants. Mais ce sont les cas les moins nombreux. Le plus souvent, il faut une cause favorisante locale, et c'est pour cela que l'érythème a une affinité spéciale pour les régions que nous avons citées, occiput, fesses, talon dont je synthétise le mode d'action en disant que l'érythème recherche volontiers le bois, le marécage ou le roc.

3° Traitement. — Le traitement doit viser la cause : éviter la macération ou l'irritation de la région pelvi-crurale, en changeant souvent les couches de l'enfant et en poudrant abondamment

avec une poudre inerte, talc ou carbonnate de magnésie. Je ne
crois pas que les applications de pommades ou de vaseline
soient favorables. Elles entretiennent une certaine humidité qui
facilite l'infection. La dessiccation est le prélude de l'asepsie.
Je conseille aussi chez les enfants athrepsiques ou atteints de
gastro-entérite chronique, menacés d'érythème de placer sous la
jambe un coussinet de coton pour éviter la pression du talon :
enfin la tête reposera sur un petit coussin de caoutchouc gonflé
d'air et sera surveillée au point de vue de la propreté.

En même temps, on combattra la faiblesse, l'anémie, la
dyspepsie par des moyens appropriés.

Quant au traitement direct de l'érythème, je n'en citerai
qu'un, c'est le linge stérilisé[1], que je suis le premier à avoir
employé et qui fait merveille : la chemise, les langes, les couches
les camisoles, le bonnet, ont passé à l'étuve et sont complé-
tement désinfectés. Je parlerai d'ailleurs plus longuement de
cette méthode à propos des abcès multiples, dont elle constitue
également le traitement par excellence. En très peu de jours, les
érythèmes disparaissent; ce n'est qu'exceptionnellement qu'on
voit s'en produire dans ma crèche où le linge stérilisé est d'un
usage systématique pour tous les nourrissons. Quant aux cas
d'importation, ils cèdent au bout de quelques jours. Les lésions
prolifératives et ulcéreuses mettent naturellement plus de temps
à se réparer ; mais on peut remarquer qu'il ne s'en produit plus de
nouvelles. Chez les sujets cachectiques, les ulcères des talons,
des fesses peuvent persister ; mais toute manifestation symptomatique d'un processus infectieux, telle que la rougeur des
téguments voisins, l'apparition de pustules ou de noyaux inflammatoires, cesse de se produire : l'ulcère est froid, atone, et
continue à se maintenir, parfois même à creuser davantage,
sur des tissus mal nourris, mal irrigués, privés de résistance.
Il va de soi que le traitement général et tonique est indiqué
dans ces cas ; on conseillera de mettre l'enfant au sein, on
combattra directement la diarrhée, on relèvera les forces du

---

[1] WEILL, Communication au Congrès de Buda-Pest et *Arch. de méd.
des enfants*, 1910.

malade par des injections de sérum ; enfin localement, on appliquera des poudres stimulantes, telles que la poudre de quinquina.

ARTICLE II

IMPÉTIGO

L'impétigo est une inflammation suppurative de la peau, de forme pustuleuse, contagieuse, inoculable, produite par des germes pyogènes.

1º Étiologie. — Les lésions impigineuses, ouvrant largement l'épiderme, ont permis de trouver à leur niveau la plupart des agents pyogènes. C'est ainsi qu'on a pu isoler des staphylocoques (Dubreuilh), des streptocoques (Leroux). Les recherches contemporaines ont montré qu'au début, avant toute infection additionnelle, on ne trouvait que du streptocoque, qui est ainsi devenu l'agent pathogène spécifique (Sabouraud).

L'impétigo est *contagieux*. La contagion s'exerce surtout entre enfants, ainsi qu'en témoignent de nombreuses épidémies scolaires et familiales. Elle peut aussi s'étendre aux adultes, et spécialement aux nourrices, aux mères, qui ont des contacts répétés avec l'enfant. La contagion se fait par inoculation, à travers une excoriation de la peau ou des muqueuses superficielles, par contact, par l'intermédiaire d'objets souillés, mouchoirs, linges. L'inoculation démontrée par Vidal, a été confirmée de tous côtés. Elle est la cause de l'extension de la maladie chez le sujet lui-même qui s'infecte, soit par l'écoulement de ses sécrétions, soit par grattage, soit par le transport accidentel de la matière virulente.

L'infection impétigineuse s'opère avec d'autant plus de facilité, que la peau est plus fine et diminuée dans ses moyens de résistance. Aussi se montre-t-elle plus volontiers chez les enfants au visage, autour des orifices des muqueuses, ou sur les régions préalablement décapées par une rougeole, une scarlatine, un érythème infectieux, ou plus franchement lésées par un traumatisme, une varicelle, un eczéma.

L'impétigo complique parfois la vaccine, et au même titre. Le lymphatisme prédispose à l'impétigo et lui imprime une marche spéciale. Aussi voit-on souvent coexister l'impétigo, le coryza-chronique, le conjonctivite phlycténulaire.

2° Symptômes [1].— L'impétigo débute par une zone rougeâtre légèrement prurigineuse, sur laquelle on voit se développer rapidement une pustule dont les dimensions varient de celles d'un grain de chènevis à celles d'une lentille. Au bout de deux ou trois jours, la pustule se rompt et laisse exsuder une sérosité qui se concrète et forme des croûtes épaisses, jaunes, molles, mélicériques. Ces croûtes s'accroissent et atteignent parfois plusieurs millimètres d'épaisseur ; en même temps leur couleur s'altère par le mélange de poussières et de sang provenant des excoriations, elle devient grisâtre et brune. Lorsqu'on fait tomber la croûte de bonne heure, on découvre une surface ulcérée, qui présente un suintement purulent, et peu à peu la croûte se reforme. Si on attend un temps suffisant, l'érosion se répare sous la croûte, et au bout de deux à quatre semaines, la croûte tombe, laissant à découvert un épiderme lisse, mince, rouge, qui desquame légèrement et reprend peu à peu ses caractères normaux, sans laisser de cicatrice. La pustule impétigineuse est située en effet, dans les couches superficielles de l'épiderme, et ne plonge jamais dans le corps muqueux de Malpighi.

Elle tend à la guérison spontanée, qui s'effectue en quelques semaines, les germes pathogènes de l'affection s'atténuant progressivement ; aussi l'inoculation de pustules jeunes a-t-elle plus de chances de succès que celles des éléments déjà anciens.

L'impétigo siège sur la face, sur le cuir chevelu, sur les membres, exceptionnellement sur le tronc. Il est primitif ou succède à une lésion antérieure. Dans sa forme primitive, il débute autour du nez, de la bouche, pour se répandre sur les joues, la partie postérieure de l'oreille, le front, le cuir chevelu. Il forme des plaques plus ou moins irrégulières, dues à la confluence des pustules et des croûtes, mais distinctes les unes

[1] Voy. planche VIII, fig. 1.

des autres (*impétigo figurata*). Dans sa forme secondaire, il se localise au niveau de la région atteinte; c'est ainsi que dans l'eczéma impétiginé, il se montre d'abord sur les parties latérales du visage, joues, tempes, suivant ainsi la voie tracée par l'eczéma. Lorsqu'il se fixe sur le cuir chevelu, il y est généralement attiré par les excoriations et les irritations cutanées dues aux pediculi. La sécrétion et les croûtes qui en résultent se dessèchent, englobent les cheveux et figurent sur leur trajet des fragments qui rappellent l'aspect de la terre sèche ou de mortier, c'est l'*impétigo granulata* dont le siège de prédilection est à la partie postérieure du cuir chevelu, au niveau de la nuque. Généralement les poux se développent activement au milieu de ces cheveux collés, de ces croûtes, de ces sécrétions purulentes, et en soulevant la croûte d'impétigo, on les voit fourmiller.

L'impétigo se développe difficilement sur les parties couvertes. On le voit exceptionnellement sur le tronc, mais parfois sur les extrémités, les avant-bras ou les jambes, où il est transporté par la main de l'enfant. On observe souvent une tourniole qu'on est tenté de considérer comme un impétigo digital.

Il s'étend aussi aux muqueuses : nombre de conjonctivites phlycténulaires ou suppurées ne sont que l'extension d'un impétigo de voisinage ou de la muqueuse nasale.

Le nez est souvent le siège d'ulcérations croûteuses et d'une sécrétion qui inocule la lèvre supérieure, laquelle est bouffie et parsemée de croûtes jaunes[1].

De même certaines ulcérations diphtéroïdes de la muqueuse labiale, gingivale, linguale, doivent être attribuées à l'impétigo (SEVESTRE et GASTOU). La stomatite impétigineuse est vestibulaire, ne se propage ni sur le palais, ni du côté du pharynx. On a signalé encore l'impétigo vulvaire, celui du conduit auditif externe, toutes localisations qui sont dues vraisemblablement à des infections additionnelles, car les recherches microbiologiques y ont décelé habituellement du staphylocoque et non du streptocoque.

---

[1] Voy. planche VIII, fig. 2.

L'impétigo a une tendance habituelle à espacer ses groupements éruptifs. Dans quelque cas, que le terrain soit préparé par une altération préalable, comme dans l'eczéma, qu'il s'agisse d'un sujet lymphatique, au sens que nous avons donné à ce mot, dont les téguments atteints d'œdème lymphatique, sont mal nourris et peu résistants, l'impétigo devient *confluent*.

A la face, il se développe un masque croûteux avec fissures et suintement abondant, qui gêne le jeu de la physionomie, la parole, la mastication (*impétigo larvalis*).

Sur le cuir chevelu, on voit une calotte croûteuse, épaisse, rugueuse, avec sécrétions abondantes, fétides ou d'odeur fade, rou geur de la peau, extension aux parties voisines (*plique polonaise*).

L'impétigo est habituellement apyrétique. Cependant, les pustules se développent parfois comme les vésicules de l'herpès, à la suite d'un mouvement fébrile. C'est l'*impétigo aigu*.

Dans les formes légères, chez des sujets bien tenus, l'impétigo dure peu, deux, trois semaines, moins s'il est traité. Son évolution est plus longue, lorsque la prédisposition locale est entrétenue par la malpropreté, une dermatose, des parasites, l'état lymphatique. C'est dans ces cas qu'il y a des inoculations successives. Parfois enfin, il semble que la virulence du streptocoque soit très grande et donne à l'impétigo une allure qui rappelle celle d'une maladie éruptive.

Les complications sont communes : au niveau de la pustule d'impétigo, on observe parfois un processus d'ulcération profonde, qui aboutit à une cicatrice ; l'infection peut s'étendre au derme, provoquer des abcès sous-cutanés, ce qui se voit surtout au cuir chevelu.

On note encore de la lymphangite, des adénopathies simples tellement fréquentes qu'elles font presque partie du tableau de l'impétigo, des adénopathies suppurées, des adéno-phlegmons.

La tourniole est souvent observée.

L'impétigo laisse parfois à sa suite une infiltration des tissus de la face qu'on qualifie de scrofule [1], des tâches de la cornée, parfois des plaques d'alopécie.

---

[1] Voy. à ce sujet l'article *Lymphatisme et scrofule*.

Enfin, il existe dans quelques cas, comme dans toutes les pyodermies des complications viscérales : infection des bronches, broncho-pneumonie, néphrite, suppuration des séreuses, septicémie. *Hutinel* a signalé des morts rapides avec élévation thermique chez les nourrissons atteints d'impetigo et placés dans le milieu hospitalier.

3° Diagnostic. — Le diagnostic de l'impetigo est facile. A la face, l'impétigo se distingue facilement de l'*eczéma,* sauf dans les cas mixtes où il suffit de reconnaître leur présence simultanée. L'eczéma est plus prurigineux et s'accompagne d'un épaississement de la peau qui n'existe pas dans l'impetigo.

Au niveau de la région périlabiale, on peut confondre l'impetigo avec un *herpès* à la période de dessiccation. Les croûtes diffèrent, sont plus discrètes, et rappellent la disposition en bouquet des vésicules herpétiques.

Au cuir chevelu, on distinguera l'impetigo du *favus* dont les croûtes jaunes, pulvérentes, sèches, répandent une odeur de souris.

L'*ecthyma* se différencie par la rougeur, l'épaississement de la peau, la profondeur de l'ulcération, les dimensions, l'épaisseur, la coloration de la croûte.

L'*impetigo contagiosa* de TILBURY FOX que nous avons décrit n'a rien de commun avec l'*impetigo* de BOCKHART qui est constitué par une *folliculite*.

SABOURAUD a décrit un *impetigo sec* qui donne lieu, non à des pustules, mais à des plaques rouges de dimensions variables à bords nets, légèrement squameuse, sèches. SABOURAUD a montré qu'il s'agissait dans ces cas d'une épidermite streptococcique superficielle.

4° Pronostic. — L'impetigo est une affection sans gravité, qui ne peut avoir de conséquences que quand elle n'est pas traitée et qu'on ne prévient pas les infections secondaires. L'impetigo laisse souvent à sa suite des streptococcies atténuées des muqueuses superficielles : coryza, conjonctivite, qui sont l'origine de poussées nouvelles et de récidives.

5° Traitement. — L'impetigo est une infection locale et superficielle qui se prête admirablement à l'antisepsie. Voici comment je procède. Le foyer malade est mis à nu ; les pustules sont ouvertes ; les croûtes sont ramollies sous un cataplasme de fécule et détachées ensuite. Sur l'ulcération impétigineuse, je passe un tampon d'ouate imbibé d'une solution de protargol à 10 p. 100, puis je saupoudre largement avec du talc. Il se forme rapidement une croûte blanche par le mélange de la poudre et de la sécrétion venue de l'ulcération. Si la désinfection de foyer a été suffisante, la croûte est abandonnée à elle-même ; elle tombe au bout de quelques jours découvrant un épiderme nouveau. Si le premier badigeonnage n'a pas donné ce qu'on en attendait, on s'en aperçoit à ce que au bout de vingt-quatre heures il se forme autour de la croûte une zone érythémateuse et un peu de gonflement. La croûte est détachée, et on fait un badigeonnage soigneux avec une solution de protargol à 15 p. 100. Le troisième badigeonnage se fait à 20 p. 100. Il est rare que nous dépassions ce chiffre. Parfois un badigeonnage suffit. On atteint exceptionnellement le chiffre de quatre ou cinq badigeonnages. La plupart de nos malades dans les formes moyennes sont guéris en trois ou quatre jours. La méthode est très simple : toute ulcération non infectée a de la tendance à guérir spontanément, à condition qu'elle soit à l'abri de contaminations nouvelles. Le badigeonnage au protargol, atténue ou détruit les germes pathogènes. La poudre constitue un véritable pansement par la formation d'une croûte ; la réparation de l'ulcère est sous-crustacée, elle ne peut avoir lieu qu'autant que l'infection antérieure ait disparu. Aussi faut-il s'y reprendre deux, trois fois avant d'avoir fait place nette.

J'ai choisi le protargol, parce que son application n'est pas douloureuse ; on pourrait aussi bien utiliser le nitrate d'argent à 3, à 5 p. 100, le chlorure de zinc à 1 p. 10. L'acide phénique, le sublimé n'agissent pas aussi vite.

Au reste, toute substance qui gênera le développement du streptocoque, enregistrera des succès. L'application de pommade à l'acide borique, au précipité jaune, d'huile de cade, peut aboutir au même résultat, à condition de faire disparaître au préalable les croûtes.

En cas d'impetigo étendu, il faut procéder partiellement et attaquer successivement tout le territoire envahi. Je n'ai jamais eu de réaction inflammatoire par le protargol ; s'il en survenait une, on suspendrait la médication et on appliquerait pendant quelques jours un pansement humide à l'eau bouillie ou à l'eau boriquée faible.

L'eau d'ALIBOUR [1] mélangée de 2 à 9 fois son volume d'eau est très en faveur auprès des dermatologistes. On lave avec cette solution la région malade, après chute des croûtes provoquée par les cataplasmes, et on fait suivre chaque fois de l'application d'une pommade.

Vaseline	. . . .	40 gr.
Oxyde jaune de mercure.	. . . .	1 —

Les parties voisines de l'impetigo doivent être protégées contre les inoculations par un pansement sec des parties lésées. Ce pansement, facile au niveau du cuir chevelu, de la nuque, des membres, est mal accepté pour la face. On peut éviter les inoculations par les doigts, en employant des gants, en enveloppant les mains de l'enfant avec une épaisse couche de gaze.

On évitera le contact entre les enfants sains et le sujet atteint d'impetigo. On usera de précautions pour son linge, ses objets de toilette. En cas de rhinite, de blépharite, il faut traiter ces lésions qui sont la cause fréquente de la ténacité et de la récidive des impetigos.

Dans l'impetigo prolongé, qui s'accompagne de modifications de l'état général, on instituera un traitement reconstituant :

[1] *Eau d'Alibour.*

Sulfate de cuivre.	. . . . .	10 gr.
Sulfate de zinc.	. . . . . .	35 —
Camphre	. . . .	5 —
Safran en poudre.	. . . . .	2 —
Eau	. . . .	1000 —

fer, arsenic, sirop d'iodure de fer, huile de foie de morue, alimentation tonique, séjour à la campagne.

ARTICLE III

ECTHYMA

L'ecthyma est une pyodermite qui se montre rarement à l'état primitif, mais s'associe le plus habituellement à d'autres manifestations cutanées, qui lui servent de porte d'entrée. C'est ainsi qu'on le voit figurer chez l'enfant à côté de l'eczéma, de l'impetigo, des affections prurigineuses, urticaire, phtiriase, gale, qui suscitent des grattages et des écorchures de la peau. Chez les nouveau-nés et les nourrissons, il se développe volontiers dans la région fessière, crurale, abdominale inférieure, au niveau des érythèmes de macération et d'infection qui coïncident avec les affections gastro-intestinales. La diminution de résistance de la peau est favorisée aussi par toutes les cachexies, par les maladies aiguës débilitantes. On a signalé chez les nourrissons (FOURNIER, LASKOROUSKY) une forme d'*ecthyma térébrant* qui se propage avec une grande rapidité et prend l'allure d'une véritable infection indépendante.

L'ecthyma paraît dû à l'invasion du streptocoque (THIBIERGE et BESANÇON) qui, plus virulent ou plus libre dans son agression, pénètre jusqu'au derme et détermine une lésion plus profonde que celle de l'impetigo. Il est inoculable (VIDAL) et se propage par contagion.

L'ecthyma débute par une rougeur du tégument, qui se recouvre d'une large vésico-pustule à fonds et à bord rouges, tuméfiés, ce qui la distingue de la pustule d'impetigo, qui repose sur une peau sans réaction. Cette infiltration du fond et des bords explique l'extension habituelle en profondeur et en largeur.

La pustule se rompt et laisse voir une ulcération creusante qui se recouvre d'une croûte épaisse, verdâtre, brunâtre, dont le contour est souvent dessiné par une collerette purulente. La croûte se détache spontanément ou par le traitement, se repro-

27.

duit un certain nombre de fois, jusqu'à ce que la virulence du germe pathogène s'atténue. Après une durée variable avec l'état général du sujet et le siège de la lésion, celle-ci se répare, mais en laissant derrière elle une cicatrice persistante plus ou moins pigmentée.

Chez les nouveau-nés atteints de diarrhée, chez les nourrissons cachectiques, l'ulcération atteint parfois de grandes dimensions en profondeur et en étendue.

Chez les enfants plus robustes, chez lesquels l'ecthyma s'associe à une phtiriase ou à un eczéma, son évolution est plus superficielle et son pronostic bénin.

L'*ecthyma térébrant* produit, sans fièvre et sans réaction générale, une série d'ulcérations profondes, nombreuses, confluentes, aboutissant très souvent au phagédénisme, à la gangrène et à la mort. Parfois aussi, la température s'élève.

Dans les cachexies des jeunes sujets, l'ecthyma est une affection grave qui peut provoquer de larges ulcérations, se compliquer de gangrène, de lésions viscérales profondes, de septicémie.

L'ecthyma simple doit être distingué de l'impétigo, des gommes tuberculeuses ulcérées, de l'ecthyma syphilitique.

Le *traitement* est le même que celui de l'impétigo ; désinfection par les cathérétiques : protargol, nitrate d'argent, etc ; poudrage, pansement, linges stérilisés, eau d'ALIBOUR et pommade à l'oxyde jaune.

En cas d'atonie, ou de tendance gangréneuse, application de compresses de vin aromatique ou de poudres stimulantes : poudre de quinquina, de sous-carbonate de fer.

ARTICLE IV

ABCÈS MULTIPLES DE LA PEAU

Les abcès multiples de la peau constituent une forme clinique particulière des pyodermies, et comme la plupart des manifestations cutanées de l'enfant, relèvent de l'infection.

1º **Étiologie**. — C'est le staphylocoque doré ou blanc qu'on a retrouvé le plus souvent dans le pus des abcès (RENAULT), exceptionnellement le streptocoque ou d'autres microorganismes. Ces germes vivent en saprophytes sur la peau (REMLINGER) et dans certaines conditions acquièrent une virulence qui leur permet de devenir pathogènes (ESCHERICH [1], HULOT [2], HUTINEL, RENAULT [3]). Parfois aussi les germes virulents sont apportés par un sujet atteint de suppuration, tourniole, furoncle, phlegmon. La galactophorite de la mère ou de la nourrice a pu être incriminée dans quelques cas (BUDIN, MARFAN, DAMOURETTE). J'ai vu dans une famille le père atteint d'un furoncle du cou, la mère accouchant à ce moment et prenant un abcès du sein, l'enfant âgé de 15 jours présentant des abcès multiples de la peau.

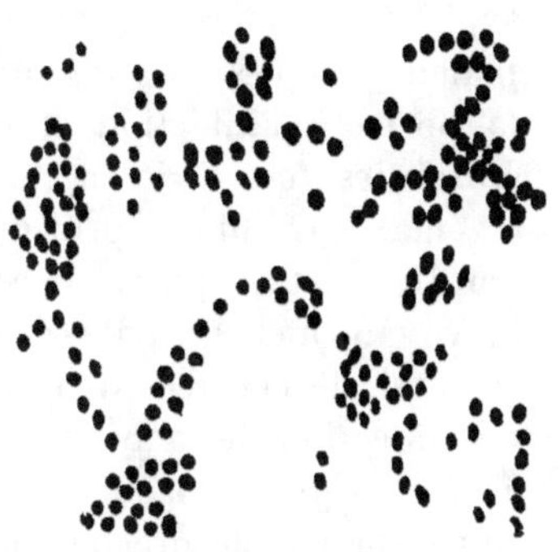

Fig. 95.
Staphylocoques.
(d'après J. COURMONT.)

Il est difficile dans l'appréciation des facteurs qui provoquent les pyodermites, de mesurer la part qui revient à l'augmentation de virulence des germes, semés à l'état physiologique sur les téguments. Leur activité n'est pas douteuse, quand ils proviennent d'un foyer infectieux déjà constitué, soit chez le sujet même, soit chez ses voisins. Dans la plupart des cas, c'est à une contagion qu'on a à faire. J'ai eu pendant deux ans une épidémie d'abcès multiples dans ma crèche. La plupart des enfants étaient pris peu de jours après leur entrée. Cependant on observe de temps à autre l'importation, dont l'origine est difficile à saisir.

Les abcès multiples ne se montrent pas indifféremment chez tous les enfants, même placés dans des conditions semblables.

[1] ESCHERICH, Munch. med. Woch, 1886.
[2] HULOT, Th. de Paris, 1895.
[3] RENAULT, Arch. de clin. inf. 1898.

Deux autres facteurs interviennent constamment dans leur développement. 1º une altération de l'état général, telle qu'on l'observe dans les dyspepsies gastro-intestinales aiguës ou chroniques, dans l'athrepsie, dans les cachexies tuberculeuse, syphilitique, chez les prématurés, les débiles, à la suite des maladies aiguës ; 2º une modification des téguments qui ouvre la porte à l'infection staphylococcienne : érythème papulo-érosif des fesses, de la nuque, érythèmes sudoraux, impetigo, eczéma, strofulus, prurigo pédiculaire ou scabieux, fièvres éruptives, et en particulier la varicelle. A une certaine période, je voyais mourir d'abcès sous-cutanés consécutifs la plupart des varicelles entrées dans ma crèche.

L'infection de la peau par le staphylocoque est habituellement d'origine exogène. Ce sont des contaminations successives qui s'opèrent de proche en proche sur les téguments ou d'une façon irrégulière, au hasard des transports des microorganismes par les mains et surtout par les linges. Je montrerai à propos de la prophylaxie et du traitement l'importance de ce dernier mode de transmission qui ressort très nettement de ce fait que l'emploi systématique de linges stérilisés arrête la propagation des abcès. Dans des cas exceptionnels, on a pu observer des abcès de la peau coïncidant avec un pyohémie et relevant du même mécanisme que les suppurations viscérales.

2º Symptômes. — L'abcès cutané peut siéger dans le *derme* ou dans le *tissu cellulaire sous-cutané*. L'*abcès superficiel* se traduit par l'apparition d'un petit noyau, enchâssé dans la peau, qui rougit rapidement, s'ouvre au bout de quelques jours, en laissant écouler un pus lié et crémeux. L'*abcès profond* ne se reconnaît à la vue que par une tache violacée ou rouge du tégument ; la saillie, au moins au début, fait défaut. Il faut explorer la peau et rechercher les noyaux de suppuration par la palpation. Leur évolution est plus longue que celle de l'abcès superficiel. Ils mettent parfois des semaines à provoquer l'adhérence, la rougeur, l'amincissement de la peau prélude de l'ouverture spontanée.

Les abcès superficiels ont le volume d'un pois, d'un haricot, d'une noisette, les abcès profonds atteignent parfois ceux d'une noix, d'une prune, d'un œuf.

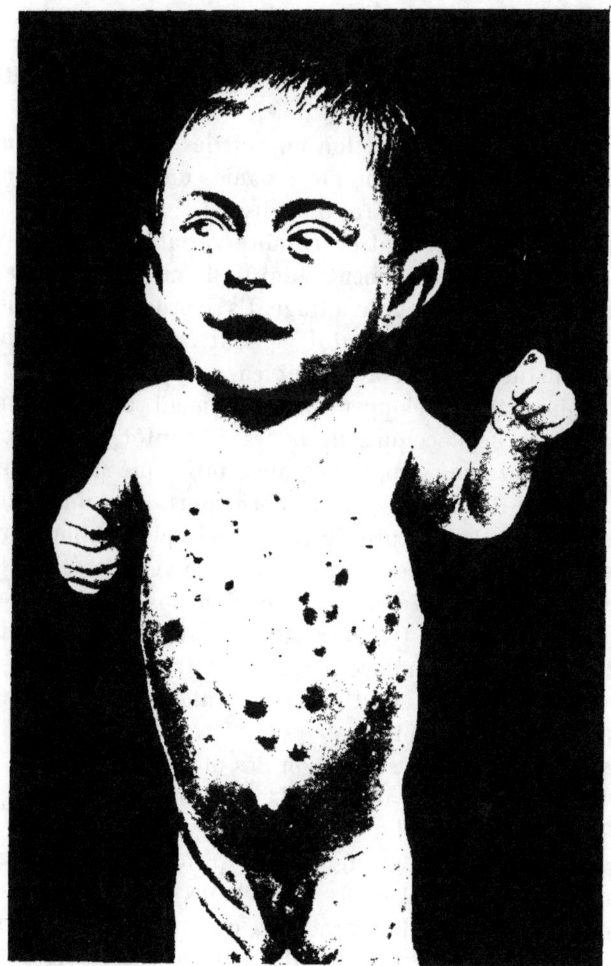

Fig. 96.
Abcès multiples de la peau.

Le siège de prédilection des abcès varie avec l'âge et les conditions générales du sujet. Chez le jeune nourrisson, les abcès multiples suivent les mêmes voies d'invasion que les érythèmes, occiput, région pelvi-crurale, talon. Ils sont souvent accompagnés des différentes manifestations de l'érythème simple ou érosif. A l'occiput, par exemple, on trouve sur un fond rouge des pustules superficielles, des ulcérations, et plusieurs noyaux gros comme des noyaux de cerise ou des noisettes qui capitonnent la région.

A côté de ces sièges d'élection on voit les abcès se répandre sur les régions contiguës, nuque, épaule, dos, paroi abdominale, mais ils y sont en général plus discrets.

Les abcès de la peau sont en nombre variable. Tantôt on en trouve quelques-uns seulement, tantôt ils abondent, on a pu en compter jusqu'à cent et davantage. Ils se produisent d'ailleurs par poussées successives. Tantôt ce sont les érythèmes infectieux, les pustules qui en dessinent en quelque sorte le cadre. On voit alors se développer simultanément ou rapidement plusieurs abcès de l'occiput, de la fesse. Tantôt une affection prurigineuse, eczéma, strophulus, aura provoqué une première inoculation qui donnera lieu à un abcès plus ou moins volumineux, et c'est à l'ouverture de ce dernier que commencera la série des infections successives. Le plus souvent les abcès sont d'âge et de volume différent. A côté d'un noyau en formation on observera un abcès tendu, rougi, un autre déjà ouverrt, un dernier déjà tari et remplacé par une cicatrice. De même aussi les lésions contingentes, érythèmes, pustules, ulcérations seront à différents degrés d'évolution.

Dans quelques cas, la succession des abcès au lieu de se faire d'une façon irrégulière, au hasard, procède par poussées massives, distribuant dans les différentes régions de la peau, sans choix, un grand nombre de foyers profonds, petits, égaux, éclatant simultanément dans les régions les plus variables, présentant en un mot les caractères que nous avons attribués aux éruptions de cause interne. Il s'agit, en effet, d'abcès de la peau d'origine pyémique, qui n'ont de commun avec les abcès multiples que la lésion élémentaire.

L'évolution des abcès multiples est variable. L'abcès superficiel livré à lui-même s'ouvre en quelques jours et se cicatrise assez rapidement.

L'abcès profond met plusieurs semaines à accomplir son cycle. Il faut savoir d'ailleurs que la durée en est singulièrement abrégée par l'incision précoce qui doit être faite dès qu'on sent le noyau d'induration et qui souvent laisse écouler plus de pus que n'en comporterait le volume apparent de la lésion.

L'abcès cutané peut aussi avoir une allure lente, torpide, qui le rapproche d'un abcès froid. Dans ces conditions, son ouverture est tardive, et souvent fait place à une ulcération profonde, atone, à bords décollés, qui s'éternise. C'est ainsi qu'au niveau du cuir chevelu, on voit des ulcérations irrégulières, provenant de la coalescence de plusieurs abcès, mettant à nu le crâne, et persistant des mois entiers.

Il est d'ailleurs remarquable que la plupart de ces abcès sont indolores : sauf le gros foyer initial, sauf les complications phlegmoneuses qu'on observe parfois, il y a peu de sensibilité. De même, l'état général est peu touché, ou du moins il est difficile de faire la part de la suppuration cutanée, au milieu des circonstances multiples qui agissent de concert. Ce sont en effet des enfants malingres, athrepsiques, cachectiques, convalescents de maladies graves, qui sont la proie de l'infection des téguments.

Le seul élément qui pourrait servir d'indicateur précis, la température, est également faussée, car les jeunes enfants débiles réagissent peu vis-à-vis des agents pathogènes. Tantôt, l'affection évolue sans fièvre, tantôt on observe un type thermique que je considère comme traduisant une fièvre masquée : la température est de 36° ou au-dessous le matin, 37°, 37°,2, 37°,5, le soir; l'oscillation thermique, qu'elle s'effectue à un niveau élevé ou bas, a toujours la même signification. Tantôt il y a un état subfébrile, tantôt enfin, dans les formes compliquées par des localisations viscérales ou par la pyohémie, la température s'élève et affecte un type subcontinu ou intermittent. Il y a d'ailleurs sur les tracés thermiques des irrégularités d'un classement difficile. On voit une température normale ou hypothermique pendant quelques jours, suivie d'un état subfébrile ou d'un stade oscillant. Il est vraisemblable que ces variations thermiques correspondent aux infections successives, qui se font tantôt sous forme de courants étroits, tantôt sous forme de nappes massives. Enfin il existe des formes associées à la pyohémie, dans lesquelles surgissent des localisations viscérales, des suppurations pleurales. Les abcès de la peau peuvent être le point de départ de l'infection générale, ils peuvent en être aussi les produits, mais présentent alors les caractères généraux que nous avons signalés comme appartenant aux éruptions de cause interne.

Les abcès de la peau compliquent les autres infections cutanées de l'enfance et les dermatoses, mais peuvent à leur tour en être la cause première. L'organisme infantile est en effet d'une susceptibilité extrême vis-à-vis de tous les germes, et si ses manifestations dans les infections spécifiques, comme les fièvres éruptives, ne diffèrent pas de celles des enfants grandets ou des adultes, il n'en est pas de même des infections banales provoquées par des agents, qui chez l'adulte ne sont guère que des saprophytes. On comprend dès lors que les abcès de la peau ne constituent qu'un des éléments d'une série qui comprend successivement ou simultanément les érythèmes, les impétigo, les érosions, les ulcérations, les furoncles, etc.

Comme tous ses associés, l'abcès de la peau peut provoquer des lymphangites, des adénopathies simples ou suppurées, des infiltrations septiques diffuses de la peau, des phlegmons, des ulcères térébrants, de la gangrène. Comme eux, elle concorde parfois avec des complications viscérales, broncho-pneumonie, gastro-entérite, qui ne sont autre chose que la représentation dans la profondeur des tissus du processus infectieux que nous voyons se dérouler à la surface des téguments. En réalité, il n'y a pas là de véritables complications, c'est un organisme en déchéance qui est envahi peu à peu par tous les parasites microbiens du milieu ambiant, et suivant le hasard de résistances locales, sera entamé plus particulièrement au niveau des téguments, des bronches, de l'intestin, ou simultanément, à la surface de toutes les barrières épithéliales. Ce n'est que peu à peu, à mesure que l'enfant avance en âge, à partir d'un an et demi, deux ans, que les défenses locales et générales s'organisent, et que l'infection se heurte à des résistances inconnues jusque-là. Aussi voyons-nous les formes discrètes, les abcès en petit nombre, les cas purs se montrer de plus en plus fréquemment à mesure qu'on s'éloigne de la naissance. De même que les troubles digestifs de la seconde enfance perdent leur diffusion et la gravité qu'ils affectaient chez le nourrisson, de même et pour des raisons analogues, nous voyons se limiter peu à peu, avec l'âge, les désordres multiples de l'infection cutanée.

3° Pronostic. — Le pronostic est donc surtout commandé par l'âge et l'état général du sujet. Cependant, il convient de faire une part à la virulence des agents pathogènes. Lorsqu'ils proviennent d'un foyer en pleine activité, d'un érysipèle, d'un furoncle, ils sont susceptibles de forcer l'obstacle que présente un tégument parfaitement développé et un organisme robuste. A plus forte raison, feront-ils sentir leurs effets chez un nourrisson toujours en état d'infériorité organique. La durée des abcès de la peau est naturellement variable avec l'âge, l'état de santé, le milieu nosocomial ou familial. Les uns s'éternisent et aboutissent à la cachexie, en même temps, que les bronches et l'intestin se prennent. D'autres ont une évolution limitée à quelques semaines, quelques mois. Chez les uns, l'abcès a une allure aiguë, chez d'autres, la lésion est torpide, atone, ulcéreuse, nécrosante.

D'après ce que j'ai vu, la mortalité par abcès multiples est très grande dans la population des crèches, où n'entrent généralement que des enfants mal nourris, débiles, provenant de milieux misérables.

4° Diagnostic. — Les premières descriptions des abcès de la peau les ont représentés comme étant de nature scrofuleuse, tuberculeuse, syphilitique. La confusion était d'autant plus inévitable, que les enfants atteints d'abcès de la peau, sont parfois tuberculeux et syphilitiques. Ce sont les recherches bactériologiques qui ont permis de distinguer les abcès des *gommes tuberculeuses*.

Au reste, en dehors de l'examen bactériologique, des inoculations, de l'épreuve de la tuberculine, de celle du traitement spécifique, les caractères macroscopiques mêmes diffèrent. Les *gommes tuberculeuses et syphilitiques* n'ont pas de siège d'élection. Elles sont en petit nombre. Elles sont disséminées dans des régions indépendantes les unes des autres. Elles persistent longtemps à l'état de noyaux non inflammatoires. Elles n'obéissent pas aux lois générales qui régissent les infections exogènes.

5° Traitement. — Le traitement comprend l'incision précoce de l'abcès qui hâte singulièrement sa guérison, la désinfection et le pansement aseptique. Il va de soi qu'il faut placer les enfants dans les meilleures conditions d'hygiène, aération, e soleillement, propreté, alimentation convenable, qu'il faut traiter toutes les affections contingentes, dyspepsie, gastro-entérite, relever les forces du malade. La grande difficulté, c'est de prévenir les inoculations successives, et d'arrêter la marche progressive de l'infection. La méthode que j'ai imaginée à ce sujet, l'emploi systématique des linges stérilisés, n'a pas encore pénétré dans la pratique. D'ASTROS dans son rapport si documenté et si consciencieux sur les infections cutanées chez le nourrisson au congrès de Rouen de 1904, le signale, comme moyen prophylactique, au même rang que les procédés habituels. Il m'a paru par là qu'il fallait insister à nouveau et mettre à profit, pour répandre cette méthode, tous les moyens de vulgarisation. J'ai d'ailleurs fait à ce sujet une communication au congrès de Budapest. (Cf. Arch'ves de médec'n? des enfants, avril 1910.)

J'ai eu pendant deux ans, dans une crèche d'enfants malades, une épidémie d'infections cutanées, et en particulier d'abcès multiples, pour lesquels aucun des traitements antiseptiques employés n'a montré d'efficacité : les lavages, les irrigations, les lotions boriquées, sublimées, à l'eau oxygénée, les bains de sublimé, le poudrage en grand, ne parvenaient à aucun résultat.

L'observation clinique démontrait que la peau de l'enfant dans la période du nourrisson et dans les conditions spéciales d'une crèche pour bébés malades, était d'une susceptibilité telle, vis-à-vis, de l'infection, qu'elle rappelait, dans une certaine mesure, celle des plaies. C'est avec cette notion que je tentais une thérapeutique nouvelle des infections cutanées. Une plaie lavée, désinfectée avec les substances les plus actives, ne saurait être garantie contre l'infection, si elle n'était protégée par un pansement. C'est ce *pansement* que j'essayais de réaliser pour les téguments du nourrisson, en employant des linges stérilisés. Les résultats de cette pratique ont été immédiats et ne se sont pas démentis depuis huit ans.

L'épidémie d'infections cutanées a cessé très rapidement et ne s'est pas reproduite, malgré les cas d'importation qui se sont renouvelés. Voici les conclusions de la communication que j'ai faite, avec M. AGNEL, à la Société médicale des hôpitaux de Lyon, en 1902 [1].

1º Un nourrisson dont la peau est intacte et qui est soumis à l'emploi des linges stérilisés, ne prend pas d'infection cutanée sur la zone de protection du linge. Au début de l'application de la méthode, les enfants n'étaient pas munis de bonnets. Les infections de la région occipitale continuaient à se produire dans la même proportion qu'avant. Elles restaient d'ailleurs limitée à l'occiput et ne se propageaient nullement sur le tronc. On mit les bonnets stérilisés aux nourrissons et immédiatement leur effet préservatif se fit sentir. Depuis les infections de l'occiput ont disparu comme celles des autres régions.

2º Les ulcérations cachectiques survenant au cours de l'athrepsie et de la cachexie gastro-intestinale, abrités par des linges stérilisés, ne s'entourent jamais de la rougeur érythémateuse ou lymphangitique qui est la règle en pareil cas.

3º Les infections cutanées existant à l'entrée sont modifiées dans leur aspect et leur évolution :

𝛂) Les éruptions localisées ne se propagent pas en d'autres régions du corps.

β) Les éruptions diffuses sont vite jugulées :

γ) Les linges stérilisés empêchent les complications cutanées

---

[1] Voy. WEILL et AGNEL, *Soc. méd. des hopitaux*, de Lyon 1902 et DENNERY. Thèse de Lyon. 1904.

si fréquentes à la suite de la varicelle, de l'eczéma, des éruptions sudorales ou médicamenteuses.

ε) Les ulcérations peuvent continuer à creuser en profondeur.

L'emploi des linges stérilisés a fait baisser la mortalité générale de 10 p. 100.

Leur action si remarquable tend à prouver que les contaminations accidentelles par l'air, les poussières, la main des infirmiers ne jouent qu'un rôle accessoire dans la propagation des infections cutanées. En réalité ce sont les linges en contact immédiat avec le corps qui recèlent les germes morbides et les disséminent avec succès sur les diverses régions du corps. Ainsi que l'ont montré les recherches bactériologiques de Dennery [1], le linge est un puissant véhicule de microbes ; il s'en charge facilement et les conserve d'une manière particulièrement tenace.

Le lessivage simple des linges ne produit qu'une désinfection minime. Même le lessivage à haute température ne suffit pas, car le linge s'infecte *toujours* entre le moment où il est lessivé et celui où il est employé (expériences de DENNERY).

La désinfection du linge se fait dans l'étuve à vapeur sous pression de GENESTE et HERSCHER. Le linge est placé dans les rayons de l'étuve. Le mécanicien commence à laisser venir la vapeur, tout en laissant la porte de l'étuve ouverte, pendant environ un quart d'heure. Cette manœuvre préliminaire permet de chauffer progressivement le linge en évitant de l'humecter par trop (ce qui se produirait si on fermait de suite l'étuve, la vapeur se condensant rapidement dans ces conditions).

Au bout d'un quart d'heure, on ferme la porte de l'étuve et on augmente le débit de la vapeur jusqu'à atteindre la pression de 1 kilogramme et demi, correspondant à 115°. Ce deuxième temps dure vingt minutes. Ensuite on ferme l'arrivée de la vapeur dans la cavité de l'étuve, et on la laisse venir uniquement dans les batteries de chauffe additionnelles, à la pression de 3 kilogrammes. En même temps on entr'ouvre la porte de l'étuve. Ce temps dure encore vingt minutes. Le linge sèche pendant cette dernière opération.

---

[1] DENNERY, *Le linge stérilisé, son emploi contre les infections cutanées du nourrisson*, Th. de Lyon, 1904.

Les linges stérilisés sont placés dans des sacs. Un premier sac contient les langes et les drapeaux ; un second, les chemises, camisoles, bonnets, bandes ; un troisième des compresses douces ; un quatrième qui comprend tout un habillement de rechange est accroché à chaque lit d'enfant.

Les sacs ne sont ouverts que très peu de temps pour prélever les linges nécessaires.

L'examen de l'enfant se pratique, en plaçant l'enfant sur un coussin recouvert d'une toile caoutchoutée ; celle-ci est lavée au sublimé ; chaque nourrisson a sa toile caoutchoutée. Tous ceux qui touchent l'enfant, médecins ou infirmiers, se lavent chaque fois les mains au sublimé. Les compresses pour l'auscultation sont stérilisées.

La toilette de l'enfant s'effectue avec des compresses également stérilisées trempées dans l'eau bouillie et légèrement enduites d'huile d'olive aseptique. Les enfants sont changés très souvent, sitôt qu'ils sont mouillés, environ dix fois par jour

A la sortie de l'enfant, les ferrures du lit sont flambées, les objets de literie passés à l'étuve.

Nous avons tenu à exposer avec une certaine précision tous les détails que comporte la méthode des linges stérilisés, qui naturellement ne dispense pas des autres précautions antiseptiques, lavage des mains, désinfection des biberons, verres, etc., telles qu'elles ont été formulées par GRANCHER, HUTINEL, SEVESTRE. On pourra les juger d'une application parfois difficile à obtenir. Cependant, il suffit que l'infirmier principal d'une salle ou la sœur cheftaine ait bien compris le rôle du linge dans la propagation des infections, pour les amener à s'acquitter de leur tache avec conscience. Les résultats, en effet, sont presque immédiats, et la responsabilité personnelle des infirmiers est trop évidemment engagée, pour ne pas stimuler leur zèle.

Pour ma part, depuis huit ans que j'emploie les linges stérilisés, je n'ai jamais observé de manquement aux règles prescrites que lorsque le personnel des infirmiers change, et encore, n'est-ce l'affaire que de quelques jours.

La stérilisation des linges à l'étuve ne peut guère être réalisée en dehors de l'hôpital. Lorsqu'on veut user des linges stérélisés dans les familles, on peut se contenter de plonger le linge dans de l'eau bouillante et de le sécher avec le fer à repasser à la température d'environ 150°. On obtient ainsi une véritable stérilisation (FERRIER). On peut repasser le linge immédiatement avant l'emploi ; sinon le linge repassé sera placé dans un sac ou une boîte de métal stérilisés.

On comprendra d'après cet exposé un peu long que je n'indique pas d'autre moyen prophylactique et thérapeutique. Tous les antiseptiques que j'ai employés ont échoué. Bien mieux, je crois qu'ils sont nuisibles en irritant la peau qu'ils exposent ainsi davantage à l'action des germes.

Il en est de même des bains, et de toutes les applications humides. La peau ne doit être ni mouillée, ni irritée. Le pansement sec est une des conditions de la guérison.

ARTICLE V

GANGRÈNE DISSÉMINÉE DE LA PEAU

La gangrène, de la peau revêt dans l'enfance, un certain nombre de caractères, qu'il est intéressant de signaler.

1° Étiologie. — Outre les causes banales de gangrène, communes à tous les âges et dont nous ne parlerons pas, le jeune âge confère par lui-même une prédisposition spéciale à la gangrène, qui se traduisait autrefois par la fréquence du noma, de la gangrène de la vulve.

La raréfaction des gangrènes des muqueuses, obtenue grâce aux progrès de l'hygiène, s'est aussi réalisée pour les téguments. Toutefois, ceux-ci comme nous l'avons noté à propos des nombreuses manifestations cutanées chez le nourrisson, ont continué à payer un lourd tribut à l'infection. Il est vrai que cette dernière est surtout le fait d'agents saprophytiques, répandus à profusion sur les téguments, les linges, dans les poussières atmosphériques. Les microbes de la gangrène sont d'un caractère moins banal. Ils agissent d'une façon presque spécifique, et dans des conditions exceptionnelles. On tend de plus en plus à en faire des germes anaérobies (VEILLON et ZUBER), créant à la fois la nécrose et la putréfaction. Ces deux termes sont inséparables dans la notion de gangrène ; la nécrose seule s'observe souvent dans l'enfance, chez les nourrissons débiles, athreptiques, cachectiques, minés par la tuberculose, la syphilis, la gastro-entérite. Il est très courant d'observer au niveau de l'occiput, des fesses, des talons, des ulcères térébrants, atones, à bords violacés ou livides, qui s'effondrent molécule par molécule, sans intervention de gangrène proprement dite. Celle-ci se surajoute habituellement à des lésions érosives ou ulcéreuses de la peau dont elle constitue une complication secondaire. C'est ainsi qu'on la voit se développer sur les ulcérations impétigineuses, ecthymateuses, vaccinales, varicelliques. La varicelle gangréneuse a été souvent observée, soit chez les nourrissons, soit surtout chez les enfants de deux à cinq ans.

Les gangrènes secondaires sont toujours conjuguées aux lésions préexistantes, et comme celles-ci, s'accompagnent d'autres manifestations infectieuses de la peau, érythèmes, fistules ,croûtes, abcès, etc.

Dans d'autres circonstances, la gangrène évolue comme une maladie éruptive, primitive, spécifique, sans altération préalable des téguments. Cette forme, décrite par CAILLAUT, O. SIMON, a été nettement séparée de la précédente par HUTINEL, CHARMON, RENAULT. Elle s'observe à peu près exclusivement chez les nourrissons.

On trouve au niveau des plaques gangréneuses les microbes ordinaires de la suppuration ; dans un cas, VEILLON et HALLÉ, ont constaté, en outre, la présence d'un microbe anaérobie, le bacillus ramosus.

2° Symptômes. — Ils diffèrent dans les deux formes de gangrène que nous venons de distinguer.

a. *Gangrène secondaire.* — La gangrène secondaire reproduit les traits de l'affection antérieure. Tantôt elle reste localisée au niveau d'une région occupée par l'impétigo ; tantôt elle se répand lentement, en traînant, sur les ulcères de compression siégeant à l'occiput, aux talons, aux fesses, tantôt elle prend une allure qui rappelle celle de la gangrène disséminée primitive, lorsqu'elle est associée à la varicelle.

Son évolution est commandée par deux facteurs : les résistances locales et générale d'une part, la virulence des germes pathogènes de l'autre. On voit en effet, chez les sujets athrepsiques, avec lésions ulcéreuses atones de la peau, la gangrène s'emparer du tissu déjà compromis, s'étendre peu à peu, sans manifestations réactionnelles dans le voisinage ; les bords de la plaque gangréneuse restent livides, ne présentent ni rougeur, ni tuméfaction, il ne se dessine point de sillon d'élimination.

Sur la peau relativement saine du varicellique, la gangrène dessine de petites plaques, constituées par une eschare d'abord grise, puis noire. En même temps, il se forme dans le voisinage un œdème inflammatoire qui aboutit à la limitation du processus gangréneux et à la formation d'un sillon d'élimination. Les tissus sous-jacents à l'eschare suppurent : celle-ci se détache, laissant à découvert une ulcération à bords et à fond rosés, bourgeonnants. On ne peut toujours assister à une évolution aussi favorable. Dans quelques cas, les eschares se reproduisent soit au même point, soit dans d'autres régions. Ailleurs, elles se comportent comme la gangrène décrite ci-dessus.

L'apparition de la gangrène ne modifie guère l'état général des sujets cachectiques. Chez les autres, quand elle est étendue, elle provoque plus ou moins rapidement un état de septicémie, qui se traduit par de la fièvre, de la diarrhée, de la dépression des forces, des localisations viscérales (broncho-pneumonie, suppuration des séreuses, etc.)

Il est à remarquer que l'infection générale de l'organisme réagit sur l'évolution des lésions locales : tous les signes qui marquaient la défense des tissus, œdème inflammatoire de voisinage, rougeur, tuméfaction, s'effacent.

b. *Gangrène disséminée primitive.* — Cette forme de gangrène débute par des manifestations générales, fièvre, frissons, agitation : au bout de deux à trois jours, apparaissent sur le tégument des éléments éruptifs constitués par des vésicules, des bulles, des taches purpuriques, des noyaux érythémateux, qui très rapidement sont envahis par la gangrène. Celle-ci dessine des îlots larges comme un pois, une amande. Souvent il se produit des poussées successives, en même temps que les phénomènes d'infection générale vont croissant, la mort survient au bout de quelques jours. Parfois, les poussées s'arrêtent, l'état général s'améliore, les réactions locales s'organisent, l'eschare se détache et la guérison se produit au bout de trois ou quatre semaines. L'origine endogène de la gangrène primitive disséminée ressort de l'observation clinique elle-même. Elle est corroborée par la similitude de cette forme de la gangrène avec celle qui succède parfois au noma, à la gangrène pulmonaire et dont la pathogénie n'est pas douteuse. Enfin, elle s'appuie encore sur une remarque anatomique de VEILLON et HALLÉ, qui ont observé dans une lésion prise au début, le développement plus marqué des altérations dermiques relativement à celles de l'épiderme.

3° Diagnostic. — La gangrène doit être distinguée de la nécrose pure et simple. On tiendra compte de la présence d'une eschare, de l'insensibilité des tissus.

4° Pronostic. — La gangrène secondaire est toujours grave, car elle est commandée en partie par l'état général, habituellement précaire, du sujet. Cependant, on peut espérer la guérison dans les cas limités, dans les gangrènes associées à la vaccine, à l'impétigo. La gangrène varicellique peut également se juger d'une façon heureuse.

La gangrène primitive disséminée tue dans la moitié des cas.

5° Traitement. — Le traitement consiste à désinfecter les foyers avec des solutions et des poudres antiseptiques, eau oxygénée, iodoforme, aristol et à favoriser la cicatrisation avec des compresses de vin aromatique, de la poudre de quinquina ; en

même temps, on fera de l'asepsie avec les linges stérilisés et on
instituera un traitement tonique général.

CHAPITRE II

MALADIES PARASITAIRES

ARTICLE PREMIER

GALE

La gale de l'enfant ne mérite pas de description spéciale. Dans
la seconde enfance, elle ressemble à celle de l'adulte. Chez les

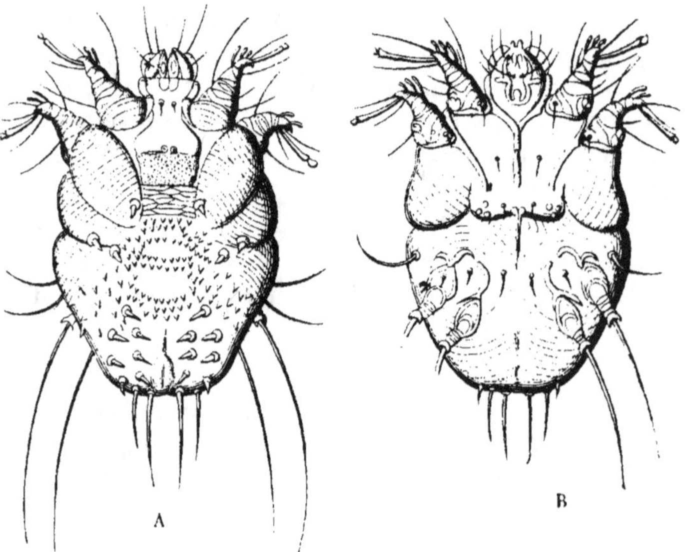

Fig. 97.

Sarcoptes scabiei ♀ × 65 (d'après MÉGNIN).

A. face dorsale. — B. face ventrale.

jeunes enfants, elle a comme caractères particuliers de ne pas
provoquer de sillons et de vésicules, au niveau des sièges d'élection, doigts, organes génitaux. On les trouve souvent au niveau

de la paume des mains, des talons, des malléoles. La gale affecte plutôt une disposition pustuleuse et pemphigoïde, et on a de la peine à retrouver le polymorphisme, les papules, les sillons caractéristiques terminés par l'éminence acarienne. Souvent aussi elle tend à provoquer des lésions eczémateuses, impétigineuses, des pyodermies multiples. Nous ne dirons rien du sarcopte, dont on trouvera la description dans les traités spéciaux[1]. Le traitement devra tenir compte de la susceptibilité de l'enfant et de l'association fréquente de dermatoses secondaires. DUBREUILH recommande en cas d'eczéma ou d'impétigo accusé, de donner quelques bains de son et de faire des applications répétées d'une pommade à l'oxyde de zinc. L'impétigo sera traité plus spécialement avec l'eau d'Alibour diluée au tiers.

Lorsque l'inflammation cutanée est calmée, on instituera le traitement spécifique, en évitant les procédés trop irritants (pommade d'Helmerich). DUBREUILH recommande le traitement de JULLIEN. Plusieurs soirs de suite une friction avec un mélange :

> Huile d'olives. . . . . 100 gr.
> Baume du Pérou . . . . 20 à 30 gr.

L'enfant est muni pour la nuit de gants et de chaussettes, pour maintenir sur ces régions le contact de la substance active. On a recommandé aussi un mélange :

> Styrax. . . . . 20 gr.
> Vaseline . . . . 100 —

Les autres précautions relatives aux vêtements, au linge, aux draps, sont les mêmes que chez l'adulte.

ARTICLE II

PHTIRIASE

Les poux de tête sont fréquents chez les enfants de la classe pauvre, qui fréquentent les écoles. Dans les grandes villes, depuis l'établissement d'une inspection médicale scolaire, ils tendent à diminuer.

[1] Voir fig. 97.

Ils déterminent une série de lésions, faciles à reconnaître,
Tantôt, on ne trouve que des excoriations, quelques croûtelles,
et des lentes disséminées le long des cheveux, c'est la *forme
discrète*. Dans les cas les plus marqués, plus anciens, il se produit
un véritable *impétigo*, souvent disséminé, parfois confluent.

Dans le premier cas (*impetigo granulata*) on trouve sur la
nuque des croûtes d'impétigo, sèches, friables, entremêlées avec
les cheveux, près du cuir chevelu ; des croûtes plus récentes,
humides, recouvrant au niveau même du tégument des surfaces
ulcérées, suintantes; les poux [1] abondants dans cette forme, se
trouvent cachés par toutes les concrétions croûteuses ou capillaires ; les lentes se multiplient et on en trouve plusieurs le long
d'un cheveu [2].

Dans la *forme confluente,* c'est une vraie calotte croûteuse
qui englobe des pa-
quets de cheveux et
qui recouvre une
grande étendue de cuir
chevelu, lequel est
rouge, semé d'ulcéra-
tions, atteint de sécré-
tions séborrhéiques et
répand une odeur re-
poussante (*plique po-
lonaise*).

Le pou provoque
un prurit continuel.

Dans les cas mar-
qués, il y a habituelle-
ment des engorge-
ments ganglionnaires

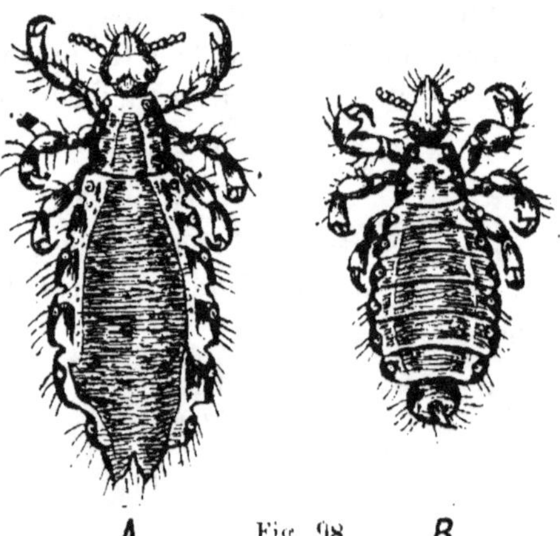

Fig. 98.

Pediculus capitis (d'après VERDUN.)

A. femelle. — B. mâle.

de la partie postérieure du cou, parfois de la dermite, des
abcès du cuir chevelu, des suppurations ganglionnaires.

Habituellement aussi on observe des papules écorchées sur la
nuque et les épaules. Souvent aussi l'impétigo pédiculaire se

[1] Voir fig. 98. — [2] Voir fig. 99.

répand sur les régions voisines, nuque, front, oreilles, etc.

L'état général peut être touché (AUBERT). Les enfants pouilleux ne prennent pas de poids. Ils sont pâles, chétifs, dans les formes accusées, et présentent parfois de la cachexie avec œdème (HORAND).

La pédiculose du cuir chevelu se distingue facilement par tous ces caractères. Le siège initial des lésions où elles prédominent toujours est l'occiput et la nuque.

Le traitement s'adresse au parasite, aux lentes et aux lésions consécutives. On coupera les cheveux et on enduira la tête soit d'une pommade à 1 p. 10 d'oxyde jaune de mercure, de baume de Pérou, de soufre, d'iodoforme, soit d'un mélange d'huile d'olive et de pétrole, le soir au coucher ; on applique un bonnet, et le matin on savonne à l'eau tiède (DUBREUILH). Deux ou trois applications de ce genre suffisent.

Les lentes seront détruites en imbibant les cheveux de vinaigre chaud qui dissout la chitine et en les peignant avec un peigne trempé dans du vinaigre bouillant.

Les lésions impétigineuses ou eczémateuses s'opposent parfois à l'emploi immédiat des moyens radicaux. On commencera par faire le nettoyage de la tête, et on évitera en appliquant les pommades irritantes de toucher les parties trop enflammées ou ulcérées. Dès qu'on les verra s'améliorer, on complètera le traitement.

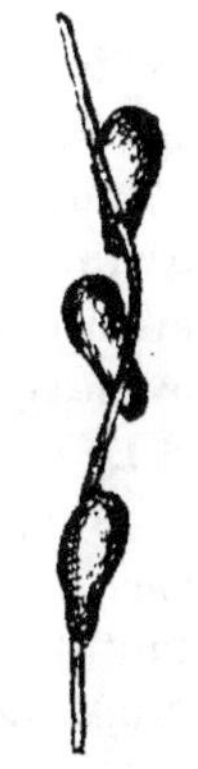

Fig. 99.
Lentes du
*Pediculus
capitis*
(d'après
Verdun).

Après la destruction des parasites, on emploiera les procédés usuels pour les lésions secondaires du cuir chevelu, ainsi que pour le traitement des adénopathies et de l'état général.

CHAPITRE III

MALADIES DE LA PEAU D'ORIGINE ENDOGÈNE

Les maladies de la peau d'origine endogène, ont chez le nourrisson comme chez l'adulte, une pathogénie des plus obscures.

En raison même de leur subordination à des troubles chimiques, d'origine digestive ou dyscrasique, elles sont d'une ténacité qui contraste avec l'évolution souvent rapide des affections cutanées d'origine externe. Toutefois, elles se distinguent dans le premier âge, par une atténuation des caractères qu'elles présentent chez l'adulte, par une moindre résistance, et par leur tendance à diminuer ou à disparaître après la période du nourrisson.

ARTICLE PREMIER

SÉBORRHÉE

La *séborrhée* ou *pityriasis séborrhéique* se traduit par une irritation portant sur l'épiderme et les glandes de la peau, qui aboutit à une desquamation des cellules de la couche cornée et à une hypersécrétion des glandes sébacées et sudoripares.

Le mélange de tous ces produits se fait en proportion variable, et tantôt ce sont des lamelles épidermiques qui dominent (*séborrhée sèche*), tantôt les produits glandulaires (*séborrhée fluente*), tantôt leur part est égale et il se forme des croûtes (*séborrhée croûteuse*).

La *séborrhée fluente* n'a rien de spécial chez l'enfant. La *séborrhée sèche* est fréquente, soit primitivement, soit à la suite des maladies infectieuses (fièvre thypoïde) ou des maladies cachectisantes ; l'enfant a des pellicules et ses cheveux tombent plus ou moins. Il n'y a pas de rougeur appréciable du cuir chevelu, mais parfois des démangeaisons.

La *séborrhée croûteuse* est fréquente chez les enfants lymphatiques ou à antécédents arthritiques, soumis d'ailleurs à un allaitement défectueux et souvent suralimentés. Les croûtes sont épaisses, humides, jaunâtres ou noirâtres, imbriquées ; lorsqu'elles sont étendues, elles constituent le *chapeau ;* on les appelle encore *croûtes de lait*. Le cuir chevelu sous-jacent est ou normal ou rouge ; mais il n'est pas épaissi, rugueux, avec des éléments vésiculaires, comme dans l'*eczéma* : il n'est pas exulcéré comme dans l'*impétigo*, dont les croûtes sont plus épaisses et irrégulières.

Le traitement consiste à décaper le cuir chevelu au moyen de cataplasmes de fécule ou d'onctions huileuses, à dissoudre les matières grasses au moyen de lotions savonneuses, avec de la décoction de bois de panama, ou encore avec une solution de bicarbonate de soude à 5 ou 10 p. 1000 ; et enfin à agir directement sur le tégument, au moyen de modificateurs locaux, pommades soufrées à 5 p. 100, lotion alcoolique au sublimé à 1 p. 1000 ou 1 p. 2000, lotion alcoolique à la résorcine à 3 à 5 p. 100.

On se préoccupera aussi de l'hygiène alimentaire et on traitera les manifestations générales, lymphatisme ou arthritisme.

ARTICLE II

URTICAIRE

L'urticaire ne présente que peu de particularités à signaler chez l'enfant. Il se montre sous la forme d'une papule volumineuse, pâle, entourée d'une zone rouge, très prurigineuse, qui débute brusquement et s'affaisse au bout de quelques minutes, une demi-heure, laissant derrière elle une coloration diffuse rouge, qui s'efface à son tour. Parfois la plaque d'urticaire est surmontée d'une papule ou d'une vésicule (*urticaire papuleuse et vésiculeuse.*) L'éruption éclate simultanément en différents points, tronc, face, membres et procède par poussées successives, séparées par des intervalles de quelques heures, d'un jour. La poussée prurigineuse se manifeste surtout le soir au moment du coucher, le jour quand on déshabille l'enfant, quand il s'agite, qu'il passe par des variations brusques de température. L'urticaire n'est souvent qu'une manifestation aiguë succédant à un trouble digestif passager, à l'ingestion de certains fruits, fraises, framboises. Elle peut s'accompagner de fièvre, avec agitation, prurit incessant, phénomènes nerveux d'apparence grave (*fièvre ortiée*). Parfois l'urticaire est liée à des dyspepsies gastro-intestinales chroniques ; j'en ai observé plusieurs cas en rapport avec de la colite muco-membraneuse et qui étaient sujettes à récidives.

Les parasites, puces, punaises, donnent volontiers de l'urticaire chez l'enfant.

Souvent l'urticaire n'est qu'un élément accessoire du strophulus, et parfois du prurigo d'Hébra.

Le *traitement* qui est applicable à la plupart des affections prurigineuses de l'enfant, est surtout hygiénique. Eviter toutes les causes d'irritation ou de congestion de la peau : atmosphères surchauffées, vêtements trop chauds ou trop serrés, linges rudes, bains prolongés, savonnages irritants.

L'alimentation doit être particulièrement soignée et conforme aux principes de diététique connus pour chaque âge. On évitera l'usage prématuré de la viande, l'usage de certains fruits, fraises, groseilles, de boissons telles que le vin, le café, le thé. Le régime de la nourrice sera surveillé dans le même sens.

Les troubles digestifs de l'enfant, constipation, selles muqueuses putrides, fermentations gazeuses de l'intestin ou de l'estomac, régurgitations, seront combattus avec soin. On s'assurera si l'urine est émise en quantité convenable, si elle n'est pas surchargée d'urates ou d'acide urique. L'enfant vivra au grand air, dans des conditions de calme et de régularité propres à diminuer l'excitation de son système nerveux.

La médication proprement dite, entre les accès, est peu précise. On a prescrit les antiseptiques intestinaux, benzonaphtol, acide lactique, lacto-bacilline, les alcalins, l'arsenic, les cholagogues, sulfate de soude 2 à 3 grammes par jour, le chlorure de calcium (NETTER). Au moment de l'accès de prurit, on emploie des lotions avec de l'eau chaude ou des compresses d'eau chaude. On fait des lotions avec de l'eau chaude additionnée de vinaigre pur ou mentholé, avec de l'alcool phéniqué à 2 %, et on poudre après avec du carbonate de magnésie. Il vaut mieux s'abstenir de substances irritantes ou toxiques, telles que le phénol. On peut aussi user de douches chaudes, de pulvérisations chaudes à l'eau de chaux. L'emploi de sédatifs pour la nuit, bromure, antipyrine, doit être fait avec prudence, ces substances pouvant provoquer des éruptions. Le chloral est mieux toléré. Un bon moyen pour le prurit nocturne consiste dans l'enveloppement de l'enfant dans une toile caoutchoutée pendant 2 ou 3 heures. A ce moment, il est baigné de sueurs, on l'essuie et on le remet dans une chemise de toile fine.

ARTICLE III.

URTICAIRE PIGMENTÉE

L'urticaire pigmentée est une affection rare, de connaissance récente. Décrite pour la première fois par NETTLESHIP, en 1869, elle a été surtout étudiée par les dermatologistes.

Elle débute dans les premiers mois de la naissance sous forme de plaques d'urticaire, prurigineuses, qui persistent, prennent ensuite une coloration jaune, fauve, brune, café au lait. Suivant l'ancienneté de la lésion, la plaque pigmentée est très saillante et dure, ou affaissée, ou enfin réduite à une simple tache. Chaque élément est susceptible de subir une tuméfaction passagère, sous l'influence d'une poussée nouvelle, d'une irritation mécanique, d'une friction, de l'action du chaud et du froid.

De nouveaux éléments s'ajoutent de temps à autre aux anciens en subissant à leur tour la même évolution. A un moment donné, une grande étendue de la peau peut être ainsi occupée par des taches ou des élevures pigmentées, disposées en îlots, en plaques ou en bandes. Dans leur intervalle, la peau est saine, mais la moindre irritation y détermine une tuméfaction rappelant l'urticaire; cette tuméfaction est d'ailleurs temporaire et n'aboutit pas à la pigmentation, comme l'urticaire spontanée.

La maladie est prurigineuse au moment de la poussée aiguë, mais le prurit ne dure pas, à moins d'un réveil de l'urticaire, spontané ou provoqué par des causes d'irritation locale.

Il est rare que de nouveaux éléments se forment à partir de la seconde année.

On peut dire qu'à la fin de l'allaitement l'invasion est finie, mais l'occupation persiste, les taches ou les plaques existent surtout au tronc, à la racine des membres, au cou, à la face. Elles durent de longues années, huit, dix, vingt ans, dans un cas, puis leur teinte se dégrade, et elles disparaissent peu à peu. L'état général reste bon.

On ne sait rien de la nature de cette affection, qui n'exerce aucune influence sur la santé, et qui n'a d'inconvénients qu'au point de vue de l'esthétique.

Les recherches anatomiques ont abouti à reconnaître une infiltration du derme par une espèce particulière de leucocytes, les mastzellen (Unna).

Aucun traitement n'a donné de résultats.

ARTICLE IV

STROPHULUS

Le strophulus est une affection sèche, papuleuse, prurigineuse, passagère, spéciale aux nourrissons.

1° Étiologie. — Le strophulus ne se voit guère que dans les premières années de la vie. On note parfois des antécédents arthritiques, mais surtout des vices de régime, de la suralimentation, de la dyspepsie gastro-intestinale, parfois de l'embarras gastrique. On trouve souvent une teint subictérique, de l'augmentation de volume du foie. Le strophulus se voit surtout dans la saison chaude. Il est favorisé par la dentition (feu de dents).

2° Anatomie pathologique. — Le strophulus est constitué par un œdème inflammatoire limité du corps papillaire et de l'épiderme, une accumulation superficielle de cellules gonflées, d'aspect colloïde, et de cellules de la couche cornée, recouvrant souvent une petite cavité vésiculaire (Darier).

3° Symptômes. — La lésion élémentaire est constituée par une papule, recouverte d'une croûtelle due au grattage, grosse comme une tête d'épingle ou un grain de mil. Au début, mais d'une façon passagère, on observe parfois de la rougeur et une petite vésicule, mais c'est la papule qui est l'élément durable et caractéristique. Son évolution est rapide, elle dure quelques jours, et se termine par une desquamation furfuracée. Le prurit qui l'accompagne est intermittent, se montre le soir, au coucher, parfois la nuit, déterminant de l'insomnie, le matin, dans la journée quand on déshabille l'enfant.

Les papules sont isolées, indépendantes les unes des autres, même quand elles se réunissent en plaques ou en îlots constitués par des éléments rapprochés. Elles occupent le tronc, les membres du côté de l'extension, parfois le visage. Elles apparaissent par poussées passagères ou récidivantes avec des rémissions. Il est rare qu'elles dépassent la seconde année et se confondent alors avec le prurigo.

On a signalé diverses variétés morphologiques, suivant que la papule est pâle ou accompagnée d'un élément congestif qui détermine une zone rouge péripapuleuse ou une rougeur de la papule. Tantôt les papules sont disséminées, tantôt confluentes en certains points. Le strophulus peut se compliquer d'érythème, d'urticaire, de vésicules plus ou moins volumineuses et durables. La peau présente souvent, au moment de la poussée prurigineuse, une éruption polymorphe composée de lésions de grattage, de croûtelles, de papules, de plaques d'urticaire.

4° Diagnostic. — Le strophulus doit être distingué de l'eczéma papuleux, du prurigo chronique, affection chronique qui survient plus tardivement, du lichen qui s'accompagne d'épaississement de la peau, de la gale, affection polymorphe, des piqûres de moustiques qui ne se montrent que sur les parties découvertes du corps, des piqûres de punaises.

5° Pronostic. — Le strophulus est une affection bénigne, passagère, mais récidivante. Dans ses formes intenses, elle peut troubler le sommeil, dans ses formes prolongées, elle se rapproche du prurigo chronique ou y aboutit. Elle se complique souvent de manifestations pyodermiques dues aux inoculations par le grattage.

6° Traitement. — Il consiste à modifier le régime, à appliquer rigoureusement les règles de l'allaitement naturel et artificiel, à combattre les troubles digestifs. Dans les formes légères, il suffit de poudrer au talc ou au carbonate de magnésie. On peut aussi faire des lotions avec une solution de phénol à 1 ou 2 p. 100 ou avec un mélange d'un tiers de vinaigre pour deux tiers d'eau tiède (GAUCHER).

ARTICLE V

PRURIGO D'HEBRA

Nous ne ferons qu'une mention de cette affection qui a été décrite par les dermatologistes et qui se rattache à la pathologie infantile, par son début dans le jeune âge, dans la première ou la seconde année. Considéré à ce moment, le prurigo se confond complètement avec le strophulus, et ne se dégage comme entité que par la ténacité de ses manifestations. Le prurigo est en effet une maladie chronique, d'une durée presque indéfinie, et qui s'accompagne peu à peu, en outre des lésions strophuleuses, papules prurigineuses, urticaire accidentelle, d'eczématisation et de lichénification de la peau. Le prurigo n'est à étudier chez l'enfant qu'au point de vue de la distinction avec le strophulus, et de son influence sur le développement du sujet, qui se fait mal, au moins dans les formes intenses. Le prurigo est en général associé à une hérédité nerveuse très chargée et à des manifestations névropathiques chez le sujet lui-même.

ARTICLE VI

ECZÉMA DES NOURRISSONS

L'eczéma est une dermite prurigineuse, de cause interne, se traduisant par de la rougeur, des formations vésiculeuses, des exsudations liquides, de la desquamation, la présence de croûtes, et, si l'affection dure un certain temps, par l'épaississement scléreux de la peau.

1° Étiologie et pathogénie. — Nous ne traiterons que de l'eczéma des nourrissons, parce que dans la seconde enfance l'eczéma se rapproche de celui de l'adulte, et aussi parce que chez le bébé cette affection relève d'une étiologie particulière et présente une évolution propre. Nous étudierons des *causes prédisposantes* et des *causes occasionnelles.*

A) Causes prédisposantes. — a. *Age.* — L'eczéma peut se montrer près de la naissance, généralement ce n'est que vers le second ou le troisième mois qu'il fait son apparition. Il cède d'ordinaire après le sevrage ou à la fin de la seconde année.

b. *Saisons.* — Il se montre surtout au printemps et en été.

c. *Hérédité.*— Certains eczémas se montrent chez des enfants issus de parents arthritiques ou nerveux, ayant eux-mêmes présenté dans leur jeune âge de l'eczéma, mais surtout offrant tous les caractères d'une nutrition ralentie, uricémie, goutte, diabète, migraine, coliques hépatiques, néphrétiques. Plusieurs frères ou sœurs sont souvent affectés d'eczéma, dans les premières années de la vie.

d. *Constitution.* — Parmi les nourrissons eczémateux, les uns ont bonne apparence, la figure colorée, un poids normal ou exagéré, d'autres sont pâles, bouffis, d'autres sont maigres, anémiques, avec gros ventre, et ont déjà des stigmates de rachitisme.

B) Causes occasionnelles. — a. *Régime.* — Tous les pédiatres ont insisté sur les erreurs alimentaires qui précèdent et accompagnent le développement de l'eczéma.

Marfan, Comby, ont signalé la suralimentation, l'usage prématuré de bouillies ou de légumes, les tétées irrégulières, l'allaitement artificiel, mal dirigé, l'ingestion d'un lait non stérilisé, toutes circonstances qui se trouvent à l'origine des troubles digestifs chroniques, si fréquents chez les nourrissons. Il est de connaissance courante que la dyspepsie gastro-intestinale s'accompagne de manifestations cutanées, érythèmes, feux du visage, urticaire, etc. Souvent aussi, la dyspepsie est latente ou ne se traduit que par des symptômes qui attirent peu l'attention de l'entourage : irrégularité, fétidité des selles, boulimie, gros ventre, bouffissure du visage, sans accidents réellement caractéristiques, sans diarrhée ni embarras gastrique. C'est dans ces cas que l'eczéma semble traduire d'une façon prédominante les anomalies de la digestion. Il est vrai qu'on voit des enfants robustes et dans les meilleures conditions de régime, présenter néanmoins de l'eczéma. Il faut rechercher dans ces cas, si la nourrice ne doit pas être mise en cause. Tantôt, elle ingère de l'alcool, des épices, de la charcuterie, de la viande en trop grande quantité, tantôt elle est elle-même atteinte d'une des formes si variables de l'arthritisme.

Il est des cas cependant, et j'en ai vu pour mon compte un certain nombre, où on ne peut relever aucune cause de ce genre.

Il faut distinguer, au point de vue de l'effet produit, l'allaitement naturel de l'allaitement artificiel. MARFAN, observant deux groupes de nourrissons soumis à ces deux espèces d'allaitement, a reconnu chez les premiers la grande fréquence de l'eczéma séborrhéique, chez les autres celle de l'eczéma sec.

b. *Dentition.* — Nous avons déjà attiré l'attention sur le rôle de la dentition : on voit chaque poussée dentaire provoquer soit un eczéma, soit une exacerbation d'un eczéma préexistant. Il est vrai, que son action se borne parfois à déterminer de simples rougeurs de peu de durée du visage.

c. *Causes externes.* — Toutes les causes d'irritation ou de congestion de la peau favorisent le développement de l'eczéma : froid, chaud, malpropreté, parasites, pediculi, gale, etc.

C) **NATURE DE L'ECZÉMA.** — Sans vouloir discuter à fond cette question, qui appartient à la spécialité, il est important, au point de vue prophylactique et thérapeutique, d'avoir une notion claire sur les causes réelles de l'eczéma. La doctrine allemande, fondée surtout par HEBRA, admet l'origine externe de l'eczéma et préconise le traitement local. UNNA l'a précisée en invoquant l'action pathogène d'un parasite, le morocoque. L'école française, avec BAZIN, et la plupart des dermatologistes et pédiatres actuels considère l'eczéma comme une affection dyscrasique. Cette dyscrasie est-elle due à un trouble de la nutrition, à une formation trop abondante d'acide urique, de produits alloxanthiques, c'est-à-dire à une manière d'être spéciale des éléments organiques, transmise par hérédité et par là même, vouée à une durée indéfinie, ou au contraire, dépend-elle de la présence passagère de substances toxiques, produites par des troubles plus ou moins prolongés de la digestion ? Suivant que l'on adoptera l'une ou l'autre de ces opinions, la thérapeutique sera orientée dans un sens différent.

Nous n'avons pas la pensée de trancher une question si obscure et si complexe, mais nous pouvons tirer de l'étude des autres manifestations morbides de l'enfance, cette conclusion, que les dyscrasies constitutionnelles, transmises héréditairement, sont généralement tardives. La nutrition si active de l'enfant, le mouvement si intense des mutations chimiques et des proliférations cellulaires qui accompagnent la croissance, surtout dans les premières années, se prêtent peu au jeu de l'arthristime. En admettant que dans quelques cas, ce qui est démontré pour la lithiase rénale, l'obésité, la migraine, l'asthme, observés chez des enfants, le ralentissement de la nutrition surgisse de bonne heure, il n'en est pas moins vrai que ce sont là des exceptions, et que d'une façon générale, les causes occasionnelles et particulièrement les défectuosités du régime jouent un rôle important dans le développement de l'eczémas. En fait, on peut admettre provisoirement : 1° qu'il faut une prédisposition générale, transmise héréditairement ; 2° que cette prédisposition ne suffit pas à elle seule, comme chez l'adulte, pour créer la dermatose ; 3° qu'il convient d'invoquer encore une prédisposition locale, une vulnérabilité spéciale des téguments, vulnérabilité très commune chez l'enfant, ainsi qu'en témoigne la grande fréquence des infections cutanées dans le jeune âge ; 4° que cette vulnérabilité est accrue par toutes les causes d'irritation locale, ce qui permet de poser le problème de la prophylaxie et de la thérapeutique locales ; 5° que c'est souvent une intoxication d'origine intestinale qui constitue la cause occasionnelle puissante de la dermatose : d'où indication de la prophylaxie et de la thérapeutique générales.

Cette façon de comprendre la pathogénie de l'eczéma des nourrissons, a l'avantage de grouper les faits et d'orienter le traitement dans un sens précis.

2° Anatomie pathologique. — On peut se représenter schématiquement la lésion eczémateuse, comme procédant d'une congestion des vaisseaux du derme, avec diapédèse et œdème inflammatoire dans les mailles du derme et les couches malpighiennes de l'épiderme. Les cellules épidermiques profondes réagissent suivant leur procédé habituel : vacuolisation, destruction, formation de petites cavités remplies de plasma sanguin, dont les parois sont constituées par les débris des cellules malpighiennes, et qui correspondent aux vésicules eczémateuses ; disparition des couches superficielles des cellules malpighiennes, stratum granulosum et stratum lucidum, destinées à fournir la kératine et le ciment des couches premières de l'épiderme. Celles-ci desquament et éliminent des cellules sans consistance et sans cohésion qui ont gardé leur noyau et sont pauvres en kératine. A l'état chronique, l'œdème inflammatoire s'est transformé en sclérose avec épaississement du derme et atrophie des glandes.

3° Symptômes [1]. — Nous décrirons la lésion élémentaire, la topographie, le mode d'extension, les complications locales et générales, les formes cliniques.

a. *Lésion élémentaire.* — Elle est constituée par une rougeur en îlots, en plaques ou en placards, avec épaississement de la peau, parsemée au début de petites vésicules miliaires, qui se rompent et laissent exsuder un liquide poisseux empâtant le linge. Rapidement, les couches superficielles de l'épiderme desquament ; mêlées à la sérosité des vésicules, elles s'imbibent de liquide, et par la dessication, forment des croûtes, d'abord grisâtres, se fonçant ensuite par le mélange des poussières atmosphériques et du sang provenant des excoriations. Parfois, le processus vésiculeux est discret ou fait défaut : c'est l'*eczéma sec,*

[1] Voy, la planche XVI.

dont la surface est recouverte de lamelles et de débris épidermiques, en migration continue. Parfois enfin, l'eczéma se complique. Il s'associe à la *séborrhée*, à l'*impétigo*. Dans le premier cas, il débute par le cuir chevelu, autour des couches de crasse, dites *chapeau*, et se répand sur les parties voisines, en figurant à côté de la lésion fondamentale des croûtes épaisses, grasses. L'eczéma impétigineux est constitué par l'addition de pustules de croûtes jaunes mélicériques à une plaque eczémateuse. Dans sa forme chronique, l'eczéma coexiste souvent avec des papules et un aspect lichénoïde de la peau. On peut d'après cela distinguer trois espèces d'eczéma : *humide, sec, compliqué.*

La lésion se modifie avec la durée. L'exsudation diminue ou s'arrête, la plaque eczémateuse durcit, prend plus de consistance ; la rougeur diminue, sans disparaître ; la peau est rugueuse, épaisse, ses couches superficielles présentent des fissures, des craquelures irrégulières ou en mosaïque.

A toutes les périodes, on peut observer les lésions surajoutées, dues au grattage : excoriations, croûtelles noirâtres, épaississements papuleux.

C'est qu'en effet, l'eczéma s'accompagne au début d'une sensation de brûlure et de tension, qui fait rapidement place au prurit : aussi voit-on les enfants poussés irrésistiblement à se gratter. Le prurit n'est pas continu. Il survient par accès, après la tétée, le soir, au contact d'un air froid, ou dans une atmosphère chaude.

La plaque eczémateuse est souvent stationnaire, pendant des semaines et des mois, avec des rémissions et des exacerbations, à l'occasion de la dentition, d'un trouble digestif. Quelquefois, elle cède rapidement, ailleurs elle dure jusqu'au sevrage, et même au delà. Il est rare qu'elle persiste après la seconde année.

On voit peu à peu, la desquamation s'arrêter, la peau perd de sa rugosité, l'épiderme devient lisse, souple, mince, sa coloration s'efface peu à peu, en même temps que le prurit disparaît. Il subsiste pendant quelque temps de la rougeur qui finit par céder, sans laisser habituellement de traces, exceptionnellement une pigmentation anormale.

b. *Topographie*. — L'eczéma débute habituellement par le visage, au niveau des joues, des tempes, du front, sous forme de plaques irrégulières, de dimensions variables, isolées les unes des autres, ou se touchant par extension graduelle. L'invasion est habituellement symétrique, elle respecte le pourtour des yeux, de la bouche, du nez, c'est-à-dire les régions de prédilection des dermites infectieuses (impétigo). Elle occupe aussi le cuir chevelu dans la forme séborrhéique, et parfois débute par cette région. Elle envahit fréquemment le lobule de l'oreille, le sillon rétro-auriculaire où elle est très tenace et suintante, c'est en effet une condition favorisante que le contact ou la proximité de deux surfaces cutanées, et nous en trouvons la vérification, au niveau des plis articulaires, des bourrelets cutanés du cou : souvent, l'eczéma s'y complique d'intertrigo et se présente sous la forme suintante. L'eczéma de l'oreille se propage parfois dans le conduit auditif externe. L'eczéma des nourrissons a une prédilection marquée pour la face, où il peut rester exclusivement cantonné. Souvent aussi, il forme des plaques nouvelles sur le tronc, le cou, à la face interne des bras, au pli du coude, au poignet, au pli de l'aine.

Dans quelques cas, l'eczéma se propage aux *muqueuses*. Après s'être étendu aux paupières, il donne lieu à une *blépharite croûteuse* avec chute des cils, à une *blépharo-conjonctivite*. Il coïncide aussi avec des *fissures* et *des excoriations des commissures labiales*, avec un *coryza ulcéreux-croûteux* marchant de pair avec la tuméfaction de la lèvre supérieure. Ces faits doivent être interprétés comme relevant d'une complication d'impétigo.

c. *Mode d'extension*. — Alors que les dermites infectieuses se diffusent d'après des règles déterminées, contiguïté, inoculation par contact, par les mains, les plaques d'eczéma se développent, indépendamment les unes des autres, sans qu'on puisse saisir entre les différentes localisations de rapports circulatoires, nerveux, mécaniques, et c'est là une démonstration nouvelle de l'origine interne de l'eczéma, dont les manifestations se font en quelque sorte au hasard, fixées par des circonstances locales, telles que finesse de la peau, abondance de glandes sudoripares, contact des surfaces cutanées, irritations mécaniques ou chimiques antérieures.

d. *Complications locales et générales.* — Toute cause d'irritation locale favorise la localisation de l'eczéma. En dehors des causes physiologiques que nous venons de mentionner, nous citerons : l'impetigo, le coryza chronique, la séborrhée.

Chaque fois que l'eczéma débute autour de la partie médiane du visage on peut être assuré de trouver à l'origine une lésion antérieure, siégeant au niveau des orifices des muqueuses et particulièrement de l'impetigo.

Réciproquement, un eczéma primitivement développé sur les parties latérales du visage déplacera le siège de l'impétigo, qui débutera en dehors de son lieu d'invasion habituel. L'eczéma se complique en effet souvent d'infections associées : impétigo, abcès, furoncles, lymphangites, adénopathies cervicales et angulo-maxillaires. La coexistence d'eczéma et d'impétigo, crée une forme confuse de dermatose, l'*eczéma impétigineux*, qui doit être considéré comme un eczéma compliqué.

Les complications générales, ressortissent aux infections additionnelles de l'eczéma et sont celles de toutes les dermites infectieuses, ou bien elles sont propres à l'eczéma.

Parmi ces dernières, mentionnons: les *troubles digestifs*, la *constipation*, *l'entérite membraneuse*, la *bronchite sibilante* qui est assez commune et paraît dépendre de la même cause que le dermatose, avec laquelle elle offre des balancements ; *l'albuminurie* (on a signalé des cas de néphrite); *les congestions viscérales* coïncidant avec la disparition trop rapide de l'éruption. Tous les dermatologistes, tous les pédiatres, signalent les métastases de l'eczéma : congestion pulmonaire, accès d'asthme, entérite cholériforme ou dysentériforme, convulsions, syndrome méningitique, mort subite. Ces faits sont rares. Ils constituent un argument de plus en faveur de la théorie dyscrasique. La mort rapide dans l'eczéma simple a été observée particulièrement lorsque l'enfant est amené à l'hôpital. TRIBOULET refuse de recevoir des eczémateux dans son service. HUTINEL a observé ces mêmes faits non seulement dans l'eczéma, mais dans l'impétigo, dans la gale. C'est le lendemain ou le surlendemain de l'entrée, que l'enfant prend de la fièvre et meurt rapidement avec ou sans convulsions. On trouve parfois la présence de streptocoques ou de staphylocoques dans le sang, de la stéatose viscérale (HUTINEL), parfois il n'y a aucune trace d'infection (MARFAN). HUTINEL attribue ces faits à une véritable anaphylaxie du sujet vis-à-vis des germes absorbés dans le milieu infecté de l'hôpital, à la faveur de la lésion cutanée.

e. *Formes cliniques.* — Nous distinguerons un eczéma aigu et chronique :

L'*eczéma aigu* qui est rare, se caractérise localement par l'intensité de la dermite, l'abondance des sécrétions, la diffusion des lésions qui se répandent en nappe sur la face, le tronc, les bras, l'atteinte de l'état général, la fièvre 39°5, 40°, l'agitation, l'insomnie. L'évolution est rapide, l'eczéma prend au bout de quelques jours la forme subaiguë, puis chronique ; la lésion abandonne une grande étendue des téguments pour se fixer dans les lieux d'élection sous forme de plaques sèches ou humides.

L'*eczéma subaigu* ou *chronique* comprend une *forme sèche*, limitée généralement au visage et au cuir chevelu, une *forme humide* qui débute par le visage, le cuir chevelu et s'étend volontiers au tronc : cette dernière se complique assez souvent d'impétigo ou de séborrhée. Il n'y a pas de fièvre, les troubles digestifs se réduisent à de la constipation, une diarrhée légère, une distension de l'abdomen : parfois même, la digestion est parfaite.

4° Diagnostic. — L'eczéma aigu doit être distingué de la *dermatite exfoliatrice des nouveau-nés* qui ne s'accompagne ni d'exsudation, ni de croûtes, mais de desquamation ; de l'*érythème diffus*, affection non prurigineuse, débutant par l'occiput ou la région fessière, et se diffusant ensuite à une grande étendue des téguments : exceptionnellement aurait-on à songer à un *érysipèle de la face*, à une maladie éruptive.

L'eczéma chronique se reconnaît facilement quand on assiste à l'évolution de la lésion, mais souvent celle-ci est déformée par le grattage ou le traitement. On tiendra compte du prurit, de la distribution topographique des plaques, de leur ordre de succession.

Il faut dégager l'eczéma de toutes ses associations pathologiques : *séborrhée parasitaire* ou non, *impétigo, pemphigus, gale*, On le distinguera aussi des affections prurigineuses telles que *strophulus, urticaire, prurigo d'Hebra*.

5° Pronostic. — Dans la majorité des cas, le pronostic est favorable. L'eczéma finit par céder. Sa durée s'étend de quelques semaines à un an, deux ans, parfois davantage. Les évolutions rapides sont rares, sauf dans la forme aiguë. Ordinairement l'eczéma ne disparaît qu'avec le sevrage ou l'éruption des dernières dents temporaires.

L'eczéma peut amener des complications septiques et laisser derrière lui des adénopathies avec un état lymphatique de la région occupée.

La mort est exceptionnelle. Nous avons cependant cité les accidents métastatiques, dont nous avons observé un exemple à la suite d'une injection de sérum de QUINTON.

6° Traitement. — Il comprend la *prophylaxie* et le *traitement proprement dit* :

a. *Prophylaxie.* — Si l'enfant est au sein, régler les tétées, les espacer, de deux heures, deux heures et demie, trois heures, diminuer la durée des tétées, faire en un mot une diète relative. Rechercher les troubles digestifs de l'enfant et les combattre directement. Surveiller l'alimentation de la nourrice, au point de vue de l'alcool, des épices.

Rechercher si la nourrice a de la leucorrhée, si elle est réglée, constipée, etc., si son lait est trop dense, trop gras.

En cas d'allaitement artificiel, prescrire le lait stérilisé, avec coupages convenables, le lait maternisé, le babeurre, substituer l'allaitement naturel. LESNÉ a préconisé l'emploi systématique du babeurre. Nous avons eu recours aussi à la bouillie maltosée. Parfois l'allaitement artificiel donne de mauvais résultats à cause de l'hygiène défectueuse de la vache qui procure le lait.

b. *Traitement proprement dit.* — La pathogénie, telle que

nous l'avons comprise, nous impose un *traitement interne* dirigé contre l'auto-intoxication et particulièrement, contre celle d'origine intestinale. On combattra celle-ci par la réduction des prises de lait, des lavages intestinaux, parfois gastriques, du benzo-naphtol à la dose de 15 à 30 centigrammes par jour, dans un peu d'eau sucrée : le calomel, 1 centigramme 3 à 4 fois par jour, pendant un à quatre ou cinq jours de suite ; on renouvellera cet essai de temps en temps, 3, 4 fois par mois.

Si en dépit du traitement, il ne s'opère pas de changement, on peut essayer, surtout si l'enfant a cinq ou six mois, une alimentation féculente : potages avec farine d'avoine, de riz bouillies maltosées, remplaçant un tiers d'abord, la moitié ensuite de la quantité de lait absorbée en vingt-quatre heures.

S'il s'agit d'un enfant vigoureux, sans troubles digestifs, à antécédents arthritiques, on est autorisé à employer l'arsenic et les alcalins : par exemple une solution d'arséniate de soude à 10 centigrammes pour 1 000. Chaque cuiller à café renferme 1/2 milligramme d'arséniate ; on en donnera 2 à 4 par jour, suivant l'âge.

On peut prescrire aussi l'eau de la Bourboule, quelques cuillers à soupe par jour.

Les alcalins seront administrés, sous la forme d'eau de Vals, de Vichy, ou de bicarbonate de soude, 0,05 à 0,10 centigrammes avant les tétées. On a employé aussi le soufre, sous forme d'eaux sulfureuses, et l'iode administré sous forme d'iodure ou de sirop iodo-tannique.

Le *traitement local* doit être abordé avec prudence, s'il y a de grandes surfaces occupées par l'eczéma, s'il y a de la bronchite concomitante, si l'urine renferme de l'albumine. Dans ces cas, il faut procéder partiellement, et se méfier d'une métastase possible, bien que rare.

Dans les formes aiguës ou lors des poussées qui accompagnent les formes chroniques, dans la plupart des formes suintantes, il faut s'abstenir de toute médication substitutive et par conséquent laisser de côté les cathérétiques et les antiseptiques.

On se contentera de nettoyer les régions malades avec de

l'eau bouillie tiède en lotions ou en irrigations douces ; s'il y a des croûtes adhérentes on les fera tomber au moyen de cataplasmes de fécule ; puis on appliquera un topique isolant, mais non irritant.

Soit une pommade :

Vaseline.	20 gr.
Lanoline	10 —
Oxyde de zinc.	4 —

Soit une pâte :

Vaseline.	20 gr.
Lanoline	10 —
Oxyde de zinc	15 —

Soit enfin un liniment huileux, huile d'olives ou liniment oléo-calcaire stérilisés, additionnés d'oxyde de zinc dans une proportion qui variera de 10 à 30 p. 100.

Il vaut mieux ne pas avoir recours au poudrage sec qui tend à reformer des croûtes adhérentes et augmente le prurit.

Dans les périodes subaiguës ou chroniques, quand la peau est rugueuse, le derme en train de se scléroser, on peut employer une médication plus active. Après avoir enlevé par lotion ou macération les squames ou les croûtes, on appliquera des pommades auxquelles on aura incorporé du soufre, du goudron, de l'ichthyol, de l'acide salicylique. Il vaut mieux commencer par une faible dose, 50 centigrammes pour 30 grammes d'excipient et augmenter suivant les effets produits, car on peut provoquer une exacerbation, même dans les cas très anciens. On pourra aussi utiliser l'huile de cade, mélangée avec de l'huile d'olives, en petite proportion d'abord (1 sur 10), puis en proportion croissante (parties égales), ou même pure.

Le traitement symptomatique a pour but de diminuer le prurit, c'est une des indications les plus importantes du traitement. Localement, il faut viser à ne pas dessécher la surface eczémateuse ; dès que les squames se flétrissent, se craquèlent, le prurit survient. Ce sont les corps gras qui conviennent le mieux dans ces cas Ils empêchen tla dessiccation et protègent le tégument contre l'infection. Les pommades indiquées, le liniment oléo-calcaire suffisent. On peut y incorporer du menthol dans la proportion de 1 p. 100. Le pansement humide, soit avec de l'eau bouillie, soit avec des solutions antiseptiques légères, a l'inconvénient de macérer la peau et d'amener des infections secondaires. Celles-ci seront prévenues par la propreté minutieuse de la région lésée et les pansements aseptiques. Par-dessus la plaque d'eczéma, enduite de pommade ou de liniment, on disposera un pansement avec de la gaze ou de la toile fine aseptique ; on évite ainsi les grattages. Il convient encore d'envelopper les mains de l'enfant dans des bandes de gaze pour limiter l'action nocive des grattages et des frictions. On a conseillé aussi de les attacher. Souvent l'enfant frotte alors sa figure contre ses oreillers ou les objets de voisinage. Un bon procédé contre le prurit dans l'eczéma impétigineux ou suintant consiste à employer une pommade ou une pâte à 10 p. 30 d'oxyde de zinc et y ajouter 1 p. 10 ou 1 p. 20 de goudron de houille *purifié ou lavé*. Cette méthode a donné d'excellents résultats à LEISTIKOW et à NICOLAS, de Lyon.

Pour la nuit, on peut user, si l'enfant est agité, de bromure de potassium, à la dose de 20 centigrammes répétée 2, 3, 4 fois suivant l'âge ; d'hydrate de chloral, 10 centigrammes 2 à 3 fois, dans de l'eau sucrée. Si l'enfant manifeste de violentes démangeaisons, il faut faire des badigeonnages avec de l'huile mentholée à 1 p. 100, ou de pulvérisations avec de l'eau bouillie ou de l'eau de chaux chaude, ou une petite douche chaude, en ayant soin de bien sécher après. Ces petits moyens pourront être renouvelés plusieurs fois par jour. Dans ces cas aussi l'enveloppement caoutchouté que nous avons signalé à propos de l'urticaire peut être utilisé. On peut aussi avoir recours à un bain amidonné très court.

Il faut bien se persuader que le traitement de l'eczéma est un problème difficile à résoudre, car il doit poursuivre deux buts presque contradictoires : calmer l'irritation cutanée et le prurit provoqués par l'élimination de la substance toxique qui doit être respectée : modifier les lésions inflammatoires, sclérogènes, qui se constituent peu à peu.

Chaque fois qu'on veut remplir la seconde indication, au moyen de substances plus ou moins actives qui rajeunissent l'inflammation et favorisent la résorption des produits infiltrés, on risque d'aller trop loin et de réveiller une poussée eczémateuse, de sorte qu'on en est réduit à tâtoner, à varier les médicaments, les doses et les moments d'application.

On emploiera d'abord de faibles doses de médicament actif : pommades au calomel, à l'ichtyol, à l'acide salicylique, à la résorcine, etc. ; on interrompra à chaque poussée. Les cures d'eau, la Bourboule, le Mont-Dore, les eaux sulfureuses chez les sujets lymphatiques trouveront leur indication dans les formes tenaces.

ARTICLE VII

PEMPHIGUS

Le phempigus est une dermatose bulleuse qui survient tantôt à l'état aigu, à la façon d'une maladie éruptive, tantôt revêt une forme chronique avec une reproduction incessante des éléments éruptifs.

Il existe d'autres formes de pemphigus que nous nous contentons de mentionner, le *pemphigus traumatique, héréditaire* qui survient au niveau des régions soumises à des pressions, à des frottements, plante des pieds, talons, paumes des mains, plus fréquent en été et qui aboutit parfois à des formations cicatricielles ou à des kystes épidermiques.

Ces diverses formes de pemphigus n'ont de commun que la lésion cutanée. Elles constituent des affections distinctes, qui sont parfois difficiles à différencier au début, par exemple, lorsque le pemphigus chronique, ce qui est exceptionnel, se montre chez l'enfant. Nous ne décrirons ici que le pemphigus aigu, qui seul appartient en propre à la pathologie de l'enfance.

1º **Étiologie**. — Le pemphigus aigu comprend deux formes : le *pemphigus du nouveau-né*, le *pemphigus de l'enfance*.

α) Le *pemphigus du nouveau-né* se montre à la fin de la première semaine ou au commencement de la seconde. Il survient chez les enfants bien portants aussi bien que chez les débiles. Il paraît dû à une infection cutanée par des micro-organismes divers, bactéries (WIDAL et DÉJERINE), micrococque (COLRAT, DEMME, ALONQUIST), staphylocoques (STRELITZ, RICHARDIÈRE, ESCHERICH).

Il peut se transmettre par simple contact. KOCH [1] a vu deux nourrices allaitant des enfants atteints de pemphigus présenter des bulles à la poitrine.

La contamination est parfois indirecte : c'est ainsi qu'on a observé une femme atteinte de pemphigus après l'emploi d'un linge qui avait servi à essuyer les mains d'une sage-femme préposée au soins d'un nourrisson souffrant de cette affection.

La transmission se fait volontiers aux nouveau-nés. Il n'est pas rare de voir des épidémies dans une crèche, après un cas d'importation, ou dans la clientèle d'une sage-femme, dont un des nourrissons est atteint de l'affection. La contagion s'exerce jusque sur les adultes, mais à un moindre de gré. Tous les auteurs citent le pemphigus par contagion chez les mères, les nourrices ou les gardes-malades d'enfants qui présentent du pemphigus.

Toute cause d'irritation des téguments favorise l'implantation des germes pathogènes : bains chauds, emmaillotage serré exerçant des pressions trop fortes en certains points, érythèmes diffus d'origine intestinale.

Les téguments du nouveau-né, avec leur couche cornée mince et mal cimentée, sont particulièrement aptes à se laisser envahir.

δ) *Le pemphigus des nourrissons et de la seconde enfance* est plus rare. On l'observe cependant, à l'état sporadique ou épidémique, surtout dans les crèches ou les salles d'hôpital. Le plus souvent le pemphigus est secondaire et succède à des maladies éruptives, rougeole, scarlatine, varicelle, éruptions sudorales, érythèmes toxiques.

2° Symptômes [2]. — Le pemphigus débute par une macule rouge, arrondie, qui, au bout de quelques heures se transforme

---

[1] KOCH, **Jahrb. f. Kind.**, 1875.

[2] Voy. planche VIII, fig. 3.

par le soulèvement de l'épiderme en une bulle du volume d'une
lentille à une pièce de 20, 50 centimes, parfois davantage. Elle
renferme un liquide clair d'abord, puis opalescent, exceptionnellement hémorragique. La bulle dure peu, elle s'aplatit, sa
cuticule se flétrit et se dessèche, ou bien elle se déchire, met à
nu une érosion superficielle, sécrétant peu, qui se recouvre rapidement d'un épiderme nouveau. Celui-ci, d'abord rouge, pâlit
ensuite, est quelquefois pigmenté, mais ne tarde pas à
reprendre les caractères normaux. L'élément éruptif du pemphigus affecte une forme nettement circulaire depuis la macule
initiale jusqu'à la petite plaque épidermique furfuracée qui
signale la fin de son évolution. Elle ne laisse jamais derrière
elle des cicatrices, sauf dans les cas compliqués. Elle est
constituée essentiellement par une lésion de la couche cornée
de l'épiderme, sans atteinte ni du derme, ni du corps muqueux de Malpighi. C'est entre cette dernière et l'ectoderme
corné, au niveau de stratum granulosum, que s'accumule le
plasma sanguin qui remplit la bulle. Il est rare aussi que la
bulle de pemphigus s'accompagne d'un élément congestif
durable.

Le pemphigus occupe de préférence le tronc, la région ombilicale, le dos, les épaules, la face, le cuir chevelu, la racine des
membres. Ce n'est que dans les formes intenses qu'il s'étend aux
extrémités. Exceptionnellement il envahit les muqueuses superficielles, conjonctive, pituitaire, bouche. Il n'occupe jamais la
paume des mains et la plante des pieds, comme le pemphigus
syphilitique.

Ce qui est remarquable, c'est que des bulles appartenant à des
régions différentes, peuvent apparaître simultanément, comme
s'il y avait une série de contaminations s'exerçant en même
temps en des points variables de la surface tégumentaire.
D'autre part, l'affection débute parfois sans trouble fonctionnels ; mais dans d'autres circonstances, elle signale son invasion
par de la fièvre, des troubles gastro-intestinaux, des symptômes
nerveux, agitation, convulsions.

Il existe même des cas exceptionnels, où l'appareil fébrile est
très marqué, coïncidant avec une éruption diffuse, confluente,

qui fait ressembler la peau de l'enfant à une peau atteinte de brûlure étendue au premier degré.

Enfin l'évolution de la maladie se fait par poussées successives, mais toujours avec ce caractère paradoxal de bulles qui paraissent dans le même temps à la face, au tronc, aux membres. On retrouve absolument ici la manière de la varicelle, et au bout de quelques jours, on constate en effet, au niveau de la même région des éléments d'âge différent.

Ces particularités sont surtout faciles à observer dans le pemphigus de l'enfant grandet.

La durée du pemphigus du nouveau-né est de quelques jours pour chaque élément éruptif, de trois à quatre semaines pour l'affection entière.

Dans la seconde enfance, l'évolution est à peu près la même. Cependant, dans quelques cas, les poussées se sucèdent, et peuvent aboutir à un phempigus chronique.

3° Nature de la maladie. — Les caractères que nous venons de signaler, diffusion de l'éruption, poussées successives, début parfois fébrile, s'accordent mal avec la notion d'une infection exclusivement cutanée. On ne peut mettre en doute la transmission de certains pemphigus par contact, inoculation, auto-inoculation.

Dans nombre de cas, l'affection reste localisée dans la région contaminée : ainsi du phempigus des nourrices ou des gardes-malades soignant des enfants atteints de cette affection. Mais, il n'y aurait rien d'irrationnel à admettre que l'inoculation après avoir produit une lésion locale, pût déterminer une maladie générale, comme cela arrive pour l'inoculation variolique et parfois pour l'inoculation vaccinale. Ce qui me fait pencher pour cette interprétation, c'est que l'emploi des linges stérilisés avec lesquels j'arrête la diffusion de toutes les lésions infectieuses, purement locales de la peau, n'a jamais réussi à prévenir les poussées successives de pemphigus. Il m'est arrivé de voir des bulles de pemphigus infectées secondairement, suppurant ou ulcérées. L'application de linges stérilisés arrêtait parfaitement la complication, mais n'empêchait pas de nouvelles bulles de se produire, mais cette fois à l'état pur, sans aucune addition morbide.

Cette interprétation permet de comprendre les différentes expressions symptomatiques du pemphigus : tantôt, la maladie, est discrète, sans réaction d'aucune sorte ; elle se borne à quelques bulles limitées au tronc, à la racine des membres, dans les régions contigues : l'inoculation n'a produit qu'une lésion locale, comme l'inoculation vaccinale.

Tantôt, la bulle de pemphigus se reproduit un certain nombre de fois, sous forme de poussées successives : il s'est produit une maladie générale bénigne, qu'on peut comparer à la varicelle.

Tantôt l'affection procède d'emblée d'une façon massive : des bulles nombreuses se montrent simultanément en différents points du corps, en même temps qu'éclatent les symptômes généraux caractérisés. A moins de supposer que les téguments de l'enfant n'aient été plongés dans un véritable bain infectant, on peut admettre que la maladie est générale d'emblée, et la comparer à une variole, dont les pustules sont inoculables, tout en relevant d'une infection générale d'emblée, par la voie respiratoire, et non avec l'étape cutanée obligatoire.

Suivant que l'on considérera le pemphigus comme une affection purement cutanée, ou comme une affection mixte, susceptible dans certains cas, de rester locale, dans d'autres de se rapprocher des fièvres éruptives, on adoptera une prophylaxie différente : l'antisepsie ou l'asepsie de la peau suffira aux uns, l'isolement s'imposera pour les autres.

4° Pronostic.— Le pronostic est bénin dans la plupart des cas : on a cependant signalé des faits de pemphigus compliqué de congestions viscérales, de broncho-pneumonie. Le pemphigus, comme toutes les solutions de continuité de la peau, chez l'enfant et surtout chez le nouveau-né, expose à toutes les infections secondaires, suppuration, ulcération, septicémie, etc.

5° Diagnostic. — Chez le *nouveau-né*, on ne peut guère confondre le pemphigus simple, ni avec le *pemphigus syphilitique* qui se montre dès la naissance, occupe la paume des mains et la plante des pieds, s'accompagne de coryza et d'un état général grave, ni avec la *dermatite exfoliatrice* : celle-ci s'accompagne parfois de productions bulleuses, mais dans l'intervalle des bulles, on observe de l'érythème et de la desquamation.

En dehors de la période du nouveau-né, il faut séparer le pemphigus de la *varicelle bulleuse*, de *l'urticaire bulleux*, des éruptions bulleuses de cause accidentelle, *brulures, gale,* etc. Enfin, le pemphigus récidivant amèie à poser la question du *pemphigus chronique*, très distinct du pemphigus infectieux.

Parfois le pemphigus suppure, s'accompagne d'ulcérations, de produits squameux épais. Dans des cas de ce genre, très difficiles à interpréter, l'emploi des linges stérilisés nous a permis d'arrêter l'infection additionnelle, et on voit alors le pemphigus évoluer à l'état pur.

6° Traitement. — La *prophylaxie* consistera à éviter les auto-inoculations, et la transmission de la maladie aux autres enfants et à l'entourage.

La désinfection, le pansement des régions atteintes et même l'isolement sont indiqués.

On préviendra les infections secondaires par l'emploi des linges stérilisés ou un pansement soigneux.

Le traitement proprement dit se bornera à une application de poudres inertes, talc, sous-nitrate de bismuth. Il est absolument inutile d'employer des bains ou des pommades.

Dans les cas à réaction générale, on traitera l'affection comme une fièvre éruptive.

ARTICLE VIII

DERMATITE HERPÉTIFORME DE DÜHRING-BROCQ

Cette dermatite dont on a voulu séparer une forme infantile doit rentrer dans la description commune. Deux travaux récents ont étudié ce point de vue : celui de MEYNET et PÉHU [1], à propos

---

[1] MEYNET et PÉHU, *Ann. de dermatologie*, 1903.

d'une observation de mon service, et celui de HALLÉ [1] qui a pu réunir une cinquantaine de cas.

L'affection se montre dès la première enfance, plus souvent entre six et dix ans ; elle est exceptionnellement congénitale. Elle prédomine dans le sexe musculin sans épargner les filles, comme le prétendait UNNA. La maladie affecte parfois un caractère familial ou héréditaire : souvent on note chez les parents des stigmates de névropathie ou de maladies nerveuses franchement caractérisées.

Le début se fait par des érythèmes polymorphes, par des phénomènes douloureux en des points divers de la peau, ou enfin par des bulles d'emblée non précédées d'érythème. Les deux caractères essentiels de la maladie sont le polymorphisme et la marche par poussées successives. Dans l'éruption polymorphe, il faut distinguer des lésions primitives et secondaires, qui peuvent d'ailleurs se rencontrer dans une même région cutanée.

Les *lésions primitives* sont l'*érythème*, la *vésicule* et la *bulle*. Cette dernière peut se montrer d'emblée ou se développer sur une plaque d'érythème. L'érythème et la bulle affectent souvent une configuration circinée, herpétiforme qui a valu à la maladie le nom que lui ont assigné DÜHRING et BROCQ. Parfois les éléments se groupent à la façon des vésicules d'un zona ordinaire. Très souvent, il y a de la pustulation secondaire qui peut être comptée comme faisant partie intégrante du processus éruptif.

L'exanthème siège ordinairement sur les segments périphériques des membres et la partie inférieure de l'abdomen, parfois d'une façon symétrique. L'affection peut occuper les muqueuses, bouche, fosses nasales, conjonctive, vagin. Elle produit à leur niveau des bulles qui se crèvent rapidement, en donnant naissance à des débris épithéliaux qui simulent la plaque syphilitique. Quand le début de la dermatite se fait par la muqueuse buccale, le diagnostic peut être malaisé à établir avec la syphilis (HALLÉ).

Les *lésions secondaires* consistent dans des croûtes d'apparence

---

[1] HALLÉ, Arch. de méd. infantile, 1904.

impétigineuse, qui recouvrent les vésicules et les bulles, quand celles-ci sont crevées ; ou bien la partie atteinte présente une desquamation foliacée, lamelleuse. Les lymphatiques dermo-épidermiques peuvent être oblitérés ou enflammés : il en résulte de l'œdème et de la lymphangite. Plus tard, sous l'influence des grattages et des irritations répétées, la peau se pigmente et se lichénifie.

Les symptômes subjectifs comprennent la *douleur* et le *prurit,* La douleur précède souvent la manifestation éruptive : elle est associée à un prurit qui augmente sous l'influence du froid ou à l'occasion des poussées nouvelles.

La santé générale est touchée au prorata des troubles fonctionnels, des douleurs et des infections secondaires. Quand la maladie fait un retour offensif, on voit parfois éclater de la fièvre, de la diarrhée, des troubles digestifs. On a noté dans quelques cas de l'hypoazoturie très marquée. Parfois, on observe des accidents pulmonaires, bronchite, congestion pulmonaire qui sont susceptibles d'alterner franchement avec l'éruption cutanée, comme dans l'eczéma. Le sang, les bulles présentent une éosinophilie très marquée.

L'évolution des lésions est longue, dure plusieurs semaines, parfois plusieurs mois, pendant lesquels se montrent les lésions secondaires, lymphangites, suppurations. Puis une nouvelle poussée apparaît et l'affection se prolonge ainsi pendant des années, souvent pendant toute l'enfance, car c'est au moment de la puberté que les poussées s'arrêtent et que la guérison s'établit. Encore n'est-ce pas une règle absolue. D'ailleurs la mort peut survenir par les progrès de la suppuration et de la cachexie. La plupart des caractères qu'on a invoqués, pour établir une forme infantile de la maladie de Dühring-Brocq, n'ont rien d'essentiel. C'est ainsi qu'Unna a voulu lui donner une place à part sous le nom d'*hydroa puerorum* en se basant sur le peu de polymorphisme de l'éruption, l'acuité des poussées, l'influence de l'été, la prédominance de la douleur sur le prurit, l'atteinte de l'état général. D'autres, comme Thilliez, insistent sur la pigmentation de la peau, son épaississement, la dissémination des lésions. Meynet et Péhu ont montré la contingence de tous ces faits et proposent de ranger la dermatite herpétiforme infantile dans le cadre de celle de l'adulte.

Son pronostic et son traitement sont les mêmes. On évitera de macérer l'épiderme par des applications émollientes ; on aura recours aux poudres inertes ; on combattra la douleur, les troubles digestifs, la fièvre ; on préviendra les lésions secondaires par une asepsie rigoureuse. Les pâtes et les pommades avec 1 p. 10 de goudron de houille purifié et lavé calment le prurit et favorisent l'épidermisation (Nicolas).

LIVRE X

MALADIES DES NOUVEAU-NÉS

Les maladies des nouveau-nés constituent, dans les affections de l'enfance un groupe naturel, tant par les conditions qui président à leur développement que par leur physionomie très spéciale. Le nouveau-né présente à l'infection un certain nombre de portes ouvertes dont la principale est l'ombilic. C'est la plaie ombilicale qui est le siège habituel de certains accidents, tels que l'hémorragie, de complications locales, suppuration, ulcération, inflammation phlegmoneuse, gangréneuse, érysipélateuse, c'est elle qui est le point de départ des infections tétanique, septicémique, avec ou sans participation des artères et des veines ombilicales.

A côté de la plaie ombilicale, signalons la peau en général, très vulnérable en raison de sa finesse, de son état de desquamation et s'inoculant avec une facilité remarquable, ou livrant passage à des substances toxiques secrétées par l'intestin et qui l'irritent, de façon à produire des érythèmes, des dermatites.

L'enfant emprunte parfois à la mère les maladies qui le frappent dès les premiers jours de sa vie. C'est ainsi que s'expliquent certaines septicémies congénitales et surtout l'ophtalmie des nouveau-nés.

Les changements qui s'opèrent dans la respiration et la circulation dès la naissance sont parfois incomplets, chez les prématurés, chez les enfants infectés congénitalement par la syphilis ou intoxiqués par l'alcoolisme des parents. Ce sont des débiles à température basse, sujets au refroidissement, aux accès de cyanose, à l'œdéme.

Nous décrirons successivement les maladies de l'ombilic, la péritonite des nouveau-nés, les hémorragies des nouveau-nés, l'ictère des nouveau-nés, l'œdème, la sclérème, la dermatite exfoliatrice, le tétanos, la mammite, le céphalhématome, l'ophtalmie des nouveau-nés. Nous avons déjà décrit l'érysipèle, le muguet.

ARTICLE PREMIER

MALADIES DE L'OMBILIC

Le cordon ombilical, après sa section, se dessèche de son extrémité libre à son point d'implantation, pendant qu'à sa base il se forme un sillon d'élimination. Le cordon tombe du cinquième au sixième jour, laissant derrière lui une surface secrétante, circonscrite par les bords de l'anneau ombilical et qui se cicatrice complètement au bout de quelques jours. Immédiatement après la naissance on lave à l'eau bouillie ou boriquée, et on fait un pansement avec un tampon coton imbibé d'alcool à 93°; on fixe avec une bande. L'alcool s'évapore peu à peu, la dessication du cordon se fait en 24 ou 48 heures; on ne fait qu'un pansement à l'alcool. Le cordon au lieu de se dessécher peut rester humide, mollasse, grisâtre; il devient fétide et présente les caractères de la putréfaction. Dans ces cas, sa chute est retardée, et la réaction de l'ombilic se fait parfois d'une façon anormale, avec production de bourgeons charnus volumineux, qui disparaissent plus ou moins rapidement après l'élimination du cordon. L'ombilic peut être le siège d'érosions, d'ulcérations, de bourgeons charnus, de phlegmon, de gangrène, d'érysipèle, d'artérite et de phlébite.

1° Érosion, ulcération. — Parfois il subsiste une *érosion* ou une *ulcération*, avec ou sans rougeur des bords de l'ombilic, donnant lieu à une sécrétion muco-purulente mélée à du sang, et à une formation pseudo-membraneuse superficielle.

L'ulcération ombilicale est parfois de nature syphilitique (HUTINEL); dans ce cas elle est atone, indolore, tenace.

On se contente d'attouchements à la teinture d'iode ou à l'eau oxygénée, on poudre à l'aristol ou au peroxyde de zinc et on panse avec du coton aseptique.

2º Bourgeons charnus. — Dans quelque cas, il se forme sur le fond de l'ombilic un *bourgeon charnu* gros comme un pois, une fraise, qui sécrète du pus. Si on n'intervient pas, cette fongosité peut durer des mois. Il suffit de toucher la lésion avec la pierre infernale et de panser comme précédemment.

Quand le bourgeon est franchement pédiculé, on peut passer un fil de soie aseptique en serrant le pédicule ou l'exciser.

3º Phlegmon. — L'infection ombilicale, qui s'est révélée dans les cas précédents par des lésions superficielles, pénètre parfois plus profondément et aboutit à des altérations variées : phlegmon, gangrène, érysipèle, artérite, phlébite, septicémie. Dans le phlegmon, l'ombilic se tuméfie, s'entoure d'une zone dure, rouge, infiltrée, qui tantôt aboutit à la résolution, tantôt à la formation de petits abcès, ou d'une collection purulente plus volumineuse. Parfois, elle envahit une partie de l'abdomen, gagne en profondeur, et tue par péritonite, phlébite ou septicémie. Le phlegmon s'accompagne de fièvre, d'agitation, de douleurs. Le traitement consiste en pansements antiseptiques, cataplasmes, incision des abcès.

4º Grangrène. — Dans la gangrène ombilicale, qui succède à l'ulcère ou au phlegmon, parfois à une gangrène humide du cordon, le processus débute souvent par une vésicule roussâtre qui se rompt et découvre une partie mortifiée entourée d'une zone enflammée.

L'eschare, si elle ne s'étend pas, s'élimine, la maladie peut guérir. Souvent la mort survient au bout de quelques jours par épuisement, avec hypothermie. Dans beaucoup de cas, l'eschare s'étend et aboutit à la péritonite ou à la septicémie.

RUNGE décrit, d'après RITTER et WIDERHOFER, des gangrènes secondaires à une septicémie et au choléra infantiles. La mort est constante dans ces cas.

Le traitement est celui de la gangrène en général. La gangrène de l'ombilic a à peu près disparu, comme le noma. Elle se montrait autrefois par épidémies.

5° **Erysipèle**. — L'érysipèle ombilical a été décrit à propos de l'érysipèle en général.

6° **Artérite et phlébite**. — L'artérite et la phlébite ombilicales n'ont à peu près pas d'histoire clinique. Elles se montrent indépendamment de toute altération locale de l'ombilic, et provoquent tantôt la mort d'une façon inattendue, tantôt avec un cortège de phénomènes septicémiques, fièvre, broncho-pneumonie, péritonite, abcès et surtout de l'ictère.

La *prophylarie* de toutes les maladies de l'ombilic est la même : section aseptique du cordon, pansement aseptique, de préférence le pansement sec, désinfection des mains avant le pansement, éloignement du nouveau-né de la mère, lorsque celle-ci est atteinte d'accidents puerpéraux.

ARTICLE II

PÉRITONITE DES NOUVEAU-NÉS

La péritonite des nouveau-nés est d'origine infectieuse. L'infection pénètre habituellement par l'ombilic en suivant les vaisseaux ombilicaux et leurs gaines, ou les lymphatiques, Elle est primitive ou succède à des localisations préalables de l'infection sur l'ombilic : phlegmon, érysipèle, gangrène, artérite et phlébite. Elle est pure ou associée à divers symptômes septico-pyémiques : suppurations multiples, hémorragies, ictère. Elle coïncide avec les différentes infections des nouveau-nés et des femmes en couches et se montre parfois sous forme d'épidémies.

Elle débute rapidement après la naissance ou après la chute du cordon. Les traits s'altèrent. Le bébé a des vomissements bilieux, dont LORRAIN a signalé la valeur diagnostique. L'existence de la diarrhée est compatible avec la péritonite. La température est très haute, 40° et au-dessus. Le ventre se ballonne, on perçoit de la matité et du flot dans les parties déclives. Le liquide file souvent dans les tuniques vaginales, surtout à droite

(LORRAIN). L'enfant est agité, anxieux, puis abattu, somnolent, avec dépression progressive des forces. L'enfant meurt au bout de quatre à cinq jours dans la stupeur, dans les convulsions, avec une cyanose progressive des extrémités.

La mort est la règle. Le diagnostic est basé sur les vomissements jaunes, la haute température, les signes physiques. Il faut distinguer la péritonite acquise de la péritonite *congénitale* due à une infection survenue à la fin de la grossesse, par une propagation d'une maladie maternelle, ou par une rupture prématurée de la poche des eaux.

La péritonite du nouveau-né est en générale due à l'infection streptococcique.

Parfois la péritonite congénitale se borne à une simple ascite, sans réaction inflammatoire proprement dite, dans ce cas elle est habituellement de nature *syphilitique* et s'accompagne de lésions hépatiques.

Le traitement est surtout prophylactique.

ARTICLE III

HÉMORRAGIES DES NOUVEAU-NÉS

Le *nouveau-né* est sujet à un certain nombre d'hémorragies qu'on a distinguées suivant leur siège en hémorragies *ombilicales, gastro-intestinales, broncho-pulmonaires, rénales, vulvaires*. Les hémorragies rénales seront étudiées à propos de l'ictère des nouveau-nés sous le nom de *maladie de Winkel*. Nous ne ferons qu'une simple mention des hémorragies vulvaires et broncho-pulmonaires qui sont exceptionnelles. Enfin on a signalé dans les premiers jours de la naissance, des taches ecchymotiques sur le tronc des enfants (BAR) qui paraissent dues au traumatisme de l'accouchement, même lorsque celui-ci a été facile. Elles sont sans importance d'ailleurs et doivent être distinguées du purpura, des septicémies. Il est à peine besoin de signaler les contusions ou plaies dues à l'application du forceps et aux autres manœuvres obstétricales,

Il est à remarquer d'ailleurs que cette classification des hémorragies, suivant le siège, ne convient qu'à un petit nombre de faits, ceux dans lesquels l'hémorragie paraît être un phénomène purement local. Le plus souvent, en effet, les hémorragies précitées se combinent non seulement entre elles, mais avec des taches cutanées, avec des infiltrations sanguines viscérales, de façon à constituer un véritable purpura qui ne diffère de celui de la seconde enfance que par la prédominance élective des taches, des ecchymoses et des hémorragies sur les points vulnérables du nouveau-né, ombilic, muqueuse gastro-intestinale, de même que plus tard on les verra prédominer sur les téguments des membres inférieurs ou sur les points soumis aux pressions et aux irritations mécaniques.

Pour la commodité de la description, nous maintiendrons la division en hémorragies régionales.

§ 1. — HÉMORRAGIES DE L'OMBILIC, OMPHALORRAGIES

L'omphalorragie est une hémorragie ombilicale, des premiers jours de la naissance, relevant tantôt d'une cause purement locale, tantôt d'une infection générale.

1º Etiologie et symptômes. — L'omphalorragie est rare. On l'observe une fois sur 5000 naissances (GERHARDT) ; mais comme elle est le plus souvent liée à un processus infectieux, sa fréquence doit évidemment varier avec les conditions hygiéniques du nouveau-né (maladies de la mère, encombrement, épidémie septicémique, etc.). L'omphalorragie est un phénomène local ou ne constitue qu'un symptôme du purpura des nouveau-nés.

a. *Omphalorragie de cause locale.* — Elle ne coexiste avec aucune autre hémorragie, se montre très-près de la naissance, n'a pas de tendance à se renouveler si on applique le traitement à temps, ne comporte de danger que par la quantité de sang qui peut s'échapper avant l'intervention ; le sang présente d'ailleurs ses caractères normaux. L'hémorragie est facile à reconnaître quand l'enfant est découvert. S'il est emmailloté, on sera mis sur la voie, par la pâleur subite, la cessation des cris, l'abattement.

Bien souvent l'hémorragie est déjà notable, 80, 100 grammes, lorsqu'on s'en aperçoit. Il faut donc établir, à ce point de vue une surveillance attentive chez les sujets débiles, respirant mal, suspects de lésions vasculaires, en raison d'accidents infectieux ou toxiques de la mère pendant la grossesse.

L'hémorragie est veineuse ou artérielle.

Dans les conditions normales, l'hémorragie ombilicale, même en l'absence de ligature du cordon, ne doit pas se produire et en fait ne se produit pas, ainsi que le démontre l'exemple des animaux. La veine ombilicale non alimentée par le sang maternel se vide dans l'organisme de l'enfant où l'attire d'ailleurs le vide produit par l'inspiration. La pression artérielle est basse chez le nouveau- né ; de plus la tension de l'aorte abdominale est encore diminuée par l'attraction inspiratoire. Aussi les fibres musculaires des artères ombilicales, rétractées après section ou déchirure du cordon, n'ont-t-elles pas de peine à résister au faible choc artériel.

L'hémorragie ombilicale se produit, d'après cela, lorsque la ligature du cordon étant mal faite, il y a insuffisance de l'aspiration pulmonaire (asphyxie, débilité congénitale), parésie des fibres lisses des vaisseaux ombilicaux (cordon gras, action des bains chauds), ou enfin obstacle circulatoire (malformation cardiaque, affection hépatique, bandage serré abdominal). Elle se produit d'autant plus volontiers que le cordon a été coupé plus près de l'abdomen. Elle peut même se montrer, bien qu'exceptionnellement, après la chute du cordon. Son pronostic dépend de la quantité de sang écoulé, et de la résistance du sujet. Les hémorragies tardives, sans être associées à des symptômes de septicémie hémorragique peuvent dépendre d'artérite ou de phlébite ombilicale, elles sont par conséquent plus graves que les hémorragies précoces.

b. *Omphalorragie de cause générale.* — Plus tardive que la précédente, elle survient en moyenne à la fin de la première semaine, après la chute du cordon, quelquefois avant. L'hémorragie, d'abord discrète, s'arrête facilement par la compression ; mais elle se reproduit dès qu'on desserre. Elle rappelle les hémorragies capillaires. Le sang est noir, fluide, se coagule mal. Outre les symptômes d'anémie aiguë qui accompagnent toute perte de sang, pâleur, dépression, petitesse du pouls, on note la coexistence d'un certain nombre de manifestations qui annoncent l'infection générale : purpura, ecchymoses, hémorragies multiples, souvent de l'ictère (GRANDIDIER), ou bien de la cyanose, une coloration bronzée, de l'œdème. La mort arrive dans la somnolence ou les convulsions au bout de quelques jours. La mortalité est de 83 p. 100 (GRANDIDIER).

Cette forme d'omphalorragie n'est à proprement parler qu'un symptôme d'une affection générale que nous retrouverons à propos du mélæna et qui devrait trouver place dans l'étude du purpura.

On a découvert soit dans le sang, soit dans les foyers d'infiltration sanguine, soit dans les selles, des streptocoques, des staphylocoques, le pneumo-bacille de Friedlander, le bacille pyocyanique, le bacillus lactis aérogènes, des microorganismes innommés (BABÈS, NEUMANN, DUNGERN, GARTNER, GUINON, etc.). On a noté chez l'enfant la syphilis, la septicémie puerpérale, la dégénérescence graisseuse des viscères (maladies de BÜHL), du purpura chez la mère au dernier mois de la grossesse (DOHRN), une épidémie de pneumonie dans l'entourage de l'enfant (DUNGERN). Toutes ces circonstances jointes à la complexité du tableau symptomatique témoignent en faveur de la nature infectieuse de cette forme de l'hémorragie ombilicale (RUNGE, ROMME). Quelques auteurs ont invoqué l'hémophilie, mais il est à remarquer que les nouveau-nés qui survivent à leurs hémorragies ombilicales ou gastriques ne saignent pas plus tard.

2° Traitement. — Le traitement comprend la *prophylaxie* et le *traitement proprement dit* :

a. *Prophylaxie.* — La prophylaxie ressort des considérations pathogéniques exposées ci-dessus. Chez les enfants débiles, respirant mal, asphyxiques, soigner particulièrement la ligature du cordon, employer un fil non coupant. TARNIER et BUDIN ont proposé un fil élastique. BUDIN a utilisé la ligature dite en bouchon de champagne. Surveiller les cordons gras : au besoin isoler l'extrémité des vaisseaux et les lier séparément (AUVARD). Faire de la respiration artificielle. Eviter chez l'enfant toute infection accidentelle par la plaie ombilicale, la bouche, la vulve, etc.

b *Traitement proprement dit.*— L'hémorragie se produisant, on agira diversement avant et après la chute du cordon. Avant, on aura recours aux moyens que nous venons d'énumérer comme préventifs. Après, on fera de la *compression* avec les doigts, en pinçant et en rapprochant les deux bouts de l'ombilic, avec un tampon d'ouate imbibée ou non d'hémostatiques, eau de Pagliari, perchlorure de fer dilué, qu'on fixe sur l'ombilic au moyen d'un bandage serré. On conseille généralement, pour mieux assurer la compression, d'interposer entre le tampon et le bandage un corps solide, tel qu'une pièce de monnaie, une tranche de bouchon.

DUBOIS a préconisé la *ligature en masse* du cordon au moyen de deux épingles en croix qui traversent l'ombilic et autour desquelles on jette une suture entortillée.

Dans les cas rebelles, on pourrait avoir recours à la ligature sous péritonéale ou péritonéale des vaisseaux. La plupart de ces procédés échouent, toutes les effractions thérapeutiques faites à la peau se mettant elles-mêmes à saigner.

Le *traitement général* comprend l'emploi de toniques, alcool, éther, les injections sous-cutanées d'hydrastinine, d'ergotine, les injections de sérum artificiel, de sérum antidiphtérique.

Tous les procédés ont donné des succès, mais il faut surtout les attribuer à la forme de l'hémorragie qui guérit rarement lorsqu'elle est d'origine infectieuse.

§ 2. — MÉLÆNA

Le mélæna est constitué par des évacuations sanglantes à travers l'anus, qui se montrent dans les premiers jours de la vie, et sont parfois associées à des hématémèses.

1° Etiologie, symptômes. — S'il est relativement facile dans l'omphalorragie de comprendre le mécanisme de l'hémorragie, il n'en est plus de même pour le mélæna. Celui-ci se présente dans trois circonstances différentes.

α) Tantôt *il est associé au purpura infectieux* et, dans ce cas, nous retrouvons les mêmes symptômes, la même évolution que dans l'omphalorragie infectieuse, avec cette différence que l'enfant laisse échapper du sang dans ses vomissements et ses selles.

β) Tantôt l'hémorragie se montre comme un *phénomène local* Le second ou le troisième jour, le nouveau-né a des selles sanglantes ou bien il vomit et expulse des mucosités mêlées de sang. L'hémorragie peut être assez forte pour entraîner la mort au bout de quelques heures. Plus discrète, elle peut laisser survivre le nouveau-né à condition qu'elle s'arrête après un ou deux jours. En dehors des symptômes d'anémie aiguë, on ne trouve rien de particulier, parfois une sensibilité au palper épigastrique, rarement du ballonnement abdominal, un peu de gonflement du foie et de la rate. Or dans les faits de ce genre on trouve 40 fois sur 100 des ulcérations de l'estomac ou du duodénum, exceptionnellement dans l'œsophage ou le reste de l'intestin. Leur nombre varie. Parfois il n'y a qu'un ulcère arrondi ou ovale, taillé à pic, plus ou moins rongeant et pouvant aboutir à la perforation. Le plus souvent il s'agit de petites ulcérations multiples, pisiformes ou linéaires. Enfin, on a trouvé de simples érosions. En même temps que les ulcérations, on a signalé de la congestion générale de la muqueuse ou des points d'infiltration sanguine. Les ulcérations peuvent aboutir à la section d'un vaisseau qu'on retrouve au fond de la plaie. Généralement autour de la perte de substance, les vaisseaux sont thrombosés.

γ) Dans un dernier groupe de faits la *cause échappe*. Les symptômes sont ceux que nous venons de décrire, mais la muqueuse gastro-intestinale est pâle, lisse, sans ecchymoses, sans congestion, sans ulcération. On en est réduit à admettre que la congestion existait pendant la vie et a cessé avec elle ou que le sang provenant des fosses nasales, de la bouche, des bronches a été avalé et représente un faux mélæna.

2º Pathogénie. — Les phénomènes congestifs et ulcéreux ont reçu diverses explications. La *charge subite imposée à la veine porte* après la naissance fait concevoir la gêne de la circulation abdominale. Celle-ci est aggravée par toutes les *causes d'asphyxie* déjà signalées à propos de l'omphalorragie et par les *altérations du foie.*

Pomorski fait intervenir des *lésions du système nerveux central*, d'origine obstétricale, d'où résultent des troubles des centres vaso-moteurs, d'après les expériences déjà anciennes de Schiff et de Brown-Sequard. Landau admet une *embolie* partie d'une thrombose de la veine ombilicale et amenée à l'aorte par le canal artériel. De là elle file dans une artère intestinale. D'autres auteurs ont allégué le traumatisme de l'accouchement

Il est plus difficile d'interpréter le mécanisme de l'ulcération. L'*embolie* invoquée par Landau doit être fort rare. D'autre part, le siège exclusif de l'ulcère sur l'estomac et le duodénum impose l'idée d'une *action des sucs digestifs* propres à ces régions, ce qui établirait l'analogie complète avec l'ulcère de l'adulte. Mais à supposer que le suc gastrique agissant sur une muqueuse sans vitalité par le fait d'ecchymoses, d'infiltrations sanguines, produise l'ulcère, comment expliquer sa rapidité d'action. Il est vraisemblable que le processus a commencé pendant la vie fœtale. Billard et Bohn avaient déjà admis autrefois l'existence de gastrites fœtales.

3° Diagnostic. — Le sang que l'enfant rejette de la bouche ou de l'anus peut provenir d'une crevasse mammaire de la nourrice, du sang dégluti au passage pelvien, d'une hémorragie accidentelle de la bouche (section du filet, manœuvre des doigts en crochet pour le dégagement de la tête). Au début le mélæna peut être masqué par son mélange avec le méconium.

Il est intéressant de noter à côté du mélæna, une *gastro-entérite hémorragique*, décrite par Audry (Lyon médical, 1901), chez des prématurés débiles, âgés de moins d'un mois, et qui a ce caractère singulier de ne pas donner lieu ni à du mélæna, ni à de l'hématémèse. Ce défaut d'extériorisation a été noté 11 fois sur 11 cas. L'hémorragie semble se produire brusquement, dans le cours d'une gastro-entérite infectieuse, se traduisant par l'abattement et la cyanose. La mort survient assez rapidement pour que l'hémorragie ne puisse se faire jour au dehors. La gastro-entérite hémorragique, telle qu'elle est présentée par AUDRY, est le résultat d'une infection, frappant successivement plusieurs malades, se transmettant peut-être par contagion. Elle démontre que pour apprécier la proportion des septicémies hémorragiques, il faut faire entrer en ligne de compte, non seulement les symptômes, mais les résultats de l'autopsie.

4° Pronostic. — Le pronostic est très grave dans le purpura infectieux, moins sombre dans le mélæna d'origine locale, surtout s'il n'y a pas d'ulcération. La mortalité a été évaluée diversement suivant que l'on confondait tous les mélænas ou que l'on en distinguait les différentes formes. RUNGE admet une mortalité de 50 à 60 p. 100 ; KLING de 35 p. 100. Tout mélæna qui dure plus de quarante-huit heures est considéré comme fatal.

5° Traitement. — Immobilité ; glace à l'intérieur; hémostatiques, perchlorure de fer, quelques gouttes dans de l'eau sucrée ; injections sous-cutanées d'ergotine; injections rectales de sérum gélatiné. Il est rationnel de prescrire, comme chez l'adulte, des alcalins pour arrêter l'action du suc gastrique. En cas d'ulcère, on donnera de l'eau de chaux ou du bicarbonate de soude. Le traitement général est le même que dans l'omphalorragie : injections de sérum, d'éther, d'huile camphrée. Il est prudent de suspendre l'alimentation et d'avoir recours à la diète hydrique.

§ 3. — HÉMORRAGIES BRONCHO-PULMONAIRES

Les hémorragies broncho-pulmonaires ne se traduisent pas par une toux suivie d'expectoration. Tantôt il s'écoule une bave roussâtre ou sanglante par la bouche, par le nez, par les deux à la fois : tantôt c'est un vomissement qui évacue le sang, on trouve aussi celui-ci dans les selles (faux mélæna). Le plus souvent, il n'y a pas d'écoulement sanguin. Tout se borne à de la cyanose de la face, des extrémités, du tronc, avec une respiration lente, pénible, un cri étouffé ou nul, de l'inertie, tous les signes de l'asphyxie. La température s'abaisse à 34, 30° (DEMELIN). On peut percevoir de la matité, du souffle, des râles fins. La mort arrive au bout de quelques heures. Elle est à peu près constante.

On trouve à l'autopsie des foyers d'apoplexie pulmonaire, volumineux et en petit nombre, ou petits et multiples, du sang dans les bronches, parfois dans l'estomac et l'intestin, les lésions habituelles de l'asphyxie, ecchymoses sous-pleurales, etc. Une coexistence fréquente est celle d'hémorragies intra-craniennes.

Les hémorragies broncho-pulmonaires sont en rapport avec la naissance prématurée, la débilité congénitale, les malformations, surtout celles du cœur, les accouchement laborieux.

Elles se produisent soit pendant l'expulsion, soit dans les premières heures qui suivent la naissance, en raison de l'encombrement circulatoire dû à la débilité générale, peut-être aussi d'une fragilité anormale des vaisseaux pulmonaires qui sont les premiers soumis aux changements que crée la vie extra-utérine. Enfin il existe encore chez les prématurés une véritable forme infectieuse de la broncho-pneumonie, qui s'accompagne d'hémorragie (BERTIN, DELESTRE).

§ 4. — HÉMORRAGIES VULVAIRES

Les filles nouveau-nées ont parfois un écoulement de sang par la vulve. Il se montre du troisième au septième jour après la naissance, ne dure que quelques heures, plus rarement deux jours et davantage et disparaît pour ne plus revenir. C'est un incident insignifiant qui effraye beaucoup l'entourage, et qu'on considère comme une menstruation liée à la crise génitale du nouveau-né, laquelle se manifeste encore par le gonflement mammaire avec sécrétion lactée.

Parfois cependant, son pronostic est plus sombre, lorsque l'hémorragie vulvaire est associée à d'autres symptômes relevant de la septicémie hémorragique.

On ne connaît qu'imparfaitement le mécanisme de l'hémorragie vulvaire primitive. Les rares autopsies faites (BILLARD, ERÖSS), ont montré une congestion de la muqueuse utérine et des caillots dans sa cavité, qu'on peut attribuer aux troubles de la circulation, si communs chez les nouveau-nés débiles ou respirant mal.

Le traitement, qui ne sera appliqué qu'en cas d'hémorragie de quelque importance ou de quelque durée, consistera en injections chaudes, 45 à 48°, ou en lavements chauds.

ARTICLE IV

ICTÈRE DES NOUVEAU-NÉS

L'ictère des nouveau-nés, quoique relevant par exception des mêmes causes que l'ictère de l'adulte, constitue en général une forme très spéciale de l'ictère, qui se rapproche surtout de l'ictère hémaphéique.

L'ictère des nouveau-nés se présente sous deux formes : l'*ictère idiopathique*, l'*ictère symptomatique*.

1° Ictère idiopathique. — L'ictère idiopathique est un ictère bénin ; c'est le plus fréquent des ictères du nouveau-né.

a. *Symptômes.* — Il se manifeste parfois quelques heures après la naissance et présente une évolution cyclique en trois périodes : période rouge ou préictérique, période jaune ou d'ictère confirmé, période de déclin. Il se traduit par une coloration jaunâtre qui, dans les cas légers, occupe le visage et le tronc, dans les cas moyens s'étend à la racine des membres et aux muqueuses, conjonctive, muqueuse buccale, et dans les cas intenses à tout le tégument. C'est au deuxième ou troisième jour que l'ictère est le plus marqué, puis il diminue progressivement ; il s'efface en général en une semaine. Exceptionnellement il dure deux à trois semaines. Il ne s'accompagne d'aucun symptôme propre, pas de troubles digestifs, pas de ralentissement du pouls, pas de température. Les selles sont colorées. L'urine ne renferme pas de pigments biliaires ; cependant Cruse en opérant sur de grandes quantitée d'urine a toujours pu déceler la présence de bilirubine en granulations ; elle contient en outre des cristaux d'hématoïdine et d'urate de soude ; les acides biliaires font défaut ; l'urobilinurie existe quelquefois.

Il n'y a pas de modification de l'etat général ; les enfants jaunes perdent un peu plus de poids que les autres et mettent plus de temps à le regagner. Hormis ce point, c'est une affection insignifiante.

b. *Étiologie.* — Elle est plus fréquente dans les maternités et les crèches, où on la rencontre 7 à 8 fois sur 10, qu'en ville. Elle se montre surtout chez les enfants débiles, nés avant terme, venus par le siège, appartenant à des primipares, jumeaux, ayant souffert à un titre quelconque pendant la grossesse ou l'accouchement.

Elle plus fréquente chez les garçons.

c. *Pathogénie.* — Malgré la présence de grains pigmentaires trouvés par quelques auteurs dans l'urine, l'ictère du nouveau-né n'a aucun rapport avec l'ictère par résorption biliaire et doit être considéré comme un ictère d'origine sanguine. Cette conception est confirmée par ce qu'on sait des changements qui s'opèrent dans le sang du nouveau-né. Hayem a démontré en effet que dans les premiers jours qui suivent la naissance, il y avait d'un moment à l'autre des oscillations considérables du nombre des globules, par conséquent une destruction et une rénovation active des hématies, et la mise en liberté de beaucoup d'hémoglobine. On est même parti de ce point, pour faire un traitement préventif de l'ictère. Porak a prétendu que la ligature tardive du cordon en augmentant notablement la quantité du sang fœtal, préparait une plus grande destruction d'hémoglobine et favorisait l'ictère. Ces vues n'ont pas été confirmées. On lie d'habitude le cordon, immédiatement après la cessation des battements artériels.

La pathogénie s'est précisée dans ces derniers temps. *Leuret* a soutenu que la fragilité globulaire serait très manifeste à la période pré-ictérique et proportionnelle à l'intensité qu'acquerra l'ictère les jours suivants ; à l'examen spectroscopique le sérum donne les bandes d'absorption caractéristiques de l'hémoglobine, les nouveau-nés ictériques ont plus d'hématies granuleuses que les autres (Sabrazès et Leuret). L'ictère idiopathique est un ictère hémolytique.

Cette conclusion est adoptée par Cathala et Daunay. Pour ces auteurs, la résistance globulaire chez le nouveau-né est plus faible que chez l'adulte ; elle n'est pas sensiblement diminuée chez l'ictérique ; il semble toutefois que l'ictère survienne de préférence et avec une intensité plus grande chez les enfants qui ont une plus faible résistance à la naissance, et qu'il y ait un rapport entre les deux phénomènes.

Leuret, Moussous, expliquent la fragilité globulaire par le refroidissement du corps du nouveau né. Peut-être, avec Cathala et Daunay faut-il incriminer un certain degré d'asphyxie lors du travail de l'accouchement.

L'ictère idiopathique des nouveau-nés ne comporte pas de traitement.

2° Ictères symptomatiques. — Ce sont des ictères très graves en général, dont les uns sont dus à la rétention de la bile et d'autres à des altérations générales du sang et du foie.

A. Ictères par rétention. — On les observe *dans certaines affections des voies biliaires.*

α) Le nouveau-né peut présenter un *ictère catarrhal* comme l'adulte, quoique plus grave. C'est là un fait exceptionnel.

β) Ordinairement l'ictère biliphéique du nouveau-né est dû à une *malformation des voies biliaires* (atrésie ou absence des gros canaux). L'ictère est intense, foncé, l'urine très colorée, les matières fécales blanc grisâtre. L'enfant maigrit, tombe rapidement dans le collapsus, et meurt au bout de quelques jours dans la somnolence, les convulsions, ou emporté par une hémorragie de l'intestin ou de l'ombilic. On a cependant cité des cas de survie pendant plusieurs mois.

γ) Les *cirrhoses congénitales,* le plus souvent syphilitiques, se présentent au milieu du tableau de l'hérédo-syphilis auquel elles ajoutent parfois comme seuls symptômes propres : la tuméfaction hépatique, l'ictère et l'ascite. Encore ces deux derniers peuvent-ils manquer.

B. Ictères par infection. — α) L'ictère se présente assez souvent comme l'un des symptômes frappants de *certaines infections du nouveau-né,* dites autrefois puerpérales et qui paraissent dues à l'envahissement de l'organisme par quelques agents, streptocoques, staphylocoques, coli communis, proteus vulgaris (Bar et Renon), qui pénètrent par le cordon ou la plaie ombilicale, plus rarement par le tube digestif.

Dans la plupart des cas, l'affection commence deux ou trois jours après l'accouchement. L'enfant est agité, a un peu de fièvre, quelques vomissements bilieux, de l'ictère, de la sensibilité du ventre. Il tombe rapidement dans le collapsus et meurt. On trouve l'artérite ou la phlébite ombilicale, des foyers de broncho-pneumonie, des dégénérescences viscérales, parfois de la péritonite. Le foie est atteint de dégénéresence graisseuse aiguë, exceptionnellement de lésions interstitielles diffuses qui témoignent d'une infection antérieure (syphilis) et ont pu contribuer à développer l'ictère, à favoriser l'infection septique post partum, sans être véritablement responsables de celle-ci.

β) Quelques-unes de ces infections avec ictère ont reçu un nom spécial : ainsi de la *maladie de Buhl* dans laquelle l'enfant né asphyxique devient jaune, et présente du mélæna, des suffusions sanguines, des hémorragies ombilicales. L'autopsie révèle une dégénérescence graisseuse de tous les viscères.

γ) Ainsi encore de la *maladie de Winkel, cyanose ictérique pernicieuse sans fièvre avec hémoglobinurie,* qui pourrait s'appeler plus justement la maladie de *Laroyenne-Charrin,* ces auteurs ayant décrit en 1873 sous le nom de *maladie bronzée hématique* ce que Winckel a appelé l'*ictère cyanique* en 1879. Elle sévit sous forme d'épidémies, se caractérise par une teinte brunâtre des téguments tirant sur le jaune, des urines brun foncé ou noirâtres, colorées par l'hémoglobine qui se dissout dans le plasma sanguin (hémoglobinémie). Il n'y a pas de fièvre, mais des vomissements, de la diarrhée. L'enfant meurt dans l'espace de un à huit jours dans le collapsus ou les convulsions.

L'*autopsie* révèle des foyers hémorragiques multiples, une infiltration brunâtre des reins, ce que PARROT appelait la tubul-hématie rénale, de la rate, du foie, une dégénérescence grais-seuse des viscères, du gonflement des follicules intestinaux et des ganglions mésentériques, l'état dissous du sang qui est noir et poisseux. WINKEL avait pu attribuer l'épidémie qu'il a obser-vée, en partie à l'usage d'une eau impure.

WOLCZYWSKI [1] a vu s'arrêter une épidémie lorsque pour le lavage de la bouche des nourrissons, on substitua une eau asep-tique à un eau qui renfermait du coli-bacille.

3) Dans tous ces ictères infectieux, il y a peu à faire comme *traitement*, soutenir les forces avec un peu d'alcool, réchauffer, donner une nourrice, combattre les hémorragies ; mais on peut espérer les prévenir. Les épidémies observées par WINKEL et WOLCZYWSKI en sont la preuve. Comme l'ombilic est la princi-pale porte d'entrée des germes infectieux chez le nouveau-né, on veillera avec soin à le panser aseptiquement : le pansement doit êter sec, le cordon relevé sur la partie supérieure de l'abdo-men pour éviter la souillure de l'urine.

ARTICLE V

ŒDÈME DES NOUVEAU-NÉS

L'œdème des nouveau-nés est une sorte d'anasarque progres-sif, rappelant assez bien l'œdème par gêne de la circulation san-guine.

1° Étiologie. — Confondu autrefois avec la sclérème avec lequel il coexiste souvent, l'œdème des nouveau-nés se montre chez les enfants nés prématurément, atteints de débilité congé-nitale, soumis à de mauvaises conditions hygiéniques, exposés à des refroidissements. L'œdème est beaucoup plus fréquent en hiver qu'en été.

On l'a attribué à une faiblesse du cœur sans lésion ou relevant

[1] WOLCZYWSKI, Rev. des mal. de l'Enfance, 1894.

d'une myocardite, à l'atélectasie pulmonaire, à une altération des vaisseaux d'origine infectieuse (BAGINSKY), à une néphrite au début.

2° Anatomie pathologique. — On retrouve tous les caractères d'un œdème passif, sans réaction inflammatoire. L'incision de la peau provoque l'écoulement d'un liquide séreux, coagulable, qui pénètre dans le tissu cellulaire sous-cutané et parfois jusque dans le muscle. Après expression de la sérosité, la peau qui était tendue, dure, redevient souple et mobile. L'œdème est souvent associé à des manifestations viscérales symptomatiques d'une stase sanguine, épanchements dans les cavités séreuses, congestion hépatique, rénale, œdème ou atélectasie du poumon.

3° Symptômes. — L'affection débute dans les quatre premiers jours, exceptionnellement plus tard. La peau est pâle, tendue, lisse, sans plis, gardant d'abord l'empreinte du doigt, plus tard résistante et dure. Saisie entre les doigts, elle se déplace d'abord, mais rapidement fait corps avec les parties sousjacentes. Elle est bientôt froide et cyanique surtout aux extrémités. Souvent l'œdème coïncide avec l'ictère des nouveau-nés.

L'œdème commence par la région sus-pubienne et par les parties déclives, mollets, pieds, cuisses, lombes, pour s'étendre peu à peu à la face et aux membres supérieurs, respectant généralement le tronc.

L'œdème provoque une certaine gêne fonctionnelle des régions envahies, immobilité des jointures, difficulté de la succion, occlusion des yeux, mais cette gêne n'atteint jamais le degré de rigidité observée dans le sclérème.

La respiration est superficielle, le cri faible, le pouls ralenti, misérable, la température s'abaisse même dans le rectum à 35°, 34° (ROGER), exceptionnellement 22° (HENNIG). L'alimentation est difficile, l'urine très réduite, le poids diminue. Dans les formes généralisées, la mort arrive par refroidissement progressif après quelques jours, plus rarement après une ou deux semaines. La guérison est possible, quand l'affection se limite, la température remonte, l'œdème se résorbe, disparaît après quatre à cinq jours. Cepenant, pendant la convalescence, on doit redouter des complications pulmonaires ou gastro-intestinales.

4º Diagnostic. — Il faut distinguer les œdèmes partiels limités aux pieds, au scrotum, qu'on observe chez beaucoup d'enfants débiles et qui guérissent. L'érysipèle laisse souvent à sa suite pendant quelques jours une infiltration œdémateuse qu'on distinguera par son siège et les antécédents. Le diagnostic avec le sclérème sera fait au chapitre suivant.

5º Pronostic. — Le pronostic est moins grave que dans le sclérème qui est souvent associé à l'œdème. Il dépend aussi de la protection de l'enfant contre les infections secondaires qui se produisent avec une facilité remarquable. Ce sont les progrès de l'hygiène générale qui ont diminué notablement la fréquence de l'œdème et du sclérème.

6º Traitement. — L'hypothermie, symptôme capital, sera traitée par l'emploi de la couveuse dans laquelle on maintiendra une température de 28º, 30º et même 35º (RUNGE). A défaut de couveuse, enveloppements chauds, bouillottes placées le long du corps.

Relever les contractions cardiaques par l'emploi de boissons chaudes, thé additionné d'un peu de cognac, injections sous-cutanées d'éther, de caféine.

Favoriser la circulation périphérique par les frictions sèches ou stimulantes, des manœuvres de massage refoulant l'œdème de la périphérie au centre, des mouvements communiqués au tronc, aux membres.

Veiller à une alimentation régulière et à une asepsie rigoureuse dans les milieux infectés.

ARTICLE VI

SCLÉRÈME

Le sclérème est constitué par une induration avec dessication de la peau qui prend l'aspect du parchemin.

1º Étiologie. — Le sclérème peut s'associer à l'œdème, mais souvent évolue à l'état pur.

Il peut être congénital (WILKES), se montrer dès les premiers jours, mais parfois aussi ne survient qu'au bout de quelques semaines.

PARROT le considérait comme un symptôme de l'athrepsie, CLEMENLOWSKY comme une complication du choléra infantile et même de la pneumonie.

2º Anatomie pathologique. — La peau est dure, parcheminée, atrophiée, soudée aux parties profondes. L'incision ne laisse écouler aucune sérosité, le tissu adipeux sous-cutané est pâle, sec, ratatiné comme la peau. On trouve les mêmes lésions viscérales que dans l'œdème, souvent de la gastro-entérite.

3º Symptômes. — La peau est lisse, sèche, pâle, cyanique ou teintée d'ictère, celui-ci s'associant au sclérème dans un grand nombre de cas. Elle rappelle le parchemin, est dure, ne joue pas sur les parties profondes. Dans les formes extrêmes, l'enfant ressemble à une momie ou à une viande fumée. L'affection débute par les membres inférieurs, s'étend à la face, se généralise ensuite en quelques jours.

La dessication et l'induration transforment la peau en carapace. L'enfant est rigide, et placé transversalement sur un bras s'y tient comme une barre (PARROT). Les mouvements des jointures sont abolis, mais de plus, les lèvres sont immobiles, la succion devient impossible, les traits sont figés, la face ressemble à celle du tétanique.

La respiration, la circulation sont entravées, l'hypothermie s'accuse, l'enfant meurt au bout de quatre à cinq jours.

Souvent, on constate en même temps que le sclérème, quelques troubles digestifs, du muguet, de la somnolence, des spasmes convulsifs.

4º Pronostic. — Le pronostic est plus grave que celui de l'œdème : la mort est habituelle dans les formes étendues.

5° Diagnostic. — Le sclérème diffère de l'*œdème* par l'atrophie. l'induration cutanées, la rigidité absolue des parties atteintes.

La *sclérodermie* peut être congénitale. CRUZE et NEUMANN en ont rapporté des exemples. La sclérodermie se distribue par îlots distincts, l'état général reste bon, la guérison est la règle.

6° Pathogénie. — La fréquence des troubles digestifs dans le sclérème, la rigidité des téguments et des muscles observés dans le choléra nostras des nourrissons, ont permis de rapprocher ces deux affections. On ne peut guère attribuer le durcissement et la rétraction des téguments à la soustraction des liquides et à la déshydratation qui ne sont pas constantes. Il est plus vraisemblable d'admettre que l'infection première fournit un poison hypothermisant, qui, en même temps qu'il entrave la circulation périphérique amène la *coagulation du tissu adipeux*. LANGER et plus tard KNOPFELMACHER ont montré que le tissu adipeux du nouveau-né renferme plus d'acide stéarique et palmitique que celui des enfants plus âgés, moins d'acide oléique, 43 p. 100 au lieu de 65 p. 100. Or, c'est l'oléine qui se coagule le plus difficilement. A deux mois il est très difficile d'obtenir à 25° la coagulation du tissu adipeux d'un cadavre ; à six mois, cela est impossible.

7° Traitement. — Le traitement est analogue à celui de l'œdème. BOLOGUINI a obtenu une guérison en quatorze jours en donnant en tout 1 gramme d'extrait de glande thyroïde fraîche.

ARTICLE VII

DERMATITE EXFOLIATRICE

Nous avons déjà décrit le *pemphigus du nouveau-né*, à l'article pemphigus ; nous n'y reviendrons pas.

La dermatite exfoliatrice est une affection septique de la peau qui a été décrite par RITTER[1]. de Prague, et qui ne paraît être

---

[1] RITTER, Central Ztg f. Kindheilk., 1878-1879.

qu'une variété des érythèmes septiques, observés à tout âge, mais présentant un développement anormal, en raison des conditions physiologiques de la peau du nouveau-né, minceur de l'épiderme, desquamation.

1° Étiologie. — L'affection se montre dans les premiers jours, parfois au bout de quelques semaines. Elle se propage habituellement par contagion. FISCHL a fait cesser une épidémie de dermatite exfoliatrice en supprimant une baignoire commune à plusieurs nouveau-nés d'une maternité.

2° Symptômes. — La dermatite exfoliatrice est constituée par un érythème avec coloration vive de la peau, gonflement, sensation de cuisson, de prurit, que traduit l'agitation de l'enfant. Au bout de quelques jours, la rougeur diminue et l'épiderme desquame.

La desquamation est sèche, ou bien elle est précédée de la formation de vésicules ou même de bulles qui rappellent le pemphigus. Les lamelles épidermiques ont des dimensions variables. Dans les points où l'épiderme est fin (cou, flancs), la desquamation se fait par squames assez petites ou sous forme de furfur. Ailleurs, elle se compose de lambeaux plus ou moins larges, qui se plissent et rappellent des brûlures ou du pemphigus foliacé.

La desquamation se reproduit quelques jours sur une même région.

L'évolution de la lésion se fait en huit à dix jours, parfois deux ou trois semaines.

La dermite commence autour des orifices muqueux, à la face, aux fesses, elle se généralise rapidement et peut s'étendre à une grande étendue du tégument, face, tête, tronc, racine des membres. Elle occupe rarement les extrémités des membres. Elle envahit parfois les muqueuses, et détermine de la conjonctivite, du coryza, de la stomatite érosive, des aphtes de BEDNAR.

3° Complications. — Elle se complique souvent, dans les points où la peau est sujette à se mouvoir, d'érosions, de fissures, aux lèvres, à la commissure des paupières, aux plis articulaires. Parfois, elle ouvre la porte à des infections pyogènes, abcès, eczémas, furoncles. Enfin la septicémie dont elle est parfois le point de départ peut porter ses effets sur les viscères et produire des gastro-entérites, des broncho-pneumonies.

4° Marche et pronostic. — Suivant l'étendue de la dermatite, la présence ou l'absence de complications, l'affection évoluera sans troubles de la santé ou s'accompagnera de fièvre, d'amaigrissement, de symptômes associés. La mort a été observée assez souvent. RITTER a perdu la moitié de ses malades, ESCHERICH les cinq cas qu'il a observés.

Cependant, la guérison n'est pas rare pour d'autres auteurs. Le pronostic dépend vraisemblablement de la nature de l'infection dont l'érythème est une des expressions, et de sa généralisation aux parties profondes. Il est difficile de dire si elle est d'origine endogène ou exogène.

5° Diagnostic. — Le diagnostic doit être fait avec la *desquamation physiologique* du nouveau-né, l'*érysipèle* qui s'accompagne d'emblée de fièvre et de phénomènes généraux graves, le *pemphigus* qui est beaucoup moins diffus et dans lequel l'élément vésiculeux l'emporte de beaucoup sur l'élément érythémateux et desquamatif.

6° Traitement. — Le traitement comprend, dans la période érythémateuse, des applications de corps gras, de vaseline et l'enveloppement dans des linges stérilisés. Au moment de la desquamation, on favorise celle-ci par des bains et des soins de propreté. Dans un cas personnel, l'érythème augmentait à chaque tentative d'alimentation lactée. On fut obligé de soumettre l'enfant à la diète hydrique pendant 3 ou 4 jours. Les cas observés par FISCHL (transmission par une baignoire) militent en faveur de l'origine externe de la dermatite et commandent des mesures prophylactiques : isolement, linges stérilisés.

ARTICLE VIII

TÉTANOS DU NOUVEAU-NÉ

Le tétanos du nouveau-né n'est autre chose que le tétanos classique, survenant les premiers jours de la naissance, grâce à l'infection de la plaie ombilicale.

1° Étiologie. — L'étiologie comprend des causes déterminantes et des causes prédisposantes.

a. *Causes déterminantes.* — Le tétanos du nouveau-né, comme celui de l'adulte est dû au bacille de Nicolaïer. Il s'inocule à l'enfant par le cordon, la plaie ombilicale, une plaie accidentelle, telle que la circoncision.

Le bacille tétanigène provient du sol, des poussières d'une salle, d'où il est apporté au contact de l'ombilic par la main d'une sage-femme, par une pièce de pansement souillée. Parfois il se transmet par l'intermédiaire de la garde d'un tétanique adulte à un nouveau-né bien portant. Il se développe d'autant mieux que l'enfant est déjà infecté par d'autres germes (suppurations de l'ombilic, artérites et phlébites ombilicales).

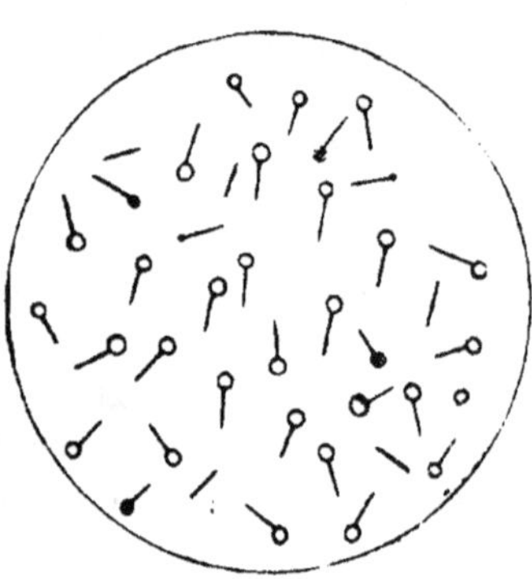

Fig. 100.

Bacilles de Nicolaïer.

Il n'est pas nécessaire que le cordon soit tombé. il peut en effet agir dans le cordon lui-même.

L'identité du tétanos du nouveau-né et de l'adulte a été prouvée par BEUMER. PEIPER [1] qui ont inoculé avec succès des

----

[1] PEIPER, D. Arch. f. Klin. méd. 1890.

animaux avec du pus provenant de nouveau-nés tétaniques.

BAGINSKY et KITASATO [1] ont trouvé le bacille de Nicolaïer sur l'ombilic d'un nouveau-né et en ont fait des cultures qui ont reproduit la maladie expérimentale.

b. *Causes prédisposantes.* — L'infection tétanique est favorisée par les infections banales, les changements brusques de température, le froid, la chaleur extrême. La race, le climat, semblent jouer un rôle insignifiant dans son développement, car le tétanos est endémique chez les nègres et les Lapons, dans les climats les plus extrêmes, à Cuba et en Islande. C'est l'encombrement, le défaut de propreté, ce sont les pansements sales qui agissent à toutes les latitudes et sur les diverses espèces. Aussi bien le tétanos était-il assez fréquent autrefois et tend-il à disparaître, grâce au développement de l'hygiène. C'est ainsi que CLARKE, à DUBLIN, a vu la fréquence du tétanos tomber dans les crèches de 16 p. 100 à presque rien.

2° Anatomie pathologique. — Les lésions consistent en exsudations sanguinolentes des méninges, en congestions des centres nerveux. Elles n'ont rien de caractéristique et sont peut-être dues à la stase sanguine qui accompagne les accès de contracture. L'omphalite, les altérations de vaisseaux ombilicaux ne sont pas constantes.

3° Symptômes. — La maladie commence du cinquième au douzième jour de la naissance, parfois avant ou après ce délai. L'enfant est agité, inquiet, se plaint pendant le sommeil ; Il saisit avidement le sein, puis l'abandonne brusquement en gémissant.

Enfin la maladie éclate et débute toujours par le *trismus*. Les masséters contracturés et durs maintiennent la bouche resserrée. Les commissures labiales s'écartent l'une de l'autre, l'orifice palpébral se réduit, le front est plissé. Peu à peu la contracture s'étend aux muscles de la nuque, du tronc, l'enfant est en opisthotonos, l'abdomen s'aplatit, les membres supérieurs se

---

[1] BAGINSKY et KITASATO. Berl. Klin. Wochs., 1891.

mettent en flexion, les membres inférieurs en extension, les doigts se fléchissent et forment le poing.

L'affection procède par *crises* qui exagèrent les phénomènes précédents et sont séparées par des intervalles de repos relatif. Les crises se rapprochent et les contractures, surtout celle des mâchoires, deviennent continues.

A chaque crise, l'enfant, en proie à des douleurs intenses, exprime sa souffrance par de l'agitation, des plaintes de moins en moins vives, car le spasme atteint les muscles de la respiration et du larynx. Aussi y a-t-il dyspnée intense et cyanose. Le pouls est petit, misérable, accéléré jusqu'à 200 pulsations à la minute.

L'alimentation devient impossible, en raison du pharyngisme qui accompagne les accès et persiste plus ou moins.

Comme chez l'adulte, la température monte à 40, 41° et s'élève encore après la mort.

La mort arrive en quelques jours. Dans les rares cas de guérison, les accès s'espacent, la température baisse, l'alimentation redevient possible.

La violence des accès provoque parfois des fractures osseuses ou des déchirures musculaires. (RUNGE).

4° Diagnostic. — On a signalé chez l'enfant des *tétanies* symptomatiques de lésions du système nerveux, dues au traumatisme obstétrical, aux tiraillements de la moelle, à l'enfoncement de l'occipital, aux hémorragies méningées. HOCHSINGER a décrit chez le nouveau-né des états *myotoniques* qui se traduisent à un faible degré par le phénomène du poing, et dans les cas accusés par une contracture diffuse des muscles. Ils ne présentent ni trismus, ni élévation de température. Les *convulsions* à la naissance prennent volontiers la forme tétanique (SOLTMANN, PARROT, WESTPHAL). Dans ces faits, il y a souvent association de paralysies à la contracture, et la température ne s'élève pas. C'est à ce groupe de faux tétanos qu'on peut rapporter certaines *épidémies* comme celle observée par KEBER, où des bains trop chauds provoquèrent des contractures chez 99 enfants sur 380 observés, et les guérisons nombreuses obtenues par WILHITE qui se contentait de repousser l'os occipital en arrière. Il est facile de distinguer le tétanos du *sclérème*.

5° Traitement. — Le traitement comprend la prophylaxie le traitement spécifique et le traitement symptomatique.

a. *Prophylaxie.* — La *prophylaxie* doit assurer l'asepsie du cordon, des mains de la garde, l'isolement du tétanique, et dans les milieux contaminés, l'injection préventive du sérum antitétanique (COURMONT).

b. *Traitement spécifique.* — Lorsque le tétanos a éclaté, les injections de sérum paraissent sans action. Cependant ESCHERICH a eu un succès. L'injection de sérum antitétanique intradurale ou subdurale a échoué entre les mains d'HLUBNER et de BAGINSKY. L'injection sous-cutanée doit être tentée et renouvelée chaque jour à la dose de 5 à 10 centimètres cubes.

Le bacille de Nicolaïer agit par l'intermédiaire de toxines (tétanine de Brieger), il n'est pas directement infectant ; d'où l'indication de supprimer le foyer ombilical au moyen de cautérisations au fer rouge. On diminue ainsi l'apport de nouvelles provisions de toxine.

c. *Traitement symptomatique.* — Le traitement symptomatique a pour but de diminuer la contracture et de permettre l'alimentation. Le médicament de choix est le chloral qu'on donne à la dose de 10 centigrammes par heure, jusqu'à 1 et 2 grammes par jour (RUNGE) ou en lavement par 25 centigrammes par dose. On a aussi utilisé les inhalations de chloroforme. l'opium. les bains tièdes renouvelés plusieurs fois par jour.

D'autres médicaments ont été utilisés chez l'enfant comme chez l'adulte : MONTI a donné 6 milligrammes d'extrait de fève de Calabar en injections sous-cutanées répétées jusqu'à dix fois par jour. On a employé le bromure de potassium à la dose de 3 grammes. le sulfonal, les inhalations de nitrite d'amyle. la teinture de musc, d'ambre et de musc (SOLTMANN).

On doit se préoccuper de l'alimentation. Dans l'intervalle des accès, on essaie de faire avaler quelques gouttes de lait par la bouche ou par une sonde introduite dans le nez ; souvent on est obligé de faire pénétrer le lait ou les médicaments dans le rectum. Les tentatives d'alimentation ont l'inconvénient de provoquer des accès ; ceux-ci se montrent parfois à l'occasion d'un simple mouvement du corps.

ARTICLE IX

MAMMITE

Le nouveau-né présente vers le troisième ou le quatrième jour de la naissance un léger gonflement avec sécrétion lactée qui atteint son maximum au dixième jour et disparaît au bout du premier mois.

Parfois, sous l'influence d'infections favorisées par le traumatisme local (langes serrés, manipulations intempestives pour vider le sein et diminuer la tension), il se produit une véritable inflammation, avec gonflement, rougeur, douleur, fièvre. La résolution est possible, mais parfois il se forme des abcès, voire même une périmastite.

Le traitement est le même que dans la mastite de l'adulte : asepsie, incision quand l'abcès est collecté. L'inconvénient de la mastite du nouveau-né réside moins dans les dangers presque nuls qu'elle fait courir à l'enfant que dans l'atrophie définitive de la glande et la rétraction possible du mamelon (RUNGE).

ARTICLE X

CÉPHALHÉMATOME

Le céphalhématome est une tumeur constituée par un épanchement de sang entre le périoste et les os du crâne, située habituellement au niveau de l'angle postéro-supérieur du pariétal, de la grosseur d'une noix à un œuf de poule, arrondie ou ovalaire, aplatie, manifestement fluctuante avec faible tension, sans réaction inflammatoire, sans changement de coloration à la peau et dont la pression ne provoque ni douleur, ni symptômes cérébraux. Elle ne s'accompagne pas de phénomènes généraux et n'a aucune tendance à suppurer ou à s'ulcérer.

On l'observe du deuxième au troisième jour de la naissance, elle atteint son maximum de développement à la fin de la première semaine, commence à diminuer dans la seconde semaine, pour disparaître au bout de deux à trois mois.

Elle s'entoure rapidement d'un bourrelet consistant dû à la sécrétion du périoste à la limite de l'épanchement sanguin. Ce bourrelet donne l'impression d'un trou creusé dans le crâne, dont il constituerait le bord.

Le céphalhématome ne dépasse jamais les limites d'un os cranien, il ne chevauche pas au-dessus des sutures ou des fontanelles.

Il est dû tantôt au traumatisme cranien effectué pendant l'accouchement (bassin étroit, présentation de la face, forceps, etc.), tantôt il se voit dans un accouchement tout à fait normal, sur des têtes peu ossifiées ; il est plus fréquent chez les primipares Il est quelquefois double, exceptionnellement triple. Dans ce dernier cas, il y a un céphalhématome entre chaque branche de la petite fontanelle.

Le pronostic est bénin, à moins que le céphalhématome ne soit associé à une hémorragie entre le crâne et la dure-mère.

Tout traitement est contr'indiqué.

ARTICLE XI

OPHTALMIE DES NOUVEAU-NÉS

L'ophtalmie des nouveau-nés est une inflammation de nature spéciale, de la conjonctive oculaire, survenant dans les premiers jours de la naissance.

1° Étiologie. — Dans la plupart des cas, l'ophtalmie des nouveau-nés est de nature blennorragique et due au gonocoque de NEISSER. Parfois celui-ci n'a pu être décelé, ce qui a fait admettre par quelques auteurs (SCHMIDT, RIMPLER) une forme non blennorragique de l'affection. Cette distinction est discutable et ne doit pas être maintenue ni au point de vue de la prophylaxie, ni au point de vue du traitement.

L'infection de l'œil se fait pendant l'accouchement, au contact des sécrétions gonorrhéiques de la mère. Généralement, l'ophtalmie, débute du troisième au cinquième jour, et dans ce cas RUNGE admet que le contage, déposé sur les paupières ou le front, n'a pénétré dans la conjonctive qu'après la naissance, lorsque l'enfant ouvre les yeux.

L'ophtalmie est quelquefois congénitale ou paraît dans les premières heures qui suivent la naissance : l'infection de la conjonctive a eu le temps de se faire pendant l'accouchement, par suite de la rupture prématurée de l'amnios, de la longueur du travail.

Enfin toute ophtalmie qui survient après le cinquième ou le sixième jour est accidentelle et due à une inoculation par les doigts des gardes, par un linge, par une eau contaminée par les sécrétions gonorrhéiques de la mère ou par celles d'un autre enfant atteint d'ophtalmie. C'est cette ophtalmie tardive qui peut n'être pas due au gonocoque.

L'ophtalmie des nouveau-nés, se présentait autrefois dans les maternités, sous forme d'épidémies très chargées, près de 6 p. 100 en moyenne de la natalité (HAUSSMANN). Elle contribuait à élever, dans une proportion sérieuse, le chiffre des aveugles. La prophylaxie est parvenue à arrêter complètement ces épidémies qui frappaient parfois jusqu'à 20 p. 100 et 50 p. 100 (KILIAN) des nouveau-nés.

2o Symptômes. — Vers le troisième ou quatrième jour, on observe au niveau du bord palpébral d'un côté d'abord, puis de l'autre, de la rougeur, qui s'étend sur toute la conjonctive. Celle-ci sécrète un liquide d'abord clair, citrin, jaunâtre, qui renferme bientôt quelques flocons muqueux ou fibrineux. Au bout de deux à trois jours, la sécrétion est franchement purulente, épaisse, crémeuse, se reproduisant avec grande rapidité après qu'on l'a enlevée. Elle est fournie par une poche, constituée par la conjonctive qui est tuméfiée, grisâtre, granuleuse, parsemée d'érosions, d'ulcérations linéaires en forme de sillons. La conjonctive forme souvent un véritable bourrelet (chémosis). Les paupières énormes, infiltrées, rigides, bombent au-devant de l'œil et ne peuvent le découvrir.

Les phénomènes généraux et la marche varient suivant la forme et le traitement.

Dans les cas bien traités dès le début, la sécrétion purulente diminue rapidement, la tuméfaction des paupières cède, et l'affection guérit après quelques jours. Il persiste souvent pendant quelques semaines une sécrétion fluide, trouble et un peu d'accollement des paupières le matin ; c'est l'analogue de la goutte militaire.

Dans les cas très intenses ou négligés, il survient des complications du côté de la cornée qui s'infiltre, s'ulcère, se perfore et aboutit à la fonte purulente de l'œil. Plus tard il subsiste des leucomes, des synéchies, des staphylomes et parfois la vision est complètement perdue. C'est dans les formes sérieuses qu'on observe de la fièvre et de l'agitation.

Exceptionnellement, l'ophtalmie se complique de rhumatisme blennorragique. J'en ai observé un cas très net [1].

3° Diagnostic. — Le diagnostic doit toujours être confirmé par la recherche du gonocoque. Il faut parfois plusieurs explorations pour le trouver.

4° Pronostic. — Le pronostic dépend du traitement, de l'intensité de la maladie et surtout de l'atteinte de la cornée.

5° Traitement. — Le traitement comprend la prophylaxie et le traitement proprement dit :

a. *Prophylaxie.* — La méthode de CRÉDÉ s'est montrée toute puissante. Vérifiée par de nombreux auteurs, elle a fait disparaître à peu près complètement l'ophtalmie des nouveau-nés dans les maternités. Voici comment cet auteur procède :

---

[1] **Voy.** YANTCHULEW, *rhumatisme blennoragique chez les nourrissons*, Th. de Lyon, 1898.

Dès que le cordon a été coupé, on baigne l'enfant et on essuie les yeux avec un linge fin trempé dans de l'eau stérilisée pour enlever toutes les mucosités. Avant de le langer, on fait tomber dans chaque œil, en écartant les paupières, une goutte d'une solution de nitrate d'argent à 2 p. 100. Cette manœuvre ne doit pas être répétée.

Avant l'expulsion de l'enfant, on doit désinfecter par des lavages au sublimé les voies génitales de la parturiente.

Dans l'application de la méthode de CRÉDÉ on doit tenir compte de l'état des sécrétions vaginales de la mère. Si celles-ci sont abondantes, verdâtres, s'il y a de la vaginite granuleuse, on doit employer la méthode de CRÉDÉ dans toute sa rigueur. Dans le cas contraire, il y a avantage à employer la solution à 1 p. 100 pour éviter les réactions trop intenses et le catarrhe argentique qui succèdent parfois à l'emploi de la solution de CRÉDÉ.

On a substitué au nitrate d'argent le jus de citron (PINARD), l'iodoforme (VALUDE), le protargol à 1 p. 10.

Quelques autres précautions sont de rigueur. L'enfant ne doit être porté dans le lit de la mère que pendant la tétée. Les soins de toilette donnés à l'enfant doivent précéder ceux de la mère. La garde doit toujours se désinfecter les mains avant de toucher l'enfant. Un nouveau-né atteint d'ophtalmie ne doit pas rester dans la salle commune.

b. *Traitement proprement dit.* — Une ou deux fois par jour, suivant les cas, renverser une des paupières en protégeant le globe de l'œil avec l'autre paupière, passer sur la conjonctive un pinceau trempé dans une solution de nitrate d'argent à 3 p. 100 et de suite après neutraliser avec de l'eau salée ; dans l'intervalle faire des irrigations toutes les deux ou trois heures avec de l'eau boriquée tiède à 2 p. 100. Le sublimé doit être *proscrit* d'après Valude ; j'ai eu l'occasion d'en vérifier les mauvais effets sur des enfants traités par des sages-femmes. Il faut soigneusement protéger la cornée contre le contact de la solution de nitrate d'argent. Dès qu'il y a une amélioration, on peut substituer au nitrate d'argent une solution à 3 p. 100 de sulfate de zinc. Le nirate d'argent a été remplacé depuis quelques années par le *protargol* ou *albuminate d'argent* qu'on emploie en solution à un taux variant de 5 à 20 p. 100. On en instille quelques gouttes dans l'œil après lavage préalable. Il n'est pas besoin de faire suivre d'une application d'eau salée. Le protargol ne provoque pas de douleurs et est aussi efficace que le nitrate d'argent. On peut encore employer l'*argyrol* aux mêmes doses.

Pendant le traitement de l'ophtalmie au nitrate d'argent ou au protargol, on doit surveiller l'état de la conjonctive et de la cornée. Si la susceptibilité de la conjonctive est très grande ou si l'effet caustique est trop accusé, ce qui est à craindre avec les solutions de nitrate d'argent, on reconnaîtra le fait à la présence sur la conjonctive de petites eschares blanches ou grises, et dans ce cas on diminuera le taux de la solution caustique, le nombre des cautérisations, le nombre des lavages pratiqués dans l'intervalle des cautérisations (VALUDE). L'ophtalmie blennorragique laisse parfois comme suite de la conjonctivite granuleuse, des ulcères et des taies de la cornée qu'on soumettra au traitement classique.

TABLE DES MATIÈRES
DU
TOME SECOND

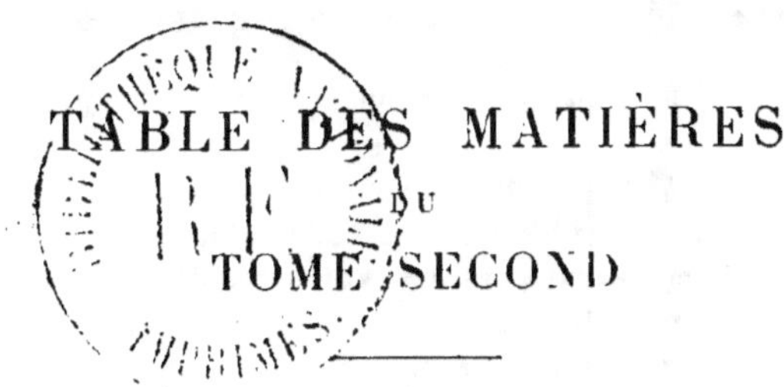

LIVRE VI

MALADIES DU CŒUR

LIVRE VII

MALADIES DE L'APPAREIL RESPIRATOIRE

LIVRE VIII

MALADIES DU SYSTÈME NERVEUX

LIVRE IX

MALADIES DE LA PEAU

LIVRE X

MALADIES DES NOUVEAU-NÉS

INDEX ALPHABÉTIQUE

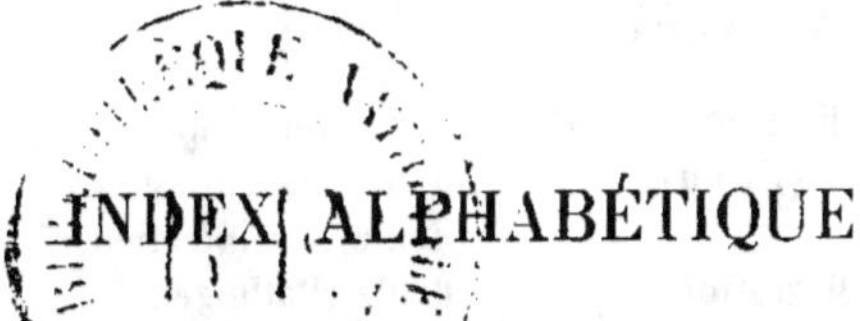

Les chiffres arabes renvoient aux pages ; les chiffres romains II indiquent le tome second ; les chiffres arabes non précédés d'un chiffre romain renvoient au tome premier.

F

10 Mars 12

Paris-Lille, Imp. A. Taffin-Lefort. — 09-01.

www.ingramcontent.com/pod-product-compliance
Lightning Source LLC
LaVergne TN
LVHW010600180726
843502LV00001B/86

9 782329 607801